Jean-Pierre Barral, Alain Croibier

Gelenkbehandlung Wirbelsäule

1. Auflage

Übersetzt von: Gudrun Meddeb, Tunis/Tunesien

ELSEVIER

Elsevier GmbH, Hackerbrücke 6, 80335 München, Deutschland
Wir freuen uns über Ihr Feedback und Ihre Anregungen an kundendienst@elsevier.com

ISBN 978-3-437-55067-6
eISBN 978-3-437-17056-0

1. Auflage 2021

Wichtiger Hinweis für den Benutzer
Die medizinischen Wissenschaften unterliegen einem sehr schnellen Wissenszuwachs. Der stetige Wandel von Methoden, Wirkstoffen und Erkenntnissen ist allen an diesem Werk Beteiligten bewusst. Sowohl der Verlag als auch die Autorinnen und Autoren und alle, die an der Entstehung dieses Werkes beteiligt waren, haben große Sorgfalt darauf verwandt, dass die Angaben zu Methoden, Anweisungen, Produkten, Anwendungen oder Konzepten dem aktuellen Wissensstand zum Zeitpunkt der Fertigstellung des Werkes entsprechen.
Der Verlag kann jedoch keine Gewähr für Angaben zu Dosierung und Applikationsformen übernehmen. Es sollte stets eine unabhängige und sorgfältige Überprüfung von Diagnosen und Arzneimitteldosierungen sowie möglicher Kontraindikationen erfolgen. Jede Dosierung oder Applikation liegt in der Verantwortung der Anwenderin oder des Anwenders. Die Elsevier GmbH, die Autorinnen und Autoren und alle, die an der Entstehung des Werkes mitgewirkt haben, können keinerlei Haftung in Bezug auf jegliche Verletzung und/oder Schäden an Personen oder Eigentum, im Rahmen von Produkthaftung, Fahrlässigkeit oder anderweitig übernehmen.

Für die Vollständigkeit und Auswahl der aufgeführten Medikamente übernimmt der Verlag keine Gewähr.
Geschützte Warennamen (Warenzeichen) werden in der Regel besonders kenntlich gemacht (®). Aus dem Fehlen eines solchen Hinweises kann jedoch nicht automatisch geschlossen werden, dass es sich um einen freien Warennamen handelt.
Hinweise zu Diagnose und Therapie können sich von den in Deutschland üblichen Standards unterscheiden.

Bibliografische Information der Deutschen Nationalbibliothek
Die Deutsche Nationalbibliothek verzeichnet diese Publikation in der Deutschen Nationalbibliografie; detaillierte bibliografische Daten sind im Internet über https://www.dnb.de abrufbar.

25 26 27 28 5 4 3 2

In ihren Veröffentlichungen verfolgt die Elsevier GmbH das Ziel, genderneutrale Formulierungen für Personengruppen zu verwenden. Um jedoch den Textfluss nicht zu stören sowie die gestalterische Freiheit nicht einzuschränken, wurden bisweilen Kompromisse eingegangen. Selbstverständlich sind **immer alle Geschlechter** gemeint.

Planung: Marko Schweizer, München
Projektmanagement: Annekathrin Sichling
Redaktion: Doris Schultze-Naumburg, Übersee
Rechteklärung: Andreas Rumpf, Adelsdorf
Satz: Thomson Digital, Noida/Indien
Druck und Bindung: Rodona Industria Gráfica, S.L., Pamplona/Spanien
Umschlaggestaltung: SpieszDesign, Neu-Ulm

Aktuelle Informationen finden Sie im Internet unter **www.elsevier.de.**

Einleitung

Fragen entstehen nicht zufällig! Auch „neue“ Konzepte sind nicht das Ergebnis von Zufällen… Die Laufbahn eines Therapeuten wird von Überlegungen und Fragen darüber begleitet, was in seiner Berufspraxis funktioniert bzw. nicht funktioniert. Würde alles funktionieren, wären Fragen überflüssig.

Als praktizierende Therapeuten sind wir täglich mit Patienten in Kontakt, die leiden und für die wir seit vielen Jahren Lösungen anzubieten versuchen. Dabei sind wir uns schmerzlich bewusst, dass die Patienten, denen wir nicht helfen können, leider immer noch sehr zahlreich sind.

Es sind diese ungelösten Fälle, die uns dazu veranlassen, unser Handeln zu hinterfragen. Fragen folgen auf Fragen, und werfen neue Fragen auf. Manchmal finden wir erst nach Jahren des Überlegens und Suchens eine Antwort. Der Weg, der uns dazu veranlasst hat, dieses Buch zu schreiben, ist hierfür ein gutes Beispiel.

Etwas vorzustellen, das den Anspruch des „Neuen“ erhebt, erscheint immer etwas anmaßend. Und doch sprechen die Tatsachen für sich. Der hier präsentierte Ansatz, der sich aus unseren Überlegungen und unserem Werdegang entwickelte, wurde in dieser Form, unseres Wissens nach, noch nie so formuliert. Lassen Sie uns kurz erklären, wie es dazu gekommen ist.

Eine auf der Struktur aufbauende Praxis

Die Wirbelsäule und ihre Mechanik spielten in der Ausübung unserer Kunst immer eine zentrale Rolle.

Am Anfang unserer Tätigkeit waren es die strukturellen Manipulationen von Wirbeln und Rippen, die einen großen Teil unserer Arbeit darstellten.

Unsere Ergebnisse waren achtbar, mehr oder weniger dauerhaft, gleichzeitig spürten wir, dass wir uns nicht durch eine Art von Technik einengen lassen sollten. Und wie es Abraham Maslow mit seinem Gesetz des Instruments formulierte: „Ich glaube, es ist verlockend, wenn das einzige Werkzeug, das man besitzt, ein Hammer ist, alles so zu behandeln, als wäre es ein Nagel“. Wir erkannten, dass auch wenn es für die strukturellen Techniken gute Indikationen gibt, trotzdem in vielen Fällen ein anderer Ansatz erforderlich ist.

Die strukturellen Manipulationen sind in vielen Fällen unersetzlich. Sie gehören immer noch zu unserem täglichen Repertoire, aber sie haben ihre Exklusivität eingebüßt.

Die „Gesetze“

Wie die meisten Osteopathen haben wir im Rahmen unserer Ausbildung bestimmte „Gesetze“ für die Wirbelsäule gelernt, die oft den Namen ihres Entdeckers tragen. Man denke nur an die Lowett-Regel, das Fryette-Gesetz oder die Martindale-Regel …

Auch wenn diese Gesetze in der Praxis ihre Gültigkeit immer wieder unter Beweis gestellt haben, konnten sie doch nicht alles erklären. Anfänglich dachten wir natürlich, dass wenn ein Gesetzt nicht anwendbar ist, der Fehler beim Anwender, d. h. bei uns selbst oder unserer Diagnose, zu suchen ist. Im Laufe der Zeit und durch den Austausch und die Diskussionen mit Kollegen wurden uns diese „Fehler“ immer vertrauter und wir erkannten einige „Grauzonen“ in der Wirbelsäulenmechanik.

Irgendetwas schien sich diesen Gesetzen zu entziehen. Was ist zu tun, wenn die klinischen Erkenntnisse die Gesetze der Wirbelsäulenmechanik widerlegen? Muss damit alles in Frage gestellt werden oder muss man sich mit der Frage befassen, unter welchen Umständen die Theorie nicht mehr anwendbar ist?

Die Modelle

Die meisten dieser Gesetze über das Verhalten der Wirbel basieren auf Studien zur Form der Knochen- und Knorpelflächen. Ausgehend von Modellen über ihre Achsen und Formen wurden, unter Einbeziehung der Ebenen, Richtungen und Amplituden, verschiedene Bewegungsmöglichkeiten abgeleitet. Diese anatomischen Daten wurden mit der klinischen Beobachtung in Bezug gestellt, zusammengefasst und extrapoliert, um die kinematischen Möglichkeiten der Wirbel zu verstehen.

Unser Interesse konzentrierte sich somit auf die „verborgenen" Zwänge, die dem biomechanischen System der Wirbelsäule auferlegt wurden. Was veranlasst die Wirbel dazu, ein anderes Gelenkspiel als das von den genannten Gesetzen postulierte zu verwenden?

Die viszerale Mechanik und ihre zahlreichen Wechselwirkungen sowie die Folgen eines Traumas brachten uns erste Lösungssätze. Weitere Elemente wie die Mechanik des Nerven- und Gefäßgewebes haben unsere Vorstellung von diesen impliziten Imperativen, mit denen sich die Wirbelsäule immer arrangieren muss, vervollständigt.

Neue Perspektiven

Der Ansatz, den wir in diesem Buch vorschlagen, ist ein praktischer. Ursprünglich waren die meisten Techniken punktuelle Lösungen auf Gelenkprobleme, die die klassischen Gelenkmanipulationen nicht lösen konnten. Warum diese Techniken funktionierten, war zunächst nicht wichtig, es zählte nur das Ergebnis.

Mit der Zeit entstanden weitere Techniken. Wir haben diese Techniken zunächst sortiert und dann kategorisiert. Nach und nach gelang es uns all diese Elemente in eine globale und kohärente Perspektive zu integrieren. Letztlich war es der systemische Ansatz, der uns die Organisation ermöglichte.

Vielleicht etwas im Widerspruch zu der heute sehr modernen evidenzbasierenden Medizin ist alles, was wir in diesem Buch präsentieren „praxisbasiert". Wir fühlen diesbezüglich weder Stolz noch Unbehagen, denn wir sind fest überzeugt, dass sich die beiden Ansätze ergänzen. Innovative und effiziente Techniken können nur durch eine Praxis entstehen, die mit der Realität der Patienten verbunden ist. Wenn man die Effizienz beweisen möchte, braucht man strenge Forschungsprotokolle, die auf einer präzisen Methodologie beruhen. Jeder Therapeut positioniert sich aufgrund seiner Neigungen und Vorlieben sowie seiner Praxis und im Wissen, dass jeder Ansatz seine Grenzen hat.

Abkürzungen

ARF	Akutes rheumatisches Fieber
BPPV	Benigner paroxysmaler Lagerungsschwindel
EBV	Epstein-Barr-Virus
HWS	Halswirbelsäule
LCS	Liquor cerebrospinalis
MCDAS	multimikrovakuolären dynamischen Absorptionssystem
MRT	Magnetresonanztomografie
OCA	okulokutanem Albinismus
SCM	Musculus sternocleidomastoideus
SPECT	Single-photon emission computer tomographie
TMG	Temporomandibulargelenk
ZNS	Zentralnervensystem

Abbildungsverzeichnis

Der Verweis auf die jeweilige Abbildungsquelle befindet sich bei allen Abbildungen im Werk am Ende des Legendentextes in eckigen Klammern.

E402-004 Drake, R. L./Vogl, A. W./Mitchell, A. W. M.: Gray's Anatomy for Students. Elsevier, 4th edition 2019.

F735-003 Schleip, R.: Fascial plasticity - A new neurobiological explanation. Part 2. In: Journal of Bodywork and Movement Therapies. Volume 7, Issue 2, Pages 104-16. Elsevier, April 2003.

F903-005 Babak Kalantar, S.: Fractures of the C1 and C2 Vertebrae. In: Seminars in Spine Surgery. Volume 25, Issue 1, Pages 23-35. Elsevier, March 2013.

G340 Kapandji, A. I.: Qu'est-ce que la biomécanique? Sauramps Médical, 2011.

H026-003 "Stiell, I. G./et al.: The Canadian C-Spine Rule for Radiography in Alert and Stable Trauma

H148-001 Groen, G. J./Baljet, B./Drukker, J.: The innervation of the spina dura mater: anatomy and clinical implications. In: Acta Neurochirurgica. Volume 92, Issue 1-4, Pages 39-46. Springer, March 1988.

H149-001 Guimberteau, J. C./Delage, J. P.: Les tendons et le système de glissement multifibrillaire. In: Annales de Chirurgie Plastique et Esthétique. Volume 57, Issue 5, Pages 467-81. Elsevier, 2012.

H149-002 Guimberteau, J. C./et al.: Introduction à la connaissance du glissement des structures souscutanées humaines. In: Annales de Chirurgie Plastique et Esthétique. Volume 50, Issue 1, Pages 19-34. Elsevier, 2005.

H150-001 Kahouadji, E./et al.: Occipitalisation de l'atlas. Diagnostic radiologique et implication clinique. In: Revue de Stomatologie, de Chirurgie Maxillo-faciale et de Chirurgie Orale. Volume 114, Issue 3, Pages 187-191. Elsevier, June 2013.

H151-001 Riouallon, G./Pascal-Moussellard, H.; Luxation atloïdo-axoïdienne compliquant une fracture de type II de l'odontoïde. Réduction et fixation définitive. Atlanto-axial dislocation complicating a type II odontoid fracture. Reduction and final fixation. In: Revue de Chirurgie Orthopédique et Traumatologique. Volume 100, Issue 3, Page 258, Elsevier, May 2014.

H152-001 Scarr, G.: Helical tensegrity as a structural mechanism in human anatomy. In: International Journal of Osteopathic Medicine. Volume 14, Issue 1, Pages 24-32. Elsevier, March 2011.

H153-001 Thiébaut, M./et al.: Malformation d'Arnold Chiari de type II et impression basilaire. À propos d'un cas (revue de la littérature). In: Annales de Réadaptation et de Médecine Physique. Volume 45, Issue 3, Pages 131-138. Elsevier, March 2002.

K358 Pierre-François Couderc.

L268 Eléonore Lamoglia.

O234 Ron Cogswell, Arlington, Virginia, USA (https://creativecommons.org/licenses/by/2.0/)

P814 Jean-Pierre Barral.

P815 Alain Croibier.

T1100 Dr. Belhacem Mouloud.

Fehler gefunden?

An unsere Inhalte haben wir sehr hohe Ansprüche. Trotz aller Sorgfalt kann es jedoch passieren, dass sich ein Fehler einschleicht oder fachlich-inhaltliche Aktualisierungen notwendig geworden sind.
Sobald ein relevanter Fehler entdeckt wird, stellen wir eine Korrektur zur Verfügung. Mit diesem QR-Code gelingt der schnelle Zugriff.
Wir sind dankbar für jeden Hinweis, der uns hilft, dieses Werk zu verbessern.
Bitte richten Sie Ihre Anregungen, Lob und Kritik an folgende E-Mailadresse: kundendienst@elsevier.com

https://else4.de/978-3-437-55067-6

Inhaltsverzeichnis

I Gelenksystemik der Wirbelsäule

KAPITEL

1 Die Problematik der Wirbelsäule in der Osteopathie

Seit den Anfängen der Osteopathie haben sich die Konzepte und Modelle der Wirbelsäule verändert und kontinuierlich weiterentwickelt. Durch die Hinzufügung anderer Behandlungsansätze im viszeralen und kraniosakralen Bereich mussten die Rolle und die Bedeutung der Wirbelsäule neu überdacht werden.

In der Osteopathie präsentiert sich die Wirbelsäule als vielgestaltige Problematik, die insbesondere davon bestimmt wird, welche Aspekte man hervorzuheben wünscht:

- Für den Lehrer, der Anatomie oder Biomechanik unterrichtet, sind Zeichnungen, Abbildungen, mechanische Modelle, die Gesetze der Wirbelsäule und die pädagogischen Konzepte der Wirbelsäulenphysiologie ein permanentes Anliegen.
- Für den Lehrer, der Wirbelsäulentechniken unterrichtet, sind alle manuellen – diagnostischen wie therapeutischen – Ansätze, die sich auf strukturelle, funktionelle oder tissuläre Techniken und ihre physiologischen Erklärungsmodelle beziehen, von großem Interesse. Vordringlichstes Kriterium ist dabei, dass die Techniken effizient sind und dem Patienten nicht schaden.
- Für den Forscher gelten vermehrt die Kriterien der *evidenzbasierten Medizin,* die die Validität so mancher Methodologie in Frage stellen. Es gibt zahlreiche Studien, die sich mit der Effizienz einer Manipulationstechnik oder eines speziellen Wirbelsäulenansatzes befassen, bei denen die Epidemiologie oftmals auf der Strecke bleibt.
- Für den Kliniker werfen Begriffe wie die primäre oder sekundäre Dysfunktion immer wieder Fragen auf. Die dabei auftretenden Wechselwirkungen werden von Studenten und Klinikern immer wieder hinterfragt. Es gibt keine einfachen Antworten und wenn es sie zu geben scheint, besteht immer die Gefahr Dinge zu sehr zu vereinfachen.

1.1 Die Wirbelsäule: Ausgangs- oder Endpunkt?

„Die Wirbel steuern über den Sympathikus oder über die gewöhnlichen Nerven alle Muskeln, Knochen, Gelenke, Organe und Gewerbe." Dieses Zitat von Dr. André de Sambucy verweist uns auf die Tatsache, dass die Wirbelsäule in der manuellen Medizin oftmals als DAS Zentrum des Organismus betrachtet wurde.

In ihren Anfängen stützte sich die Osteopathie ebenfalls hauptsächlich auf diese konzeptuellen Überlegungen: die Wirbelsäule war die Körperregion *par excellence* für jede Intervention. Diese Sicht der Wirbelsäule als den „Ort, von dem alles ausgeht" wird auch heute noch in zahlreichen Manipulationstherapien vertreten. Dabei werden Störungen in den Gelenken als Hauptursache zahlreicher Dysfunktionen und Krankheiten angesehen. Auch wenn wir diese Auffassung für richtig erachten, darf sie uns nicht als einzige Erklärung dienen. Die Wirbelsäule ist auch jener Ort, an dem sehr viele Einflüsse des Organismus zusammentreffen.

Auch wenn die Wirbelsäule zweifelsfrei ein Ausgangspunkt ist, eine Tastatur, über die man auf weitentfernte Funktionen einwirken kann, ist sie auch ein Endpunkt, der viele Einflüsse aufnimmt. In der Praxis beobachten wir täglich welche Auswirkungen bestimmte Krankheiten auf das muskuloskelettale System im Allgemeinen und auf die Wirbelsäule im Speziellen haben. Umgekehrt können einfache Dysfunktionen in einem Organ oder einem Nervengewebe Auswirkungen auf die Wirbelsäule haben.

1.2 Ein Paradigma im kontinuierlichen Wandel

Die Osteopathie wird immer noch sehr restriktiv betrachtet. Man assoziiert sie oft mit einer Behandlungsform, die sich ausschließlich mit dem Bewegungsapparat befasst, in dem das Gelenk und die Knochen sowohl in der Diagnose als auch in der Behandlung den wichtigsten Platz einnehmen.

Natürlich weiß ein Osteopath wie man Gelenke und Knochen manipuliert, dennoch beschränkt sich sein Handeln nicht allein darauf! Er kann noch viel mehr.

Seit einigen Jahren erlebt das osteopathische Paradigma einen deutlichen Wandel. Dank seines Wissens um die zahlreichen mechanischen und physiologischen Wechselwirkungen wird der Osteopath immer mehr zu einem Therapeuten, der die zahlreichen Interaktionen des Organismus zu unterscheiden weiß. Er entwickelt eine besondere Sicht der verschiedenen Komponenten des Menschen und ihrer jeweiligen Einflüsse. Sein Wissen baut auf den besonderen anatomisch-physiologischen Verbindungen auf und steht dabei immer in Bezug zur Klinik.

Im Prinzip sollte die klinische Diagnose dem Osteopathen die Möglichkeit bieten, die Richtung dieser Interaktionen zu bestimmen, sodass er sein Handeln auf jene Strukturen lenken kann, die am mechanischen Ungleichgewicht des Patienten beteiligt sind. Dafür muss er in der Lage sein, Organe, Nerven, Gefäße, Faszien oder auch das kraniosakrale System zu behandeln, wenn seine klinische Untersuchung ihm diesen Weg aufzeigt.

1.3 Komplexität der Wirbelsäule

Wie wir im Band über die unteren Extremitäten bereits erwähnt haben, ist komplex nicht gleichbedeutend mit kompliziert. Für E. Morin (2005) bedeutet *complexus* „das was [zu einem Gewirr, einem Geflecht] zusammengewoben ist". Im Gegensatz zu den Extremitäten erreicht die Wirbelsäule aufgrund der viel größeren Anzahl an Interaktionen einen beachtlichen Grad an Komplexität. Die Wirbelsäule bildet den Endpunkt einer Vielzahl von Organisationsprozessen. Ihre Funktionsweise befindet sich somit an den Grenzlinien multipler Einflüsse.

Die Komplexität der Wirbelsäule prägt nicht nur die Physiologie, sondern auch die Dysfunktionen und Pathologien. Veränderungen der Funktionsweise dieses mechanischen Systems können durch vielfältige Phänomene verursacht werden: Traumata, degenerative Prozesse, Folgen von chirurgischen Eingriffen, Stoffwechselprobleme, Fehlbildungen, Haltungsprobleme, Alterungsprozesse usw. Die Ursachen dieser Veränderungen sind für die klassische osteopathische Manipulation nicht immer zugänglich.

1.4 Reduktionismus und Systemik

Die klassischen biomechanischen Modelle der Wirbelsäule und die Gesetze der Wirbelsäule decken keineswegs alle Aspekte dieser der Wirbelsäule innewohnenden Komplexität und aller damit verbundenen Interaktionen, deren Zentrum sie darstellt, ab.

Die üblichen Parameter wie die Auswirkungen der Schwerkraft, die Haltungsregulation oder die allgemeine Motorik werden meist berücksichtig oder modellhaft dargestellt, da es sich um mechanische Einflüsse handelt, die sichtbar und oft auch messbar sind.

Aber wie steht es um die Auswirkung des Gefäßdrucks, um den Einfluss der Organe, um die Einflüsse von Nerven und Meningen? Diese sehr realen und konkreten Kräfte werden oft nur von Spezialisten berücksichtigt. Physiologen studieren die verschiedenen Drücke im Körper und ihre Gradienten, auf Rückenmarksverletzungen spezialisierte Neurologen studieren die Dynamik des Nervensystems, Posturologen untersuchen die Kybernetik der Haltungsregulation usw.

Der Osteopath ist ein Therapeut, der sich weiterentwickelt. Befasst er sich anfänglich vor allem mit der Mechanik und dem Soma, kommt er durch seine Praxis, sein Wissen und seine Kenntnisse in weiterer Folge mit zahlreichen Bereichen in Kontakt. Somit entwickelt er sich immer mehr zu dem, was man einen „interaktiven Systemiker" bezeichnen könnte.

Es genügt nicht mehr die rein strukturellen Aspekte der Mechanik zu betrachten, sondern es müssen auch bestimmte physiologische Regulationskreise sowie globale Modelle, die diese reduzierte Vision vervollständigen, mitintegriert werden. Die Störung dieser Regelkreise und dieser Schemata wird im Körper oft durch Symptome zum Ausdruck gebracht. Der Osteopath versucht diese zu beheben, indem er gezielt mit seinen Händen auf den Körper des Patienten einwirkt. Dabei entspricht die Körperregion, die das Symptom verursacht, nicht immer jener, in der das Symptom auftritt.

1.5 Gelenksystemik

Die Wirbelsäule besteht nicht nur aus übereinandergestapelten mechanischen Einheiten. Sie ist ein viel umfassenderes System, das mit zahlreichen anderen Strukturen, die sie beeinflussen, in Verbindung steht. Die Mechanik des menschlichen Körpers lässt sich nicht auf ausgeklügelte biomechanische Berechnungen reduzieren. Die Mechanik des Lebenden verbirgt zahlreiche „versteckte Parameter", denen viele harte Wissenschaften bestenfalls den Rang von „vernachlässigbaren Parametern" einräumen und die in den wissenschaftlichen Berechnungen oft nur eine nebensächliche Bedeutung haben. Für jene, die die grundlegenden Mechanismen verstehen wollen und sich nicht auf die Messung der Wirkungen beschränken, sind sie jedoch von beachtlicher Bedeutung.

R. Grossinger schreibt in seinem Buch Embryogenesis[1], dass wenn man ein Phänomen qualitativ nicht erklären kann, man versucht es quantitativ zu rechtfertigen. Es war der systemische Ansatz, der uns von dieser reduktionistischen Tendenz befreite, die sich leider zu oft durchsetzt.

Um diesen Weg beschreiten zu können, muss man sich an den Schnittpunkt verschiedenster Wissensgebiete begeben, an den Ort, den E. Morin als die **Transdisziplinarität** bezeichnet. Dieser Ansatz ermöglicht es, wichtige Informationen außerhalb eines Spezialgebiets in einem Wissensbereich zu suchen. Die Transdisziplinarität ist eine der Säulen des osteopathischen Denkens.

Um die Funktionsweise der Wirbelsäule, die wie gesagt zahlreichen physiologischen Signalen und sehr vielen mechanischen Belastungen unterworfen ist, besser begreifen zu können, bedienen wir uns wieder der Unterteilungen des systemischen Gelenkansatzes, den wir bereits in unseren Büchern über die oberen und unteren Extremitäten verwendet haben. Auf der Grundlage eines systemischen Ansatzes hatten wir sieben Untersysteme beschrieben, deren Interaktionen das Funktionieren eines Gelenks oder einer Gelenkkette ermöglichen (➤ Abb. 1.1). Um

[1] Grossinger, R. Embryogenesis: Species, Gender and Identity (1985/2000) North Atlantic Books. N.d.T.

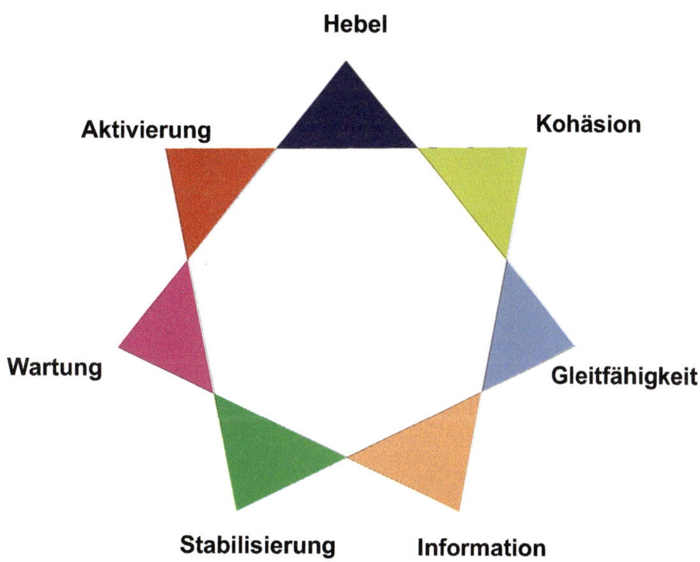

Abb. 1.1 Die sieben Untersysteme der Bewegung [P814, P815]

das Funktionieren der Wirbelsäule in ihrer Gesamtheit zu verstehen und uns ihrer großen Komplexität anzunähern, erscheint es uns interessant, sie aus der gleichen Perspektive zu analysieren.

Wir haben jedes Untersystem einzeln betrachtet, um seine Konturen, seine Stellung und die Belastungen, die es auf das Funktionieren der Wirbelsäule ausübt, sowie die Rolle, die es in der Pathologie einnimmt, zu definieren. Daraus ergibt sich eine globalere und besser organisierte Sichtweise der Wirbelsäule. Dieser Ansatz verändert den Blick auf die Strukturen und Funktionen der Wirbelsäule. Zwar sind ihre eigenen Strukturen wichtig, aber zahlreiche Körperelemente, die zum Bewegungssystem oder anderen Systemen gehören, liefern ihr Informationen und treten mit ihr in Wechselwirkung.

Für diese besondere Analyse schlagen wir den Begriff **Gelenksystemik** vor. Der erste Abschnitt dieses Buchs präsentiert eine erweiterte und moderne Sicht der Kontingenzen der Wirbelsäule in ihrer Gesamtheit und ihrer Integration im einzelnen Menschen. Das Konzept der Gelenksystemik ermöglicht ein besseres Verständnis dieser zahlreichen Interaktionen, ihrer Verteilung und ihrer Richtung.

KAPITEL

2 Untersystem Hebel

Das ersten Niveau der Untersysteme befasst sich mit der Organisationsebene, die mit der Form der knöchernen Komponenten verbunden ist, die das axiale Skelett bilden, also jenes Niveau, das die Osteopathen und viele andere Manualtherapeuten besonders ins Herz geschlossen haben.

Es handelt sich um den Bereich der Gelenkmechanik, der Biomechanik, der Bewegungsebenen und Bewegungsachsen, die die Bewegungsmöglichkeiten der knöchernen Segmente bestimmen. Auf diesem Niveau findet man die bereits erwähnten „Gesetze" der Wirbelsäule. Sie umfassen die Modelle, die uns die kinematischen Möglichkeiten der Wirbelsäule verstehen lassen.

2.1 Primäre Hebel

Aus anatomischer Sicht handelt es sich dabei um jene Hebel, die zum axialen Skelett gehören und das Skelett des Rumpfs bilden.

2.1.1 Wirbelsäulenkomplex

Die Wirbelsäule bildet die zentrale Achse des Rumpfs. In aufrechter Haltung stellt sie jene Säule dar, die die von oben nach unten zunehmenden Belastungen trägt: den Kopf, die oberen Extremitäten, die Organe.

Die Wirbelsäule besteht aus:

- 33 Wirbeln: sieben Halswirbel, zwölf Brustwirbel, fünf Lendenwirbel, fünf Sakralwirbel, drei oder vier Steißwirbel,
- der Gelenkfläche des Okziputs unter der Schädelbasis.

In der Anatomie unterscheidet man üblicherweise zwischen der mobilen aus den 24 Hals-, Brust- und Lendenwirbeln bestehenden Wirbelsäule und der aus den Sakral- und Steißwirbeln bestehen festen Wirbelsäule (➤ Abb. 2.1).

Eine röhrenförmige Struktur

Thiriet (2014) stellt die Wirbelsäule als Rohr dar, das über seine gesamte Höhe in seinem anterioren Anteil voll und in seinem posterioren Anteil hohl ist.

Das Rückenmark und die Nervenwurzeln der Cauda equina liegen innerhalb dieses Rohrs (➤ Abb. 2.2).

Eine fragmentierte Struktur

Die Wirbelsäule bildet und stützt zwar die Längsachse des Rumpfs, sie ist aber eine fragmentierte Struktur. Thiriet (2014) schlägt vor, jeden Wirbel als ein Segment – einen Teilabschnitt – eines Rohrs zu betrachten, welches, wie erwähnt, im vorderen Anteil voll und im hinteren Anteil hohl ist.

Die Bandscheiben fügen sich jeweils zwischen zwei vollen Anteilen ein. Die Gesamthöhe der Bandscheiben entspricht ungefähr 25 % der Gesamthöhe der Wirbelsäule. Jeder Diskus ist eine verformbare viskoelastische Struktur (➤ Abb. 2.3).

Die Wirbelsäule besteht somit abwechselnd aus verformbaren und starren Elementen.

Diese Fragmentierung verleiht der Wirbelsäule eine große Bewegungsamplitude. Ihre Mobilität und ihre globale Flexibilität ergeben sich aus den kombinierten Bewegungen der einzelnen Wirbelsegmente. Tatsächlich ist diese flexible Stange ein vielgelenkiger Stab, der eine „biegsame Achse" bildet, die sich unter bestimmten Bedingungen stabilisiert und verfestigt.

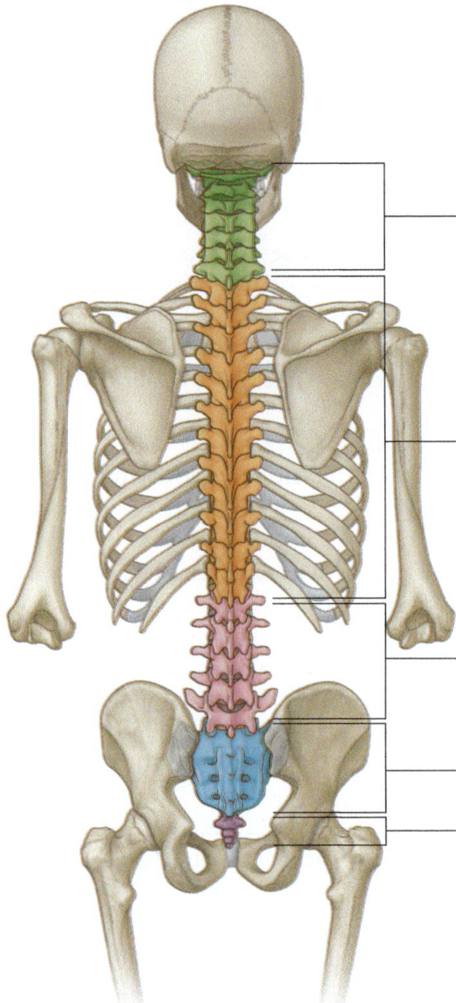

Abb. 2.1 Mobile und feste Wirbelsäule [E402-004]

Eine pyramidenförmige Struktur

Von vorne betrachtet, ähnelt die Wirbelsäule zwei Dreiecken oder zwei Pyramiden, deren jeweilige Basis auf Höhe des lumbosakralen Übergangs aufeinandertreffen.

Von C1 bis L5 nimmt das Volumen der Wirbelkörper zu. Die Masse des jeweiligen Wirbels ist proportional zu den mechanischen Belastungen, denen dieser ausgesetzt ist.

Von S1 bis zum letzten Steißwirbel nimmt das Volumen der Wirbel ab (➤ Abb. 2.4).

Diese Struktur erfüllt die Rolle:

- eines Drehpunkts für die Bewegung und einer Stütze für den Kopf,
- einer Bewegungsachse und einer Stütze für den Rumpf.

Eine ubiquitäre Struktur

Die Wirbelsäule hat eine mechanische Struktur, die nicht nur Stabilität und Mobilität, Festigkeit und Ge-

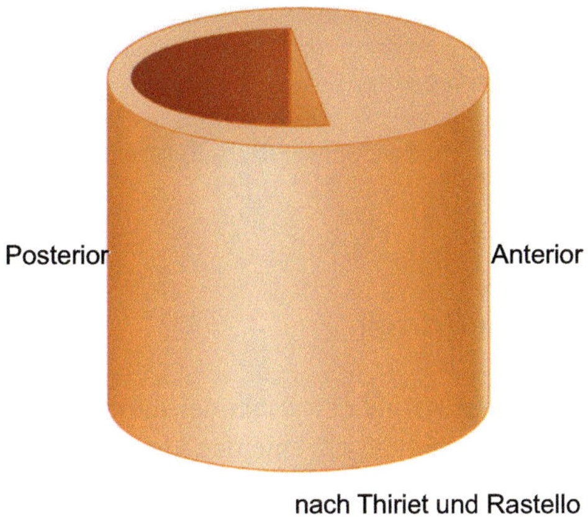

Abb. 2.2 Wirbelsäule als Rohr dargestellt [L268]

schmeidigkeit verbindet, sondern auch sehr schnell von einem Zustand zum anderen wechseln kann.

Sie kann sich verfestigen und beachtliche Belastungen tragen, wie etwa bei Gewichthebern, oder sich im Gegensatz dazu mit erstaunlicher Geschmeidigkeit und Anmut bewegen, wie bei Turnern, TänzerInnen oder EisläuferInnen.

Dolto (1976) fasste dieses Paradoxon in einem Gedanken zusammen: man kann sich einen 50 cm langen Stab mit geringem Durchmesser und großer Widerstandskraft vorstellen und man kann sich einen zweiten Stab gleichen Ausmaßes von großer Biegsamkeit vorstellen, aber man kann sich keinen Stab vorstellen, der beide Eigenschaften verbindet. Trotzdem ist es der Natur gelungen, das Unmögliche zu erreichen, denn die Wirbelsäule ist sowohl widerstandsfähig als auch biegsam.

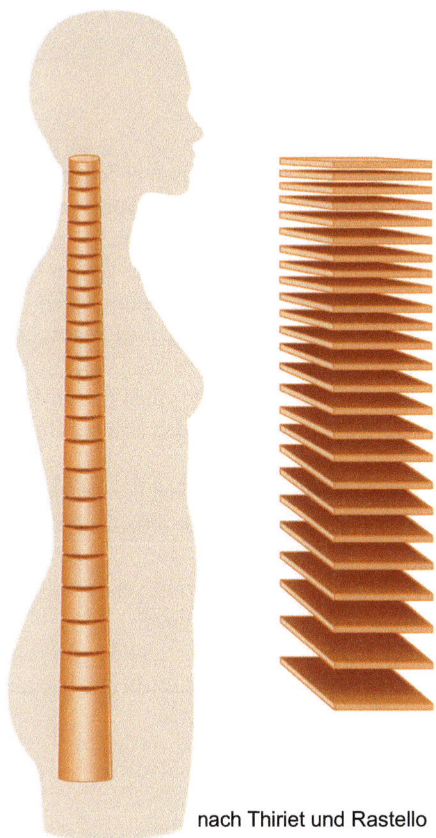

Abb. 2.3 Fragmentierung der Wirbelsäule [L268]

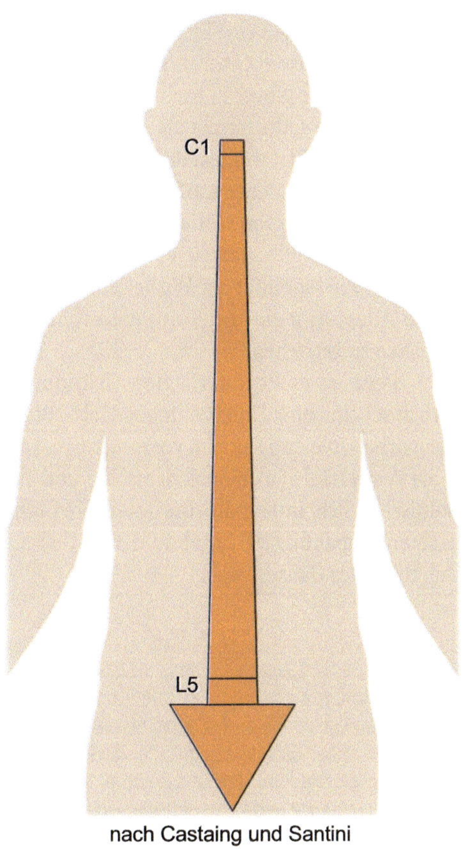

Abb. 2.4 Pyramidenförmige Struktur [L268]

Eine schützende Struktur

Durch ihre Lage und ihre Gestalt hat die Wirbelsäule auch Schutzfunktionen:

- Sie ist eine Stützstruktur, an der die Organe und die großen Gefäße des Rumpfs, relativ verletzliche Strukturen wie die Aorta oder die Vena cava, befestigt sind.
- Sie ist ein Behältnis für Nervenstrukturen wie die Medulla oblongata und das Rückenmark.

Eine unteilbare Struktur

Auch wenn die Wirbelsäule eine anatomische und morphologische Realität darstellt, ist die gängige Unterteilung der Wirbelsäule in fünf Abschnitte (Halswirbelsäule, Brustwirbelsäule, Lendenwirbelsäule, Sakrum, Coccyx) eine künstliche Trennung. Sie lässt uns oft vergessen, dass es eine Einheit der Wirbelsäule, ja bis zu einem gewissen Grad auch eine Einzigartigkeit der Wirbelsäule gibt.

Die Wirbelsäule sollte immer als einheitlicher und flexibler Stab betrachtet werden, da **ihre Bewegungen immer mehrere Segmente umfassen und niemals eine anatomische Region isoliert betreffen**.

Dieses Prinzip sollte man sich vor Augen halten, um nicht nur die Mobilität der Wirbelsäule, sondern auch die Adaptationen und Kompensationen der Wirbelsäule zu verstehen.

Auch wenn es aus didaktischen Gründen erforderlich scheint, eine Unterteilung in Hals-, Brust-, Lendenwirbelsäule und Sakrum vorzunehmen, sollte man die Wirbelsäule aus biomechanischer und auch aus klinischer Sicht immer als eine unteilbare Einheit betrachten. Kapandji (2011) sah in der Wirbelsäule ein funktionelles Ganzes.

KLINISCHE ANMERKUNG

Klassischerweise wird in vielen manualmedizinischen Ansätzen jede Wirbelsäulenregion als mehr oder weniger unabhängig von den anderen Regionen betrachtet. Dieser Aufteilung liegt der Gedanke zugrunde, dass jeder Abschnitt seine eigene Funktion und seine eigene Logik besitzt. Dadurch wird leider die Tendenz zur Trennung der Wirbelsäulenabschnitte und folglich die Suche nach einer lokalen Lösung auf ein mechanisches Problem gefördert. Diese Sichtweise führt etwa dazu, dass man davon ausgeht, dass eine Zervikalgie notwendigerweise in der Halswirbelsäulenregion zu behandeln ist. Die klinische Erfahrung lehrt uns jedoch, dass dies nur selten der Fall ist. Aufgrund der Einheit der Wirbelsäule kann eine Dysfunktion in einem Teilabschnitt immer auch die Kohärenz und das Funktionieren jedes anderen Teilabschnitts beeinträchtigen.

2.1.2 Hebelfunktion der Wirbel

Typischer Wirbel

Der typische Wirbel entspricht der durchschnittlichen Form und der allgemeinen Merkmale aller Wirbel. Auch wenn dieser typische Wirbel keinem bestimmten Wirbel entspricht, verbindet er doch alle gemeinsamen Merkmale der Wirbel.

Jeder Wirbel kann als ein „Segment" des bereits beschriebenen Ganzen betrachtet werden. Er bildet ein Segment des Rohrs, das in seinem anterioren Anteil voll und in seinem posterioren Anteil hohl ist (➤ Abb. 2.5).

Form

Der typische Wirbel besteht aus zwei Teilen:

- anterior: der Wirbelkörper, auch Soma (corpus vertebrae) oder Spondylus genannt,
- posterior: der Wirbelbogen (Arcus vertebrae) bestehend aus je zwei Wirbelbogenfüßchen (Pediculi arcus vertebrae) und zwei Bogenplatten (Laminae).

Diese beiden Teile umgrenzen einen Raum, das Foramen vertebrale, und verbinden sich auf Höhe der Pediculi (➤ Abb. 2.6).

Der Wirbelbogen besitzt sieben Fortsätze:

- Vier Gelenksfortsätze (Procc. articulares): zwei oben und zwei unten
- Zwei Querfortsätze (Procc. transversi)
- Einen Dornfortsatz (Proc. spinalis)

Die drei letztgenannten Fortsätze sind Ansatzzonen, die für die dort ansetzenden Muskeln und Ligamente wichtige Hebelarme bilden.

Struktur

Der Wirbelkörper hat eine zylinderähnliche, an seiner Rückseite abgeflachte und in seinem mittleren Abschnitt leicht verjüngte Form. Diese an ein Diabolo erinnernde Form verleiht ihm eine gute Druckfestigkeit.

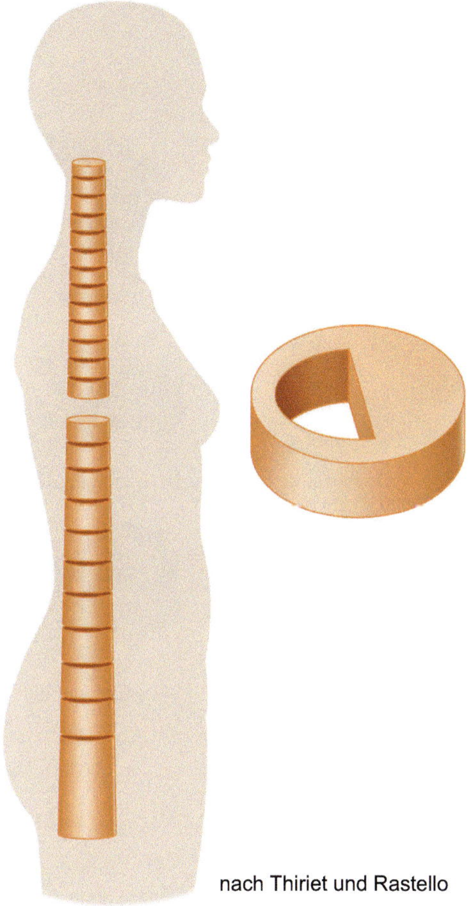

Abb. 2.5 Der Wirbel: Segment eines hohlen Rohrs [L268]

Die Struktur umfasst eine dünne Substantia corticalis, die die Substantia spongiosa-Masse umschließt und damit den Wirbelkörper bildet.

Die Substantia corticalis wird von zahlreichen Gefäßlöchern durchzogen:

- an den Seiten- und an der anterioren Fläche sind es die Öffnungen für die Arterien,
- an der posterioren Fläche findet man zwei große Öffnungen für die Venen.

Die Ober- und Unterseite des Wirbels werden als Wirbelplatten bezeichnet, sie werden von einer Knorpelschicht, die wiederum von einem Knochenwust umgeben wird, bedeckt (> Abb. 2.7).

Zudem besitzt die Spongiosa eine Trabekelstruktur, die Ausdruck der auf den Wirbel einwirkenden mechanischen Belastungen ist.

Auf Ebene des Wirbelkörpers findet man:

- vertikale Trabekel, die als Säulen zwischen den beiden Wirbelplatten dienen,
- transversale Trabekel, die den Zerquetschungswiderstand kontrollieren,
- schräg verlaufende Trabekel, die mit dem Wirbelbogen in Verbindung stehen.

Auf Ebene des Wirbelbogens gibt es unterschiedliche Systeme von Kraftlinien, die die Belastungen des Wirbelbogens auf den Wirbelkörper weiterleiten. Diese Linien:

- verlaufen alle über die Pediculi, die ein Konzentrationsort aller Belastungen darstellen,
- verteilen sich auf den beiden Wirbelplatten, die sie mit den Gelenkfortsätzen und dem Dornfortsatz verbinden.

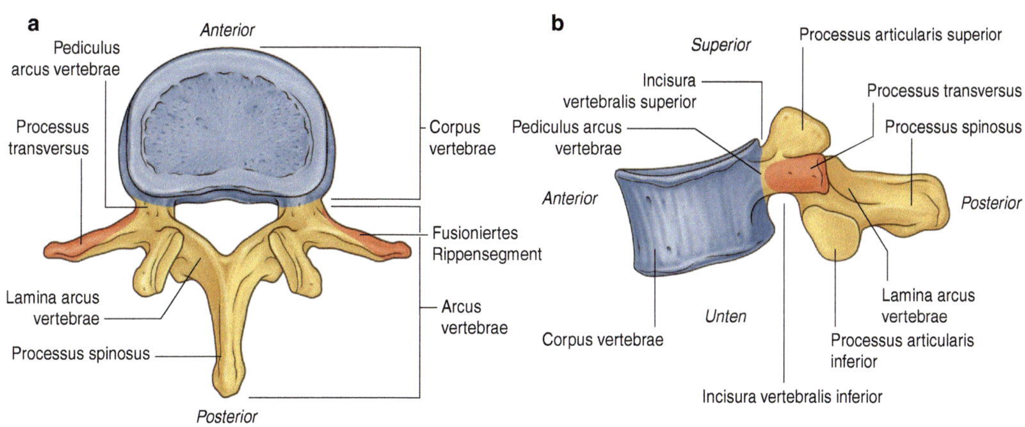

Abb. 2.6 Strukturelemente des Wirbels [E402-004]

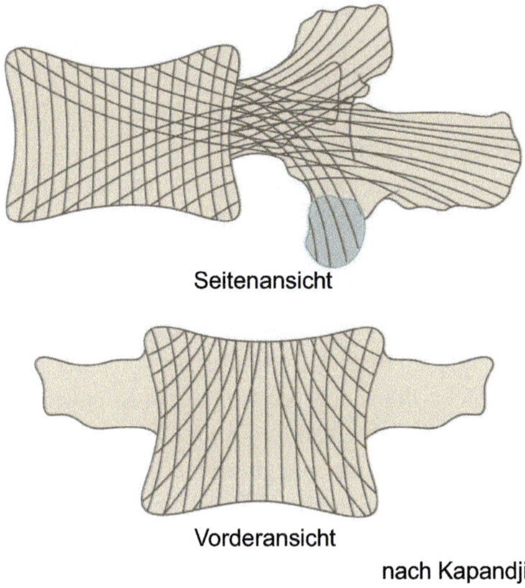

Abb. 2.7 Intraossäre Strukturen
[L268]

Diese Trabekelstruktur lässt erkennen, dass der Knochen aus einer dichten Zone um den Rand des Foramen vertebrale besteht, die dem im Inneren verlaufenden Rückenmark einen gewissen Schutz bietet, und aus einer schwachen Zone im anterioren Anteil des Wirbelkörpers, jenem Bereich, in dem es als Folge einer Kompressionsfraktur zur Keilwirbelbildung kommen kann.

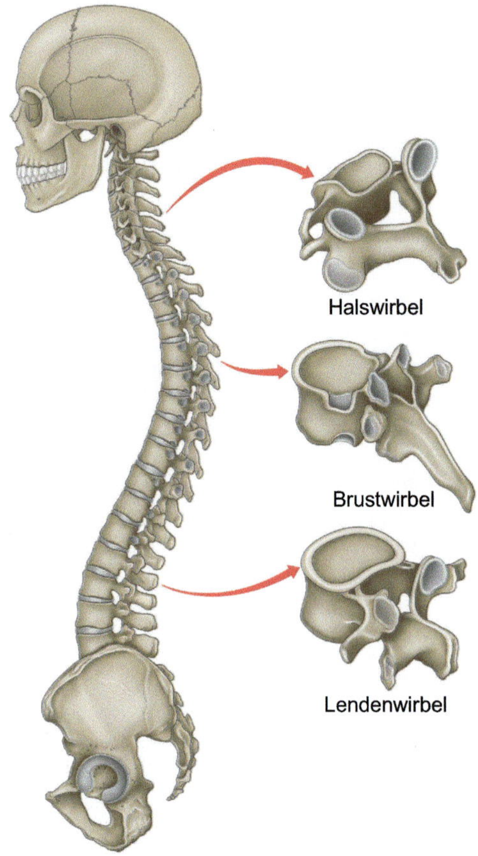

Abb. 2.8 Gelenkfacetten
[268]

Segmentale Besonderheiten

Das beschriebene Grundschema unterliegt, je nachdem in welchem Wirbelsäulenbereich man sich befindet, zahlreichen Änderungen und Anpassungen.

Ausrichtung der Facetten

Die Facetten und ihre Ausrichtung bestimmen welche Bewegung und wieviel Bewegung in einem vertebralen Hebel an einem bestimmten Punkt der Wirbelsäule möglich ist.

In der Lendenwirbelsäule haben die Facetten eine sagittale Ausrichtung, die ihr eine gute Beweglichkeit in Flexion und Extension verleiht.

In der Brustwirbelsäule sind die Facetten eher frontal ausgerichtet und ermöglichen damit eine gute Beweglichkeit in Seitneigung und Rotation.

In der Halswirbelsäule sind die Facetten schräg verlaufend, also zwischen der sagittalen und der frontalen Ebene, sodass die Halswirbel über gute Beweglichkeit in allen drei Ebenen des Raums verfügen (➤ Abb. 2.8).

Processus uncinatus

Die seitlichen Ränder der Oberseite der Halswirbel bilden Knochenkanten, die als Procc. uncinati bezeichnet werden. Diese sind gelenkig mit dem Wirbelkörper des darüberliegenden Wirbels verbunden und bilden die kleinen **Unkovertebralgelenke** (➤ Abb. 2.9).

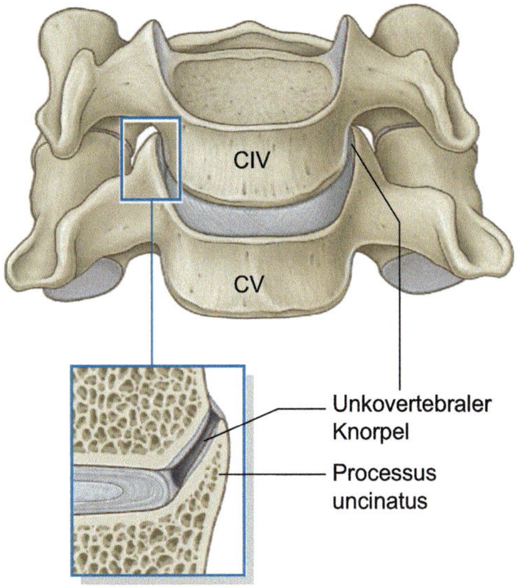

Abb. 2.9 Unkovertebralgelenke [E402-004]

2.1.3 Hebelfunktion der Rippen

Als an die Wirbel angeschlossenen Elemente bilden die Rippen Hebel, die untrennbar mit den Wirbel-Hebeln verbunden sind.

Processus costalis

Aus embryologischer Sicht ist der Proc. costalis Teil des Wirbels.

Alle Wirbel, mit Ausnahme der Coccygealwirbel, sind mit Rippenfortsätzen ausgestattet.

In der Halswirbelsäule bildet der Proc. costalis das Tuberculum anterius, das mit dem Tuberculum posterius das Foramen transversarium als Durchtrittsöffnung für die A. vertebralis bildet.

In der Brustwirbelsäule sind die einzelnen Rippen über die Kostovertebralgelenke mit den Wirbeln verbunden.

In der Lendenwirbelsäule nehmen die Rippenelemente die Form der Querfortsätze an, die in diesem Teil der Wirbelsäule sehr viel größer ausgebildet sind. Der Proc. costalis wird manchmal auch als Proc. costiformis bezeichnet.

Im Bereich des Sakrums bilden die kostalen Elemente den anterolateralen Anteil der Sakralwirbel, die mit dem Proc. transversus verschmolzen sind (➤ Abb. 2.10).

Rippen

Im Bereich des Brustkorbs sind die Rippenfortsätze besonders lang und von den Wirbeln getrennt, mit denen sie über Gelenke im Bereich der Wirbelkörper und der Querfortsätze verbunden sind.

Sie bilden die einzigen Rippen, die in der beschreibenden Anatomie als solche anerkannt werden (Poirier und Charpy, 1912) und sogar einen besonderen Platz erhalten, da der Brustkorb das **paraaxiale Skelett** bildet.

Die Rippen sind Röhrenknochen. Sie sind Hebel, die über eine dreifache Krümmung verfügen, die ihnen:

- eine gewisse Verformbarkeit bei der Bewegung und der Atmung verleiht und
- nach der Verformung die gespeicherte Energie wieder freisetzt.

Belastungen

Auch wenn die Kostovertebralgelenke eine gewisse Mobilität und eine relative Individualität des kostalen Hebels gegenüber dem vertebralen Hebel ermöglichen, muss dennoch auf zwei Punkte hingewiesen werden.

Aus der Sicht der Mobilität sind die Rippen ein Element, das die Bewegungsmöglichkeiten der Brustwirbelsäule einschränkt. Der Brustkorb ist eine Struktur, deren globale Verformbarkeit geringer ist als die potenzielle Verformbarkeit der Brustwirbelsäule selbst.

Aus der Sicht der Belastungen kommt es zu Belastungsübertragungen auf Höhe des kostovertebralen Übergangs. Alle auf die Rippen einwirkenden mechanischen Belastungen wirken sich auf die Wirbelsäule aus, genauso wie sich Belastungen auf die mit den Wirbeln fest verbundenen Processus costales in den anderen Bereichen der Wirbelsäule auf die Wirbelsäule auswirken.

Die Kraftübertragung am kostovertebralen Übergang gilt insbesondere für:

- die mit der Atmung zusammenhängenden Belastungen,

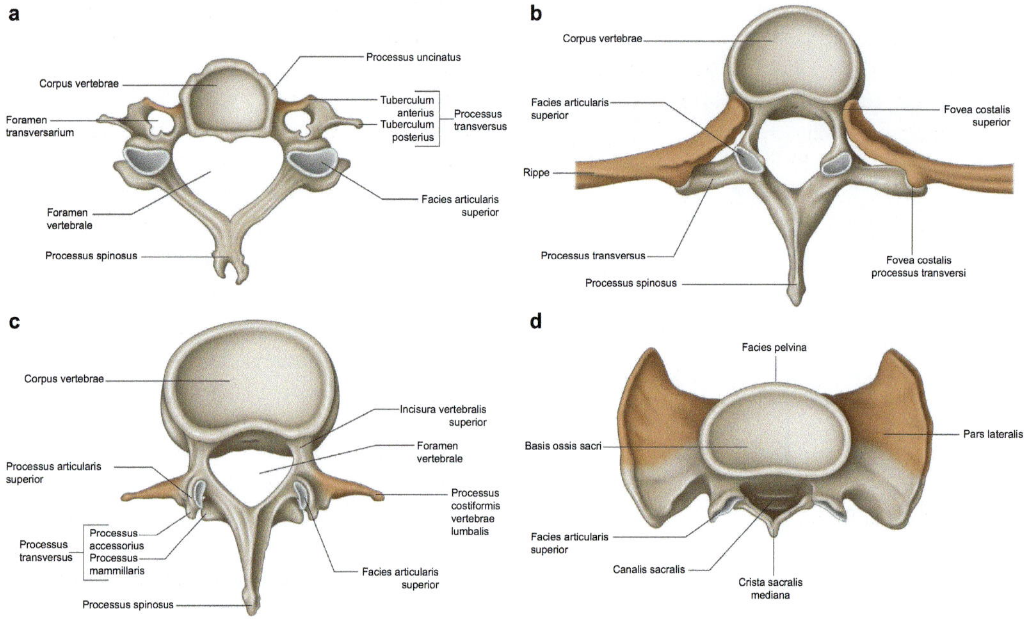

Abb. 2.10 Rippenelemente in den verschiedenen Wirbelsäulenabschnitten Die unterschiedlichen Ausprägungen des Proc. costalis auf zervikaler (a), thorakaler (b), lumbaler (c) und sakraler (d) Ebene.
[L268]

- die viszeralen Belastungen und das Gewicht der Organe, die mit dem Diaphragma und den Rippen in Verbindung stehen,
- die Belastung durch das Gewicht der oberen Extremitäten.

2.2 Sekundäre Hebel

Das Studium der Wirbelsäule beschränkt sich meist auf die Kräfte, die sich direkt auf die vertebralen Hebel auswirken. Gleichzeitig übernimmt die Wirbelsäule als Haltestange und Achse des Rumpfs eine zentrale Rolle, da zahlreiche physiologische und mechanische Einflüsse in der Wirbelsäule zusammenlaufen.

Als sekundäre Hebel bezeichnen wir all jene Elemente, deren Wirkung oder deren einfache Präsenz das mechanische Verhalten der primären Hebel des Rumpfs beeinflussen.

Wie unser Kollege A. Abehsera in seinem *Traité de médecine ostéopathique* (1986) es ausdrückte, muss der Osteopath alle anatomischen Elemente als potenzielle mechanische Vektoren in Betracht ziehen.

2.2.1 Hebelfunktion des Kraniums

Das Kranium wird über eine Verbindung unterhalb des Foramen magnum durch die sogenannte kraniozervikale Kardanwelle mit der Wirbelsäule in Bezug gesetzt.

Der kraniale Hebel hat zahlreiche Auswirkungen auf die Wirbelsäule:

- Der Kopf hat ein beachtliches Gewicht, das für die Halswirbelsäule, einem fragilen und empfindlichen Abschnitt der Wirbelsäule, eine signifikante Belastung darstellt.
- Seine Position als Wachposten am oberen Ende des Masts verleiht ihm eine strategische Rolle in Bezug auf die sensorischen Rezeptoren, mit denen er ausgestattet ist. Der Kopf muss beweglich sein, um die Informationen, die durch die Rezeptoren aufgenommen werden, besser empfangen zu können.

- Das Kranium ist auch Ansatzzone für die tiefen, mittleren und oberflächlichen Nackenmuskeln.
- Zudem ist das Kranium keine starre Einheit. Es verfügt über eine gewisse Verformbarkeit und ist fast nie symmetrisch.

Aus all diesen Gründen beeinflusst das Kranium funktionell und mechanisch die vertebralen Hebel und vor allem die Halswirbelsäule.

2.2.2 Hebelfunktion der Extremitäten

Die Extremitäten beeinflussen die Funktion der Wirbelsäule.

Untere Extremität

Die unteren Extremitäten sind für das Gleichgewicht des Beckens besonders wichtige Hebel. Die Lage des Beckens beeinflusst die Ausrichtung und ist damit bei Belastung der Wirbelsäule ein wichtiger Faktor. Man kann sich die Wirbelsäule als einen Stapel von Wirbeln vorstellen, die sich auf dem Sockel des Beckens abstützen und wie ein Stapel aus Tellern in der Hand eines Kellners immer wieder ins Gleichgewicht gebracht werden müssen.

Ohne Belastung bildet das Sakrum einen großen, aus fünf Abschnitten bestehenden Wirbel. Es folgt den Krümmungen und Bewegungstendenzen, denen es über die Wirbelsäule ausgesetzt ist und leitet sie an das gesamte Becken und die unteren Extremitäten weiter.

Während des Gehens führt der Wechsel von Be- und Entlastung der unteren Extremitäten zu asymmetrischen Belastungen im Becken, die sich auf die gesamte Wirbelsäule auswirken.

Obere Extremität

Im Bereich der oberen Extremitäten gibt es keine direkte knöcherne Übertragung. Der einzige knöcherne Kontaktpunkt zwischen der oberen Extremität und dem Rumpf liegt im Bereich des Sternoklavikulargelenks. Somit sind es die knöchernen Strukturen des Brustkorbs, die einen Großteil der Druckbelastung an die Wirbelsäule weiterleiten.

Ein weiterer Übertragungsweg für Belastungen sind die Muskeln. Es gibt verschiedene Arten von Muskeln im Bereich der Schulter:

- zwischen der Skapula und dem Humerus,
- zwischen der Skapula und der Wirbelsäule,
- zwischen der Skapula und dem Brustkorb,
- zwischen dem Humerus und der Wirbelsäule.

Die meisten dieser Muskeln verbinden die obere Extremität mit dem Rumpf.

2.2.3 Hebelfunktion der Viszera

Die Organe werden hauptsächlich durch ein System aus Ligamenten und Faszien fixiert, die direkt oder indirekt mit dem Skelett verbunden sind. Aufgrund ihrer Masse beeinflusst bereits ihre Präsenz das Verhalten der Hebel, mit denen sie verbunden sind.

Allgemein haben die Organe oder die Organhüllen Anhaftungen:

- am Diaphragma, das selbst an den unteren Rippen und dem thorakolumbalen Übergang befestigt ist,
- an den Rippen,
- an den Wirbeln.

Die Brust als außerhalb des Thorax liegendes Organ ist ein Beispiel für einen besonderen sekundären Hebel, dessen Volumen und Gewicht über die faszialen Verbindungen Auswirkungen auf die primären Hebel haben.

2.3 Die verschiedenen Beeinträchtigungen

Die Beeinträchtigungen dieses Untersystems sind vielfältig und haben unterschiedliche klinische Auswirkungen. Manche sind asymptomatisch, andere können schwerwiegend sein. Man unterscheidet die funktionellen Beeinträchtigungen, die sich eher auf das Gleichgewicht und die Mobilität der Hebel auswirken, und die strukturellen Beeinträchtigungen, die die Qualität des Hebels oder die Beziehungen zu den benachbarten Hebeln beeinflussen.

2.3.1 Funktionelle Beeinträchtigungen

Veränderungen der Beziehungen

Kleine Störungen an den Wirbeln, Subluxationen, Fixierungen oder Blockaden sind Begriffe, die in der Osteopathie oft als **somatische Dysfunktionen** bezeichnet werden. Diese Art der funktionellen Beeinträchtigungen macht sich durch den Verlust an Beweglichkeit des Hebels bemerkbar, dessen Ursache es zu entdecken gilt.

Veränderungen des Gleichgewichts

Asymmetrien der Extremitäten, insbesondere der oberen Extremitäten, beeinflussen maßgeblich die vertebralen Hebel.

Wir hatten unter unseren Patienten mehrere Personen, denen ein Teil oder ein gesamter Arm amputiert wurde. Dieser Umstand führte zu einem permanenten Ungleichgewicht der Wirbelsäule und fordert große Kompensationsanstrengungen von Seiten der Muskeln.

In geringerem Umfang führen Sportarten mit asymmetrischer Belastung eines Arms, wie etwa Tennis, zu ähnlichen Auswirkungen.

Die von den anderen sekundären Hebeln erzeugten Belastungen, das Gewicht oder die Masse der Organe, können gleichfalls die Hebelfunktion der Wirbelsäule beeinträchtigen. Eine Hepatomegalie, eine Splenomegalie oder eine große Nierenzyste verursachen ein Ungleichgewicht im Hebelsystem der Wirbelsäule, das häufig zu beobachten ist.

2.3.2 Strukturelle Beeinträchtigungen

Neben den funktionellen Beeinträchtigungen müssen auch strukturelle Beeinträchtigungen, die die Hebel selbst verändern, in Betracht gezogen werden. Diese Veränderungen können die Integrität oder die Form des Hebels betreffen.

Veränderungen der Integrität

Luxationen und Frakturen stören entweder die Hebel selbst oder die Beziehungen zwischen den Hebeln. Frakturen unterbrechen die Kontinuität des Hebels, er verliert an Festigkeit und damit auch seine mechanische Funktion. Luxationen führen zum Verlust der normalen anatomischen Beziehungen der Hebel untereinander.

Der Verlust der Integrität kann die Festigkeit der Hebel unter bestimmten Bedingungen betreffen und sie verletzlicher machen.

So weichen Rachitis, Osteoporose oder Osteomalazie die knöchernen Segmente auf. Dieser Verlust an Festigkeit des Hebels macht ihn anfälliger für Verformungen und vermindert seine Fähigkeit sich an statische und dynamische Belastungen anzupassen.

Das Wachstum ist eine Phase, in der die Festigkeit der Hebel zum Problem werden kann, wie das Beispiel des Morbus Scheuermann zeigt.

Veränderungen der Form

Anomalien an Übergängen wie etwa die Sakralisierung, die Hemisakralisierung, die Lumbalisierung oder andere Halbwirbel betreffen Veränderungen des knöchernen Hebels selbst. Fusionen oder Blockwirbel verändern die Form und die Bedeutung des Hebels. Diese knöchernen Fehlbildungen haben Auswirkungen auf die globale Bewegung und auf die Haltung.

Die Folgen von Frakturen führen meist auch zu Veränderungen in der Form des Hebels. Ein Keilwirbel, die Umbildung des Wirbelbogens oder die Deformierung der Gelenkfortsätze sind bei bestimmten Ungleichgewichten häufig gemachte Beobachtungen.

Eine fortgeschrittene Arthrose führt oft zu Veränderungen in der Form der vertebralen Hebel und somit zu Störungen in der Bewegung.

KAPITEL

3 Untersystem Gleitfähigkeit

Das Gleitsystem ist ein umfangreiches, ausgeklügeltes und komplexes Untersystem. Es umfasst die Gelenke der Wirbelsäule einschließlich Kapsel, Synovialmembran und Faserknorpel, die an den verschiedenen Bewegungen der Wirbelsäule beteiligt sind.

Gleichzeitig reicht es über das Niveau der Wirbelsäule hinaus, da es auch zahlreiche Geweberäume miteinschließt, deren Gleitfähigkeit an den Formveränderungen des Rumpfs während der Bewegungen der Wirbelsäule beteiligt sind. Es umfasst sowohl die Gleitfähigkeit der anatomischen Elemente im Inneren des Spinalkanals als auch die Gleitfähigkeit der tiefen und subkutanen Muskelebenen oder auch das Gleiten der Organe in den verschiedenen Körperhöhlen des Rumpfs.

Wenn auch nur eine dieser Ebenen durch eine Entzündung, eine Narbe oder eine Adhäsion in ihrer Gleitfähigkeit beeinträchtigt wird, beeinflusst dies das gesamte Untersystem und die Wirbelsäule verliert in der betroffenen Region ihre harmonische Flexibilität.

3.1 Gleitfähigkeit in der Wirbelsäule

Das Gleitsystem umfasst die Gelenke der Wirbelsäule und die Gleitbewegungen der anatomischen Elemente, die unmittelbar an diese Gelenke anschließen.

3.1.1 Funktionseinheit Wirbelsäule

Um die elementare Mobilität der gesamten Wirbelsäule zu untersuchen, betrachtet man im Allgemeinen die Mechanik eines einzelnen Wirbelgelenks. Dieses mechanische Modell, das aus zwei aneinandergrenzenden Wirbeln und dem Diskus sowie den zwischen den Wirbeln liegenden Weichgeweben besteht, wird als Arthron bezeichnet. Das Arthron der Wirbelsäule ist somit das mobile Segment oder die Funktionseinheit der Wirbelsäule (> Abb. 3.1).

Dabei beschreibt man die Mobilität des darüberliegenden Wirbels gegenüber dem darunterliegenden Wirbel.

Die intervertebralen Bewegungen erfolgen um zwei Arten von Gelenken:

- die Amphiarthrosen (Symphysen) zwischen den Wirbelkörpern,
- die Diarthrosen (Synovialgelenke) zwischen den Gelenkfortsätzen.

Ein typischer Wirbel umfasst sechs Gelenkverbindungen mit den angrenzenden Wirbeln: vier Diarthrosen (zwei oberhalb und zwei unterhalb) und zwei Amphiarthrosen (eine oberhalb und eine unterhalb).

Im Bereich der Brustwirbelsäule gibt es zusätzlich die Kostovertebralgelenke.

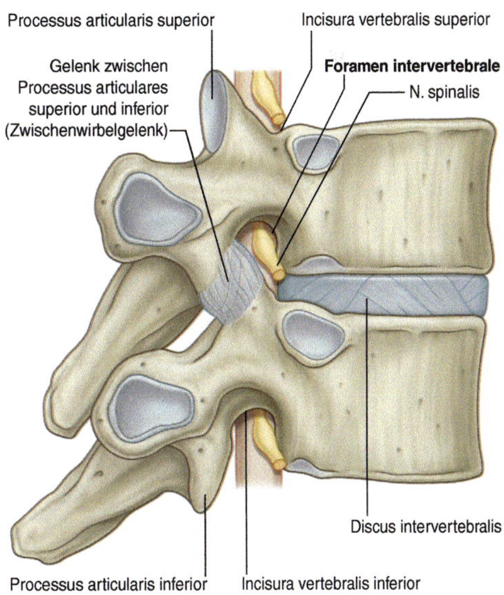

Abb. 3.1 Arthron der Wirbelsäule [E402-004]

Amphiarthrosen

Dabei handelt es sich um „spondylodiskale“ oder „diskosomatische“ Gelenke. Sie umfassen zwei aus hyalinem Knorpel bestehende Endplatten (knorpelige Endplatten, KEP) und den zwischen diesen beiden eingebetteten Discus intervertebralis.

Discus intervertebralis

Wenn keine Übergangsanomalien bestehen, gibt es zwischen C2 und S1 insgesamt 23 Bandscheiben, die ihre mechanischen Eigenschaften ihrer speziellen Struktur verdanken. Es handelt sich um doppelt konvexe Elemente, die zwischen den beiden Wirbelplatten eingefügt sind und aus drei Teilen bestehen (➤ Abb. 3.2):

- Anulus fibrosus
- Nucleus pulposus
- Knorpelige Endplatten (Epiphysenplatten)

Achsen

Im „spondylodiskalen“ Gelenk können 6 Freiheitsgrade unterschieden werden, deren Amplitude und Bedeutung je nach Wirbelsäulenniveau variieren.

Auch wenn zwischen den Wirbelplatten und dem Diskus keine tatsächliche Gleitbewegung stattfindet, können sich die Wirbel aufgrund der Viskoelastizität des Diskus gegeneinander bewegen.

Man beschreibt folgende Freiheitsgrade (➤ Abb. 3.3):

- Rotation um eine frontale Achse: Flexion-Extension

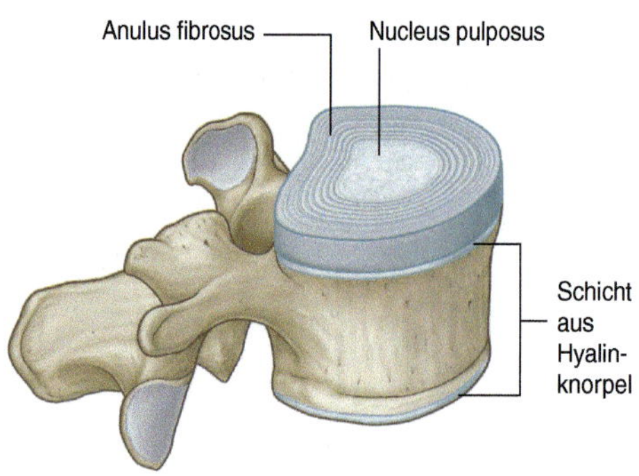

Abb. 3.2 Discus intervertebralis [E402-004]

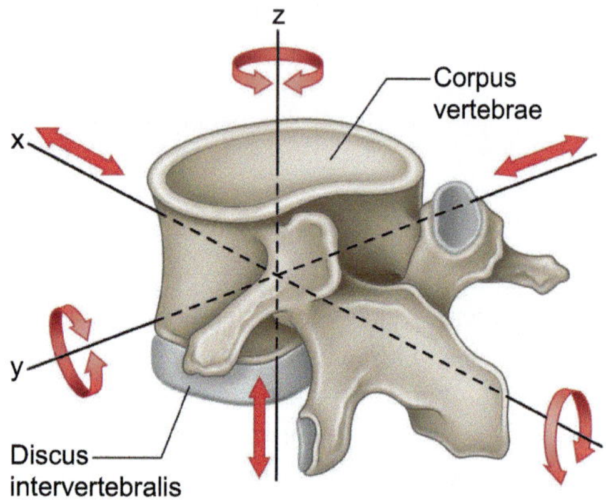

Abb. 3.3 Die Bewegungsachsen der Wirbelsäule [L268]

- Rotation um eine sagittale Achse: Seitneigung nach links und rechts
- Rotation um eine vertikale Achse: Rotation nach links und rechts
- Translation entlang einer frontalen Achse: laterales Gleiten nach links und rechts
- Translation entlang einer sagittalen Achse: anteriores und posteriores Gleiten
- Translation entlang einer vertikalen Achse: Kompression und Dekompression

Bewegungen

Während einer Bewegung im „diskosomatischen“ Gelenk kommt es zu keiner Gleitbewegung im eigentlichen Sinn. Durch seine Präsenz trennt und verbindet der Discus intervertebralis die beiden angrenzenden Wirbelkörper. Er übernimmt damit die Rolle einer Fuge, die allein durch ihre Verformbarkeit die Flexibilität der Wirbelsäule garantiert.

Aus kinematischer Sicht ermöglicht die Elastizität des Diskus bei Flexions- oder Seitneigebewegungen eine Bewegung, die einer beginnenden Rollbewegung ähnlich ist. Diese Bewegung erfolgt im rechten Winkel zur transversalen oder sagittalen Achse.

Je kleiner der Durchmesser des Wirbelkörpers, umso leichter kann die Bewegung ausgelöst werden. Ein kleiner Wirbel ist mobiler und damit auch weniger stabil als ein großer.

In der Transversalebene kann der Diskus während der Wirbelrotationen auch einer Torsionsbewegung ausgesetzt werden. Dabei kommt es üblicherweise während der Seitneigebewegung zu einer Gegenrotation des Diskus.

In zahlreichen Modellversuchen wurde, bisher ohne Erfolg, versucht, genaue Achsen für den Diskus zu bestimmen. Daher ist das Verhalten des Wirbels schwer vorhersagbar, manche Autoren sprechen sogar von einem chaotischen Verhalten. Es scheint, dass der Nucleus pulposus eine Art Hülle für die verschiedenen Bewegungsachsen bildet.

Diarthrosen

Facettengelenke

Die Facetten- oder Zwischenwirbelgelenke liegen zwischen den Procc. articulares superior und inferior zwei übereinanderliegender Wirbel. Jedes Arthron verfügt somit über zwei Gelenkkapseln sowie über eine Synovialis.

Die Kapseln setzen an den Rändern der Gelenkfacetten an und begrenzen die Gelenkhöhle.

Sie sind relativ schlaff und jeweils mit zwei Recessus ausgestattet, einem ziemlich widerstandsfähigen antero-superioren Recessus und einem schwächeren postero-inferioren Recessus. Diese Recessus ermöglichen das Gleiten und Aufklappen der Facetten.

Die Gelenkspalten weisen niemals eine perfekte Übereinstimmung auf, sie enthalten manchmal kleine Menisken oder meniskoide Synovialfalten, insbesondere in der Halswirbelsäule.

Die Präsenz des Proc. articularis ist ein entscheidendes Element für die Bewegung der Wirbelsäule. Das „diskosomatische“ Gelenk verfügt zwar über sechs Freiheitsgrade, aber es ist die Verbindung zwischen dem Wirbelbogen und den Facettengelenken, die die Wirbelsäule in ihren tatsächlichen Bewegungsmöglichkeiten einschränken.

In der Hals- und Brustwirbelsäule handelt es sich um sogenannte „ebene“ Gelenkflächen, die Gleitbewegungen ermöglichen. In der Lendenwirbelsäule sind es Radgelenke (Articulatio trochoidea), deren Flächen aus Zylindersegmenten bestehen.

Je nach Segmenthöhe ist je nach Form, Ausrichtung und Grad der Überdeckung der Gelenkfortsätze entweder die Seitneigung oder die Rotation die bevorzugte Bewegungsrichtung.

Rippengelenke

Diese Gelenke gibt es nur in der Brustwirbelsäule. Die 12 paarigen Rippen sind gelenkig mit den 12 Brustwirbeln über die Rippengelenke (Articulationes costotransversariae und Articulationes capitis costae) verbunden.

Vom zweiten bis zum zehnten Rippenpaar ist jede Rippe mit zwei benachbarten Wirbeln – im Bereich des Wirbelkörpers und im Bereich des Querfortsatzes – sowie mit dem dazwischen liegenden Diskus verbunden. Die erste, elfte und zwölfte Rippe haben keinen Kontakt mit dem Diskus.

3.1.2 Muskeln und Weichgewebe

Gewebegleiten

Die Wirbelsäule wird von einer, aus zahlreichen kleinen Muskeln bestehenden Muskelmasse umgeben. Allein im Sulcus paravertebralis zählt man mehrere hundert Muskeln. Diese Muskeln sind von Faszien umgeben, die sie voneinander isolieren und damit ein Differenzial-Gleiten ermöglichen. Die Haut des Rückens wird bei bestimmten extremen Flexionsbewegungen ebenfalls besonders beansprucht. Die Elastizität der Haut und ihre Gleitfähigkeit gegenüber den darunterliegenden Geweben sind ein integrierender Bestandteil der Wirbelsäulenmobilität.

Bei einer einfachen Wirbelsäulenbewegung entstehen unzählige Gleitbewegungen zwischen den verschiedenen Muskelkomponenten und gegenüber den Haut- und Unterhautebenen.

Die Arbeiten von J.-C. Guimberteau

Sehr lange Zeit basierte der Begriff des Gewebegleitens auf einem Konzept, das die Gewebe in Räume und mehr oder weniger konzentrisch angeordnete Lamellen organisierte und das von der Idee ausging, dass Gewebe in klar voneinander trennbaren Schichten angeordnet seien. Die Arbeiten von Dr. Guimberteau konfrontieren uns heute mit einer anderen Realität. Durch seine direkten Beobachtungen an chirurgischen in-vivo Dissektionen veranschaulichte uns Dr. Guimberteau die Gleitbewegungen zwischen den verschiedenen Geweben.

Dort wo Anatomie und Bewegungsphysiologie das Gewebegleiten durch die intrinsische Elastizität, ein schlaffes Bindegewebe und das Vorhandensein von mehr oder weniger virtuellen Trennebenen erklärten, beobachtete Dr. Guimberteau ausschließlich Gewebeverbindungen. Seine Videos zeigen eine histologische Kontinuität ohne klare Grenzen zwischen den verschiedenen Geweben.

Es besteht keine klare Trennlinie zwischen Haut, Unterhaut, Gefäßen, Nerven, Aponeurosen, Muskeln und Knochen.

Dennoch gibt es aber offensichtlich Strukturen, die die Gleitbewegungen zwischen den verschiedenen Geweben auf allen Ebenen sicherstellen. Dr. Guimberteau beobachtete, dass Faszienstrukturen Milliarden von Räumen enthalten, die diese Gleitbewegungen ermöglichen. Wenn die lebende Materie kontinuierlich ist, dann enthält sie auch eine funktionelle Einheit für das Gleiten, für die Dr. Guimberteau den Begriff „Mikrovakuole" geprägt hat (➤ Abb. 3.4).

Das Volumen der Mikrovakuolen entsteht durch das dreidimensionale Überkreuzen der Fasern. Eine Mikrovakuole hat eine ungefähre Größe von einigen bis zu einem Dutzend Mikrometern. Sie hat die Form eines Polyeders, ihre Kollagenstruktur besteht aus Kollagen vom Typ I oder III und ihr Inhalt besteht aus Proteoglykosaminoglykanen.

Durch die Beobachtung der chaotisch wirkenden Funktionsweise der sich kreuzenden Fibrillenstrukturen entwickelte Dr. Guimberteau das Konzept des multimikrovakuolären dynamischen Absorptionssystems (MCDAS). Dieses Konzept unterstreicht die funktionelle Dualität der Faszien und Bindegewebe und das gleichzeitige Bestehen des Prinzips der Gewebekontinuität und des Prinzips der Gleitfähigkeit und Deformierung (➤ Abb. 3.5).

3.2 Gleitfähigkeit außerhalb der Wirbelsäule

Die Gleitfähigkeit außerhalb der Wirbelsäule betrifft im Wesentlichen den viszerovaskulären Inhalt des Rumpfs. Abhängig von der die einzelnen Ele-

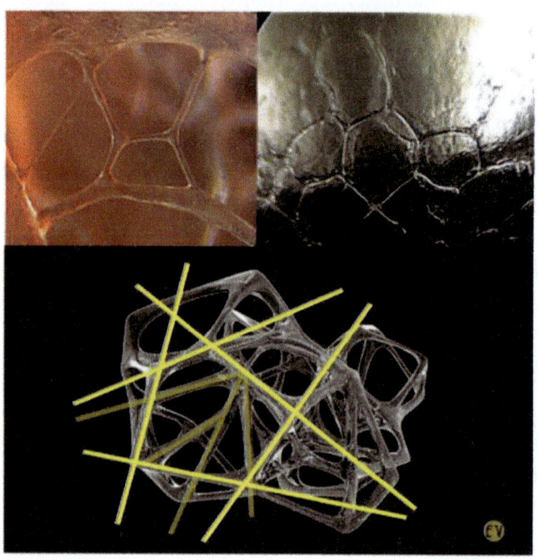

Abb. 3.4 Polyederförmige Mikrovakuolen, die durch das Überkreuzen von Fibrillen entstehen [H149-001]

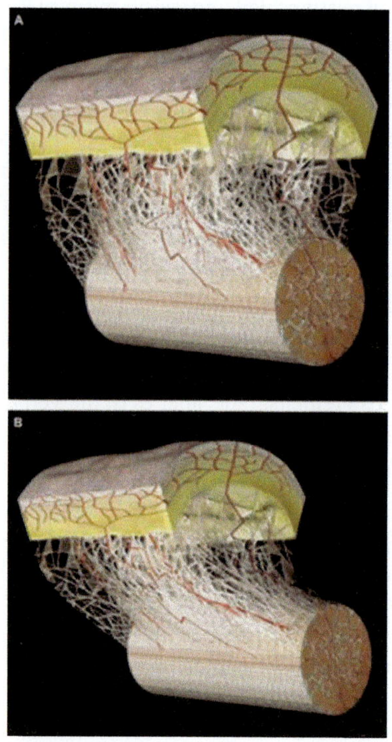

Abb. 3.5 Multimikrovakuoläres dynamisches Absorptionssystem (MCDAS) [H149-001]

mente umgebenden Gewebeart kommt es zu unterschiedlichen Gleitbewegungen.

3.2.1 Gleitbewegungen im Bereich der Serosa

Ohne hier im Detail auf die viszerale Mechanik eingehen zu wollen, möchten wir daran erinnern, dass es im Inneren der Körperhöhlen des Rumpfs große aus seröser Haut bestehende Oberflächen gibt, die das Gleiten der Organe untereinander, aber auch gegenüber der Rumpfwand ermöglichen.

Diese Serosa findet man anatomisch betrachtet in drei Bereichen (> Abb. 3.6):

- im Peritoneum der Bauchhöhle,
- in der Pleura der Brusthöhle,
- im Perikardium, das das Herz und die großen Gefäße an der Herzbasis umgibt.

Die Bewegungen und das viszerale Gleiten entstehen durch:

- die Verformungen des Rumpfs, die zu Orts- und Formveränderungen der Organe führen,
- die Peristaltik und die viszerale Motilität als Ausgangspunkt von Bewegung,
- die Atembewegungen des Diaphragmas, die nicht nur die Lungen und die Organe und Strukturen des Mediastinums bewegen, sondern auch Bewegungen an den Bauchorganen erzeugen.

Diese Bewegungen haben mehrere Aufgaben:

- Sie verleihen dem Inhalt des Rumpfs eine gewisse Fluidität und ermöglichen es ihm dadurch sich leichter an die Formveränderungen der Körperhöhlen anzupassen.
- Sie verleihen den Organen einen gewissen Zusammenhalt. Die Organe sind nicht an den Ligamentsystemen aufgehängt, sondern stützen sich gegenseitig und geben sich Halt.

3.2.2 Gleitfähigkeit abseits der Serosa

Neben der über die Serosa vermittelten Gleitfähigkeit werden Gleitbewegungen von Organen und Gefäßen durch das sie umgebende lockere Bindegewebe ermöglicht. Dabei handelt es sich oft um jene Organe,

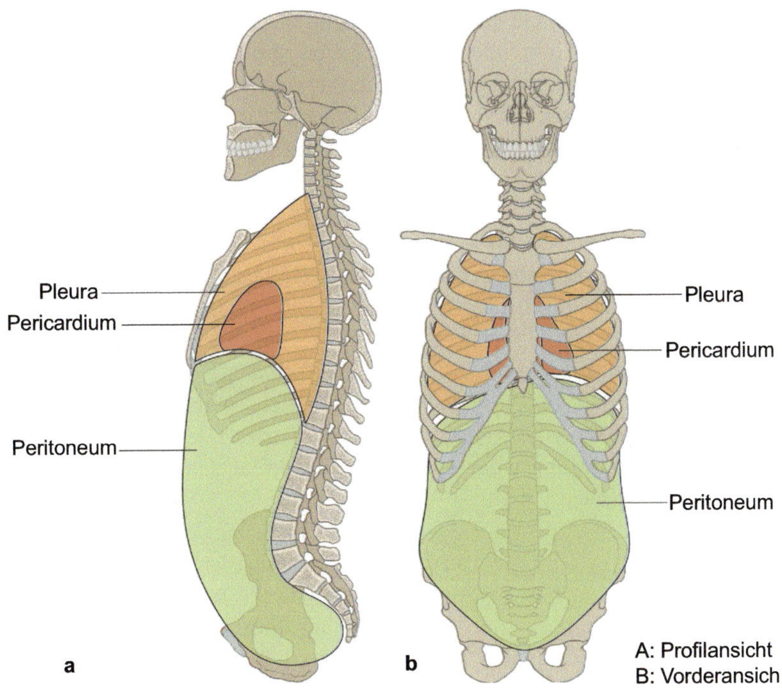

Abb. 3.6 Serosa im Bereich des Rumpfs [L268]

die sich in unmittelbarer Nähe der Wirbelsäulenachse befinden.

Das multimikrovakuoläre dynamische Absorptionssystem von J.-C. Guimberteau lässt uns verstehen wie sich gewisse fasziale Gewebe auf bestimmte Regionen spezialisiert haben, um das Gleiten mehrerer viszeraler Strukturen innerhalb eines bestimmten mechanischen Umfelds möglich zu machen. Die Mikrovakuolen können mehr oder weniger groß sein und können manchmal auch mit Fett gefüllt werden. Die Kollagenfasern können mehr oder weniger zahlreich sein, manchmal sind sie sogar dicht und organisiert.

Der Inhalt der Eingeweidehülle des Halses verfügt gegenüber der Halswirbelsäule dank eines zellulär-fibrösen Gewebes über eine gewisse Gleitfähigkeit. Er wird zudem durch kleine Bänder, sagittale Septen (Charpy-Septen) befestigt.

Die viszeralen und vaskulären Strukturen des tiefen Mediastinums sind nach dem gleichen Modell aufgebaut, durch zellulär-fibröses Gewebe werden die Strukturen des Mediastinum posterius umhüllt und „eingepackt". Das fibröse Perikard besitzt zahlreiche Ligamente, die am Skelett und am Diaphragma befestigt sind.

Die Nieren können aufgrund ihrer retroperitonealen Lage gegenüber der lumbalen Bauchwand differenzierte Bewegungen ausführen, dabei hilft ihnen das Fettgewebe, das in zwei Schichten unterteilt wird: das perirenale Fett in der Nierenkapsel, das von der Fascia renalis (Gerota-Faszie) umgeben wird und das pararenale Fett, das außerhalb der Nierenkapsel von der Fascia pararenalis umhüllt wird.

Die infraperitonealen Organe wie die Blase, die Prostata oder die Zervix sind in ein mehr oder weniger lockeres zellulär-adipöses Gewebe eingebettet. Ihre Verschieblichkeit wird auch durch fibröse Septen bestimmt, die sich zwischen dem Sakrum und der Rückseite des Os pubis ausspannen.

Natürlich hat die Qualität all dieser Gleitbewegungen beachtlichen Einfluss auf die Bewegungen der verschiedenen Segmente der Wirbelsäule.

3.3 Gleitfähigkeit im Inneren des Spinalkanals

Die Gleitfähigkeit innerhalb des Spinalkanals betrifft alle Bewegungen der Neuralgewebe und der Rückenmarkshäute im Inneren des Spinalkanals. Die gute Qualität der Gleitbewegungen im Zentrum des Kanals ist für die Wirbelsäulenmobilität von herausragender Bedeutung.

3.3.1 Behältnis mit variabler Länge

Der Spinalkanal ist ein Raum von variabler Länge. Bei jungen und sehr beweglichen Menschen nimmt seine Länge zwischen Extension und Flexion der Wirbelsäule um ungefähr 5–9 cm zu. Diese Angaben variieren mit dem Alter, der Beweglichkeit und dem individuellen Training.

3.3.2 Anpassungsfähiger Inhalt

Die Strukturen von Pons und Rückenmark, der **Tractus ponto-medullaris nach Breig,** sowie die intraspinalen Nervenwurzeln passen sich ständig an die Längenveränderungen des Spinalkanals an.

In der Extension werden diese Strukturen entspannt oder sogar leicht in Falten gelegt. In Neutralposition haben sie ihre normale Länge und in der Flexionsposition werden sie elastisch gedehnt (➤ Abb. 3.7).

3.3.3 Neurospinales Gelenk

Die Verformungen innerhalb des Spinalkanals sind nur möglich, weil das Nervengewebe über eine gewisse Plastizität verfügt und weil es gegenüber dem Inhalt des Spinalkanals eine entsprechende Gleitfähigkeit besitzt.

Die Anpassung des Nervensystems innerhalb des Spinalkanals basiert auf einem zweistufigen Gelenksystem, das eine Art „ausziehbares" Gleitsystem bildet.

Dabei unterscheidet man zwei Bewegungen (➤ Abb. 3.8):

- Die erste Ebene der Bewegung befindet sich innerhalb des Subarachnoidalraums. Im Inneren

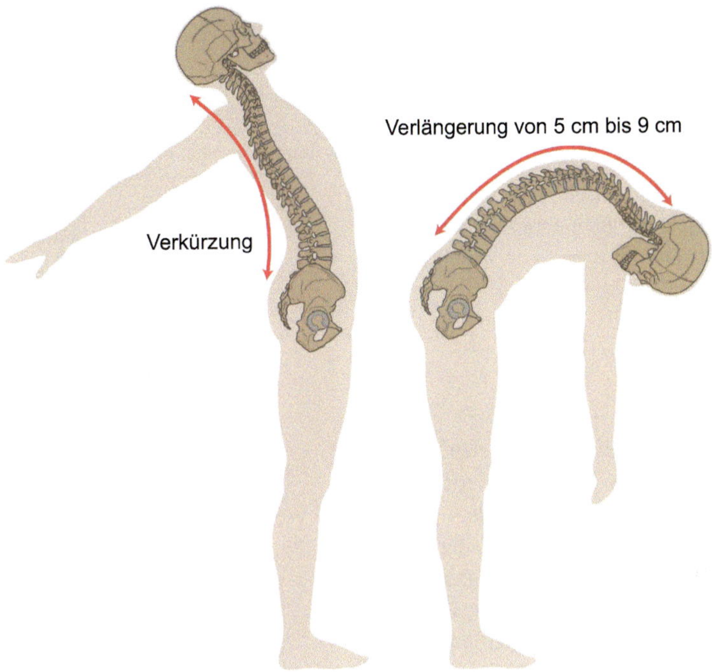

Abb. 3.7 Längenveränderung der Strukturen im Inneren des Spinalkanals [L268]

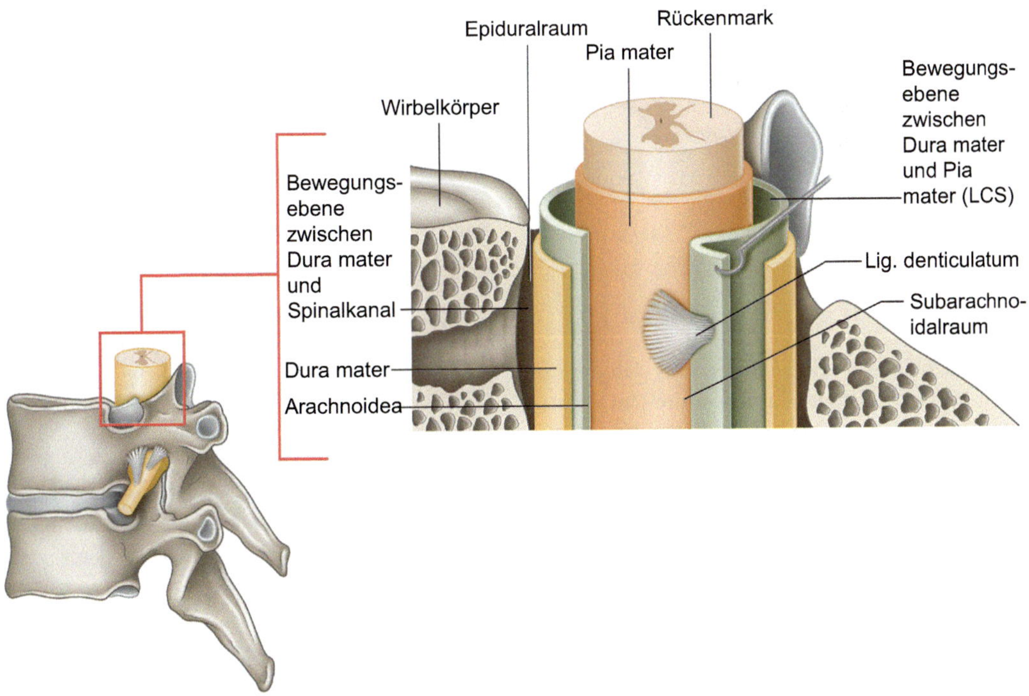

Abb. 3.8 Die beiden Ebenen des neurospinalen Gelenks [L268]

des Duraschlauchs, zwischen Pia mater und Dura mater, also im Bereich des Liquor cerebrospinalis (LCS), kommt es zu akkordeonähnlichen Faltbewegungen.
- Die zweite Ebene der Bewegung erfolgt innerhalb des Epiduralraums. Dort entstehen kolbenähnliche Gleitbewegungen zwischen dem Duraschlauch und den osteo-ligamentären Wänden des Spinalkanals, also im Bereich des Füllfetts und der vaskulären Strukturen.

3.3.4 Epiduralraum

Der Epiduralraum bildet eine echte Gelenkfläche zwischen den intraspinalen Nervenstrukturen und dem verformbaren „Etui" des Spinalkanals.

Anatomisch wird der Epiduralraum als der Raum zwischen den beiden Blättern (Stratum periostale und Stratum meningeale) der Dura mater, also dem Duraschlauch und den osteo-ligamentären Wänden des Spinalkanals definiert. Dieser Raum erstreckt sich über die gesamte Länge der Wirbelsäule, vom Foramen magnum bis zum unteren Ende des Sakralkanals (➤ Abb. 3.9, ➤ Abb. 3.10).

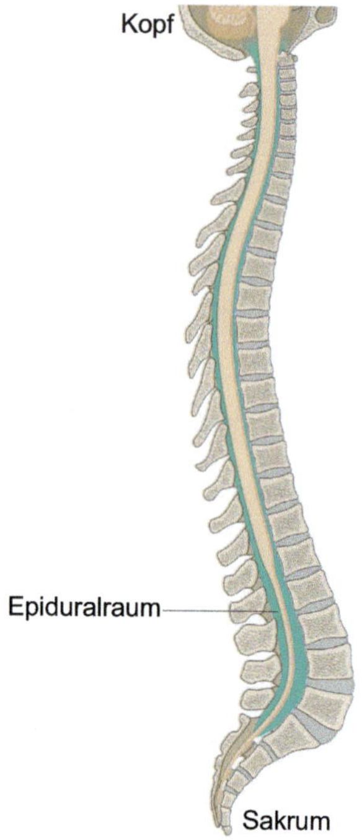

Abb. 3.9 Epiduralraum [L268]

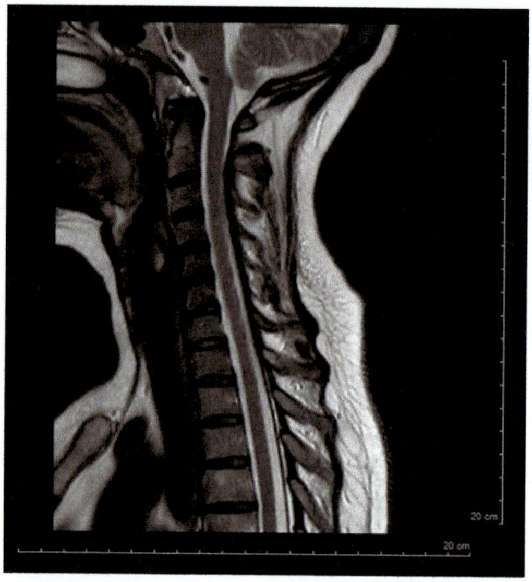

Abb. 3.10 Epiduralraum dargestellt durch eine Magnetresonanztomografie (MRT) [T1100]

Ein ungleichmäßig verteilter Raum

Der Epiduralraum ist nicht regelmäßig. Während er anterior und lateral relativ eng ist, ist er im posterioren Bereich stärker ausgebildet.

Ein unterteilter Raum

Im axialen Schnitt erkennt man, dass sich die Anordnung des Epiduralraums um die Dura mater je nach Schnitthöhe verändert. Dieser Raum wird zwischen dem Duraschlauch und den Wirbeln durch zahlreiche fibröse Strukturen in kleinere Einheiten unterteilt (Malelfe, 2000). Klassisch unterscheidet man in der Röntgenanatomie einen anterioren und einen posterolateralen Epiduralraum. Die fibrösen Strukturen erinnern ein bisschen an die fibrösen Strukturen in den Eingeweidehöhlen, die dort Ligamente genannt werden.

Ein unregelmäßiger Raum

Der Epiduralraum besitzt auf Höhe von Th8–Th9 eine Verengung. In diesem Bereich sind die Beziehungen zwischen Knochen, Rückenmarkshäuten und Rückenmark am engsten. Diese Engstelle verleiht dem Epiduralraum die Form einer Sanduhr mit kranial und kaudal der Engstelle liegenden Untereinheiten.

Fettgewebe und Venengeflechte

Der Epiduralraum ist nicht leer, sondern wird von Füllfett und voluminösen Venengeflechten ausgefüllt.

Das Fettgewebe beeinflusst die Druckverteilung innerhalb des Spinalkanals und dient als Gleitmittel für die Gleitstrukturen des Nervengewebes.

Die Venengeflechte bilden einen wichtigen Drainageweg für die Wirbelkörper und die Spinalwurzeln.

3.4 Die verschiedenen Beeinträchtigungen

Auch wenn wir in der Vergangenheit das Gleitsystem allein auf die Facettengelenke beschränkt haben und uns ausschließlich auf die Manipulation dieser Gelenke konzentriert haben, erscheint uns dieser Ansatz heute zu reduktionistisch.

Das Gleitsystem ist eine Art Integral, in dem jedes Niveau in der Lage sein muss, sich innerhalb seines anatomischen Umfelds zu bewegen. Jeder Verlust an Mobilität und an Verformbarkeit an einem bestimmten Punkt des biegsamen Stabs der Wirbelsäule wirkt sich auf die gesamte Wirbelsäule aus. Immobilität in einem Bereich erfordert mehr Bewegung in anderen Bereichen, die biegsam und verformbar bleiben. Die Fixierung eines Wirbelsäulensegments erfordert oft eine kompensatorische Hypermobilität in den benachbarten Segmenten. Dadurch können Segmente, die anfänglich völlig gesund waren, durch übermäßige mechanische Belastung frühzeitig abgenützt werden können.

Die Ursachen für den Verlust der Gleitfähigkeit sind vielfältig:

- Ankylose nach einer Spondylodiszitis oder Komplikation einer rheumatischen Pelvispondylitis. Im Allgemeinen ist der Mobilitätsverlust vollständig, das Frakturrisiko erhöht, im Falle einer Fraktur sind die Komplikationen gravierend.
- Interventionen, die die intraspinale Gleitfähigkeit beeinträchtigen wie die Periduralanästhesie, die Wirbelsäulenanästhesie oder die Lumbalpunktion. Das Verschließen eines Defekts in der Rückenmarkshaut (Liquorleck) mit einem Blutpatch hinterlässt oft Spuren, so wie eine Meningitis nicht nur die Gleitfähigkeit, sondern auch die Gewebequalität der Rückenmarkshäute beeinträchtigt.
- Probleme, die die Gleitfähigkeit außerhalb der Wirbelsäule beeinflussen, etwa Folgen von Infektionen oder Entzündungen der serösen Körperhöhlen. Pleuritis, Perikarditis und Peritonitis hinterlassen oftmals Adhäsionen in den Körperhöhlen, die die Gleitfähigkeit der Organe verändern und die Verformbarkeit der Muskel- und Skelettstrukturen verringern.
- Die Bandscheiben werden bei den klassischen Gelenkmanipulationen oft vergessen. Auch wenn sie nicht auf den Wirbelplatten gleiten, ermöglicht ihre Viskoelastizität ein relatives Gleiten der benachbarten Wirbelkörper. Das Diskusgewebe enthält zahlreiche Bindegewebsfasern. Jede dieser Fasern kann als potenzieller mechanischer Vektor betrachtet werden, der den Diskus ins Ungleichgewicht bringt oder ihn teilweise fixiert, wodurch er seine Verformbarkeit verliert. Verschleißerscheinungen am Diskus können durch Traumata oder Mikrotraumata begünstigt werden, meist sind sie jedoch das Ende eines langen Prozesses.

KAPITEL

4 Untersystem Stabilisierung

Nach Dufour und Pillu (2006) ist eine der Aufgaben der Wirbelsäule die Aufrechterhaltung der Stabilität. Der Begriff „Säule" verweist auf ein architektonisches Bauelement, das großen Belastungen standhält. Diese Eigenschaft umfasst zahlreiche Determinanten wie geometrische Parameter, architektonischer Aufbau, Statik …

Auf Ebene der Extremitäten ist der Unterschied zwischen Kohäsion und Stabilisierung relativ einfach zu erkennen, handelt es sich doch um einzelne, anatomisch unterschiedliche Gelenke. Die Wirbelsäule besteht hingegen aus einer Abfolge fast identischer Gelenke. Daher können Begriffe, die die Stabilisierung betreffen, nur schwer von den Begriffen der Kohäsion getrennt werden.

- Die Gelenkstabilität wird als die Eigenschaft definiert, durch die die Knochen eines Gelenks in permanentem Kontakt bleiben.
- Die Kohäsion kann als die Verbindung der verschiedenen Glieder einer Gelenkkette betrachtet werden.

Anders ausgedrückt untersuchen wir die Stabilität, indem wir mechanische Parameter unter Belastung beobachten. Die Parameter der Kohäsion werden als von Belastung mehr oder weniger unabhängige Faktoren untersucht.

4.1 Stabilität der Wirbelsäule

Der systemische Ansatz betrachtet die Stabilität als eines der grundlegendsten Konzepte, durch das in jedem beliebigen System die Funktionalität bestimmt und beurteilt werden kann. Im Bereich der Wirbelsäule ist Stabilität ein wesentliches Element, um Druckbelastungen standzuhalten und eine funktionelle Bewegung zu ermöglichen, die die Gesamtheit der Wirbelsäulenstrukturen respektiert und schützt.

In der Literatur findet man unter den verschiedenen Definitionen der Wirbelsäulenstabilität viel Widersprüchliches. Allgemein basiert jede Definition auf einem eigenen, dem jeweiligen Fachbereich angepassten theoretischen Modell. So verwenden Orthopäden, Unfallchirurgen oder Rehabilitationsspezialisten unterschiedliche Definitionen für die Wirbelsäulenstabilität.

Die beiden großen Forschungsrichtungen im Bereich der Wirbelsäulenstabilität sind die kanadische Schule, die von S. McGill vertreten wird, dessen Arbeiten auf der Biomechanik der Wirbelsäule basieren, und die australische Schule, die von P. Hodges vertreten wird, dessen Ansatz eher von der motorischen Kontrolle der Wirbelsäule ausgeht.

Versucht man die verschiedenen Quellen zusammenzufassen, ergeben sich im Wesentlichen zwei interaktive Komponenten, die für die Wirbelsäulenstabilität verantwortlich sind:

- eine strukturelle Komponente und
- eine funktionelle Komponente.

Zu diesen beiden Komponenten ist eine dritte hinzuzufügen, die der Kohäsion der verschiedenen Elemente des Rumpfs entspricht.

Somit ist die Wirbelsäulenstabilität die Folge mehrerer Faktoren, auf deren Basis Bewegungen ausgeführt werden können, die weder Schmerzen noch neurologische Defizite verursachen und die Wirbelsäule nicht zu sehr verformen.

4.1.1 Strukturelle Stabilität

Die strukturelle oder intrinsische Stabilität kann als die Fähigkeit definiert werden, bei physiologischen Bewegungen normale Beziehungen zwischen den Wirbeln aufrechtzuerhalten (White et al., 1981). Sie basiert im Wesentlichen auf biomechanischen Faktoren wie die Anordnung und die Morphologie der Wirbel, die architektonischen Bedingungen beim

Übereinanderstapeln der einzelnen Wirbel, die Form der Gelenkflächen, die Aktivität der Ligamente und Bandscheiben.

Es sind diese Aspekte, die wir bei der Behandlung des Untersystems Stabilisierung vornehmlich heranziehen.

4.1.2 Funktionelle Stabilität

Die funktionelle oder extrinsische Stabilität basiert auf den motorischen Programmen und der Muskelaktivität.

Die Wirbelsäule ist ein dynamisches System, das seine Stabilität und sein Verhalten auf die Anforderungen der jeweils auszuführenden Aufgabe anpassen kann. Die motorischen Muskeln der Wirbelsäule setzen dabei eine dem jeweiligen Kontext angepasste Strategie um.

Bei bestimmten sportlichen Aktivitäten, bei denen es zu Schlägen, Stößen oder gewaltvollen Kontakten kommt, werden zahlreiche Rumpfmuskeln aktiviert, die die Wirbelsäule versteifen, um sie vor Verletzungen zu schützen.

Bei anderen Sportarten, die eine sehr präzise motorische Kontrolle erfordern, wie etwa beim Tanzen oder Turnen, braucht die Wirbelsäule mehr Biegsamkeit und mehr Feinheit und damit eine geringere Versteifung durch die Muskulatur.

Somit kann die strukturelle Komponente der Wirbelsäule durch einen funktionellen Gegenspieler angepasst werden. Die funktionelle Komponente basiert auf zwei Elementen:

- einem aktiven Element, das im Wesentlichen aus der Aktivität der intrinsischen Stabilisierungsmuskeln der Wirbelsäule besteht. Auf dieses Element kommen wir beim Untersystem Aktivierung zurück,
- einem Kontrollelement, das die zahlreichen Mechanorezeptoren und zentralen Mechanismen zur Kontrolle der Position und der Bewegungen der Gelenke umfasst. Auf diese Aspekte gehen wir bei der Behandlung des Untersystems Information ein (> Kap. 7).

4.1.3 Stabilitätszonen

Panjabi (1992) vertritt die Auffassung, dass die vollständige Amplitude der physiologischen intervertebralen Mobilität zwei verschiedene Zonen beinhaltet: eine neutrale Zone und eine elastische Zone.

Die neutrale Zone ist ein Abschnitt von ungefähr 5 Grad in der intervertebralen Mobilitätszone. In diesem Mobilitätsabschnitt, den man mit der Ruheposition oder mit der Neutralposition der Wirbelsäule nach Fryette vergleichen kann, besteht eine elektromyografische „Stille“. In dieser neutralen Zone verfügt das Gelenk über die größte Bewegungskapazität und die geringste Widerstandskraft gegen das Auslösen einer intervertebralen Bewegung.

In der neutralen Zone besitzt die Wirbelsäule eine sehr geringe anfängliche Steifigkeit und kann sich, auch bei geringer Beanspruchung, leicht verformen. Panjabi bezeichnet sie als die Zone der maximalen Instabilität der Wirbelsäule.

Die elastische Zone entspricht der Bewegungsamplitude, die vom Ende der neutralen Zone bis zur physiologischen Grenze der Wirbelbewegung reicht. In diesem Mobilitätsabschnitt erzeugen die passiven Strukturen großen Widerstand gegen die Bewegung. Die Wirbelsäule ist steifer und es bedarf größerer Kräfte, um sie zu verformen.

4.2 Globale architektonische Stabilisierung

Die statische Stabilität der Wirbelsäule ist mit der Organisation der funktionellen Segmente und der Haltung verbunden.

4.2.1 Wirbelsäulenkrümmungen

Die statische Funktion der Wirbelsäule ist auf den durch die Wirbelsäulenkrümmungen beeinflussten Ausgleich von Rumpf und Kopf ausgerichtet.

In der Frontalebene gleicht die Wirbelsäule einem fast geradlinigen Stab. Jede Krümmung in dieser Ebene wird als pathologisch betrachtet.

In der Sagittalebene wird die Form der Wirbelsäule durch vier aufeinanderfolgende, alternierende Krümmungen beschrieben:

- Die beiden Kyphosen der Brustwirbelsäule und des Sakrums mit ihrer anterioren Konkavität, die entwicklungsphysiologisch als die primären Krümmungen bezeichnet werden.
- Die beiden Lordosen der Hals- und der Lendenwirbelsäule mit ihrer posterioren Konkavität, die als sekundäre Krümmungen bezeichnet werden, da sie mit der Entstehung der aufrechten Haltung in Bezug stehen.

Festigkeit

Man sagt, dass die alternierenden Krümmungen der Wirbelsäule eine größere Festigkeit oder Widerstandsfähigkeit gegenüber axialen Druckkräften verleihen.

In vielen französischsprachigen Büchern findet man physikalische Berechnungen zur Bestimmung der Festigkeit. Sie basieren auf der Knickformel nach Euler. Nach diesen Quellen ist die Druckfestigkeit der Wirbelsäule aufgrund ihrer vier alternierenden Krümmungen siebzehn Mal größer als bei einer geraden Wirbelsäule. Bezieht man nur drei Krümmungen in die Berechnung ein, wäre die Festigkeit mehr als zehn Mal größer.

Seyrès und Huchon (2000) untersuchten die Grundlagen für die ihrer Meinung nach missbräuchliche Verwendung der Eulerschen Knickformel. Ihrer Ansicht nach kann mit dieser Formel tatsächlich das Verhalten von Stäben auf Druckbelastung vorhergesagt werden. Allerdings wurden Eulers Ergebnisse nie durch die vereinfachende Formel $R = N^2 + 1$ (N = Anzahl der Krümmungen) präsentiert, die wir aus der Gelenkphysiologie oder der Biomechanik kennen.

Wir können also davon ausgehen, dass auch wenn die Krümmungen die Festigkeit der Wirbelsäule verbessern, die Tragweite der Eulerschen Formel im Hinblick auf ihre Anwendung auf die Wirbelsäule zweifelsohne übertrieben wurde.

Ausgleich der Massen

Die Wirbelsäule ist mit drei wichtigen Massen verbunden: dem Kopf, dem Rumpf und dem Becken. Die Verbindung dieser Massen erfolgt ventral gegenüber der Wirbelsäulenachse. Bei Vierbeinern verläuft die Wirbelsäulenachse grob gesprochen horizontal und kann mit einem Balken verglichen werden, von dem die Massen herabhängen bzw. an dem sie aufgehängt sind.

Bei Zweibeinern verwandelt sich der Balken in einen Stab oder eine Säule, und die Massen werden mit einer vertikalen Struktur verbunden. Ihre Schwerpunkte liegen eindeutig vor der Wirbelsäulenachse. Wäre die Wirbelsäule in der Sagittalebene vollständig gerade, hätten diese Massen eine enorme Hebelwirkung gegenüber der Wirbelsäule. Man bräuchte also sehr massive Muskelstrukturen an der Körperrückseite, um die Wirbelsäule im Gleichgewicht zu halten.

Die Krümmungen der Wirbelsäule erzeugen also einen ersten mechanischen Vorteil. Durch ihre Präsenz werden die Schwerpunkte der einzelnen Massen signifikant nach posterior verschoben und nähern sich der Wirbelsäulenachse an. Dies führt zu einer beachtlichen Reduzierung der Hebelwirkung gegenüber der tragenden Säule (➤ Abb. 4.1).

Der zweite Vorteil betrifft die Wellenform der Wirbelsäule. Die alternierenden Krümmungen führen

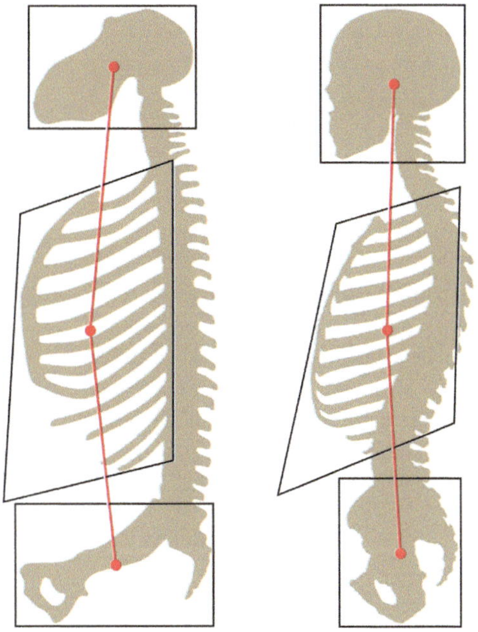

Abb. 4.1 Ausgleich der Massen [L268]

zu einer relativen Entkoppelung der drei Massen und ermöglichen somit einen statischen Ausgleich jeder einzelnen Masse gegenüber den beiden anderen Massen.

Aus der Sicht der Haltung und dank der Wirbelsäulenkrümmungen ist es möglich jede einzelne Masse zu beeinflussen, um die Lage des Schwerpunkts zu verändern. Somit können die drei Massezentren mehr oder weniger auf einer Linie liegen und damit das globale Gleichgewicht wiederherstellen. Diese Angleichung ist mehr oder weniger angenehm und erfordert, je nach Abstand von der Wirbelsäulenachse, einen entsprechenden Energieaufwand.

Wechselwirkung

Der Ausgleich der drei Massen erfolgt in Bezug auf die einzelne Masse nicht vollständig unabhängig. Das Haltungsgleichgewicht ist so ausgelegt, dass die Krümmungen voneinander abhängig sind.

Wird eine primäre Krümmung verstärkt, kommt es unmittelbar zur Erhöhung der benachbarten sekundären Krümmung. Morphologisch gesehen, entspricht dies dem dynamischen Wirbelsäulentypus.

Umgekehrt führt jeder Verringerung der primären Krümmung zur Verringerung oder Aufhebung der angrenzenden sekundären Krümmung. Aus morphologischer Sicht entspricht dies dem statischen Wirbelsäulentypus.

4.2.2 Knöcherne Wirbelsäule

Die Organisation der übereinandergestapelten Wirbel ist für die Stabilität des gesamten Wirbelsäulengebäudes wichtig. Jedes Arthron ist innerhalb der unter Belastung stehenden Wirbelsäule mehr oder weniger stabil. Je gleichmäßiger die Druckbelastung verteilt wird, umso leichter kann die Gesamtstruktur in eine stabile Position gebracht werden und umso geringer ist der Energieaufwand.

Stabilität des Arthrons

Die Stabilität jedes Arthrons ist von der Beziehung seiner Kontaktflächen zueinander abhängig. Diese Beziehung variiert je nach Position des Wirbels innerhalb der Krümmung: nach vorwärts geneigt, Zwischenposition, nach rückwärts geneigt (> Abb. 4.2).

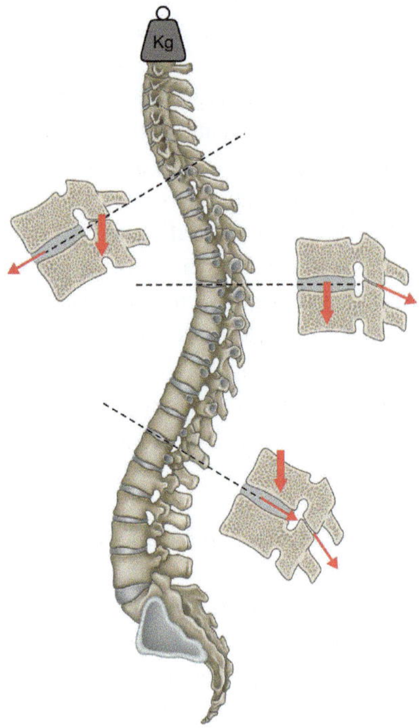

Abb. 4.2 Stabilität des Arthrons innerhalb der Wirbelsäulenkrümmung [L268]

Die räumliche Position des Arthrons bestimmt die Verteilung der Beanspruchung:

- In der vorwärts geneigten Position stehen die Gelenkprozesse unter Druck und die Disci unterliegen einer Scher-Gleitbewegung nach anterior.
- In der Zwischenposition sind die Disci der Kompression ausgesetzt und die Gelenkprozesse gleiten leicht nach posterior.
- In der rückwärts geneigten Position gleiten die Disci und die posterioren Gelenkprozesse nach posterior, dieses Phänomen ist im Bereich der Gelenkprozesse besonders ausgeprägt.

Kraftlinien

Nach Louis (1982) können die Kraftlinien, die das Kranium mit dem Becken verbinden, über die Stapelung der Wirbel verfolgt werden. Das Kranium überträgt sein Gewicht über zwei knöcherne Säulen, die in der Frontalebene auf den Massae laterales des Atlas aufliegen und das Gewicht auf den Axis weiterleiten, auf die Wirbelsäule. Der Axis bildet einen Kreuzungspunkt für die Verteilung der Kräfte, ab C2 wird eine dritte Säule hinzugefügt. Die nach kaudal divergierenden Säulen sind wie die Kanten eines dreieckigen Prismas, deren Basis nach posterior gerichtet ist, angelegt.

Die volumenmäßig größte anteriore Säule wird durch den Wechsel zwischen Wirbelkörper und Disci gebildet. Sie hat die Form einer vierseitigen Pyramide, die sich zum Sakrumplateau hin weitet.

Die beiden in der Frontalebene angeordneten posterioren Säulen werden durch die Abfolge der Gelenkprozesse gebildet. Auf Höhe von C2 und L5 gibt es zwei besondere Zonen, dort weisen die Gelenkfortsätze einen speziellen Isthmuswinkel aus.

Das Sakrum bildet einen weiteren Kreuzungspunkt für die Kraftübertragung. Auf dieser Ebene verwandeln sich die drei oberhalb liegenden Säulen in zwei Kraftlinien, die seitlich in Richtung Becken und untere Extremitäten gerichtet sind (➤ Abb. 4.3).

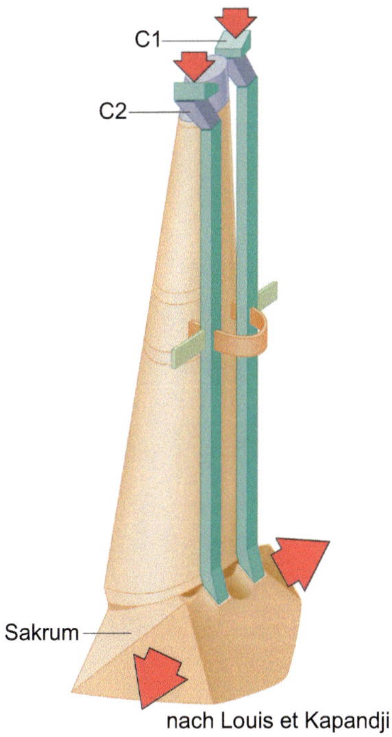

Abb. 4.3 Kraftlinien
[L268]

Kapandji (2011) unterscheidet beim Übereinanderstapeln der Wirbel drei vertikal und parallel verlaufende Säulen:

- eine Hauptsäule, die aus den untereinander über die Bandscheiben verbundenen Wirbelkörpern besteht und aufgrund der auf ihr lastenden Kompressionskräfte als **statisch** bezeichnet wird,
- zwei zusätzliche Säulen, die durch die posterioren Gelenkfortsätze gebildet werden und als **dynamisch** bezeichnet werden, da sie die relativen Bewegungen der Wirbel untereinander lenken.

Diese drei Säulen werden durch einen knöchernen, nach anterior konkaven Bogen verbunden, dem Wirbelbogen.

Stabilisierende Elemente

Das Übereinanderstapeln der Wirbel kann nicht ohne Muskelaktivität erfolgen, die u. a. der mechanischen Verformung entgegenwirkt.

Wird die Wirbelsäule belastet, wird sie einer axialen Beanspruchung ausgesetzt, die eine Verformung vom Typ der Flexion erzeugt und als Knickbeanspruchung bezeichnet wird.

Die um die Wirbelsäule angeordneten Muskeln bilden gemeinsam mit der Wirbelsäule einen aus Knochen und Muskeln zusammengesetzten Stab, der sich der Knickbeanspruchung widersetzt. Im Abschnitt über das Untersystem Aktivierung werden wir sehen, wie verschiedene Muskeln die Wirbelsäule mechanisch stabilisieren.

4.3 Segmentale Stabilisierung

Die Wirbelsäule hält beachtlichen Belastungen stand, die je nach Körperposition und Belastung ein Mehrfaches des Körpergewichts betragen können. Rabischong (2011) führte am Beispiel des Fußes aus, dass eine gute Möglichkeit, um die Festigkeit einer steifen Struktur zu erhöhen, darin besteht, sie in Einzelteile aufzugliedern und diese Einzelteile untereinander so zu verbinden, dass kleine Bewegungen möglich sind. Diese kleinen Bewegungen absorbieren die Energie und verzögern den Bruch der Gesamtkonstruktion.

In der Wirbelsäule treffen wir ebenfalls auf dieses Prinzip. Auch sie besteht aus einer Vielzahl an knöchernen Einzelteilen, die über zahlreiche Muskeln und Bänder verbunden sind. Dadurch kann die gesamte Wirbelsäule kontrolliert verformt werden, sie wird flexibel und anpassungsfähig.

4.3.1 Stabilisierung durch den Discus intervertebralis

Der Discus intervertebralis besteht aus zwei untrennbar miteinander verbundenen Teilen: dem Nucleus pulposus und dem Anulus fibrosus. Diese beiden Elemente arbeiten zusammen: wenn aufgrund einer externen Belastung der Druck im Nucleus ansteigt, nimmt die Spannung in den Fasern des Anulus proportional zu. Die Bandscheibe verhält sich wie ein sich selbst stabilisierendes System. Solange die fibrösen Lamellen des Anulus fibrosus unversehrt sind und der Druck im Inneren des Nucleus ausreichend groß ist, besitzt sie die natürliche Fähigkeit immer wieder zu ihrem Ausgangszustand zurückzukehren (➤ Abb. 4.4).

Der Diskus ist das wichtigste Element zur segmentalen Stabilisierung der Wirbelsäule.

4.3.2 Stabilisierung über die Ligamente

Die funktionelle Einheit der Wirbelsäule umfasst eine gewisse Anzahl an Bändern, deren Kraft und Elastizität variieren. Jedes Ligament trägt zur Stabilisierung der funktionellen Einheit der Wirbelsäule bei:

- Lig. longitudinale anterius
- Lig. longitudinale posterius
- Lig. intertransversarium
- Lig. interspinale
- Lig. supraspinale
- Lig. flavum

Ligamente des Wirbelkörpers

Dabei handelt es sich um jene Bänder, die am Wirbelkörper ansetzen.

Ligamentum longitudinale anterius

Das vordere Längsband verläuft an der Vorderseite der Wirbelsäule vom Okziput zum Sakrum. Es ist ein langes fibröses, vertikal verlaufendes medianes Band. Es hat Ansätze an den Wirbelkörpern und an den Bandscheiben.

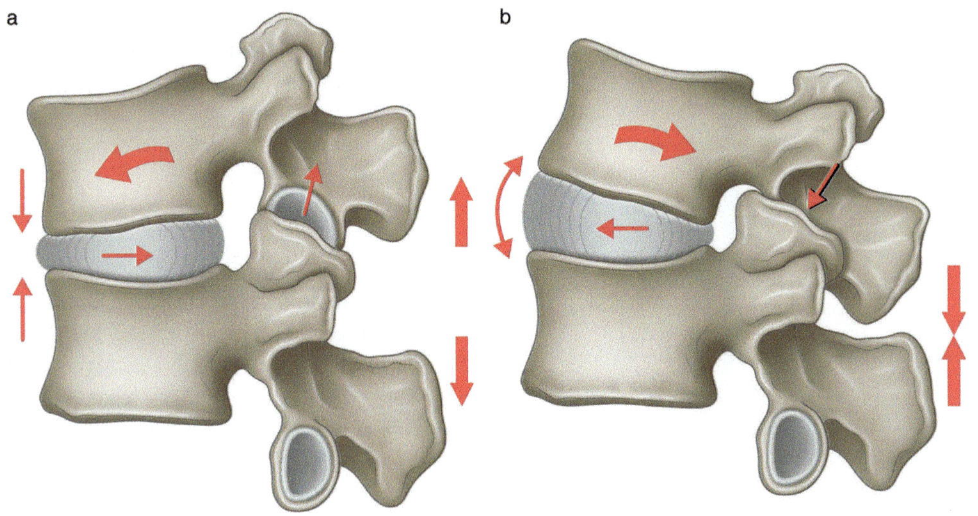

Abb. 4.4 Stabilisierung durch den Discus intervertebralis Selbststabilisierung des Diskus in Flexion (a) und Extension (b) [L268]

Es besteht aus mehreren fibrösen Schichten. Die oberflächlichen Fasern sind lang und verbinden vier oder fünf Wirbel. Die tiefen Fasern sind kurz und schräg verlaufend und bilden monosegmentale Verbindungen. Das feste vordere Längsband steht kontinuierlich unter Spannung, es begrenzt die Extensionsbewegungen (➤ Abb. 4.5).

Ligamentum longitudinale posterius

Das hintere Längsband ist ein fibröses Band, das an der posterioren Seite der Wirbelsäule ansetzt und, vom Okziput zum Sakrum, die Vorderwand des Spinalkanals bedeckt.

Dieses Band ist im Bereich des Wirbelkörpers schmal und nur an dessen Ober- und Unterkante befestigt, es ist an der Bandscheibe breiter ausgebildet und reicht dort bis zum Foramen intervertebrale.

Das Ligament verläuft in zwei Schichten mit:

- oberflächlichen und median verlaufenden langen Fasern, die sich über vier oder fünf Wirbelniveaus erstrecken,
- mit tiefen und kurzen Fasern, die nach lateral bogenförmig ausgeformt sind und nur ein Segment betreffen.

Das Lig. longitudinale posterius ist ein festes Band, das bei Flexionsbewegungen beansprucht wird. Wie das vordere Längsband steht es ständig unter Spannung.

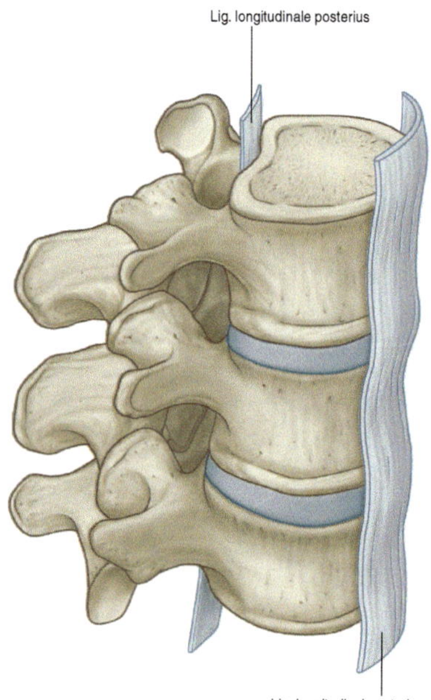

Abb. 4.5 Ligamente der Wirbelkörper [E402-004]

Ligamente des Wirbelbogens

Ligamenta flava

Das paarige Lig. flavum verbindet in jedem Segment die beiden benachbarten Laminae und füllt damit den gesamten interlaminären Raum aus. Es erstreckt sich oft bis zu den Facettengelenken und verschmilzt sogar mit der Kapsel.

Die Ligg. flava stehen unter ständiger Spannung (➤ Abb. 4.6). Sie sind die elastischsten Bänder des Körpers, da sie sehr reich an Elastinfasern sind. Sie absorbieren die Verformungsenergie und geben sie durch die Mobilisierung der Belastung wieder ab. Werden sie durchtrennt, verlängert sich die Wirbelsäule (de Mauroy et al., 2005).

Mit zunehmendem Alter können sich die Ligg. flava vorwölben und damit den Spinalkanal verengen.

Ligamentum supraspinale und Ligamentum nuchae

Das Lig. supraspinale ist ein kontinuierliches Band, das die Spitzen der Procc. spinosi über die gesamte Länge der Wirbelsäule verbindet (➤ Abb. 4.7).

In der Halswirbelsäule verändert sich das Lig. supraspinale und bildet das Lig. nuchae.

Ligamenta interspinalia

Die Ligg. interspinalia verbinden jeweils zwei Dornfortsätze und füllen den gesamten dazwischenliegenden Raum. Im Gegensatz zum Lig. supraspinale handelt es sich um eine monosegmentale, nicht kontinuierliche Struktur, die aus einem Kollagengerüst mit elastischen Fasern besteht (➤ Abb. 4.8).

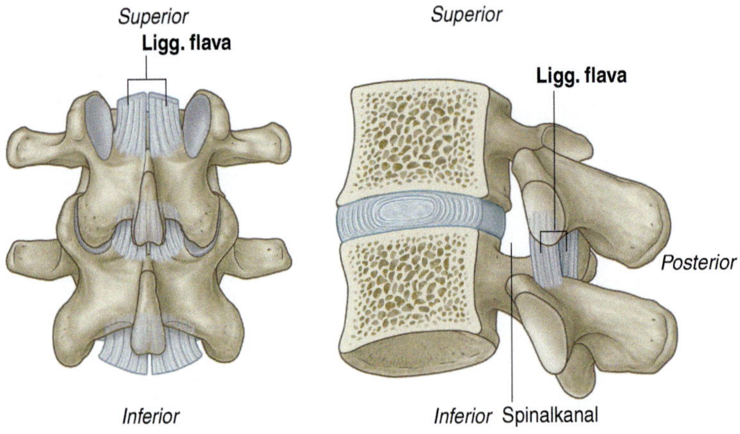

Abb. 4.6 Ligamenta flava
[E402-004]

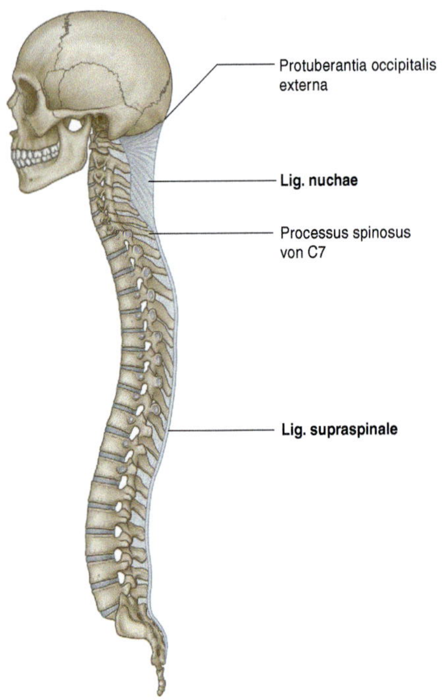

Abb. 4.7 Ligamentum supraspinale und Ligamentum nuchae
[E402-004]

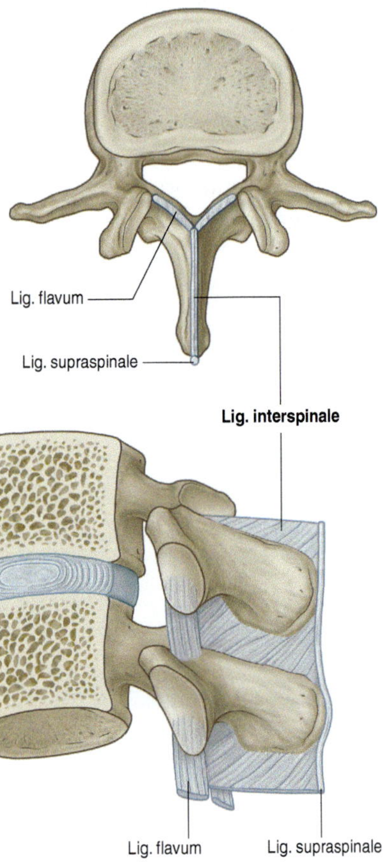

Abb. 4.8 Ligamentum interspinale
[E402-004]

Ligamenta intertransversaria

Sie verbinden jeweils zwei Querfortsätze und sind in der Brustwirbelsäule besonders gut ausgebildet, sie scheinen dort das Fehlen der in diesem Bereich manchmal nur rudimentär ausgebildeten Mm. intertransversarii zu kompensieren.

4.4 Die verschiedenen Beeinträchtigungen

Die Instabilität der Wirbelsäule ist ein umfassendes Problem mit zahlreichen Ursachen.

Die Orthopädie interessiert sich vor allem für Instabilitäten, die fehlerhaft mit den Wirbeln verbunden sind und sich auf das Übereinanderstapeln der Wirbel auswirken. Dazu gehören u. a.:

- Knöcherne Anomalien wie Halbwirbel oder Übergangsanomalien, die zu einer Spondylolisthesis oder in sehr schweren Fällen führt eine Spondylolyse zu einer Spondyloptose.
- Krümmungsanomalien wie Skoliosen, die die vertikale (Körper-)Schwerlinie verschieben und, in einem geringeren Ausmaß, Kyphosen und Lordosen verstärken.
- Diskopathien, die dadurch, dass sie den Raum zwischen den Wirbelkörpern verringern, den gesamten Zwischenwirbelkomplex destabilisieren und zu einer vermehrten Belastung der Facettengelenke führen.
- Instabilitäten degenerativer Natur. Dabei handelt es sich um verschiedene Formen der Arthrose, die je nach Ausprägung zur Umformung des Arthrons führen und die Stabilität der Wirbelsäule beeinträchtigen können. Eine verstärkte Belastung auf einem Facettengelenk kann eine Kippung des Arthrons zur Folge haben, das muskuläre Gleichgewicht des Segments verändern und damit seine Stabilität beeinträchtigen.
- Instabilitäten traumatischen Ursprungs sind meist die Folge von Verstauchungen oder Wirbelfrakturen. Die Unterbrechung oder die Überdehnung des Bandapparats hat tiefgreifende Auswirkungen auf die intrinsische Stabilität der Wirbelsäule.

Im Untersystem Kohäsion befassen wir uns mit dem Tensegrity-Konzept und werden sehen, welche entscheidende Rolle myofasziale Strukturen für die Wirbelsäuleninstabilität spielen.

KAPITEL

5 Untersystem Aktivierung

Das Untersystem Aktivierung setzt sich aus verschiedenen Bewegungsquellen zusammen.

Bei den motorischen Muskeln der Wirbelsäule ist eine Trennung zwischen stabilisierender und mobilisierender Funktion nur schwer zu treffen, da diese Muskeln an beiden Funktionen beteiligt sind.

Dennoch wird allgemein anerkannt, dass:

- die tiefliegenden Muskeln aufgrund ihrer Spannung die Wirbelsäule stabilisieren,
- die oberflächlicheren Muskeln mehr eine motorische Funktion erfüllen.

5.1 Muskulatur

Die auf die Wirbelsäule einwirkende Muskulatur liegt nicht nur im Bereich der Wirbelsäule, zahlreiche Muskeln agieren auch aus der Distanz.

5.1.1 Rückenmuskulatur

Die Rückenmuskulatur ist ein komplexes Gefüge, das aus zahlreichen Muskeln besteht, die sehr unterschiedliche Formen und Längen aufweisen und die Systematisierung und Modellierung ihrer Wirkungen schwierig gestalten. Dennoch können drei Gruppen unterschieden werden: oberflächliche, mittlere und tiefe Muskelgruppen.

Die oberflächlichen und mittleren Muskeln sind extrinsische Muskeln, sogenannte sekundäre Rückenmuskeln. Embryologisch stammen sie aus Regionen, die nicht zum Rücken gehören. Ihre Innervation erfolgt über die Rr. anteriores der Spinalnerven.

Die tiefen Muskeln sind die so genannten intrinsischen oder autochthonen Rückenmuskeln, da sich ihre Wirkung spezifisch auf die Wirbelsäule konzentriert. Sie werden durch die Rr. posteriores der Spinalnerven innerviert.

Der Wirkungsbereich der Muskeln nimmt von der Tiefe zur Oberfläche zu.

Die oberflächliche Rückenmuskulatur

Die Muskeln dieser Gruppe liegen unmittelbar unter der Haut und der Fascia superficialis. Sie sind an der Mobilisierung der oberen Extremitäten, mit denen sie verbunden sind, beteiligt.

Die oberflächliche Rückenmuskulatur umfasst folgende Muskeln (> Abb. 5.1):

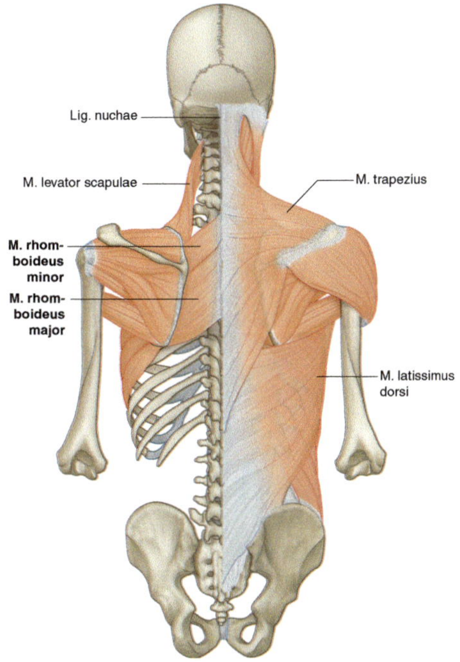

Abb. 5.1 Oberflächliche Rückenmuskulatur nach Gray's Anatomy [E402-004]

- M. trapezius
- M. latissimus dorsi
- M. rhomboideus major
- M. rhomboideus minor
- M. levator scapulae

Die mittlere Rückenmuskulatur

Die Muskeln dieser Gruppe sind mit den Rippen und dem Brustkorb verbunden. Sie sind an der Atemfunktion beteiligt.

Diese Gruppe besteht aus zwei dünnen Muskelblättern (➤ Abb. 5.2):

- M. serratus posterior superior
- M. serratus posterior inferior

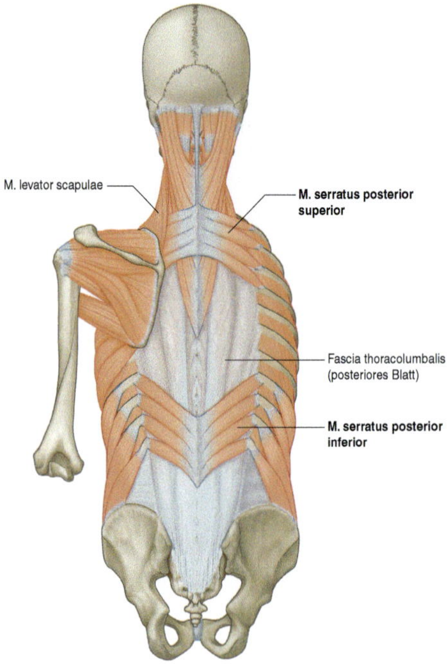

Abb. 5.2 Mittlere Rückenmuskulatur [E402-004]

Die tiefe Rückenmuskulatur

Die Muskeln dieser Gruppe erstrecken sich vom Kranium zum Becken. Sie sind wichtige Haltungsmuskeln und kontrollieren die Bewegungen der Wirbelsäule.

Diese Gruppe bildet die intrinsischen oder autochthonen Muskeln, die von der Fascia thoracolumbalis überdeckt werden. Diese Faszie ist für die Organisation und die Funktionsweise dieser Muskeln von entscheidender Bedeutung.

Die tiefe Rückenmuskulatur lässt sich in drei Schichten, eine oberflächliche, eine mittlere und eine tiefe Schicht unterteilen.

Oberflächliche Schicht

Diese Schicht besteht zu beiden Seiten der Wirbelsäule aus den Mm. splenii, die die laterale und posteriore Seite des Halses wie eine Bandage umgeben. Man unterscheidet:

- M. splenius capitis
- M. splenius cervicis

Diese Muskeln sind Extensoren und Rotatoren von Kopf und Hals.

Mittlere Schicht

Der M. erector spinae bildet die mittlere Schicht der autochthonen Rückenmuskulatur. Er stellt die größte Muskelmasse des Rückens dar. Er besteht aus drei Muskeln, die wiederum in Muskelbündel unterteilt werden, die sich gegenseitig überlagern und jeweils den Namen der Region tragen, mit der sie verbunden sind.

Der M. iliocostalis lässt sich in drei Abschnitte unterteilen (➤ Abb. 5.3):

- M. iliocostalis cervicis
- M. iliocostalis thoracis
- M. iliocostalis lumbalis

Der M. longissimus, der an Dachsparren (Zickzackmuster) erinnert, umfasst drei Anteile:

- M. longissimus capitis
- M. longissimus cervicis
- M. longissimus thoracis

Der M. spinalis umfasst ebenfalls drei Anteile:

- M. spinalis capitis
- M. spinalis cervicis
- M. spinalis thoracis

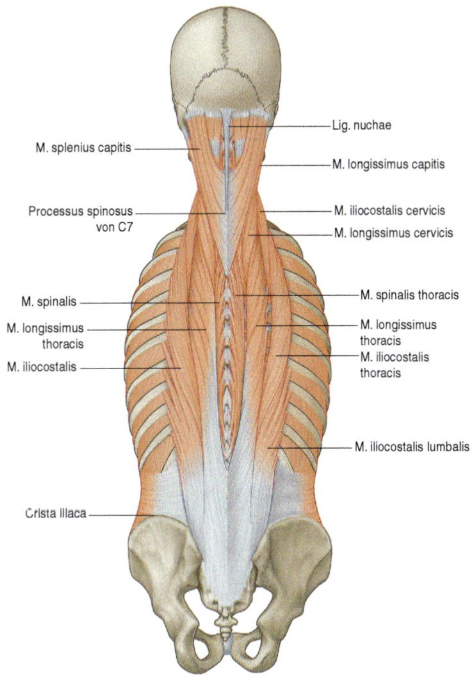

Abb. 5.3 Tiefe Rückenmuskulatur (oberflächliche und mittlere Schicht) [E402-004]

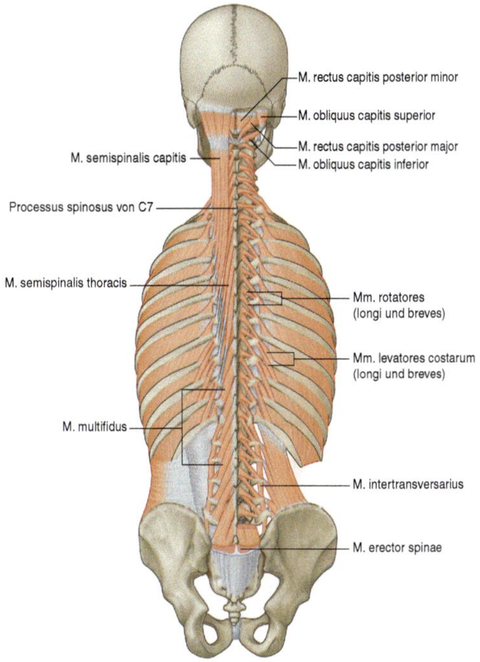

Abb. 5.4 Tiefe Rückenmuskulatur (tiefe Schicht) [E402-004]

Diese Muskeln sind Extensoren und Rotatoren der Wirbelsäule.

Tiefe Schicht

Diese Schicht umfasst die kurzen segmentalen Muskeln: die transverospinalen Muskeln. Diese Muskeln haben ihren Ursprung am Proc. transversus und verlaufen schräg zum Proc. spinosus. Sie füllen damit die Räume zwischen den Wirbelstrukturen aus. Sie lassen sich in drei Untergruppen einteilen (➤ Abb. 5.4):

- Mm. semispinales
- Mm. multifidi
- Mm. rotatores

Neben diesen Gruppen lassen sich noch zwei segmentale Gruppen unterscheiden, die eine besonders tiefe Position im Rücken einnehmen:

- Mm. levatores costarum
- Mm. interspinales
- Mm. intertransversarii

5.1.2 Prävertebrale Muskulatur

Diese Muskeln findet man vor allem auf der konvexen Seite der Lordosen.

In der Halswirbelsäule unterscheidet man drei Muskeln (➤ Abb. 5.5):

- M. longus cervicis
- M. rectus capitis anterior
- M. longus capitis

Im Lumbalbereich findet man vor allem den M. psoas (➤ Abb. 5.6).

5.1.3 Laterovertebrale Muskeln

In der Halswirbelsäule wird diese Muskelgruppe durch die Mm. scaleni gebildet:

- M. scalenus anterior
- M. scalenus medius
- M. scalenus posterior

In der Lendenwirbelsäule besteht diese Muskelgruppe hauptsächlich aus dem M. quadratus lumborum.

5

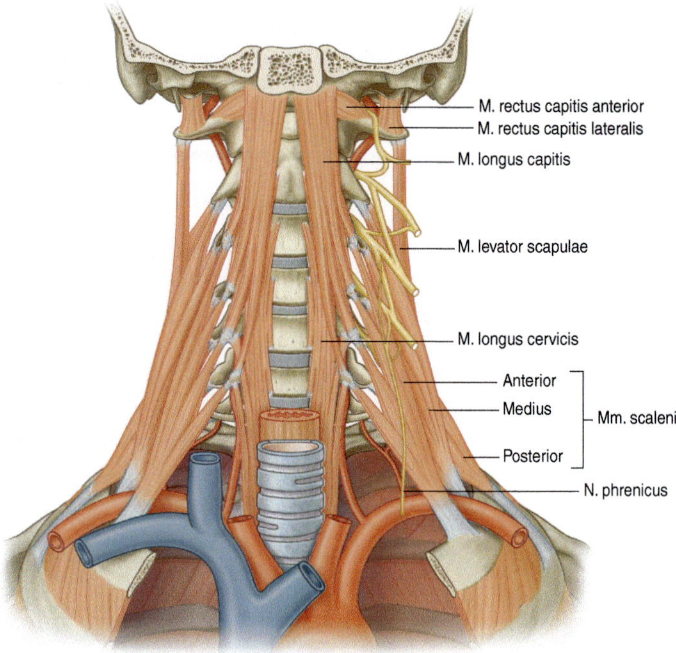

Abb. 5.5 Prävertebrale und laterovertebrale Halsmuskulatur [E402-004]

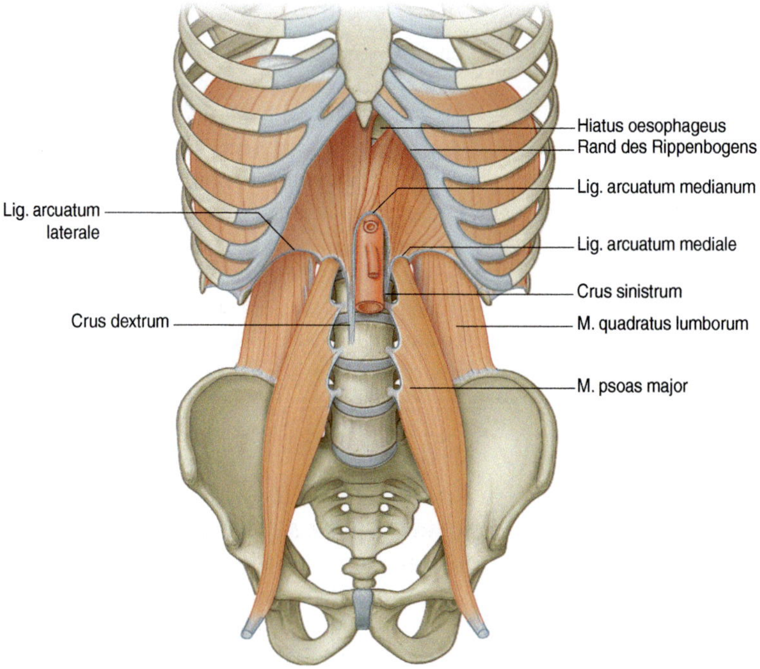

Abb. 5.6 M. psoas und M. quadratus lumborum [E402-004]

5.1.4 Aus der Entfernung wirkende Muskeln

In dieser Gruppe findet man unterschiedliche Elemente: die anterolateralen parietalen Muskeln und die so genannten „Brückenmuskeln".

Anterolaterale parietale Muskulatur

In der Lendenregion handelt es sich dabei um die Muskeln, die die vordere und die seitliche Bauchwand bilden:

- M. transversus abdominis
- M. obliquus internus abdominis
- M. obliquus externus abdominis
- M. rectus abdominis
- M. pyramidalis

In der Halswirbelsäule sind es die Muskeln, die die anterolateralen Wände des Halses bilden. Zu dieser Gruppe gehören die supra- und infrahyalen Muskeln.

„Brückenmuskeln"

Dabei handelt es sich um Muskeln, die auf die Wirbelsäule über aus der Entfernung einwirkende Hebel Einfluss nehmen und keine direkten Ansätze an der Wirbelsäule haben.

Der M. sternocleidomastoideus (SCM) ist hierfür ein Beispiel. Er hat Ansätze am Os occipitale, am Proc. mastoideus, am Sternum und an der Klavikula und keinen Ansatz an der Halswirbelsäule. Dennoch beeinflusst er die Wirbelsäule.

5.2 Muskelaktivitäten

5.2.1 Mobilisation

Die oberflächlichsten Wirbelsäulenmuskeln sind im Allgemeinen jene Muskeln, die an wenig automatisierten Aktivitäten teilnehmen. Sie beteiligen sich an den willkürlichen Bewegungen der Wirbelsäule und verbrauchen dabei viel Energie.

Die Spinalmuskeln mit ihrem sehr langen Verlauf sind vom so genannten zentralen neomotorischen System abhängig, das der Bewegung gewidmet ist. Ihre Funktion besteht in der willkürlichen Aufrichtung der Wirbelsäule. Aus funktioneller Sicht handelt es sich hauptsächlich um phasische Muskeln.

Regionale Programme

Nach Bonneau (2001) besitzt jeder topografische Abschnitt der Wirbelsäule ein spezifisches funktionelles Programm, durch das seine anatomische Organisation verständlich wird. Die Kombination aus der Muskelarchitektur und der Abfolge von Knochen und Gelenken organisiert diese Funktionen:

- Das zervikale Programm befasst sich demnach mit der Erkundung des Raums, die durch die entsprechende Orientierung der Sensoren (Sinnesorgane) des Kopfes erfolgt.
- Das thorakale Programm ist für die die Atmung zuständig.
- Das lumbale Programm ist für die Stützung und die Mobilität des Rumpfs verantwortlich.

Beanspruchung durch den Bewegungsapparat

Die Bewegungen der Extremitäten wirken sich auf die Wirbelsäule aus. Um dies zu erkennen, genügt es eine Person beim Gehen zu beobachten. Durch die abwechselnde Belastung der unteren Extremitäten entsteht eine Oszillation des Beckens, die sich zunächst auf die lumbosakrale Wirbelsäule und in weiterer Folge auf die zervikothorakale Wirbelsäule auswirkt.

Durch die Bewegungen der Arme wird die Wirbelsäule ebenfalls an der Bewegung beteiligt. Die letzten Grade der Schulterabduktion erfolgen in der Lendenwirbelsäule.

Beanspruchung durch die Atmung

Die Atmung und ihre Auswirkungen auf die Form der Brusthöhle und das Lungenvolumen während der Ein- und Ausatmung wurden genau untersucht.

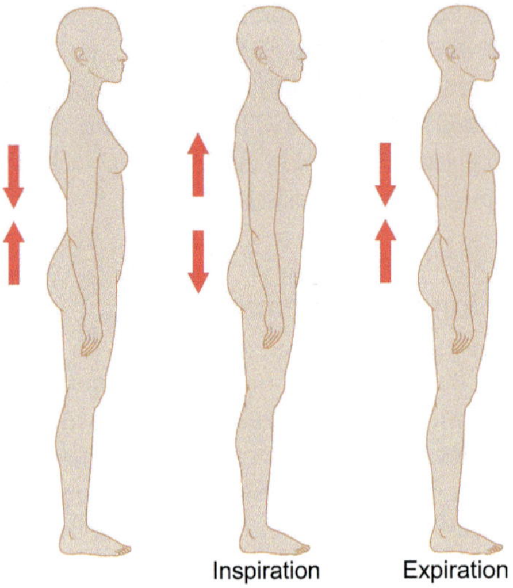

Abb. 5.7 Beanspruchung durch die Atmung [L268]

Der Thorax ist ein Druckluftbehälter, dessen geometrische Form sich bei jeder Ein- und Ausatmung ändert.

Die Brustwirbelsäule ist ein fester Bestandteil dieser rhythmischen Aktivität und wird somit bei jeder tiefen Ein- und Ausatmung mobilisiert (> Abb. 5.7).

5.2.2 Stabilisierung

Funktionelle Stabilisierung

Die mittleren und tiefen Rückenmuskeln haben eine stabilisierende Funktion sowie eine permanente oder halb-permanente Funktion. Sie sind sehr stark automatisiert und verbrauchen relativ wenig Energie. Sie übernehmen eine statische Rolle, die der Feinabstimmung auf lokaler Ebene dient und sind auf die Haltungsadaptationen spezialisiert.

Die mittleren Rückenmuskeln haben eine durchschnittliche Länge. Sie konzentrieren sich auf die Übergangsregionen und die Schlusssteine der Wirbelsäule. So ist der M. transversus colli um den zervikothorakalen Übergang organisiert, während der M. spinalis im Bereich des Apex der Brustwirbelsäulenkyphose bei Th6–Th7 liegt.

Sie hängen vom zentralen paleomotorischen System ab, das die Haltung reguliert. Sie haben eine automatische Funktionsweise. An der (Körper-) Schwerlinie gleichen sie durch die Kontrolle der Krümmungen ständig die Wirbelsäule aus. Diese Gruppe unterstützt die am meisten beanspruchten Wirbelsäulenregionen. Diese Muskeln gehören zu den phasischen Haltungsmuskeln.

Die tiefen Spinalmuskeln sind kurz. Sie umfassen mehrere Bündel, die jeweils Untereinheiten von zwei bis vier Wirbeln bilden (M. multifidus). Man erkennt sie am Aufbau der von ihnen gebildeten Muskelbündeln. In diese Gruppe fallen die monoartikulären Muskeln wie die Mm.interspinales und intertransversaria, aber auch Muskeln die zwei, drei oder vier Gelenke umspannen, wie die Mm. multifidi.

Diese Muskeln verbinden die Arthrone über die gesamte Wirbelsäule. Sie hängen vom zentralen archäomotorischen System ab, das den Tonus lenkt. Ihre Funktion ist rein tonisch und erhöht die Steifigkeit der Wirbelsäule bei der Haltung und in der Bewegung. Die tiefen Muskeln sorgen für eine gewisse intervertebrale Festigkeit in der Aufrichtung und unter Belastung. Funktionell betrachtet, handelt es sich um tonische Haltungsmuskeln.

Architektonische Stabilisierung

Die Art und Weise wie Muskeln um die Wirbelsäule angeordnet und verteilt werden, trägt ebenfalls zur Stabilisierung bei. Um die Funktionsweise der Muskeln besser zu verstehen, werden immer wieder Vergleiche zu mechanischen Geräten hergestellt. Meist ermöglichen die Muskeln aufgrund ihrer Anordnung folgende Funktionen:

- Sie kontrollieren die Knickbeanspruchung der Wirbelsäule.
- Sie erhöhen die Festigkeit/Widerstandsfähigkeit der Wirbelsäule.
- Sie widersetzen sich der Verschiebung ihrer Bauelemente.
- Sie kontrollieren die durch Druckbeanspruchung entstehenden Verformungen.

Verspannungszüge

Um der Knickbeanspruchung entgegenzuwirken, werden vornehmlich Verspannungszüge verwendet.

Die Knickbeanspruchung bezeichnet ein Instabilitätsphänomen einer stab- oder säulenförmigen Struktur. Sie besteht in einer Verformung vom Typ Flexion, die durch axialen Druck entsteht, d. h. die Verformung verläuft im rechten Winkel zur Druckachse (➤ Abb. 5.8).

Unter Verspannung versteht man das Aufrechterhalten eines vertikalen Elements wie eines Masts, eines Gittermasts oder eines Kamins durch Verspannungszüge.

Die Verspannungszüge bestehen aus Kabeln, die die Stabilität des Bauwerks sicherstellen sollen. Normalerweise sind es Stangen oder Seile, die unter Zug gesetzt werden und die die Form oder auch die Position des Stabs aufrechterhalten. Ein klassisches Beispiel ist der Mast eines Schiffs, der seitlich durch Leinen am Rumpf befestigt wird.

Die vertebralen Verspannungen bestehen aus langen multi-artikulären Muskeln. Sie stabilisieren die Wirbelsäule und verringern ihre Verformung.

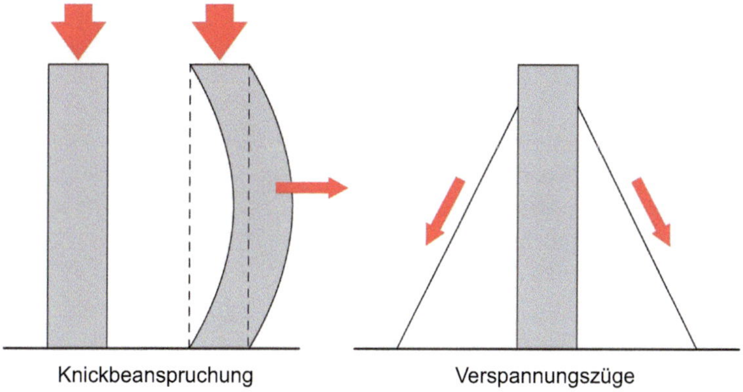

a

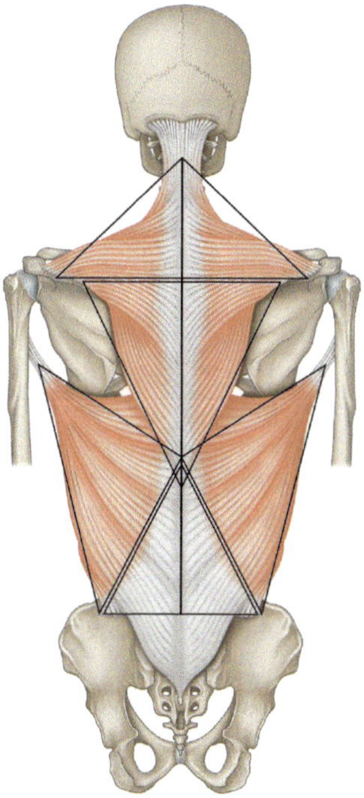

b

Abb. 5.8 Knickbeanspruchung und Verspannung [L268]

Die Wirkung dieser Verspannungen lässt sich nur im Zweibeinstand und bei Belastung der Wirbelsäule beobachten, wobei das Becken den Sockel der Anordnung bildet.

Passgenaue Verbindungen

Unter Passung versteht man die passgenaue (formschlüssige) Verbindung zweier Elemente, durch die die Festigkeit eines Elements oder einer Elementgruppe insofern verstärkt wird, als sie von einer Außenform umgeben wird.

Die Außenform bezeichnet dabei einen genau angepassten Ring, eine Buche, aus Eisen oder Stahl, der das zu verstärkende Element, die Innenform, umgibt.

Die Muskelsäulen, die bestimmte Wirbelsäulenzonen umgeben, können als passgenaue Verbindungen betrachtet werden. Man findet diese spezielle Organisation in der Lendenregion, wo sie gut ausgeprägt ist und im geringeren Ausmaß in der Halswirbelsäule.

Diese spezielle Anordnung ist in der Abbildung 5.9 (➤ Abb. 5.9), die sich an Dolto anlehnt, gut veranschaulicht. Die paravertebrale Muskelmasse, der M. psoas und die Crura des Diaphragmas bilden vier Säulen, die die Lendenwirbelsäule passgenau umrahmen und umhüllen (Dolto, 1976).

Zu diesem Säulen-Konzept fügte Dolto (1976) den Begriff des Verbundträgers hinzu, den er als das „Bollwerk" gegen die Konvexität der Hals- und die Lendenwirbelsäule bezeichnete.

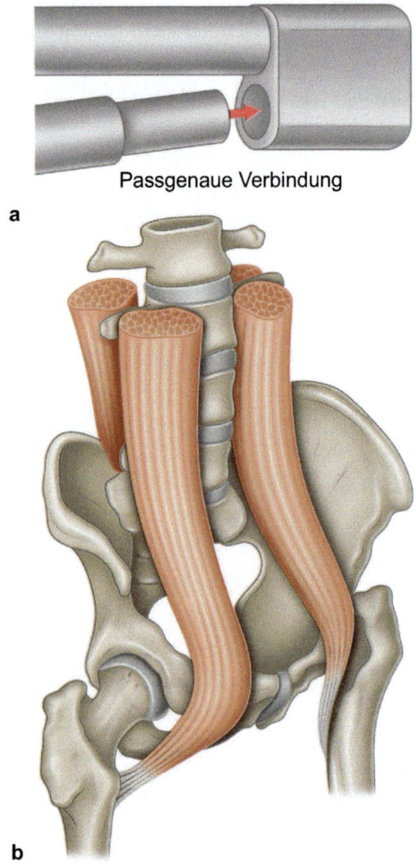

Abb. 5.9 Passgenaue Verbindungen und „Bollwerk" gegen Konvexität [L268]

Klemmkraft

Unter der Klemmkraft versteht man den von einem mechanischen Element auf ein anderes Element oder eine Gruppe von Elementen ausgeübten Druck, der eine Verschiebung verhindern soll. Das klassische Beispiel hierfür ist die Schraubenzwinge (➤ Abb. 5.10).

Im Bereich der Wirbelsäule sind es die kurzen und vor allem die monoartikulären Muskeln, die durch ihre Co-Kontraktion zwei aneinandergrenzende Wirbel miteinander verbinden oder einklemmen. Die so erfolgte Annäherung der beiden Wirbelplatten erhöht den intradiskalen Druck und vermindert die Bewegungsmöglichkeiten des Arthrons.

5.3 Die verschiedenen Beeinträchtigungen

Die Lähmung stellt die schwerwiegendste und endgültigste Form der Beeinträchtigung des Untersystems Aktivierung dar. Lähmungen zeichnen sich durch den Totalverlust der Motorik eines Teils des Körpers aus. Sie können durch Traumata, Folgen von chirurgischen Eingriffen oder durch Infektionen entstehen.

Zu den zahlreichen Beeinträchtigungen dieser Art, die zu einem schwerwiegenden Ungleichgewicht in diesem Untersystem führen können, gehören:

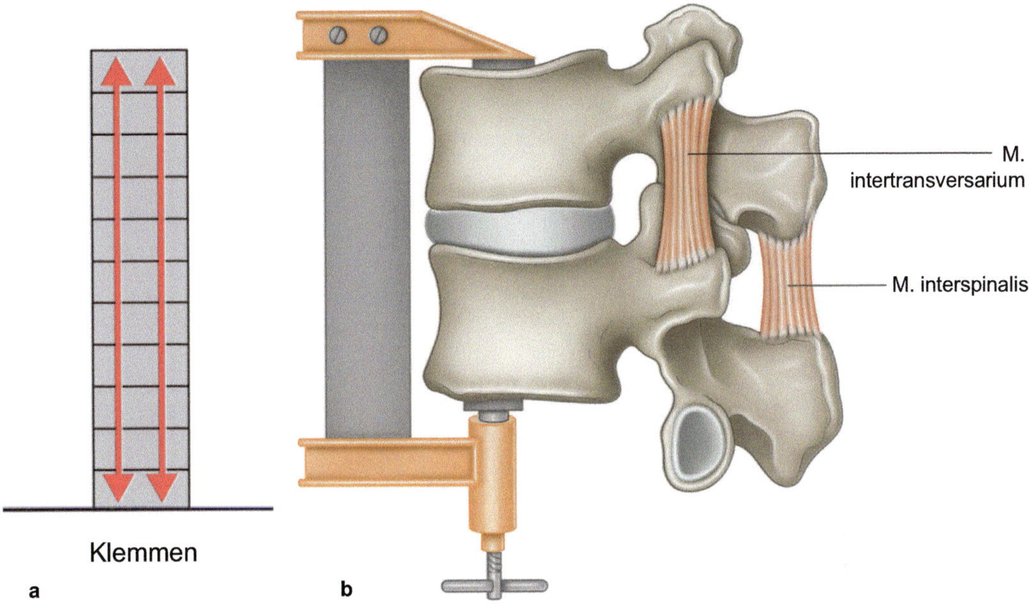

Abb. 5.10 Klemmkraft und intrinsische Muskel Mechanische Klemmen: (a) Prinzip, (b) angewandt auf die Wirbelgelenke [L268]

- durch Muskeln erzeugte Beeinträchtigungen, wie die Duchenne-Muskeldystrophie, bei der die Muskelschwäche zur Verformung der Wirbelsäule führt,
- die Beeinträchtigung der neuromuskulären Erregungsübertragung, wie bei der Myasthenia gravis, die zu einem Ungleichgewicht der Halsmuskeln führen kann,
- die Beeinträchtigung des Motoneurons, wie bei manchen Folgen von Poliomyelitis, die die Wirbelsäule oder die Atemmuskeln erreichen können.

Paresen sind von Paralysen zu unterscheiden. Erstere betreffen einen motorischen Ausfall, der zum unvollständigen Verlust der Fähigkeit Körperteile zu bewegen führt. Im Allgemeinen handelt es sich um eine Bewegungseinschränkung oder eine manchmal vorübergehende Verminderung der Muskelkraft mit Beteiligung von einem oder mehreren Muskeln.

Muskuläres Ungleichgewicht wie Spasmen, Kontrakturen oder Retraktionen sind leichtere Formen von Beeinträchtigungen dieses Untersystems, sind aber dennoch häufig die Ursache von Problemen, die die Stabilität der Wirbelsäule beeinflussen.

Durch Störungen der Aktivität von Muskelketten – zum Beispiel vom Fuß aus – kann die gesamte Wirbelsäule destabilisiert und das Haltungssystem aus dem Gleichgewicht gebracht werden.

KAPITEL

6 Untersystem „Kohäsion"

Wiederholen wir es nochmals, in der Wirbelsäule sind Stabilität und Kohäsion nicht leicht voneinander zu trennen. Wie wir bereits gesehen haben, braucht es für die Stabilität der Wirbelsäule, neben der architektonischen Komponente und den passiven Bedingungen für das Übereinanderstapeln der Wirbel, eine aktive Muskelkomponente.

Die Kohäsion der Wirbelsäule kann als Resultante der Konvergenzkräfte betrachtet werden, die die Einheit der verschiedenen Glieder der Wirbelsäulenkette aufrechtzuerhalten suchen.

Dieses Prinzip sichert der Wirbelsäule eine gewisse physische Kohärenz, die unabhängig von der Schwerkraft, der Körperposition und den mechanischen Beanspruchungen besteht.

6.1 Grundkonzepte

Bevor wir uns mit der Kohäsion und den verschiedenen Ebenen, auf denen sie stattfindet, befassen, lassen Sie uns auf einige Grundkonzepte wie die *Tensegrity* und die mechanische Rolle der myofaszialen Gewebe eingehen.

6.1.1 Tensegrity

Das Konzept der Tensegrity wurden von zwei Amerikanern, dem Architekten Buckminster Fuller und dem Bildhauer Kenneth Snelson entdeckt und weiterentwickelt.

Für Kapandji (2011) befasst sich die Tensegrity „mit der Konzeption und der Funktionsweise von sich selbstausgleichenden Systemen, die Zug und Druck miteinander verbinden und die, sobald von außen keine Kräfte auf sie einwirken, wieder zu ihrer ursprünglichen Form und zu ihrem Gleichgewicht zurückkehren." Dieses Konzept bezieht sich auf die Tatsache, dass sich Körperelemente, die in mechanischer Wechselwirkung zueinanderstehen, miteinander verbinden und sich durch Koppelung von Zug- und Druckspannung gegenseitig ausgleichen.

Funktionsprinzipien

Strukturen, die dem Tensegrity-Prinzip folgen, bestehen aus zwei Elementen, die mechanisch miteinander verbunden sind: starre Elemente und flexible Elemente.

In der Architektur verwendet man für das starre Element den Begriff der Strebe, der mechanisch jenes Bauelement definiert, das zwischen zwei anderen Elementen eingefügt wird, um einen konstanten Abstand zwischen diesen aufrechtzuerhalten. Dieses Element wird Druckkräften ausgesetzt. Dabei handelt sich entweder tatsächlich um starre Elemente, wie die Stäbe im Modell von Snelson, oder um Hohlräume oder Volumina, die einem inneren hydraulischen Druck ausgesetzt sind, wie der Nucleus pulposus. Diese Elemente, die ein Netzwerk von nicht miteinander direkt verbundenen Teilen bilden, werden entweder verkürzt oder Druck ausgesetzt.

Das zweite Element ist ein flexibles Verbindungselement, das die starren Elemente verbindet und ein kontinuierliches Netzwerk entstehen lässt, indem es die starren Elemente entweder einer Druckkraft aussetzen oder sie verkürzt. Diese flexiblen Verbindungselemente üben permanenten Zug (Spannung) auf das System aus.

Im Allgemeinen stehen die starren Elemente unter Druck und sind für die Festigkeit des Systems verantwortlich, während die flexiblen Verbindungselemente, die unter Zug stehen, die Kohäsion, den Zusammenhalt, des Systems sichern.

Der Begriff Tensegrity, (deutsch auch Tensegrität oder Spannungsintegrität genannt), der eine Kontraktion von *tensional integrity* ist und ursprünglich von Fuller vorgeschlagen wurde, hat sich gegenüber dem von Snelson geprägten Begriff der *floating compression* (schwebende Kompression) eindeutig durchgesetzt (➤ Abb. 6.1).

Merkmale

Wird ein Tensegrity-System von außen einwirkenden Kräften ausgesetzt, findet es ein neues dynamisches Gleichgewicht, indem es sich verformt und die Beanspruchungen auf die Elemente verteilt, aus denen es aufgebaut ist.

Sobald die Kräfte nicht mehr auf das System einwirken, kehrt es zu seinem Ausgangszustand zurück, seine ursprüngliche Form und sein Gleichgewicht werden wiederhergestellt.

Wenn bei derartigen Strukturen die Spannung eines einzigen elastischen Verbindungselements verändert wird, wird das gesamte System umgestaltet und ein neues globales Gleichgewicht aller Verbindungselemente hergestellt. Für Kapandji (2010) ist das ein Merkmal von holistischen Strukturen.

Diese Merkmale findet man auf verschiedenen Organisationsebenen lebender Organismen wieder. In der Natur scheint es ein universelles Prinzip zu sein, das von der molekularen bis zur Ebene des Einzelmenschen Gültigkeit hat (Ingber, 2008). Die Anordnung der Kohlenstoffmoleküle nach den Prinzipien der Tensegrity macht aus Kohlenstoff einen Diamanten. Das Zytoskelett und die Membran des Zytoplasmas sind Zellstrukturen, die nach den gleichen Prinzipien aufgebaut sind (➤ Abb. 6.2).

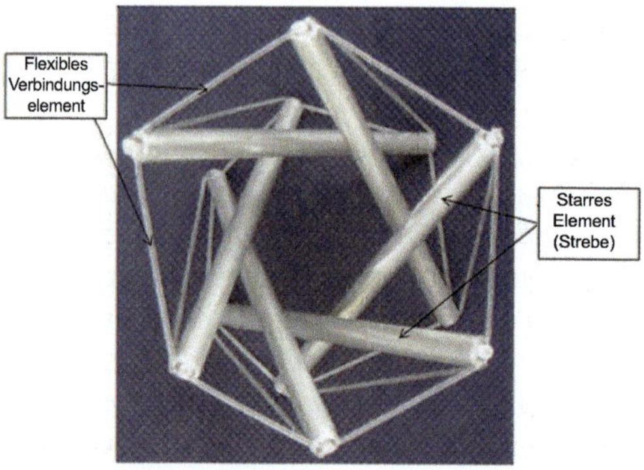

Abb. 6.1 Tensegrity-System [H152-001]

OSTEOPATHISCHE RELEVANZ

Das Tensegrity-Konzept fand in den letzten Jahren vermehrt Eingang sowohl in die orthopädische Medizin als auch in die Osteopathie. Dabei standen zwei wesentliche Vorteile dieses Konzepts im Vordergrund:

- Es bietet ein Modell für die mechanische Globalität eines Systems.
- Es ermöglicht einen Denkansatz, der verbindet, ohne zu vermischen. Die Tensegrity ermöglicht es, Elemente unterschiedlicher Art innerhalb eines mechanischen Systems zusammenzufügen und sie gleichzeitig zu unterscheiden.

Wie Swanson (2013) es ausdrückte, hat die Osteopathie von ihren Anfängen an immer versucht, die mechanischen

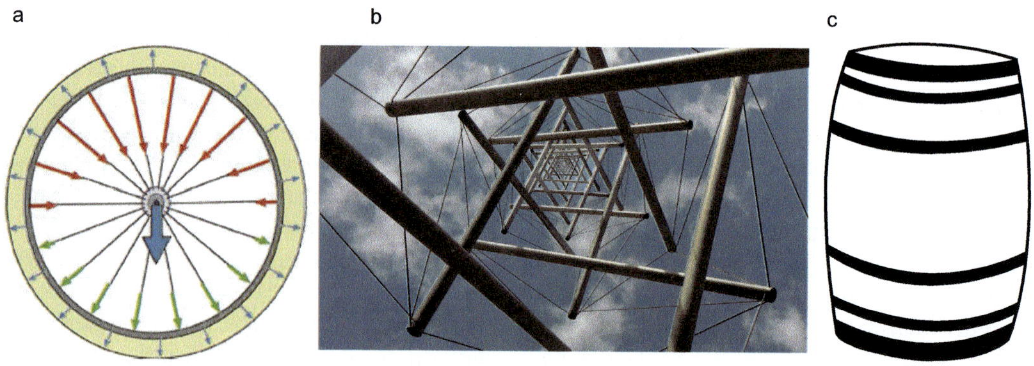

Abb. 6.2 Beispiele für Tensegrity-Strukturen. a) Rad eines Fahrrads [G340], b) Needle Tower erbaut von Kenneth Snelson im Jahr 1968 [O234], c) Fass [G340]

Wurzeln der Krankheit zu finden. Alles was die Beziehung Struktur-Funktion betrifft, ist für den Osteopathen von großem Interesse.
In unserem Umfeld und insbesondere im kraniosakralen Bereich haben Autoren eine einzigartige Sicht der Mechanik entwickelt, die auf der funktionellen Komplementarität zwischen „harten" und „weichen" Geweben basiert. Auf dieser Grundlage wurden die intrakranialen Membranen (Meningen) schon seit langem als „reziproke Spannungsmembranen" bezeichnet. Diese Benennung basierte auf einer Beobachtung, die lange bevor das Wort Tensegrity modern wurde, bereits auf einen Faktor der Spannungsintegrität verwies.
Aus diesem Grund findet das Tensegrity-Konzept bei Osteopathen seit einigen Jahren immer mehr Anklang, denn es ermöglicht ihnen zahlreiche Beobachtungen gleicher Art unter einem Prinzip zu verallgemeinern und zu formalisieren.
Im Übrigen wirft es auch ein neues Licht auf den Begriff der mechanischen Einheit des Menschen, ein wesentlicher Bestandteil des Stillschen Konzepts.
Schließlich wird den „Weichgeweben" damit jene mechanische Rolle zuteil, die ihnen in Diagnose und Therapie gebührt.

6.1.2 Myofasziales Gefüge

Üblicherweise werden Muskeln und Faszien in einer Gruppe als myofasziale Strukturen zusammengefasst.

Dadurch werden Elemente, die sowohl anatomisch als auch funktionell unterschiedlich sind, in einem unpräzisen Begriff subsummiert. Sie werden oft verwechselt und haben letztlich keine eigene Identität mehr, ihre jeweiligen Rollen gehen dabei oft verloren und man weiß letztlich nicht mehr, wer was tut.

Wir wollen im Nachfolgenden nicht alle Aufgaben und Funktionen der Faszien beschreiben, dies wurde bereits in zahlreichen Büchern getan. Wir beschränken uns darauf, die Rolle des Fasziengewebes in der Kohäsion der Wirbelsäule zu unterstreichen.

Ein umfassendes und dichtes Netzwerk

Die mit den Muskeln verbundenen Faszien folgen in ihrer Anordnung ziemlich genau den Muskeln. Sie erfüllen dadurch auch eine für die Muskeln unerlässliche funktionelle Zusatzaufgabe.

Von wenigen Ausnahmen abgesehen, werden diese Faszienstrukturen auf den anatomischen Abbildungen meist vergessen. In ihrer Anordnung und ihrer Architektur sind sie jedoch eine „exakte Kopie" der Muskeln. Man muss sich die Faszien nur als die Verpackung oder passgenaue Form jedes einzelnen Muskelelements vorstellen und sofort erkennt man die räumliche Ausdehnung dieses dreidimensionalen Netzwerks, das in der Wirbelsäule besonders dicht ist.

Wenn man zudem bedenkt, dass die Faszien auch im Inneren der Muskeln, der Sehnen und im Bereich der Bindegewebssepten, die das Endomysium, das Perimysium und das Epimysium bilden, vorhanden sind, dann erkennt man, dass dieses Netzwerk nicht nur eine große Ausdehnung hat, sondern auch außergewöhnlich dicht ist.

Ein kontraktiles Netzwerk

Dank der Arbeiten und gedanklichen Ansätze von Dr. Robert Schleip (2003) werden Faszien heute nicht mehr nur als ein Bindegewebe mit ausschließlich passiven mechanischen Eigenschaften, auf die sie so lange reduziert wurden, betrachtet.

Faszien enthalten glatte Muskelzellen, die ihnen eine gewisse aktive Eigenschaft zu verleihen scheinen. Eigentlich ist eine Faszie viel mehr mit einem kontraktilen Ligament vergleichbar als mit einem Gewebenetz, das den Spannungen und dem Spiel seiner Ansatzstellen passiv ausgeliefert ist. Die glatten Muskelzellen verfügen über eine Aktivität, die durch das sympathische Nervensystem kontrolliert wird.

Diese Tatsachen werfen ein völlig neues Licht auf das allgemeine Verhalten der Faszien und insbesondere auf ihre Fähigkeit:

- den Tonus lokal und global zu verändern,
- auf mechanische Reize, Traumata, physiologische und nicht physiologische Haltungsbelastungen oder auf die Hand eines Therapeuten zu reagieren.

Ein entwicklungsfähiges Spannungsnetzwerk

Die myofaszialen Elemente bilden die Grundlage der Verbindungselemente des Tensegrity-Systems Körper.

Die Arbeiten von Cretu (2011) weisen darauf hin, dass das Verhalten von Tensegrity-Strukturen je nach Art der Verbindungselemente variiert:

- Wenn die Verbindungselemente nur wenig dehnbar sind – wie z. B. ein Draht oder ein Stahlseil – ist die Struktur nur wenig verformbar, aber sehr widerstandsfähig gegenüber externen Beanspruchungen.
- Wenn die Verbindungselemente stärker dehnbar sind – wie z. B. Gummibänder – dann ist die Struktur viel leichter verformbar und widersetzt sich äußeren Kräften weniger.

Im menschlichen Körper gibt es zwei Arten von Verbindungselementen: Bindegewebe und Muskeln. Dadurch verfügen die Verbindungselemente über die außergewöhnliche Fähigkeit ihre Elastizität zu variieren und ihre Spannung zu verändern, um die Spannung des Systems je nach Umständen und Erfordernissen anzupassen.

Die **muskuläre Komponente,** deren Anspannung teilweise vom Willen gesteuert werden kann, ermöglicht es dem System, sich zu versteifen und damit mehr wie Seile zu wirken. Die an der Muskelkontraktion beteiligten Strukturen erhöhen ihren Grad an Vorspannung auf das Tensegrity-System. Diese Strukturen werden damit immer weniger verformbar und immer weniger empfänglich für externe Beanspruchungen.

Die **fasziale Komponente** prägt auch ohne willkürliche Muskelaktivität die Verbindungselemente. Wie wir eben gesehen haben, verfügt das Fasziengewebe über eine gewisse unwillkürliche, unter sympathischem Einfluss stehende Kontraktionsfähigkeit. Dadurch kann es seine Elastizität an die Bedürfnisse des Tensegrity-Systems anpassen. Je „entspannter" die Faszien sind, umso verformbarer, fließender und dynamischer ist das System. Umgekehrt wird das System steifer, weniger verformbar und weniger flexibel, wenn die Faszien sich anspannen.

Insgesamt stehen die beiden muskulären und faszialen Komponenten miteinander in Wechselwirkung. Sie können sich verbinden, um sich zu unterstützen, zum Beispiel bei willkürlichen Anstrengungen oder um sich auf einen Schlag oder Stoß vorzubereiten. Die fasziale Komponente kann auch allein aktiv werden und innerhalb des Tensegrity-Systems einen gewissen Grundtonus aufrechterhalten.

Hinzu kommt noch, dass Muskeln ermüdbar sind und es sehr energieaufwendig ist, eine kontinuierliche Muskelaktivität aufrechtzuerhalten. Faszien hingegen haben einen geringen Stoffwechselumsatz und können ihre Kontraktion so lange wie nötig aufrechterhalten.

Wenn das Erfordernis die Steifigkeit aufrechtzuerhalten zu lange andauert, kann das Fasziengewebe seine Verformbarkeit durch histologische Veränderungen verringern, indem es seine Fibrillenstruktur verstärkt und verdichtet.

Auf der Ebene der Wirbelsäule unterstützen zahlreiche Faszien die muskuläre Stabilität. Studien an der Fascia thoracolumbalis zeigten, dass ihr variierbarer Tonus einen nicht vernachlässigbaren Beitrag zur Steifigkeit der Muskeln leistet, die von dieser Faszie ummantelt werden. Die Faszie trägt somit zur Kohäsion des Wirbelsäulensystems bei.

Da die faszialen Elemente in der Wirbelsäule und im Rumpf allgegenwärtig sind, kann dieses Modell wahrscheinlich auf alle Faszieneinheiten ausgedehnt werden.

6.1.3 Russische Puppen

Vor dem Hintergrund der bisher präsentierten Informationen können wir die räumliche Organisation der Fasziengewebe in Verbindung mit ihrer strukturellen Widerstandskraft und ihren kontraktilen Eigenschaften als einen Hauptparameter der Wirbelsäulenkohäsion betrachten. Gleichzeitig ergeben sich daraus unterschiedliche Wirkungen, da diese Tensegrity-Strukturen aus konzentrisch angeordneten Schichten zu bestehen scheinen.

Unserer Auffassung nach wird die Kohäsion der Wirbelsäule auf drei unterschiedlichen Niveaus organisiert.

Das erste Kohäsionsniveau befindet sich auf der segmentalen Ebene und umgibt die Struktur des Diskus. Die Bandscheibe ist das wichtigste Element, auf dem die gesamte Kette der Spannungsintegrität beruht. Auf ihrem Innendruck basieren die meisten Spannungskomponenten, durch die die Kompression des Diskus mehr oder weniger erhöht wird. Wie wir bereits gesehen haben, ist der Diskus aufgrund der Beziehungen zwischen den Fasern des Anulus fibrosus und dem Druck im Inneren des Nucleus pulposus selbst eine Tensegrity-Struktur.

Auf der Wirbelsäulenebene gibt es ein zweites Kohäsionsniveau. Die Wirbelsäule umfasst und vereint die Segmente des ersten Niveaus zu einem größeren Gebilde. Mit ihren Krümmungen, der speziellen Anordnung ihrer Muskeln und Faszien unterliegt sie ebenfalls dem Tensegrity-Prinzip.

Auf der Ebene des Rumpfs organisiert sich das dritte Kohäsionsniveau. Der Bau der Wirbelsäule wird von einem größeren Ganzen gewissermaßen umfangen: der Rumpf und seine Körperhöhlen. Auch dieses Niveau unterliegt dem Tensegrity-Prinzip, das sich auf andere multisegmentale Strukturen stützt.

Die Kohäsion der Wirbelsäule ist somit nach dem Vorbild der russischen Puppen aufgebaut, wobei sich zumindest drei Ebenen ineinanderfügen, sich vervollständigen und stabilisieren.

6.2 Segmentale Kohäsion

Die Kohäsion der Wirbelsäule organisiert sich zunächst auf Ebene jedes Arthrons. Mit Ausnahme der Ebene Okziput-Atlas-Axis ist das Arthron um den Discus intervertebralisangeordnet und verbindet zwei benachbarte Wirbel.

Wir haben diesen Aspekt bereits im Zusammenhang mit dem Untersystem Stabilisierung (➤ Kap. 4) besprochen und wollen daher nicht weiter darauf eingehen. Wir werden vielmehr die herausragenden Elemente ansprechen, die mit den Tensegrity-Aspekten des Diskus verbunden sind.

Die Rolle der Verbindungselemente wird von den in der Tiefe liegenden disko-ligamentären Elementen übernommen, während der Nucleus pulposus die Rolle der Strebe, des starren Elements, spielt.

6.2.1 Ligamentäre Rolle des Discus intervertebralis

Neben den Ligamenten, die bereits im Untersystem Stabilisierung angesprochen wurden, sollte auch der Diskus als eine Verbindungsstruktur zwischen den Wirbeln betrachtet werden. Anatomen ordneten die Bandscheibe lange der Kategorie der interossären Ligamente zu.

Tatsächlich besteht eine fibrilläre Kontinuität zwischen dem kollagenen Bindegewebe an der Peripherie des Anulus fibrosus und den Randleisten der beiden benachbarten Wirbelkörper. Die Randzone des Anulus wird auch als der Ligamentanteil des Anulus fibrosus bezeichnet.

Die Bandscheibe ist somit unmittelbar mit den Wirbelplatten verbunden, die ihn mit Bindegewebsfasern umschließen, die in die knorpeligen Endplatten und in den Wirbelkörper eindringen (➤ Abb. 6.3).

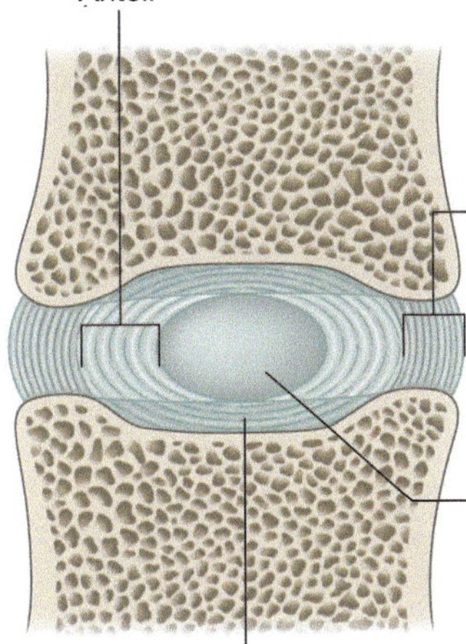

Abb. 6.3 Fibrilläre Kontinuität zwischen Discus intervertebralis und den knorpeligen Endplatten der Wirbel [L268]

6.2.2 Tensegrity-Struktur

Der Discus intervertebralis ist eine Tensegrity-Struktur.

Die konzentrisch angeordneten Fasern des Anulus fibrosus bilden die Verbindungselemente. Diese Fasern verlaufen in einem Winkel von 60° gegenüber der Horizontalebene. Zahlreiche Studien zeigen, dass sich die Verbindungselemente in Tensegrity-Strukturen über einen 60°- und nicht über einen 90°-Winkel untereinander organisieren.

Der Nucleus pulposus übernimmt die Rolle der Strebe, des starren Elements. Aufgrund seiner stark hydrophilen Eigenschaft generiert er permanent einen entsprechenden intradiskalen Druck, der die beiden angrenzenden Wirbel voneinander entfernt (➤ Abb. 6.4).

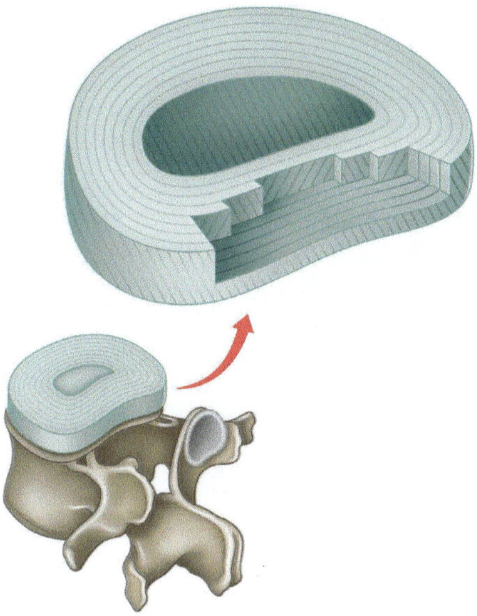

Abb. 6.4 Discus intervertebralis, eine Tensegrity-Struktur [L268]

6.2.3 Selbststabilisierende Struktur

Der Discus intervertebralis wird als eine **Struktur betrachtet, die die Erinnerung an ihre Form in sich trägt.** Seine natürliche Tendenz ist es, nach einer Verformung, in seinen Ursprungszustand zurückzukehren.

Diese Tendenz nach einer Beeinträchtigung schnell seinen Gleichgewichtszustand wiederzuerlangen, führte dazu, dass der Discus als selbststabilisierende Struktur bezeichnet wurde.

6.3 Kohäsion der Wirbelsäule

Das zweite Kohäsionsniveau entspricht der Verbindung der Gelenkeinheiten des ersten Niveaus zu einer Einheit zwischen Okziput, Wirbelsäule und Sakrum.

Dieses Kohäsionsniveau ist im Allgemeinen durch Studien über die Tensegrity der Wirbelsäule besonders gut dokumentiert.

Hierbei übernehmen die Wirbel die Funktion der stabilen Elemente. Die Diskontinuität dieses Netzes wird durch die Elemente des ersten Niveaus, die Disci intervertebrales, sichergestellt. Die Verbindungselemente sind die myofaszialen Strukturen, die an den Wirbeln ansetzen und deren räumliche Organisation ein Netz kontinuierlicher Spannung erzeugt.

Dieses zweite Kohäsionsniveau erklärt sich am besten durch den intradiskalen Druck. Die Drücke, denen die Bandscheiben ausgesetzt werden, entstehen nicht nur durch die Schwerkraft. Sie sind auch in liegender Position vorhanden und stellen eine Belastung von ungefähr 20 kg dar, die nur durch die Vorspannung erklärt werden kann, die durch das zweite Niveau des Kohäsionssystems erzeugt wird.

6.3.1 Säule Diskus-Wirbelkörper

Die myofasziale Anordnung stützt sich auf eine heterogene Kette, die aus knöchernen Segmenten besteht, die durch verformbare „Fugenelement", die Bandscheiben, getrennt werden.

Man geht gerne davon aus, dass der Diskus weich und der Wirbel hart ist, tatsächlich muss man es etwas nuancierter betrachten. Im vorderen Teil der Wirbelsäule herrscht eine beträchtliche Vorspannung und der Diskus ist ein exzellenter Belastungsüberträger. In jedem Wirbelkörper findet man intraossäre Kraftlinien, die sich von einem Wirbel zum nächsten fortsetzen und dabei ihre Richtung perfekt beibehalten.

Gleichzeitig sind die Wirbel nicht so hart wie allgemein angenommen. Der Wirbelkörper kann sich nur durch die Belastung der Wirbelsäule um bis zu 5 % verformen.

Bei einer Flexionsbewegung von 5 Grad, nimmt diese Verformbarkeit beachtlich zu. Einige Brustwirbel können sich um bis zu 14 % verformen (Yang et al., 2012).

6.3.2 Myofasziales Netzwerk

Aktuell gibt es zwei Richtungen, die eine wird von der klassischen Biomechanik geprägt, während die andere von den Prinzipien der Tensegrity beeinflusst wird.

Klassischer Ansatz

Wir haben diesen Ansatz bereits im Zusammenhang mit den stabilisierenden Funktionen der Muskeln erörtert.

Erinnern wir kurz daran, dass die mechanischen Überlegungen zu Konzepten wie den Verspannungszügen, der passgenauen Verbindung und der Klemmkraft unser Verständnis darüber wie die Kontraktion und die Anordnung bestimmter Muskeln einen gewissen Grad an Kohäsion zwischen den Arthronen herstellen können, verbessern.

Moderner Ansatz

Die modernen Konzepte zur Kohäsion der gesamten Wirbelsäule berufen sich immer mehr auf die Tensegrity-Modelle. Auf dieser Ebene verfügt die Wirbelsäulenkohäsion alle Merkmale eines Tensegrity-Systems.

Nach Mauroy (2005), Levin (2002) und Kapandji (2011) können vom Tensegrity-System bestimmte strukturelle und funktionelle Merkmale abgeleitet werden, die alle in der Wirbelsäule wiederzufinden sind:

- **Diskontinuität.** In einem Tensegrity-System stehen die Elemente, die den Druckkräften ausgesetzt werden, in keinem direkten Kontakt zueinander. Das trifft auf die einzelnen Wirbel – sowohl im Bereich der Wirbelkörper als auch der Fortsätze – zu, die aufgrund der Präsenz des Diskus, der als Gummipuffer oder Silentbloc fungiert, in einem gewissen Abstand zueinander gehalten werden.
- **Triangulation.** Die Spannungselemente haben eine dreieckige Anordnung. Das trifft auf die Ansätze der paravertebralen Muskeln und auf die Lamellen des Anulus fibrosus zu, deren Fasern eine Ausrichtung von ungefähr 60° gegenüber der Horizontalebene haben.
- **Ökonomie.** Es handelt sich um leichte Strukturen, die mit einem minimalen Materialaufwand hergestellt wurden. Sie bieten maximale Stabilität, da die Festigkeit und die Widerstandsfähigkeit des Ganzen größer ist als ihre Einzelteile. Die Ökonomie besteht auch auf der Stoffwechselebene, denn diese Gefüge funktionieren üblicherweise mit geringem Energieverbrauch.
- **Verformbarkeit und Elastizität.** Unter dem Einfluss externer Beanspruchung, verformen sich diese Strukturen und reorganisieren unmittelbar die Verteilung ihrer inneren Belastungen. Sie kehren zu ihrer ursprünglichen Form zurück, sobald die eingesetzte Kraft nicht mehr auf sie einwirkt.
- **Integralität.** Externe Beanspruchung wirkt sich auf die Gesamtheit des Systems aus, da sie sich in der ganzen Struktur verteilt.
- **Omnidirektionalität** (➤ Abb. 6.5). Innerhalb der Grenzen ihrer Verformbarkeit nehmen diese Strukturen Beanspruchungen unterschiedlicher Art und unterschiedlicher Richtungen auf. Die Wirbelsäule hat die Fähigkeit in allen Ebenen des Raums und auch in der Schwerelosigkeit zu funktionieren. Sie ist weder eine „Säule" noch besteht sie aus „übereinander gestapelten Würfeln", die die Wirkung der Schwerkraft und eine Belastung brauchen, um sich zu stabilisieren.
- **Skaleninvarianz.** Die Größe des Tensegrity-Systems ist theoretisch unbegrenzt. Auf Ebene des muskuloskelettalen Systems verwendet man gern den Hals der Giraffe oder einiger Dinosaurier,

6

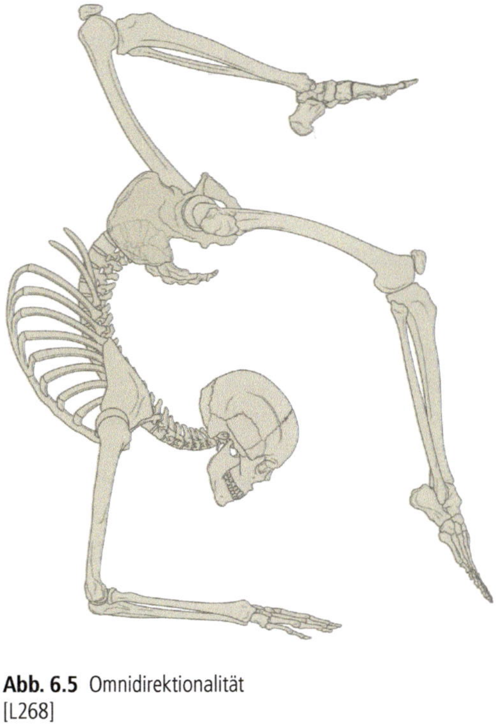

Abb. 6.5 Omnidirektionalität [L268]

der bis zu 10 Meter lang sein kann und nach dem gleichen Prinzip aufgebaut ist, als Beispiel.

6.3.3 Zusätzliche Anbindungen

Die meisten myofaszialen Strukturen, die die Kohäsion des Ganzen sicherstellen, sind relativ tiefliegende Strukturen und ermöglichen die Kohäsion der Wirbelsäule im eigentlichen Sinn.

Andere, etwas oberflächlichere Strukturen tragen dazu bei, dass zusätzliche Körperbereiche an die Wirbelsäule angebunden werden. Nach dem Prinzip der Tensegrity verbinden diese myofaszialen Schichten die Wirbelsäule mit:

- dem Kopf,
- dem Thorax und den oberen Extremitäten,
- dem Becken und den unteren Extremitäten.

6.4 Kohäsion mit dem Rumpf

Das dritte Niveau der Kohäsion verstärkt die Einheit zwischen Okziput, Wirbelsäule und Sakrum und verbindet sie mit dem Rumpf.

Die drei Körperregionen Kopf, Thorax und Becken, sind nicht nur mit der Wirbelsäule verbunden, sondern sind auch untereinander durch weitere Tensegrity-Strukturen verknüpft. Diese Solidarisierung mit weiteren Körpermassen erhöht indirekt die Kohäsion der Wirbelsäule.

Zwei Kohäsionseinheiten verbinden den Kopf mit dem Becken (➤ Abb. 6.6):

- eine direkte intraspinale Einheit, die durch die Elemente des Nervensystems und die Meningen entsteht,
- eine indirekte extraspinale Einheit, die über eine myofasziale viszerale Kette – die sogenannte Zentralsehne – organisiert wird und ein heterogenes und fragmentiertes Ganzes darstellt, dessen Ansätze nicht direkt vom Kopf zum Becken, sondern über den Thorax vermittelt werden.

In der ersten Einheit werden die Verbindungselemente durch die Meningen und das Nervengewebe selbst gebildet. Das stabile Element entsteht durch den Druck des Liquor cerebrospinalis (LCS) im Kranium und der Wirbelsäule.

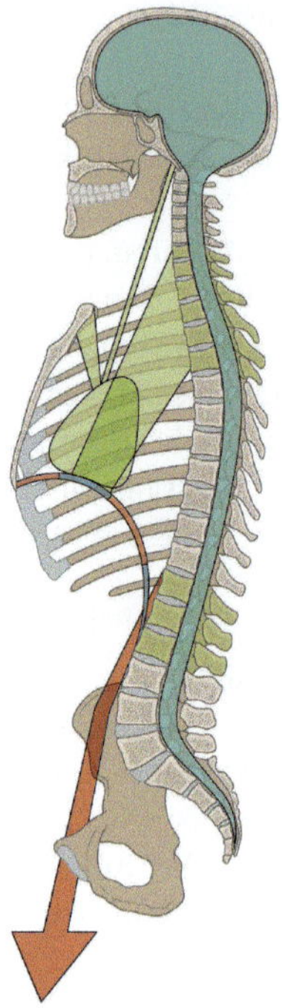

Abb. 6.6 Die beiden Einheiten der Kohäsion des Rumpfs [L268]

In der zweiten Einheit werden die Verbindungselemente durch eine Abfolge von myofaszialen Elementen gebildet, die Teil der Zentralsehne sind. Die stabilen Elemente bestehen aus den Druckräumen von Thorax und Abdomen bzw. Becken und den dort vorherrschenden Drücken.

6.4.1 Intraspinale Kohäsion

Die Elemente des Nervensystems und die Meningen innerhalb des Kraniums und der Wirbelsäule tragen zur Kohäsion von Wirbelsäule und Rumpf bei.

Sehr schematisch betrachtet, liegen ihre Anhaftungspunkte hauptsächlich im Inneren des Kraniums und im Bereich Sakrum-Coccyx.

Durch den von ihnen erzeugten Druck und durch die Spannungen, die von ihnen ausgehen, beeinflussen sie den Spinalkanal und tragen damit zur Kohäsion des Rumpfs bei.

Dura mater spinalis

Der Duralsack umhüllt als der kaudale Anteil des Hirn- und Rückenmarksraums das Rückenmark und die Cauda equina, die von Liquor cerebrospinalis (LCS) umspült werden. Der Druck im Inneren des Duralsacks entspricht ziemlich genau dem lokalen Druck des Liquors.

Der physiologische Wert dieses Drucks wird in Rückenlage gemessen und variiert je nach Person und nach Messmethode zwischen 10 und 15 mmHg beim Erwachsenen und 3 und 4 mmHg beim Kind unter einem Jahr (Sakka et al., 2011).

Je nach Körperposition organisiert sich im Inneren des Spinalkanals ein Druckgradient, der mit dem hydrostatischen Druck des Liquors verbunden ist. Im Sitzen verdoppeln sich die oben genannten Werte in der Lendenwirbelsäule und erreichen ungefähr 30 mmHg.

Dieser Druck, der sich zentrifugal zu den Wänden des Spinalkanals hin ausbreitet, garantiert, dass sich der neurologische Inhalt und das verformbare osteofibröse Behältnis adaptieren und trägt zum mechanischen Schutz des Zentralnervensystems bei.

Mit Blick auf die oben erwähnte direkte Einheit innerhalb des Tensegrity-Systems des Rumpfs stellt dieser Druck das starre Element dar.

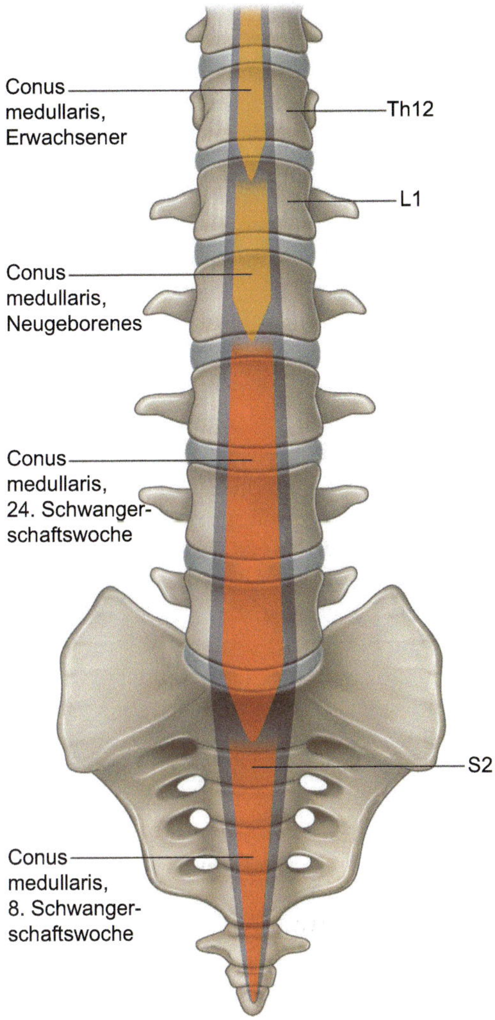

Abb. 6.7 Anstieg des Rückenmarks [L268]

Traktionskraft des Rückenmarkes

Das gesamte Rückenmarks- und Rückenmarkshautsystem wird zudem auch Belastungen im Längsverlauf der Wirbelsäule ausgesetzt, deren Ursprung im Längenwachstum des Nervensystems zu suchen ist.

Im Laufe der Organogenese wachsen die Wirbelsäule und das Rückenmark mit unterschiedlichen Geschwindigkeiten. Das Rückenmark scheint weniger sensibel auf das Wachstumshormon zu reagieren und wächst weniger schnell als die Wirbelsäule (➤ Abb. 6.7).

Bis zum 5. Schwangerschaftsmonat haben Rückenmark und Wirbelsäule die gleiche Länge. Ab diesem Zeitpunkt verlangsamt sich das Längenwachstum des Rückenmarks, während das Wachstum der Wirbelsäule unvermindert fortschreitet.

Da das Rückenmark kaudal am Coccyx und der gesamte Bereich Pons-Rückenmark am Dienzephalon befestigt sind, führt dieses ungleiche Längenwachstum zu intraspinalen Beanspruchungen im Längsverlauf der Wirbelsäule, die als die Traktionskraft des Rückenmarks bezeichnet werden. Diese Traktion entsteht durch die Wachstumsdifferenz und erzeugt eine exzentrische Spannung in allen Elementen des Rückenmarks und der Rückenmarkshäute.

Die Traktionskraft des Rückenmarks äußert sich durch:

- eine relative Verkürzung des Rückenmarks gegenüber dem knöchernen Rückenmarkskanal. Dadurch

scheint der Conus medullaris nach oben zu wandern und liegt beim Erwachsenen auf Höhe von L2,
- die Entstehung des Filum terminale, den Überresten der ursprünglich kaudalen Anhaftung der Dura, die durch den Aufstieg des Rückenmarks gedehnt wird,
- die Entstehung der Cauda equina, die durch die Entfernung der distalen Myelomere von ihrem Foramen intervertebrale entsteht.

Der Wert der Traktionskraft des Rückenmarks variiert je nach Berechnung und Autor beträchtlich. Die Angaben reichen von 40 g (Ruiz de Azua Mercadal, 2002) bis 560 g (Royo-Salvador, 1996).

Unabhängig von ihrem Ausmaß handelt es sich um eine konstante Kraft, die ununterbrochen wirkt. Sie ist an der globalen Kohäsion der Wirbelsäule beteiligt, erzeugt eine in Längsrichtung verlaufende intraspinale bidirektionale Traktion, die sowohl von kranial nach kaudal als auch von kaudal nach kranial wirkt.

Roth (1981) vermutet, dass die Intensität und die Permanenz der Traktionskraft des Rückenmarks die Ausbildung der Wirbelsäulenkrümmung während des Wachstums beeinflussen. Ein Ungleichgewicht in dieser Traktionskraft könnte auch zur Ausbildung der idiopathischen Skoliose beitragen.

6.4.2 Extraspinale Kohäsion

In der Osteopathie haben verschiedene Autoren eine anatomische Kontinuität im Inneren des Rumpfs beschrieben, welche die Knochen der Schädelhöhle mit den Organen in Thorax, Abdomen und Becken verbindet.

Dieses myofasziale Gefüge, das häufig als die Zentralsehne des Körpers bezeichnet wird, vereint all diese Elemente über eine mechanische Verbindung. Durch ihre Ansätze an bestimmten Schlüsselzonen der Wirbelsäule, beeinflusst diese spezielle „Sehne" die Kohäsion zwischen den drei an der Wirbelsäule angebundenen Körperbereichen und der Wirbelsäulenachse.

Zentralsehne

Die Zentralsehne hat ihren Ursprung an der Unterseite der Schädelbasis, an der Fascia pharyngobasilaris, die am Tuberculum pharyngeum im Bereich der Pars basilaris des Os occipitale ansetzt.

Am Hals setzt sie sich über Sehnenplatten fort, die den Eingeweide- und Gefäßschlauch des Halses bilden und zwischen der mittleren und tiefen Halsfaszie verlaufen. Der Eingeweideschlauch ist an der tiefen Halsfaszie über kurze ligamentäre, sagittal ausgerichtete Septen (Charpy-Septen) befestigt.

Im Thorax übernimmt eine den Charpy-Septen ähnliche Struktur. Sie bildet die rückwärtige Verstärkung des Aufhängungssystems des Perikards, das auch als Ligg. vertebropercardiaca superior und inferior bezeichnet wird.

Die Eingeweidehülle des Halses setzt sich in der periösophagealen Faszie, der Lamina thyropericardiaca und der Lamina thymopericardiaca fort und nimmt, weiter kaudal, lateral die Lungenbänder auf.

Die Gefäßhüllen des Halses werden durch Ausläufer des Perikards verstärkt, die die großen Gefäße umgeben. Das tiefe Blatt der mittleren Halsfaszie und ein Ausläufer des Eingeweideschlauchs setzen sich im Lig. cervicopericardiacum fort. Das oberflächliche Blatt wird zu den Ligg. sternopericardiaca superior und inferior.

Der fibröse Sack des Perikards, der an diesen Bändern aufgehängt ist, ist über die Ligg. phrenicopericardiaca anterior, dextrum und sinistrum fest mit dem Centrum tendineum des Diaphragmas verbunden.

Über diese Aponeurosen, Faszien und Ligamente wird das Centrum tendineum in gewisser Weise an der Schädelbasis, am zervikothorakalen Übergang und weiter bis zur Höhe von Th3–Th4 aufgehängt.

Unterhalb des Diaphragmas und eng mit diesem verbunden, setzt sich die fibröse Struktur der Zentralsehne in zwei Richtungen fort (➤ Abb. 6.8):
- posterior: über die Crura des Diaphragmas, die direkt an der Lendenwirbelsäule befestigt sind und über die Fascia iliaca mit dem M. psoas verbunden sind,
- unter den Diaphragmakuppeln und dem Centrum tendineum: hier bilden das Lig. coronarium hepatis und die Ligg. triangularia das Aufhängungssystem der Leber am Diaphragma. Über die Leber sind auch andere Organe mehr oder weniger direkt über ein Omentum oder über viszerale Bänder am Diaphragma aufgehängt.

Die Crura sind im eigentlichen Sinn eine Verdichtung der Fascia iliaca, die den M. psoas überdeckt. Die

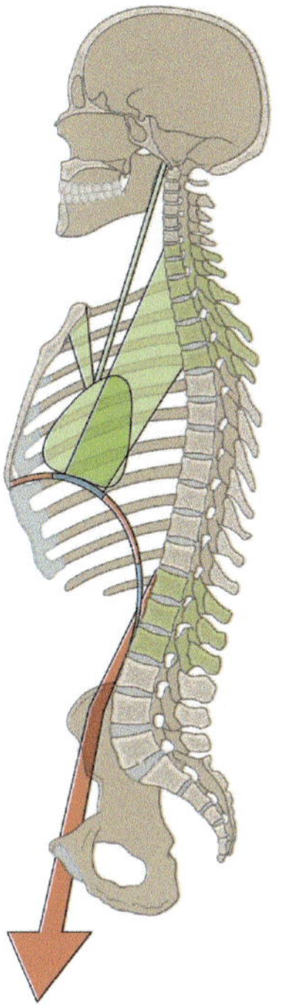

Abb. 6.8 Zentralsehne
[L268]

Fascia iliaca bildet das nächstfolgende Verbindungselement. Sie reicht bis zum Beckeneingang und umhüllt lateral den M. iliacus. Dieser Muskel setzt am Os coxae, an der Aponeurose des Femurs und am Trochanter minor an.

Diese heterogene Gewebekette bildet ein einzigartiges Verbindungselement, das in der Form einer unterbrochenen Linie das Kranium mit dem Becken verbindet. Jeder ihrer Abschnitte hat eine andere Orientierung als der vorangehende Abschnitt und die Befestigungspunkte an der Wirbelsäule befinden sich am zervikothorakalen und am thorakolumbalem Übergang.

Intrakavitäre Drücke

Die auf die eben erwähnten Verbindungselemente der Zentralsehne reagierenden starren Elemente bestehen im Wesentlichen aus dem intrakavitären Druck des Rumpfs.

Die Zentralsehne kann als unterbrochene Linie dargestellt werden, sie repräsentiert die Verbindungselemente. Ihre Wirkung hängt unter anderem vom strukturellen Widerstand der Knochen, an denen sie befestigt ist, ab.

Die Aktion dieser unterbrochenen Linie durchzieht die Höhlen des Rumpfs und trägt dazu bei, dass sich die zusätzlich angebundenen Körperbereiche auf den intrakavitären Drücken „abstützen" werden.

Die bekannteste Illustration dieses Phänomens lieferten uns Rabischong und Avril (1965) durch den Begriff der festen prävertebralen Säule. Nach diesen Prinzipien der Flüssigkeitsmechanik erzeugen die Organe und der abdominale Druck eine hydropneumatische Säule, die die Wirbelsäule verstärkt (> Abb. 6.9).

Die Verstärkung der Wirbelsäule durch den intraabdominalen Druck ist auch im Lendenbereich bekannt, wo dieser Druck die Belastung der Bandscheiben zu reduzieren scheint. Da er die Belastung der Bandscheiben reduziert, ist der intraabdominale Druck einer der Schutzmechanismen des Diskus. Das ist ein schönes Beispiel für die Globalität des Körpers, das aufzeigt, dass der intradiskale Druck und der intraabdominale Druck miteinander verbunden sind!

6.4.3 Druckdynamik

Die Tensegrity-Systeme wurden mit Blick auf ihre Deformierung durch externe Beanspruchungen relativ gut untersucht. Wir haben gesehen, dass sich all ihre Elemente sofort neu ausrichten und das die gesamte Struktur beteiligt ist.

Dadurch dass das dritte Kohäsionsniveau die Wirbelsäule in den Gesamtkontext des Rumpfs integriert, entstehen neue Beanspruchungen der Wirbelsäule. Auf dieser Ebene gibt es zwei Arten von Verformungen, die die Wirbelsäule beeinflussen:

- Die Deformierungen des Rumpfs, die durch externe Kräfte entstehen, wie etwa Kräfte, die durch die Motorik, die Haltungsanpassung oder durch Stöße oder Schläge verursacht werden.
- Die Deformierungen des Rumpfs, die durch den Einfluss interner Kräfte erzeugt werden, wie die Kräfte, die durch die Atmung oder das Spiel der intrakavitären Drücke entstehen.

Im Falle der Atmung entsteht die Beanspruchung nicht nur im Herzen des Systems, sie wird zudem auch noch viele Male pro Minute wiederholt. Unter dem

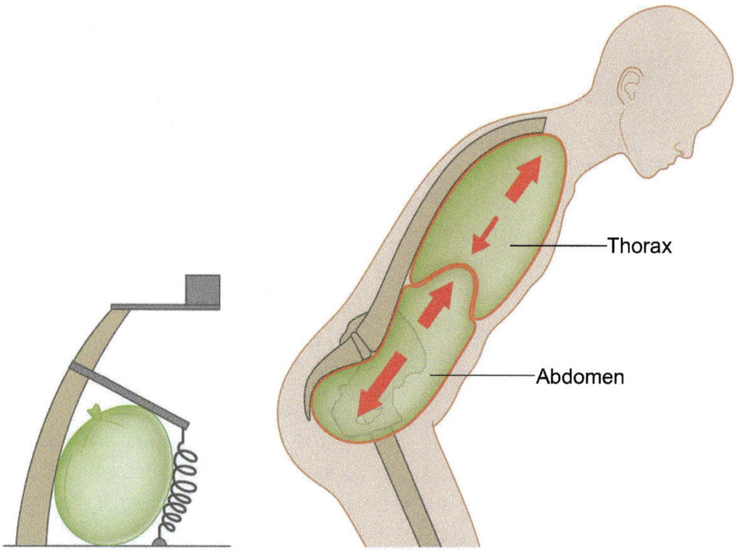

Abb. 6.9 Hydropneumatische Säule [L268]

Einfluss der Atemkräfte variieren die Druckgradienten in Abdomen, Becken und Thorax und gleichen sich kontinuierlich aus. Daraus ergeben sich rhythmische Veränderungen in der Form des Rumpfs, die durch die Muskelaktivität und die Druckdynamik gemeinsam erzeugt werden.

Somit ist die Kohäsion des Rumpfs eine Ebene, die dem alternierenden Rhythmus zwischen An- und Entspannung ihrer Verbindungselemente unterliegt. Dadurch entsteht eine von der Zeit abhängige Schwankung in der Effizienz und folglich in der Kohäsion.

Auf ähnliche Weise bedingt der in jeder Körperhöhle vorhandene Druck den Zustand der Vorspannung des dritten Kohäsionsniveaus.

Die hydropneumatische Säule im Abdomen ist auch für seine unterstützende Wirkung auf die Lendenwirbelsäule beim Anheben eines Gewichts bekannt. Die Kraftanstrengung „mit geschlossenem Kehlkopf" erzeugt aktiv eine noch festere anteriore Verstärkungssäule, damit sich die Wirbelsäule auf der Masse der Bauch- und Beckenorgane abstützen kann. Das ist auch ein Schutzmechanismus für die Bandscheiben.

Schließlich stehen die intrakavitären Drücke und die Verbindungselemente des dritten Niveaus in einer dynamischen Wechselwirkung. Jede Druckveränderung in einer Körperhöhle bewirkt eine Veränderung in der Spannung der Verbindungselemente, d. h. in den Muskeln und Faszien, die die Druckräume im Thorax, im Abdomen und im Becken begrenzen. Umgekehrt verändert die Muskel- und Faszienaktivität die intrakavitären Drücke.

Hinter diesem mechanischen Gefüge verstecken sich weitere mechanische Parameter, diese betreffen insbesondere:

- die Elastizität der myofaszialen Elemente, die diese Druckräume begrenzen,
- die Kohäsion und die Beweglichkeit der Organe in den Druckräumen,
- die Zirkulation in den Gefäßen, die diese Druckräume durchqueren,
- die Verteilung des Gefäßbetts in jedem der Druckräume und damit verbunden die dort herrschenden Druckgradienten.

Wird zum Beispiel der intraabdominale Druck erhöht, führt dies zur Erhöhung der Vorspannung des Kohäsionssystems des dritten Niveaus. Wenn die Kohäsion steigt verringert sich die allgemeine Verformbarkeit des Rumpfs und die Wirbelbewegung wird etwas erschwert. Langfristig kann es dadurch zu Veränderungen der Wirbelsäulenkrümmungen und der Thoraxform kommen.

Die Haltung und die Thoraxform hängen somit teilweise von den intrakavitären Drücken und vom Spannungsgrad der Zentralsehne ab.

6.5 Die verschiedenen Beanspruchungen

Die Dysfunktionen des Untersystems Kohäsion beeinträchtigen nicht nur die Mobilität der Wirbelsäule, sondern betreffen auch die Rumpfform und das Aussehen der Person.

Global betrachtet unterscheidet man Kohäsionsprobleme durch Übermaß oder durch Mangel, man könnte von Hyper- und Hypokohäsion sprechen.

Diese Tendenzen stehen im Allgemeinen mit dem Morphotypus des jeweiligen Menschen in Verbindung. Sie haben in der Kindheit einen eher langsamen Verlauf und kommen mit der Reife und dem Alterungsprozess voll zur Geltung.

Wenn die Kohäsion zu groß ist, verringert sich die Mobilität und es tritt Steifigkeit auf. Diese Steifigkeit zeigt sich zunächst auf segmentaler Ebene und nimmt mit dem Alter immer mehr zu, um letztlich die ganze Wirbelsäule zu betreffen.

In einer zweiten Phase und unter dem Einfluss der Alterung der Strukturen beginnt sich die Form der Wirbelsäule zu verändern und die Krümmungen werden ausgeprägter: die Kyphosen verstärken sich zuerst, zunächst in der Brustwirbelsäule, dann im Sakrum und lassen damit den Rumpf scheinbar in sich zusammensinken. Es entsteht ein Gefühl von körperlicher wie psychischer Unbeweglichkeit.

Wenn die Kohäsion zu gering ist, nimmt die Mobilität tendenziell zu. Dabei handelt es sich nur selten um eine globale Zunahme, meist betrifft sie bestimmte Bereiche der Wirbelsäule. Hypermobilität im Becken oder in der Halswirbelsäule sind dabei häufig gemachte Beobachtungen. Die Wirbelsäulenkrümmungen sind meist weniger ausgeprägt.

Bindegewebserkrankungen wie das Marfan-Syndrom führen uns vor Augen welche Folgen der Verlust der Tensegrity und der Kohäsion hat. Bei dieser Erkrankung wird das Bindegewebe besonders dehnbar. Die Kohäsion ist sehr gering und da das Knochenwachstum durch die Faszien nicht „gezügelt" wird, weisen die Betroffenen oft einen nicht-familiären Hochwuchs, lange schmale Extremitäten und überstreckbare Gelenke aus. Wirbelsäulendeformierungen sind sehr häufig, wobei es in manchen Fällen zu schweren Haltungsanomalien und häufig zu Rückenschmerzen kommt.

In der Pubertät treten derartige Veränderungen ebenfalls auf, sie sind aber glücklicherweise weniger ausgeprägt und vorübergehend. In dieser Lebensphase besteht ein gewisses Kriechverhalten der Gewebe, das zu einer Verminderung der Kohäsion führt. Die Beeinträchtigungen der Statik, die in der Pubertät auftreten, sind meist in Zusammenhang mit dem während der Wachstumsphasen entstehenden Verlust an Kohäsion zu sehen.

Andererseits erhöht das Alter die Kohäsion durch den Flüssigkeitsverlust in den Geweben, die dadurch an Elastizität verlieren, was wiederum zu mehr Spannung in den Verbindungselementen führt. Die Person trocknet aus, wird steifer, weniger mobil und sinkt etwas in sich zusammen.

Über lange Zeiträume aufrechterhaltene Körperpositionen, etwa bei bestimmten beruflichen oder sportlichen Aktivitäten, während des Schlafs oder bei langen unbequemen Reisen können das Kohäsionssystem mehr oder weniger dauerhaft verformen. Aufgrund der Umformung des gesamten Tensegrity-Systems durch die einwirkenden Kräfte und Beanspruchungen können bestimmte Symptome auftreten, die manchmal zeitlich begrenzt Spuren im Untersystem Kohäsion hinterlassen.

Bezüglich der Traktionskraft des Rückenmarks ist zu vermuten, dass diese an bestimmten Verformungen und Fehlbildungen der Wirbelsäule oder an neurologischen Erkrankungen beteiligt ist. Die Arbeiten des Neurochirurgen Royo-Salvador zeigen, dass er interessante Ergebnisse bei bestimmten Pathologien wie der Skoliose, dem Chiari-Syndrom oder der Syringomyelie erzielen konnte. Die von ihm vorgeschlagene Behandlung betrifft das Filum terminale (Royo-Salvador et al., 2005). Entsteht die Wirkung ausschließlich aufgrund der Verringerung der Traktionskraft des Rückenmarks? Das Filum ist sehr reich an Mechanorezeptoren und könnte auf diesem Weg die Haltung beeinflussen, auch wenn dies schwer nachzuweisen ist.

KAPITEL

7 Untersystem „Information"

Etymologisch betrachtet, bedeutet das Wort Information „in Form bringen".

Das Untersystem „Information" ist für die Wirbelsäule insofern wichtig, als es sich mit den zahlreichen Einflüssen befasst, die zur Regulation des Gleichgewichts und des Grundtonus der Wirbelsäule beitragen. Jede somästhetische Information kann auch die Wirbelsäule beeinflussen.

Die Informationsaktivität basiert nicht nur auf zahlreichen Rezeptoren und auf die reflexhafte Verarbeitung der dadurch entstehenden Informationen, sondern auch auf subtileren Aspekten wie die psychoemotionale Ausrichtung der jeweiligen Person.

7.1 Somatische Information

Um unseren Körper und unsere Umwelt wahrzunehmen, legen wir eine Karte unserer Empfindungen an, die es uns ermöglicht unseren Körper auf räumlicher und zeitlicher Ebene abzubilden.

Da die afferenten Informationen sehr unterschiedlich sind, betrachten wir sie aus einem bestimmten Blickwinkel, der es uns erlaubt, die Globalität und die Organisation besser zu erfassen.

7.1.1 Propriozeption

Die Propriozeption ist Gegenstand zahlreicher Studien. Ihre Auswirkungen auf die Physiologie der Gelenkbewegung wurden besonders genau untersucht. Manche dieser Daten liefern uns Osteopathen sehr nützliche Informationen über unsere Tätigkeit und über die Wirkung bestimmter Manipulationen.

Wie wir im Weiteren sehen werden, ist das propriozeptive System wahrscheinlich viel umfassender als man üblicherweise annimmt.

Klassische Definition

Der Begriff Propriozeption wurden von Sherrington am Beginn des 20. Jahrhunderts geprägt und bedeutet wörtlich „Eigenwahrnehmung".

Er bezieht sich auf Informationen, die von **Propriozeptoren,** also Mechanorezeptoren, die in Körperregionen liegen, die keinen direkten Kontakt mit der Außenwelt haben, registriert werden. Durch sie können mechanische Informationen aus dem Inneren des Körpers wahrgenommen werden.

Diese innere Mechanosensibilität wird mit Informationen aus dem Gleichgewichtsorgan des Innenohrs kombiniert und bildet eine Art sechsten Sinn, den angelsächsische Autoren manchmal als die „Augen des Körpers" bezeichnen.

Dieser Sinn bezieht sich auf Afferenzen, die das Zentralnervensystem über den Zustand des Körpers informieren: unser Gleichgewicht, unsere Position und unsere Bewegungen im Raum. Diese Informationen werden für die Kontrolle des allgemeinen Gleichgewichts und die Stabilität der verschiedenen Gelenke verwendet. Sie sind auch der Ausgangspunkt für bestimmte Empfindungen.

Die Propriozeption ermöglicht uns eine globale Kenntnis des Körpers im Raum. Dieses Wissen wird auf der Grundlage von drei Parametern organisiert:

- Wahrnehmung der Körperposition oder Statästhesie
- Wahrnehmung der Körperbewegung oder Kinästhesie
- Wahrnehmung der Gewebespannungen (v. a. Muskelaktivität)

Ein weites Feld

Viele Studien zum Themenbereich Propriozeption befassen sich nur mit drei Informationsquellen der Mechanorezeptoren: die Haut der Fußsohlen, die Sehnen und Muskeln sowie die Kapseln und Bänder.

Dieser Ansatz legt die Vermutung nahe, dass für das Zentralnervensystem (ZNS) nur diese drei Informationsaspekte von Bedeutung sind. Wir haben es also mit einer reduktionistischen Sichtweise zu tun, derzufolge das propriozeptive System ausschließlich auf diesen drei Einheiten basiert. Es wäre demnach ausreichend, wenn die Mechanorezeptoren dem ZNS präzise Informationen über den Druck, die Orientierung der Gelenke, die Geschwindigkeit und die Amplitude der Bewegung liefern, um ein perfektes Funktionieren der Gelenkphysiologie sicherzustellen. Auch wenn diese Informationen tatsächlich notwendig sind, reichen sie keineswegs aus, denn in der Realität gibt es noch eine Vielzahl anderer Details, die insbesondere mit Bezug auf die Wirbelsäule von Bedeutung sind.

Allgegenwart der Mechanorezeptoren

Auch wenn es insbesondere in Muskeln, Sehnen und periartikulären Strukturen sehr viele Mechanorezeptoren gibt, verfügen auch andere Gewebe über Mechanorezeptoren.

Auch wenn ihre Dichte je nach Lage variiert, ihre Form aufgrund des mechanischen Umfelds, dem sie ausgesetzt sind, unterschiedlich sein kann und ihre Funktion oft spezifisch auf die Adaptation oder die Spezialisierung des betroffenen Gewebes zugeschnitten ist, **sind sie doch überall zu finden!**

Man begegnet ihnen vor allem in den Bindegeweben des Körpers (Schleip, 2003), denn im Gegensatz zu einer weitverbreiteten Annahme sind die Faszien sehr stark innerviert.

Schleip (2003) liefert uns in einem exzellenten Artikel über die Neurobiologie der Faszien eine Synthese und eine interessante Sichtweise der Mechanorezeptoren, die wir hier verkürzt wiedergeben:

- Bindegewebe ist überall, es umhüllt, strukturiert, trennt oder isoliert die meisten anatomischen Elemente.
- Einige dieser Elemente wie die Knochen, das Periost, die Ligamente oder die Gelenkkapseln sind nichts anderes als Faszien, die sich auf die Bewegungsfunktion spezialisiert haben und eine besonders hohe Dichte an Mechanorezeptoren aufweisen.
- Die Mechanorezeptoren beschränken sich jedoch nicht nur auf die Elemente, die üblicherweise bei Studien über die Propriozeption berücksichtigt werden. Einige Autoren konnten sogar nachweisen, dass Faszien systematisch mit vier der fünf Basis-Mechanorezeptoren ausgestattet sind.

Informationsnetzwerk

Die Faszienstruktur ist heterogen und hinter dem Begriff **Faszie** verbergen sich zahlreiche Gewebe ähnlicher Natur, aber mit oft sehr unterschiedlichen Realitäten. Auch wenn Faszien embryologisch gesehen einen gemeinsamen Ursprung zu haben scheinen, gibt es gerade was die Anatomie und die Biomechanik der Faszien beim Erwachsenen betrifft noch zahlreiche weiße Flecken.

Wie bereits erwähnt, haben die Arbeiten von J.-C. Guimberteau bestimmte veraltete anatomisch-physiologische Konzepte zu Fall gebracht, vor allem im Hinblick auf die Erklärungen zu den Gleitebenen der Gewebe. Seine in vivo durchgeführten chirurgischen Dissektionen ließen ihn erkennen, dass fasziale Gewebe eine multifibrilläre Kontinuität bilden, die von der Haut bis zum Knochen reicht (Guimberteau, 2005). Mit seinem Konzept des multimikrovakuolären dynamischen Absorptionssystems (MCDAS) zeigte Dr. Guimberteau auf, dass all diese fibrillären Strukturen, unabhängig von ihrem Ursprung, an der Bewegung beteiligt sind.

In diesem kontinuierlichen fibrillären Fasziennetzwerk liegen auch die Mechanorezeptoren. Zudem ist das Netzwerk sehr reich an sensiblen Bahnen. Einige Autoren haben das Fasziennetz sogar mit einem Informationsnetzwerk verglichen (Langevin, 2006).

Es wird vermutet, dass das Fasziennetzwerk auf mechanische Kräfte reagiert und Signale unterschiedlicher Natur durch den menschlichen Körper schickt, und zwar auf der Grundlage unterschiedlicher Zeitskalen:

- So scheinen elektrische Signale das Zentralnervensystem in Echtzeit über den mechanischen Zustand des Körpers zu informieren. Dank dieser Signale kann der Organismus, so wird vermutet, schnell und angepasst auf die jeweiligen mechanischen Ereignisse reagieren.
- Andere Signale zellulären Ursprungs, die nachhaltig registriert werden müssen, könnten an der Mechanotransduktion beteiligt sein. Die Permanenz dieser Signale könnte zur Umformung der Gewebe und damit zu ihrer dauerhaften Anpassung an die mechanischen Bedingungen beitragen.

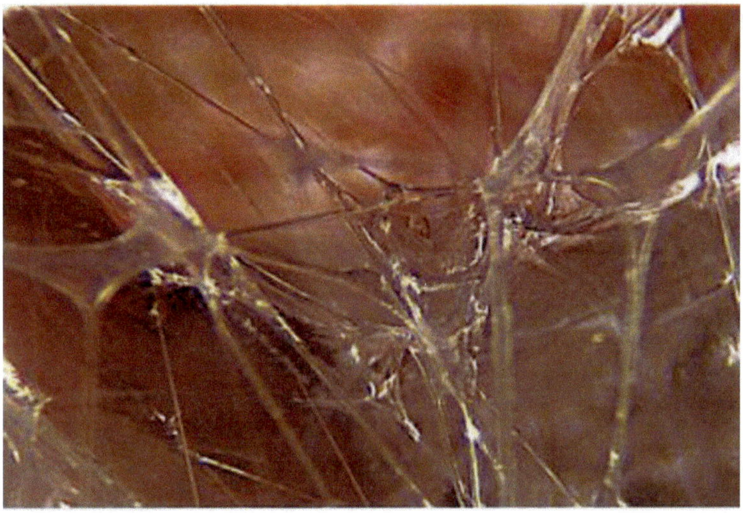

Abb. 7.1 Multifibrillärer Raum Mikrovakuoläre Räume, die durch das Überkreuzen der Fibrillen, die polyedrische Formen bilden, begrenzt werden.
[H149-001]

Verbindet man diese Konzepte mit dem bereits erwähnten Begriff der Tensegrity, dann können wir sagen, dass alle **Verbindungssysteme** des Tensegrity-Systems des Körpers unter neuraler Kontrolle stehen und dass ihr Spannungs- oder Entspannungszustand permanent durch das Zentralnervensystem überwacht wird. Diese Informationen würden demnach auch dazu dienen, die Gewebe histologisch an die Beanspruchungen anzupassen, denen sie ausgesetzt werden (➤ Abb. 7.1).

Morphologie der Mechanorezeptoren

Unter dem Begriff Mechanorezeptoren fasst man all jene Sensoren zusammen, die eine mechanische Gewebeinformation kodieren, d. h. auf mechanische Reize reagieren.

Uneinig ist man sich hinsichtlich der Klassifizierung der Mechanorezeptoren. Einige Autoren behaupten sogar, dass sich die Rezeptoren nicht in unterschiedliche Arten unterscheiden lassen, sondern dass sie eine Art Kontinuum bilden und die verschiedenen beobachtbaren Formen nur die Adaptation an die lokalen Bedingungen widerspiegeln (➤ Abb. 7.2).

Eine erste Unterteilung unterscheidet die Mechanorezeptoren nach ihrer Form und ihrer Art und nennt fünf verschiedenen Arten von Mechanorezeptoren:

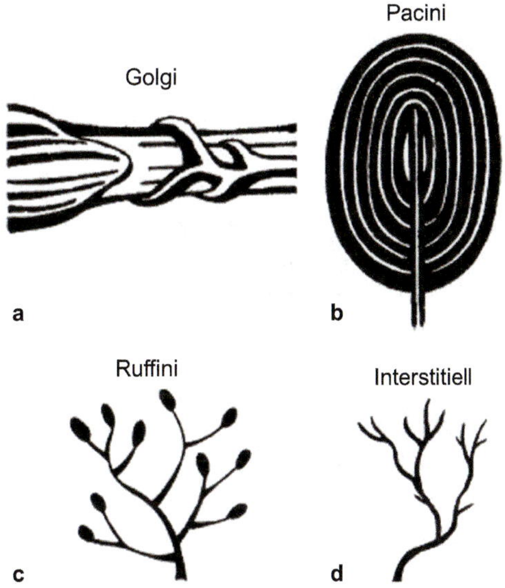

Abb. 7.2 Mechanorezeptoren
[F735-003]

- Muskelspindeln
- Golgi-Rezeptoren
- Pacini-Rezeptoren
- Ruffini-Körperchen
- Interstitielle Rezeptoren

7

Muskelspindeln

Muskelspindeln sind die einzigen spezifisch die Skelettmuskulatur betreffenden Mechanorezeptoren.

Es handelt sich um Rezeptoren mit einer Länge zwischen 5 und 10 mm im fleischigen Muskelbauch der quergestreiften Muskeln. Sie bestehen aus sechs bis zehn sogenannten intrafusalen Muskelfasern, die parallel zu den anderen – extrafusalen – Muskelfasern angeordnet sind. Sie dienen der sensiblen Erfassung der Länge des Muskels.

Pro Muskel gibt es zwischen 35 und 500 neuromuskuläre Muskelspindeln.

Golgi-Rezeptoren

Diese Rezeptoren findet man in den dichten Bindegeweben. Sie werden in zwei Arten unterschieden:

- Die Golgi-Rezeptoren findet man in Ligamenten und Gelenkkapseln, sie sind dehnungssensibel. Sie adaptieren sich langsam und liefern Informationen über die Gelenkstellung.
- Das Golgi-Sehnenorgan liegt im Übergangsbereich zwischen Muskel und Sehne. Es handelt sich nicht um parallel, sondern in Serie zu den extrafusalen Fasern geschaltete Fasern. Es sind Rezeptoren, die die Spannung in den Sehnen messen, die durch die Kraft, die die Sehnen dehnen, aktiviert werden. Sie reagieren nicht auf die passive Dehnung des Muskels.

Die Stimulierung dieser Rezeptoren inhibiert die Alpha-Motoneuronen und bewirkt die Entspannung des Muskels. Die Golgi-Sehnenorgane sind langsam adaptierende Spannungssensoren. Sie verfügen v. a. über eine dynamische Sensibilität und reagiert sowohl auf schnelle Spannungsveränderungen als auch auf statische Spannungsniveaus.

Pacini-Rezeptoren

Diese Rezeptoren werden üblicherweise in zwei Gruppen unterteilt:

- Die relativ großen Vater-Pacini-Körperchen, die durch schnelle Druckveränderungen und Vibrationen aktiviert werden. Sie liegen in den Kapseln und Ligamenten und reagieren vor allem auf die Gelenkbewegung.
- Die kleineren paciniformen Körperchen, die im Wesentlichen die gleichen Eigenschaften haben.

Man findet diese Rezeptoren am Übergang zwischen Muskel und Sehne, in den tiefen Kapselschichten, den Gelenkbändern der Wirbelsäule, in den Faszien und den Muskelhüllen sowie im Peritoneum, im Perikard und in der Pleura mediastinalis.

Ruffini-Körperchen

Die Ruffini-Körperchen sind langsam-adaptierende Rezeptoren. Sie reagieren auf langanhaltenden Druck, auf regelmäßige Dehnungen, man findet sie in allen Geweben, die tangentialen Belastungen ausgesetzt werden, in den Ligamenten der Gelenke, den oberflächlichen Kapselschichten.

Interstitielle Rezeptoren

Die interstitiellen Rezeptoren, die auch als freie Nervenendigungen bezeichnet werden, sind die zahlenmäßig wichtigsten Rezeptoren. Man findet sie überall, sogar im Knochen. Ihre höchste Dichte erreichen sie im Periost.

Lange Zeit glaubte man, dass diese Rezeptoren nur schmerzsensibel sind. Sie wurden sogar als Thermorezeptoren oder Chemorezeptoren bezeichnet.

Die interstitiellen Rezeptoren sind polymodale Rezeptoren, deren große Mehrheit wie Mechanorezeptoren reagieren, d. h. sie reagieren vor allem auf Dehnung bzw. Druck.

Die große Gruppe der interstitiellen Rezeptoren wird in zwei ungefähr gleichgroße Gruppen unterteilt:

- die niedrigschwelligen interstitiellen Rezeptoren, die sogar auf sehr geringe Beanspruchung oder sehr geringe Belastungen reagieren,
- die hochschwelligen interstitiellen Rezeptoren, die auf höhere Beanspruchungen reagieren und wie Nozizeptoren zu funktionieren scheinen.

Aufgrund ihrer Polymodalität können die interstitiellen Rezeptoren durch, aufgrund von Gewebeverletzungen forcierten, Bewegungen oder durch chemische Entzündungsmediatoren aktiviert werden.

Funktionelle Überlegungen

Es gibt eine weitere Klassifizierung, die auf der Innervation der Mechanorezeptoren basiert. Sie betrachtet vermehrt die Beziehungen zwischen den sensiblen, mit den Rezeptoren verbundenen Nervenfasern und die Art der von diesen Rezeptoren kodierten Informationen.

Klassifizierung

Die Funktion eines Mechanorezeptors besteht darin, eine mechanische Information in ein elektrisches Signal (Kodierung in Impulsfrequenz) umzuwandeln (Transduktion). Das elektrische Signal wird über Nervenfasern an das Zentralnervensystem weitergeleitet. Aufgrund der Art der Nervenfasern kann eine Einteilung der übermittelten Information vorgenommen werden.

In dieser Typologie gibt es vier Klassen von Fasern:

- Typ I a umfasst alle Fasern, die aus der Muskelspindel stammen
- Typ I b umfasst die Fasern aus den Golgi-Rezeptoren und den Golgi-Sehnenorganen
- Typ II umfasst alle Fasern aus den Ruffini-Körperchen, den Pacini-Körperchen und den paciniformen Rezeptoren
- Typ III und IV stehen in Verbindung mit den interstitiellen Rezeptoren

Die Fasern jeder Gruppe haben unterschiedliche Durchmesser und unterschiedliche Leitungsgeschwindigkeiten. Dadurch lässt sich die Bedeutung jeder Gruppe im Inneren eines Gelenknervs unterscheiden, sodass daraus der im Gelenk am meisten vertretene Typ an Mechanorezeptoren abgeleitet werden kann.

Rolle der Mechanorezeptoren

Es stellt sich die Frage, warum es so viele Mechanorezeptoren gibt, die in den Untersuchungen zur klassischen Propriozeption nicht berücksichtigt werden. Im Prinzip und weil es im Körper keine unnützen Strukturen gibt, muss die mechanische Information, die sie kodieren und weiterleiten, auf einem bestimmten Niveau des Zentralnervensystems berücksichtigt werden. Um den Sinn dieser Informationen verstehen zu können, erscheint es uns sinnvoll nochmals auf den Begriff der Somästhesie zurückzukommen.

7.1.2 Somästhesie

Definition

Die Somästhesie wird als das sensorische System des Körpers definiert. Das somästhetische System steuert die somatischen Empfindungen, d. h. die Empfindungen aus dem Körper. Die Somästhesie unterscheidet sich von den anderen durch die spezifischen Sinnesorgane vermittelten Empfindungen wie Gesichts-, Hör-, Geschmacks- oder Geruchsinn.

Die Somästhesie umfasst und verarbeitet Signale unterschiedlicher Art und lässt sich in vier Hauptbereiche unterteilen:

- Allgemeine Sensibilität
- Propriozeption
- Nozizeption
- Temperatursensibilität

Innerhalb des somästhetischen Systems können Signale nach ihrem Ursprung unterschieden werden:

- Exterozeptive Signale umfassen die Hautempfindungen der Körperoberfläche.
- Propriozeptive Signale sind mit zahlreichen Geweberezeptoren in Verbindung, die den Organismus über seine Position und seine Bewegungen informieren.
- Interozeptive Signale aus den tiefsten Geweben, vor allem den Gefäßen und den Organen, liefern Informationen über den Zustand dieser Strukturen und über die physikalisch-chemischen Schwankungen des inneren Milieus.

Aufspaltung eines Fachbereichs

Aus Gründen der Einfachheit und der Klarheit kam es in der klassischen Neurophysiologie zur Aufspaltung der Somästhesie in mehrere klar umrissene Unterbereiche. Mehrere Fachbereiche haben sich einiger dieser Unterbereiche bemächtigt, das gilt zum Beispiel für:

- die Bewegungswissenschaften und die Propriozeption,
- die Schmerztherapeuten und die Nozizeption,
- die Neurologen und die allgemeine Sensibilität,
- die Physiologen und die Interozeption.

Diese Liste könnte beliebig fortgesetzt werden, aber auch so wird verständlich, dass die Somästhesie in mehrere mehr oder weniger unabhängige Bereiche „aufgespalten" wurde und bestimmten Fachbereichen zugeordnet wurde, sodass die unverzichtbare Globalität dieser Art von Wahrnehmung verloren ging.

Tatsächlich informiert uns die Somästhesie über unsere verschiedenen Gewebe, über den Zustand unseres Körpers, über unsere Beziehung zur Umwelt und über die Umwelt selbst.

Komplexes sensorisches Organ

Bereits in unserem Buch über die Manipulation peripherer Nerven (Barral, 2011) haben wir eine Tatsache erwähnt, an die hier nochmals erinnert werden sollte: es gibt keine rein motorischen Nerven! Die klassische Anatomie bezeichnet nur jene Nerven als „sensibel“, die eine Hautinnervation besitzen, anders ausgedrückt, ohne Dermatom wird ein Nerv als motorischer Nerv betrachtet.

Diese Klassifizierung übersieht zahlreiche Nervenfasern, die die Gewebesensibilität sicherstellen und die in allen Nerven vorhanden sind.

Wenn man einen Nerv, der in der Anatomie oder der Physiologie als rein motorischer Nerv gilt, betrachtet, stellt man fest, dass er letztlich nur über einen relativ begrenzten Anteil an motorischen Fasern verfügt. Er enthält auch zahlreiche vasomotorische Fasern, aber sein größtes Kapital sind die sensiblen Fasern.

Unter den sensiblen Fasern gehören nur 20 % zu den Fasern von Typ I und II. Die restlichen 80 % bestehen aus Fasern vom Typ III oder IV, also jene, die mit den interstitiellen Rezeptoren verbunden sind.

Die Funktionen dieser Rezeptoren sind mehr oder weniger gut bekannt und werden in Artikeln und Arbeiten zu diesem Thema oft nur wenig dokumentiert. Dennoch besteht die essenzielle Funktion der daraus entstehenden sensiblen Fasern darin, Informationen über den Zustand des myofaszialen Gewebes zu liefern. Diese Fasern sichern die Sensibilität der Muskelfasern, der Muskelsepten (Epimysium, Perimysium, Endomysium), der Aponeurosen und der Hüllfaszien.

Schleip (2003) unterstreicht daher, dass unser reichstes und umfangreichstes Sinnesorgan weder das Auge noch das Ohr oder die Haut ist, sondern vielmehr unsere Muskeln und Faszien. Für die am häufigsten vorkommenden Fasern vom Typ III und IV schlägt er sogar den Begriff **interstitielle Rezeptoren der myofaszialen Gewebe** vor, um diese Familie von Rezeptoren spezifisch zu benennen.

Wie erwähnt, handelt es sich bei den interstitiellen Rezeptoren um **polymodale** Rezeptoren: Mechanorezeption, Nozizeption, Chemozeption und Thermozeption sind hier eng miteinander verbunden. Angesichts dieser Verschränkung muss jeder Versuch eine sensorische Modalität zu unterscheiden notwendigerweise künstlich und willkürlich erscheinen.

Aus diesem Grund vertreten wir persönlich die Ansicht, dass die Propriozeption Teil eines Informationsnetzwerks ist, das weit über jene Elemente hinausgeht, die als Teil des Muskel-Skelett-Systems bekannt sind. Wir glauben, dass die echte Propriozeption eine somästhetische Wahrnehmung ist, die alle Informationen, die von den verschiedenen Körperrezeptoren geliefert werden, integriert. Unabhängig von Begriffen und Definitionen ist es wohl nicht die Propriozeption, sondern die somästhetische Ebene, die es uns ermöglicht, eine echte „Wahrnehmung von uns selbst“ zu erlangen.

Dies bedeutet für uns, dass nur wenn diese Rezeptoren ihren Input korrekt liefern können, der Körper in perfekter Synergie mit seinen verschiedenen Bestandteilen arbeiten kann.

7.1.3 Spinale Informationen

Das Rückenmark ist ein wichtiges Zentrum zur Sammlung der für die Entwicklung dieser somästhetischen Darstellung erforderlichen Informationen. Seit den Arbeiten von Irvin Korr über die Fazilitation des Rückenmarkssegments, wissen wir, dass jedes Wirbelsäulenarthron auch von den Informationen, die das Hinterhorn des Rückenmarks auf seiner Segmentebene erreichen, betroffen ist.

Diese segmental organisierten Informationen stammen aus vier verschiedenen Quellen:

- Haut
- Muskel- und Skelettgewebe der Wirbelsäule
- Organe und Gefäße
- Nerven und Meningen

Information aus der Haut

Die Haut ist ein höchst wichtiges sensorisches Organ. Da sie direkten Kontakt zur Außenwelt hat, ist sie auch die Schnittstelle zwischen dem Organismus und seiner Umwelt.

Die Haut ist auch eine Quelle für eine Vielzahl afferenter Informationen, wobei die Rezeptordichte von einer Region zur anderen sehr stark variieren kann. Mit Ausnahme der Hornschicht der Haut sind die drei Hautschichten – Unterhaut, Lederhaut, Oberhaut – innerviert.

Die Haut empfängt ständig eine Vielzahl von physikalischen, chemischen oder biologischen Reizen. Gleichzeitig ist sie selbst Ausgangspunkt sehr vieler Reflexe.

Die Haut des Rückens hat nur eine geringe Diskriminationsfähigkeit, sie verfügt nur über eine geringe Menge an Rezeptoren. Zum Vergleich, im Bereich der Fingerkuppen liegt die Diskriminationsschwelle der Haut bei 1–2 mm, während sie am Rücken bei 40 mm liegt.

Mit Ausnahme des ersten Halswirbels zentralisieren alle Wirbelsäulensegmente die Informationen ihres Dermatoms, das entweder im Rumpf oder an den Extremitäten liegt.

Die Dermatome des Rückens werden durch Äste des R. posterior des Spinalnervs innerviert:

- Der R. cutaneus medialis tritt auf Höhe des Proc. spinosus des Wirbels des gleichen Segments aus.
- Der R. cutaneus lateralis tritt meist etwas unterhalb des Referenzwirbels aus.

Informationen aus der Wirbelsäule

Die Wirbelsäule liefert zahlreiche propriozeptive Informationen über ihre statischen und dynamischen Funktionen.

Diese Informationen haben eine retroaktive Wirkung. Sie adaptieren und harmonisieren die Haltungs- oder Bewegungskomponenten der Wirbelsäule.

Informationen aus Sehnen und Muskeln

Die Muskeln der Wirbelsäule werden von den für die Muskelspindel und das Golgi-Sehnenorgan typischen I a- und I b-Fasern innerviert.

Die Dichte der Muskelspindeln pro Gramm Muskel gibt darüber Auskunft wie fein die Bewegungen sind, die der Muskel ausführen kann. Im Bereich der Halswirbelsäule ist die Muskelspindel-Dichte bei den Muskeln besonders hoch, die an den Reflexen und den kraniozervikalen Bewegungen beteiligt sind.

Die Golgi-Sehnenorgane weisen am Rücken keine gleichmäßige Verteilung auf. Ihre Konzentration ist in den Halsmuskeln besonders hoch. Diese Rezeptoren findet man auch entlang der inneren Aponeurosen, an den Ansatzstellen der Muskeln an den Wirbelfortsätzen, in den Kapseln und den Bändern der Wirbelsäule.

Informationen aus den Gelenken

Alle Gelenkgewebe besitzen Mechanorezeptoren vom Fasertyp II wie die Pacini-Rezeptoren und die Ruffini-Körperchen sowie interstitielle Rezeptoren vom Typ III und IV.

Diese Rezeptoren befinden sich meist in der subsynovialen Schicht der Gelenkkapsel und im Bereich der Bandansätze.

Informationen aus den Bandscheiben

Der Discus intervertebralis verfügt über eine doppelte Innervation, die sowohl aus autonomen wie auch aus somatischen Nervenfasern besteht. Der anteriore Teil des Diskus wird ausschließlich durch sympathische Fasern versorgt. Der posteriore Anteil wird durch den R. meningeus[1] versorgt, der sowohl sympathische als auch somatische Fasern enthält (➤ Abb. 7.3).

Mechanorezeptoren wurden auch im Anulus fibrosus des menschlichen Discus intervertebralis, vor allem in den zwei oder drei äußersten Lamellen und im Lig. longitudinale anterius gefunden. Morphologisch betrachtet gehören sie zu den Pacini-Rezeptoren, den Ruffini-Körperchen und den Golgi-Rezeptoren.

Die Präsenz der Rezeptoren im Diskus und im Lig. longitudinale anterius hat beachtliche physiologische und klinische Auswirkungen. Damit erhält die Person Informationen über die Haltung und die Wirbelsäulenbewegung. Zusätzlich zu ihren propriozeptiven Informationen sind die Mechanorezeptoren der Bandscheiben auch an der Aufrechterhaltung des spinalen Muskeltonus beteiligt und scheinen der Ausgangspunkt für Abwehrreflexe zu sein.

Informationen aus Organen und Gefäßen

Lange Zeit wurden die Beziehungen zwischen den Organen und dem autonomen Nervensystem als Ein-

[1] Andere Bezeichnungen des Nervs sind: R. recurrens, N. sinuvertebralis, Luschka-Nerv. Anm.d.Übers.

7

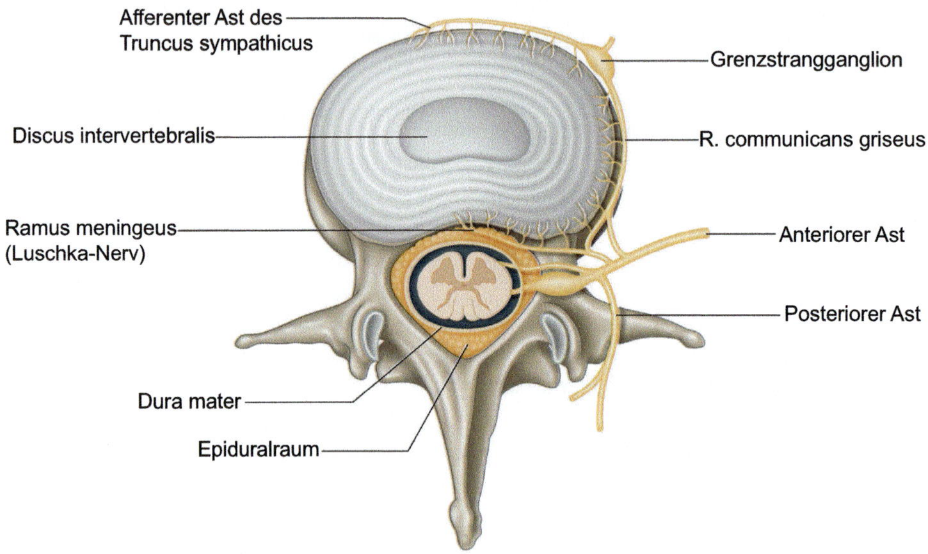

Abb. 7.3 Innervation des Discus intervertebralis [L268]

bahnsystem betrachtet. Das autonome Nervensystem wurde vor allem als efferentes System angesehen, deren zwei Komponenten – Sympathikus und Parasympathikus – die viszerale Aktivität modulieren.

Heute wissen wir, dass die viszerale Sensibilität eine selbstständige sensorische Modalität ist. Obwohl die Informationen oft unbewusst weitergeleitet werden, ist sie mit den anderen Formen der Sensibilität vergleichbar. Gewisse funktionelle Pathologien und immunologische Abwehrmechanismen werden sogar mit Anomalien in der viszeralen Sensibilität in Zusammenhang gebracht.

Interozeption

Die Interozeption ist ein Sinn, der uns über den internen Zustand unseres Körpers informiert. Nur wenige interozeptive Informationen gelangen auf die bewusste Ebene, die Mehrheit dieser Informationen wird ohne unser Wissen für die zahlreichen physiologischen Regulationsmechanismen verwendet.

Viszerale Sensibilität

Die alltäglichen Funktionen unserer Organe entzieht sich unserer bewussten Kontrolle, außer wenn sie Schmerzen auslösen. Dennoch bilden sensible Fasern einen sehr wichtigen Teil der viszeralen Nerven (Méi, 1998).

Die sensiblen Fasern aus den inneren Organen stammen jeweils aus dem gesamten Organ und all seinen Schichten: Epithel, Tunica muscularis und Tunica serosa (Méi, 1998).

Die viszeralen Neuronen sind vor allem während der physiologisch aktiven Phase der Organe aktiv. Sie übermitteln nicht ausschließlich und nicht vor allem Schmerzbotschaften wie man lange angenommen hatte, sondern auch zahlreiche Botschaften von physiologischer Bedeutung (Méi, 2009).

Diese werden vornehmlich über die sensiblen Fasern des parasympathischen Systems weitergeleitet, auch wenn die sensiblen Fasern des sympathischen Systems ebenfalls und im geringen Ausmaß beteiligt sind.

Die Schmerzbotschaften verlaufen hauptsächlich über den Sympathikus, wie schon lange angenommen, aber auch, in geringerem Ausmaß, über den Parasympathikus (➤ Abb. 7.4).

Ligamentäre und fasziale Sensibilität

Andere afferente Bahnen verlaufen über den Sympathikus. Dabei handelt es sich vornehmlich um Fasern aus den Ligamenten, den Mesos, den Omenta

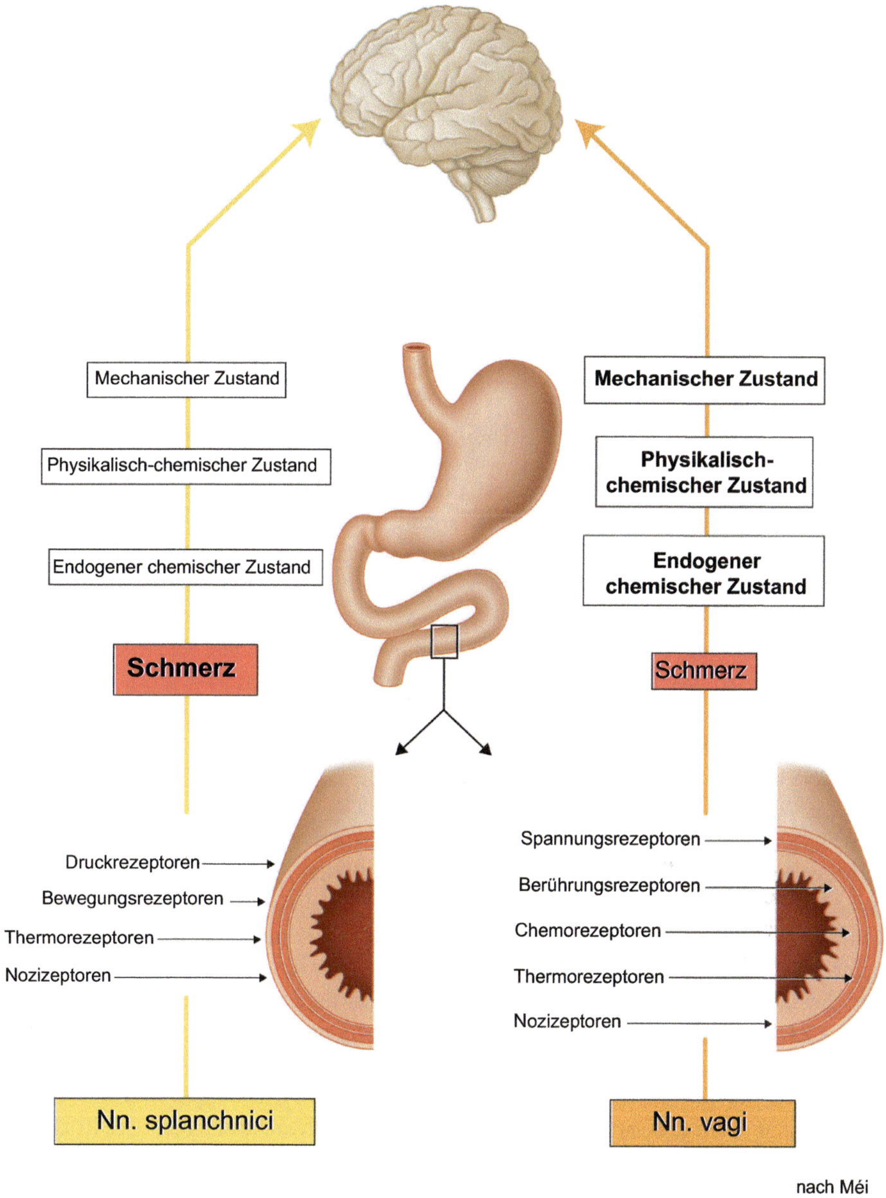

Abb. 7.4 Die viszeralen Botschaften [L268]

und der Tunica serosa der Organe (Buser und Imbert, 1994). Die Innervation dieser Elemente umfasst einen gewissen Anteil an Fasern vom Typ II, die auf die Präsenz von Pacini-Rezeptoren und Ruffini-Körperchen hinweisen. Der Großteil der Fasern gehört zum Typ III und IV, ein Hinweis auf die Prädominanz von interstitiellen Rezeptoren.

In den Bindegewebsstrukturen der Organe und in der Adventitia der Gefäße findet man zahlreiche Mechanorezeptoren, vor allem interstitielle Rezeptoren sowie auch Pacini-Rezeptoren. Selbst die viszeralen Adhäsionen werden innerviert und verfügen über Mechanorezeptoren (Sulaiman, 2001).

All diese Mechanorezeptoren werden durch Dehnung oder Bewegung der Organe oder durch Zugbelastungen des Gewebes aktiviert (Lüllman-Rauch, 2008).

Manche Rezeptoren reagieren auch auf Vibrationen und ihre Stimulation scheint ein Unbehagen oder ein Unwohlgefühl vergleichbar mit den bei Reisekrankheit auftretenden Symptomen auszulösen.

Einige interstitielle Mechanorezeptoren verhalten sich wie Nozizeptoren, sie weisen auf Reizungen, Entzündungen oder Läsionen des Organs oder der Organhülle hin, etwa bei einer Peritonitis.

Gravizeption: das Gefühl von Vertikalität

Die Gravizeption ist der Sinn, der uns die Schwerkraft wahrnehmen lässt. Dieses Gefühl von Vertikalität ist eine typisch menschliche Fähigkeit, die Menschen die Vertikale wahrnehmen lässt. Ausgehend von diesem Vertikalitätssinn entwickelt der Mensch eine innere Vorstellung für die Vertikalität, die er sowohl explizit als auch implizit verwenden kann. Sie hilft ihm seine aufrechte Haltung zu lenken und zu kontrollieren oder einen Teil seines räumlichen Umfelds einzuordnen.

In den 1980er Jahren postulierte Mittelstaedt (1983), dass der Vertikalitätssinn die Summe aus einem vestibulären und einem körperlichen Vektor sei. Seither haben psychophysische Experimente gezeigt, dass die Wahrnehmung der Vertikalität durch mehrere Sinne entsteht. Nach Barra und Pérennou (2013) ist der Vestibularapparat für den Vertikalitätssinn entscheidend, aber nicht ausreichend. Die Gravizeption basiert vor allem auf bisher unbekannten Gravizeptoren im Bereich des Rumpfs (Mittelstaedt, 1996).

Vielleicht erscheint es auf den ersten Blick etwas merkwürdig die Wahrnehmung der Vertikalität mit viszerovaskulären Informationen in Bezug zu setzen, aber nach Mittelstaedt (1996) erfolgt die somatische Gravizeption über zwei unterschiedlichen Bahnen, die auch Informationen aus den Organen und Gefäßen einbeziehen:

- Die erste Bahn verwendet das Rückenmarkssegment Th11 als Eingangspforte ins Zentralnervensystem.
- Die zweite Bahn erreicht das Gehirn oberhalb von C6, wahrscheinlich über den N. phrenicus oder den N. vagus.

Die erste Bahn wird durch eine bilaterale Nephrektomie unterbrochen. Auch wenn der genaue Mechanismus noch nicht bekannt ist, zeigt dieser Umstand, dass die Nieren unsere Wahrnehmung der Schwerkraft beeinflussen.

Die Funktion der zweiten Bahn scheint in Zusammenhang mit der Trägheit des Blutvolumens in den großen Gefäßen zu stehen. Es scheint, dass diese Trägheitskräfte nicht von Barorezeptoren, sondern von Mechanorezeptoren in den mechanischen Stützstrukturen der großen Gefäße gemessen werden. Die hydrostatischen Auswirkungen des viszeralen Volumens und der abdominalen Gefäße könnten an dieser Bahn ebenfalls beteiligt sein (Mittelstaedt, 1998).

Barra und Pérennou (2013) sprechen von Modellen zur inneren Vorstellung der Vertikalität. Diese Modelle sind dynamische neurale Konstrukte, die die Informationen aus den verschiedenen Sinnesorganen synthetisieren und afferente und efferente Informationen verbinden. Die Autoren gehen davon aus, dass diese inneren Modelle ein Bild der physischen Bedingungen unserer Umwelt erzeugen, um die mit der Wahrnehmung der Vertikalität verbundenen sensorischen Mehrdeutigkeiten aufzulösen.

Informationen aus dem ZNS und den Meningen

Schädelhöhle und Spinalkanal bilden das schützende Gehäuse für das Zentralnervensystem. Der Spinalkanal ist dabei der verformbare Teil, der das Rückenmark und den Beginn der Spinalnerven enthält.

Die auf diese Nervenstrukturen einwirkenden mechanischen Belastungen sind eine wichtige Informationsquelle, aufgrund derer Feedback-Reaktionen im Kranium und in der Wirbelsäule erzeugt werden.

Innervation der Meningen

Die Innervation der Hirnhäute erfolgt hauptsächlich durch die Hirnnerven und vor allem durch den N. trigeminus. Zusätzlich werden sie, insbesondere in der hinteren Schädelgrube, auch durch den N. vagus und den N. hypoglossus innerviert. Diese Region wird zudem von den oberen Zervikalnerven versorgt, wobei die sensiblen Nervenfasern aus den Nervenwurzeln C1, C2 und manchmal sogar C3 stammen.

Aus klinischer Sicht lassen sich über diese Verbindung Schmerzreaktionen zwischen den Hirnhäuten und der oberen Halswirbelsäule erklären. Die Hirnhäute senden Informationen an die obere Halswirbelsäule und umgekehrt, einige Formen von Kopfschmerz haben ihre Ursache in der Halswirbelsäule. Allerdings ist es nicht immer leicht festzustellen, wo die Ursache und wo die Auswirkung liegt.

Innervation des Epiduralraums

Die Rückenmarkshäute haben eine segmentale Innervation. Sie erhalten auf jedem Wirbelsäulensegment ihre Innervation über Nervenfasern aus dem R. meningeus (➤ Abb. 7.5).

Aufgrund der sehr reichen Innervation der beiden, den Epiduralraum begrenzenden Durablätter gilt dieser Raum als reflexogene Schnittstelle für Bewegungen. Er steht permanent unter „genauester Beobachtung" und kann Ausgangspunkt von zahlreichen vertebralen Abwehrreflexen sein (➤ Abb. 7.6).

Innervation der Nerven

Auch das Fasziengewebe der Nerven verfügt über eine eigene Innervation. Insbesondere das Epineurium und das Perineurium sind mit Nervi nervorum ausgestattet. Diese Nervenversorgung ist auf allen Ebenen des peripheren Nervensystems vorhanden.

Die Rezeptoren sind polymodal und reagieren somit auf eine Vielzahl von Reizen. Man könnte sagen, dass sie den Nerv ständig „abhören". Sie registrieren jede Veränderung im physikalischen und biochemischen Umfeld des Nervs. Es konnte auch nachgewiesen werden, dass diese Nerven eine Rolle bei der Nozizeption spielen. (Bove, 2008).

Im Bereich des Spinalkanals und der Foramina intervertebralia sind die Vorder- und die Hinterwurzel, der gemischte Nerv und die zahlreichen intraspinalen Wurzeln der Cauda equina mit Nervi nervorum und Mechanorezeptoren ausgestattet.

Spinalganglion

Im Spinalganglion konzentrieren sich die Zellkörper aller afferenten Fasern, die über den Spinalnerv weitergeleitet werden.

Auf Ebene des Zentralnervensystems werden Konzentrationen von Neuronen allgemein als Kern oder Zentrum bezeichnet. Das Spinalganglion sollte aus funktioneller Sicht ebenfalls so bezeichnet werden.

Es handelt sich um eine Art „kleines Gehirn", das an den Spinalnerv angeschlossen ist und in einem eng begrenzten Raum liegt, wo es leicht gereizt oder komprimiert werden kann, insbesondere im Bereich der Lendenwirbelsäule. Verschiedene Studien konnten aufzeigen, dass Verletzungen des Spinalganglions Schmerzen oder Allodynie im entsprechenden Dermatom verursachen können (Nakamura et Myers, 2000).

Hinzu kommt, dass das Bindegewebe des Spinalganglions ebenfalls Nervi nervorum und Mechanorezeptoren besitzt und damit zum Reflexverhalten des Nervs beiträgt.

7.2 Psychoemotionale Informationen

Emotionen und die psychische Aktivität im Allgemeinen wirken sich auf die Haltung des Menschen aus. Es ist leicht nachzuvollziehen, dass der Grad an An- oder Entspannung auch in der Veränderung der Muskelaktivität in unserem Rücken erkennbar wird. Eine Massage, Entspannungstechniken oder Meditation verringern diese Muskelaktivität, während Überforderung, immer wiederkehrende Gedanken oder Eile die gegenteilige Wirkung erzeugen.

Diese muskulären Veränderungen können kurz und vorübergehend sein und sich auf die Haltung auswirken. So kann etwa die Niedergeschlagenheit, die wir durch eine schlechte Nachricht verspüren, vorübergehend zur Verstärkung der Kyphose in der Brustwirbelsäule führen.

Manchmal setzen sich diese Haltungsveränderungen auf Dauer fest und verändern, abhängig von der Persönlichkeit, dem Kampfgeist, der Apathie, der Reaktivität oder der Gleichgültigkeit der Person, die Morphologie des Rumpfs. Das was wir als den Habitus bezeichnen, d. h. die Art des Seins oder das allgemeine Erscheinungsbild eines Menschen, ist nicht nur Ausdruck seines Gesundheitszustands, sondern auch seiner psychoemotionalen Ausrichtung.

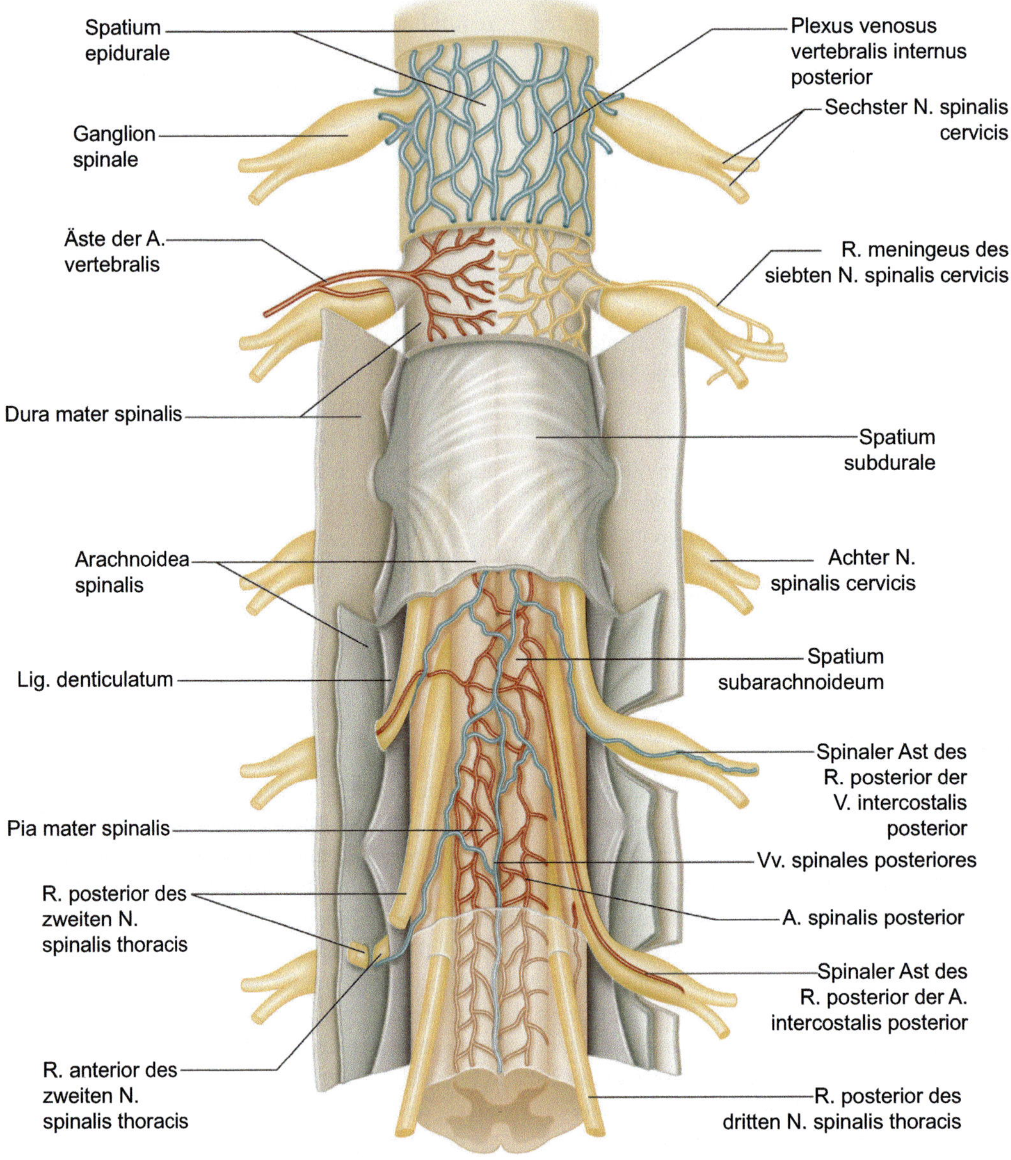

Abb. 7.5 Innervation der Rückenmarkshäute [L268]

7.3 Die verschiedenen Beanspruchungen

Wir widmen uns nun den pathophysiologischen Aspekten, die mit dem Untersystem Information verbunden sind und welche Auswirkungen sie auf die Wirbelsäule haben.

7.3.1 Reaktionen der Wirbelsäule

Die Wirbelsäule ist jene Körperregion, deren Muskulatur häufig auf Einflüsse von anderswo im Körper reagiert. Daher ist es wichtig, dass bei Muskelverspannungen, Schmerzen oder somatischen Dysfunktionen eine genaue Diagnose erstellt wird.

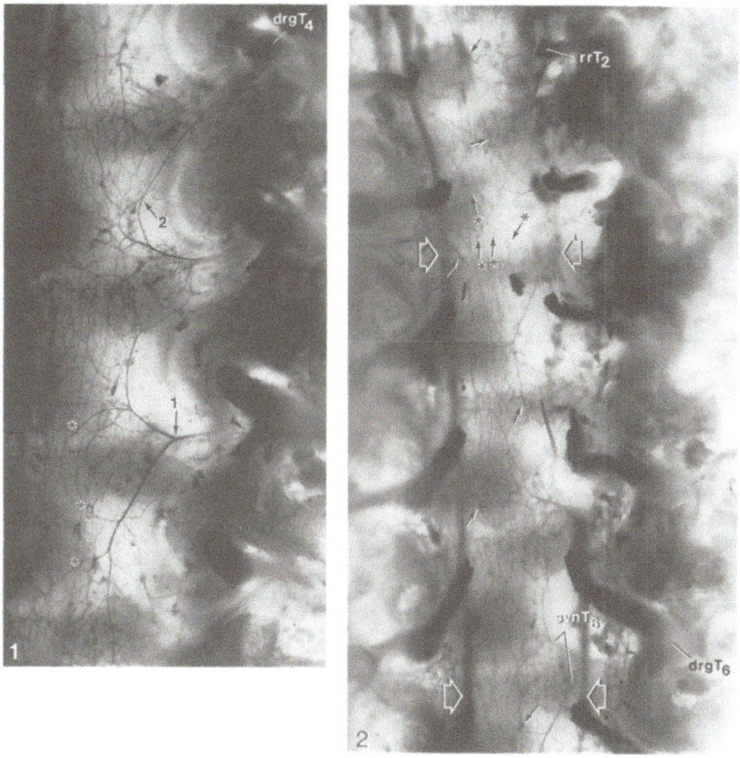

Abb. 7.6 Innervation der Dura mater
1. Posterolaterale Ansicht des Plexus nervosus des Lig. longitudinale posterius auf Höhe Th4-Th7. Auf Höhe von Th6 zweigt der R. meningeus (1) ab. Auf Höhe von Th5, dicker R. meningeus ascendens (2), der mit dem aus Th4 stammenden R. meningeus descendens anastomiert.
2. Posteriore Ansicht des Spinalkanals auf Höhe von Th2–Th7 nach vollständiger Laminektomie. Die ventrale Dura mater spinalis weist einen dichten längsverlaufenden Nervenplexus auf. Die leicht gewölbten und nach posterior gerichteten Nerven stammen aus primären Ästen der Rr. meningei (Pfeile) und des Nervenplexus des Lig. longitudinale posterius (Pfeile mit Sternchen). drg: Ganglion der Hinterwurzel, svn: R. meningeus.
[H148-001]

Um einem Patienten zu helfen, genügt es nicht einen verspannten, schmerzhaften oder verkrampften Muskel zu entspannen. Möglicherweise ist der betroffene Muskel Teil einer lokalen oder lokal-regionalen Schutzstrategie des Körpers, sodass das Ergebnis der Behandlung ganz anders ausfällt als wir erwartet haben!

Fazilitiertes Segment

Irvin Korr, dem wir mehrfach persönlich begegnet sind, definierte den Begriff des fazilitierten Segments. Dieser Begriff wird in zahlreichen Publikationen verwendet und dient oft als Erklärung für verschiedene Manipulationen. Aber was bedeutet er eigentlich konkret?

Modell von Korr

I. Korr erstellte ein Modell für eine Reflexreaktion, an der das Spinalnervenpaar und das dazugehörende Rückenmarkssegment beteiligt sind.

Normalerweise gibt es im Rückenmarkssegment eine Art Isolierung, die dazu führt, dass nicht jeder afferente Reiz sofort die Entladung der efferenten Neuronen bewirkt. Die Entladung eines efferenten Neurons erfolgt erst, wenn das Membranpotenzial durch die vielen mit dem Neuron verbundenen afferenten Fasern ausreichend abgesenkt wurde.

Nach Korr kann die Reizschwelle dauerhaft abgesenkt werden, wenn das betreffende Segment mit afferenten Informationen bombardiert wird. Diese Form der herabgesetzten Reizschwelle bezeichnete er als Fazilitation.

Die neuronale Entladung wird dauerhaft „fazilitiert" (erleichtert) und das hat Auswirkungen auf alle – sensible, motorische und autonome – Fasern des betroffenen Rückenmarkssegments. Die Fazilitation betrifft somit das gesamte Metamer und beeinflusst die Funktion aller Gewebe in seinem Bereich: Dermatom, Sklerotom, Myotom, Viszerotom, Angiotom.

Unter den Strukturen, die für das Phänomen der Fazilitation verantwortlich sind, bilden die Mechanorezeptoren und die Nozizeptoren eine wichtige Gruppe von Afferenzen. Korr unterstreicht allerdings, dass jede verletzte oder dysfunktionale Struktur innerhalb des Metamers Auslöser für die Fazilitation sein kann, vorausgesetzt sie ist innerviert.

Die Beeinträchtigung eines Organs, eines Ligaments, der Rückenmarkshaut, die Entzündung oder die einfache Reizung einer Struktur kann somit Ausgangspunkt für erhöhten afferenten Input in das Rückenmark sein und damit für eine mehr oder weniger symptomatische Fazilitation verantwortlich sein.

7

Das Modell der segmentalen Fazilitation von Irvin Korr brachte zwar keinen Beweis für die tatsächliche Existenz des somatoviszeralen Reflexes, dafür aber für die Existenz des viszerosomatischen Reflexes.

Aus der Sicht der osteopathischen Diagnose muss das betroffene Rückenmarkssegment als „neurologische Linse" betrachtet werden, in der alle mit der Reizung verbundenen Informationen gebündelt werden.

Modell von van Buskirk

R.-L. van Buskirk entwickelte das von Korr erstellte Modell weiter (Van Buskirk, 1990). Er präzisierte einige Aspekte, die Antworten auf zwei Fragen liefern:

- **Das fazilitierte Segment wird bombardiert, aber wodurch? Und durch wen?**
  - Van Buskirk befasste sich mit einigen die Nozizeption und die Nervenfasern vom Typ III und IV betreffenden Begriffen und zeigte auf, dass nur die potenziell nozizeptiven Informationen ein Segment fazilitieren können, nicht jedoch alle von den Mechanorezeptoren gelieferten physiologischen Informationen.
  - Da diese Fasern in allen Bindegeweben vorhanden sind, können alle Gewebe am Phänomen der Bombardierung beteiligt sein und somit den Ausgangspunkt für die Fazilitation bilden.
- **Das fazilitierte Segment entlädt sich, aber was entlädt es?** Van Buskirk erklärte die Wirkung der zentrifugalen Nervenimpulse, die alle zum fazilitierten Rückenmarkssegment gehörenden Gewebe erreichen: sie lösen vor allem motorische und sekretorische Reaktionen in dem vom Segment abhängigen somatischen Territorium aus. In seinem Modell erläutert Van Buskirk insbesondere zwei Arten von Reflexen: den nozizeptiven und den nozivegetativen Reflex.

Muskuläre Reaktionen

Die nozizeptiven Reflexe bewirken spezifische Muskelkontraktionen als Reaktion auf eine nozizeptive Stimulierung. Auf diese Weise können sich zahlreiche Abwehrreflexe organisieren, sobald eine bestätigte oder vermutete Gefahr für eine anatomische Struktur oder ein Gewebe besteht.

Die abwehrende Muskelanspannung dient meist dazu, jenes Element zu schützen, das durch eine Bewegung oder die Haltung überbelastet wird. Es scheint als nutze unser Körper diese Art der Reflexantwort, um gereizte, entzündete oder verletzte Gewebe zu verteidigen.

Die Reflexaktivität kann ein oder mehrere Rückenmarkssegmente umfassen. Ihr Ziel ist es, die nozizeptive Aktivität in den leidenden Geweben zu reduzieren.

Unter den Strukturen, die am häufigsten Auslöser für Abwehrphänomene in der Wirbelsäule sind, findet man viszerale Elemente, vaskuläre Strukturen und neuromeningeale Gewebe. Degenerative Prozesse des Discus intervertebralis scheinen ebenfalls oft beteiligt zu sein (➤ Abb. 7.7).

Neurovegetative Reaktionen

Die nozivegetativen oder noziautonomen Reflexe betreffen die neuronalen Verbindungen mit dem autonomen Nervensystem.

Die von nozivegetativen Reflexen ausgelösten Reaktionen sind vielfältig und abhängig von der Region, in der sie auftreten: herzstärkende Wir-

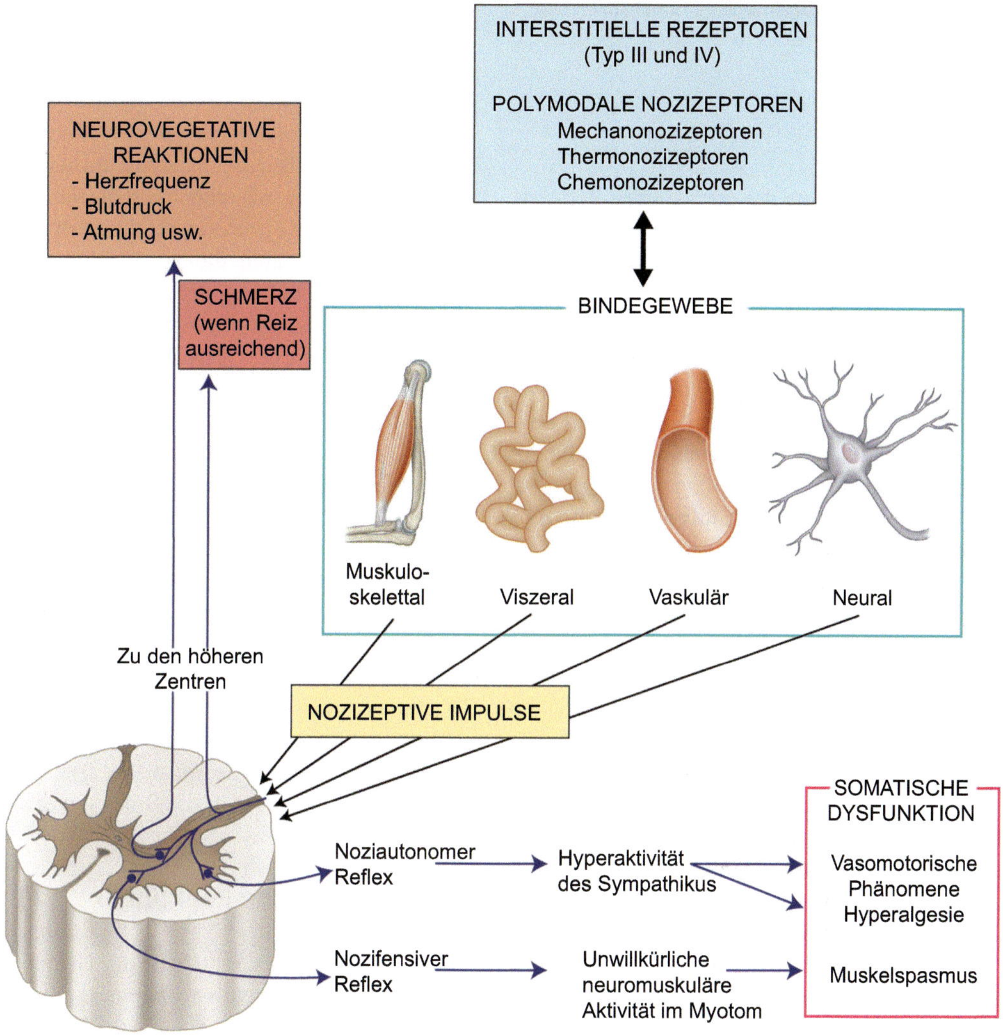

Abb. 7.7 Nozizeptive und nozivegetative Reflexe [L268]

kungen, vaskuläre Reaktionen wie Vasokonstriktion oder Vasodilatation, gastrointestinale Stase, Bronchodilatation, ... Die sympathische Reaktion ist im betroffenen Wirbelsäulensegment am stärksten und das Fortbestehen der sympathischen Aktivität kann sich letztlich schädigend auf das Organ auswirken. Die lokale Immunfunktion kann ebenfalls verringert werden.

Der nozivegetative Reflex wird manchmal durch den nozizeptiven Abwehrreflex verstärkt. In dem von der Abwehrreaktion betroffenen Skelettmuskel können die beta-adrenergen Rezeptoren auch durch einen nozivegetativen Reflex stimuliert werden. Dadurch werden chemische Botenstoffe wie Histamin und Bradykinin freigesetzt, die ein lokales Ödem im Muskel erzeugen.

Vergessen wir dabei nicht, dass die Faszienhüllen des Muskels zahlreiche Fasern vom Typ III und IV enthalten, woraus sich zumindest zwei Konsequenzen ergeben:

- Auf lokaler Ebene wird die muskuläre Hypertonie oft durch eine Hyperalgesie des Muskels verstärkt, die lokalen Schmerz auslöst.
- Auf Distanz erzeugen die nozizeptiven Informationen eine Feedback-Reaktion, die die

Fazilitation des Rückenmarksegments zusätzlich verstärken kann.

Viszerosomatische Reaktionen

Zur Veranschaulichung des nozizeptiven Reflexes viszeralen Ursprungs betrachten wir kurz die Abwehrspannung. Diese reflektorisch fortschreitende Kontraktur der Bauchdeckenmuskulatur tritt zum Beispiel bei Peritonitis auf.

Die Entzündung des Peritoneums stimuliert die Nozizeptoren und den Sympathikus. Sie kann lokal begrenzt oder diffus, chemischen oder infektiösen Ursprungs sein und von einer Entzündungsreaktion begleitet werden.

Bei lokal begrenzter Entzündung sind die klinischen Zeichen eindeutig und gut lokalisierbar: Abdominalschmerzen führen oft zu erhöhter Schmerzempfindlichkeit der Haut und der tiefen Gewebe, begleitet von tonischen Muskelspannungen im Bereich des Entzündungsherds. Die Kontrakturen lassen einen Zusammenhang zu bestimmten Pathologien erkennen: Abwehrspannung am McBurney-Punkt bei Appendizitis, Murphy-Zeichen bei Cholezystitis usw.

Die Aktivierung des autonomen Nervensystems führt häufig zu einem reflektorischen Ileus (Darmverschluss), der zur Dehnung der Organe führt und damit die Schmerzen verstärkt und so einen echten Teufelskreis in Gang setzt.

Der Begriff **Abwehr** bezieht sich auf die **einzig mögliche Reaktion** des Körpers: die Muskelkontraktur, die die leidende Zone zu schützen versucht.

Die Entzündung kann manchmal auch bestimmte Muskeln wie den M. psoas betreffen und eine sogenannte Psoitis erzeugen.

Der Schmerz kann sich auch auf den Rücken projizieren, etwa bei Pankreatitis oder Cholezystitis. Dabei handelt es sich im Allgemeinen um eine muskuläre Hyperalgesie in einem oder mehreren Segmenten.

Diese nozizeptiven Mechanismen können in unterschiedlicher Ausprägung dadurch entstehen, dass viszerale Reize die Rezeptoren aktivieren, dazu gehören:

- viszerale Muskelspasmen,
- Dehnung der Hohlorgane,
- Spannungen an den Mesos und Omenta,
- viszerale, peritoneale, pleurale oder perikardiale Entzündungen,
- Sauerstoffmangel oder verminderte Durchblutung des Organs.

All diese Phänomene können nozizeptive Kreisläufe in Gang setzen, sie reichen aber nicht aus, um bewussten Schmerz zu erzeugen. Allerdings führt die nozizeptive Aktivierung zu myofaszialen Reaktionen in den Wirbelsäulensegmenten, die mit dem betroffenen viszeralen Bereich in Bezug stehen.

Therapeuten, die mit viszeralen Manipulationen vertraut sind, wissen, dass sich eine viszerale Dysfunktion oder Adhäsion fast immer auch in der Wirbelsäule manifestiert und dass sehr viele somatische Dysfunktionen der Wirbelsäule Ausdruck eines viszeralen Problems sind. Eine Studie konnte sogar nachweisen, dass Adhäsionen im Peritoneum sensible Nervenfasern besitzen, deren nozizeptive Ausrichtung sich zu bestätigen scheint (Sulaiman, 2001).

Andererseits kann die Fazilitation der sympathischen Bahnen einen sympathikotonen Zustand erzeugen, der eine viszerale Dysfunktion oder Pathologie hervorrufen oder verstärken kann. Dadurch wird das fazilitierte Segment noch stärker bombardiert, was wiederum die somatische Dysfunktion verschlimmert, die ihrerseits das Organ weiter reizt.

Vaskulosomatische Reaktionen

In den verschiedenen Schichten der Gefäßwand liegen zahlreiche Rezeptoren. Die meisten sind an den physiologischen Funktionen zur Regulation des Blutkreislaufs beteiligt, manche dieser Mechanorezeptoren, vor allem jene, die in der äußeren Bindegewebsschicht (Adventitia) der Gefäße liegen, haben eine bisher noch nicht vollständig geklärte Rolle.

Die Gefäßwand besitzt auch Nozizeptoren, die Botschaften zu den Wirbelsäulensegmenten, von denen sie abhängen, senden (Muller, 1998).

Die Schmerzen und somatischen Dysfunktionen der Lendenwirbelsäule, die etwa bei einem Aortenaneurysma auftreten, veranschaulichen die Auswirkungen, die die Nozizeptor-Aktivierung bei manchen Patienten haben können.

ANEURYSMA, NOZIZEPTION UND SCHMERZ

Auch wenn die meisten Aneurysmen als asymptomatisch betrachtet werden, da Schmerzen kein konstantes klinisches Symptom darstellen, sollte nicht vergessen werden, dass Schmerz und Nozizeption nicht das gleiche ist.
Die Nozizeption ist ein neurologischer Kodierungs- und Analyseprozess der nozizeptiven Reize, es handelt sich um eine sensorische Modalität, die am Anfang der nervalen Botschaft steht, die den Schmerz auslöst. Sie ist eine biologische Alarmfunktion, deren Aufgabe darin besteht, die inneren und äußeren Stimuli aufzuspüren, die eine Gefahr für die körperliche Integrität des Menschen darstellen.
Schmerz ist eine spezielle bewusste Empfindung, die sich aus der Analyse einer Vielzahl sensorischer und emotionaler Informationen ergibt, die auf den verschiedenen Ebenen des Nervensystems stattfindet.
Die Nozizeptoren können aktiviert werden, ohne dass gleich Schmerz entsteht, obwohl die nozizeptiven Abwehrreflexe bereits aktiviert werden. Im Gegensatz dazu kann ein Schmerz sehr intensiv sein, ohne dass die Nozizeptoren besonders stark aktiviert werden.

In ähnlicher Weise erzeugen Pathologien der A. vertebralis wie Aneurysmen oder Dissektionen adaptive somatische Dysfunktionen mit ipsilateralen Übertragungsschmerzen in der Zervikalregion, oftmals begleitet von sehr heftigem okzipitalem Kopfschmerz.

Diese beiden klinischen Beispiele zeigen, dass Informationen aus den Gefäßen die Wirbelsäulensegmente und die Wirbelsäulenmechanik signifikativ beeinflussen können.

Schließlich haben Informationen, die durch ein Aneurysma entstehen, oft auch Auswirkungen auf die Wirbelsäule. Im Allgemeinen erhält der Organismus keine auf die Arterie zu lokalisierende Schmerzbotschaft, kein Alarmsignal über eine „Gefahr" *loco dolenti.* Meist kommt es nur zu Wirbelsäulenschmerzen, die je nach Position der geschädigten Arterie im Zervikal, Thorakal- oder Lumbalbereich auftreten.

Neurosomatische Reaktionen

Jede Reizung oder Entzündung des Nervengewebes innerhalb des Epiduralraums oder an den Meningen führt zu einer Abfolge an Abwehrreflexen, die durch Kontrakturen und Schmerzen zum Ausdruck kommen. Ein steifer Nacken oder Steifigkeit in den Hirn- oder Rückenmarkshäuten ist vergleichbar mit der bei Peritonitis entstehenden abdominalen Abwehrspannung. Auch wenn Ort und Ursprung der Spannungen unterschiedlich sind, handelt es sich in beiden Fällen um einen durch das Nervensystem organisierten Abwehrreflex, der die Bewegung einschränkt und das irritierte Element vor zusätzlichen Belastungen schützt.

Die Kernig- und Brudzinski-Nackenzeichen, die bei Meningitiden vorhanden sein können, verweisen auf die gleichen nozizeptiven Mechanismen und zeigen, dass die neuromeningealen Strukturen tatsächlich Strukturen sind, deren Integrität eine Voraussetzung für die Durchführung bestimmter Bewegungen ist.

Das Wirbelsäulensyndrom bei Neuralgien, das sich durch Schmerz, Steifigkeit, Muskelverspannungen und Schonhaltung auszeichnet, zeigt ebenfalls, dass das muskuloskelettale System den nozizeptiven Informationen aus den neuromeningealen Strukturen unterworfen ist.

Bei leichten Beeinträchtigungen der Meningen kommt es zu den gleichen Reaktionen, zu einem gewissen Grad, allerdings lokal begrenzter, Muskelsteifigkeit.

Die Wirbelsäulenfixierungen und die somatischen Dysfunktionen, die man in der oberen Lendenwirbelsäule nach einer Periduralanästhesie oder einer Lumbalpunktion findet, betreffen sicherlich das gleiche Phänomen. Ob das Problem sich auf den Epiduralraum beschränkt oder auch die Theca medullae spinalis betrifft, scheint die Intensität der lokalen neuromuskulären Reaktionen, die man dabei feststellt, nicht sehr zu verändern.

Diskogene Reaktionen

Diskogene Schmerzen oder Syndrome stehen in Zusammenhang mit Schädigungen des Discus intervertebralis.

Wir haben bereits erörtert, dass die Mechanorezeptoren der Bandscheiben eine Rolle bei der Aufrechterhaltung des vertebralen Muskeltonus spielen.

Die diskalen Nozizeptoren können durch die Ruptur der Fasern des Anulus fibrosus oder durch lokal-regional begrenzte Entzündungen aktiviert werden.

Die Aktivierung der Nozizeptoren führt zu einer Abfolge an posturalen nozizeptiven Abwehrreflexen, die zu Schonhaltung und zu adaptiven Haltungsreaktionen führen (Peng et al., 2005).

Weitere Reaktionen

Die Somästhesie umfasst die Gesamtheit aller Empfindungen. Andere Wahrnehmungsphänomene wie etwa die Temperaturwahrnehmung spielen sicherlich auch eine Rolle bei der Informationsweitergabe.

Physiologisch gesehen führt Kältegefühl zu Muskelkontraktionen, um die Temperatur anzuheben und gegen das Abkühlen des Körperinneren anzukämpfen. Immer wieder sagen Patienten, dass sie sich „verkühlt" hätten oder ein „Luftzug" an ihrer Lumbago oder ihren akuten Nackenschmerzen schuld sei.

Umgekehrt hat Wärmegefühl eher eine beruhigende und entspannende Wirkung auf die Muskulatur. Wärmebehandlungen in jeder Form werden schon seit sehr langem für rheumatische Beschwerden und zum Wohl der Patienten angewendet.

Manche bei Arthrose auftretenden Schmerzen scheinen nicht durch die Abnutzung der Gelenkpartner, sondern vielmehr neuropathisch bedingt zu sein. Das heißt, dass der Arthroseschmerz durch die Deregulierung von Nerven und ihrer Leitung verursacht wird, die sie auf jede Art von Reiz, der als nozizeptiv interpretiert wird, sensibler werden lässt (Hochman, 2010).

In unserem Buch über die *Manipulation peripherer Nerven* (Barral, 2011) haben wir bereits die Möglichkeit einer spezifischen Sensibilität der perineuralen Strukturen erwogen. Diese Art von Sensibilität umfasst elektromagnetische Veränderungen und Schwankungen des Luftdrucks. Die Verbindung dieser beiden Tatsachen führt uns zu dem Gedanken, dass es keineswegs unlogisch erscheint, dass Patienten die Verstärkung ihrer rheumatischen Schmerzen mit den Wetterbedingungen und dem Wetterumschwung assoziieren.

7.3.2 Psychoemotionale Reaktionen

Chronische Angst ist ein gutes Beispiel dafür welche Auswirkungen Störungen des Informationssystems verursachen können. Zahlreiche Muskelspannungen, die manchmal zu realen Kontrakturen führen, können sich bei manchen Angstpatienten in bestimmten Regionen des Rückens festsetzen. Der M. trapezius, die Ansätze des Diaphragmas an der Wirbelsäule, die Subokzipitalmuskeln sind häufig betroffene Körperregionen.

Panikattacken oder starker Stress können ähnliche Auswirkungen haben. Sie sind im Allgemeinen massiver, von kürzerer Dauer und von hoher Intensität. Es kommt nicht selten vor, dass Patienten nach einer heftigen Stressphase über Muskelkater klagen, so als hätten sie ungewöhnlich viel Sport betrieben.

Die psychoemotionale Ausrichtung beeinflusst auch die Haltung und die Flexibilität der Person.

Das Sinken des Tonus und das In-Sich-Zurückziehen, Begleitsymptome von depressiven Phasen, können langfristig eine Kyphose vorbereiten.

Starrsinn und Rigidität im Denken verstärken die Selbstschutzmechanismen und führen letztlich auch zu körperlicher Steifigkeit, die auch die Wirbelsäule betreffen kann.

KAPITEL

8 Untersystem „Wartung"

Wie Kapandji betont, unterscheidet sich die Mechanik lebender Systeme aus zahlreichen Gründen von der Mechanik der Industriesysteme. Einer dieser Gründe besteht in der Fähigkeit lebender Systeme sich selbst zu erhalten und ihre Integrität aufrechtzuhalten.

Diese Reparatur- und Regenerationseigenschaft eines lebenden Systems wird als Negentropie bezeichnet. Sie verzögert den mit der Funktion und der „Alterung" (Entropie) verbundenen Verfall. Sie hängt von zahlreichen Faktoren ab, wobei das Kreislaufsystem eine zentrale Rolle in der Wartungsfunktion einnimmt.

8.1 Ökonomie, Stoßdämpfung

Eine erste Ebene zum Erhalt der Gelenkintegrität könnten jene Maßnahmen sein, die den Verschleiß mildern und die Beschädigung der Strukturen begrenzen.

8.1.1 Wirbelsäulenkrümmungen

Es wurde bereits erwähnt, dass die tatsächliche Rolle der Wirbelsäulenkrümmungen für die Festigkeit der Wirbelsäule noch weiter zu diskutieren und zu untersuchen ist.

Dennoch sind die Krümmungen von Interesse, da sie ein entscheidendes Element sind, um den Wechsel zwischen Be- und Entlastung der Wirbel und der Bandscheiben bei alltäglichen Aktivitäten zu bewältigen. Aufgrund des Wechselspiels und ihrer wechselseitigen Abhängigkeit erhöhen die sagittalen Krümmungen die globale Flexibilität der Wirbelsäule und nehmen einen Teil der Reaktionskräfte des Bodens beim Kontakt oder beim Aufsetzen des Fußes auf. Die Verformbarkeit verleiht der Wirbelsäule etwas mehr Anpassungsfähigkeit an die auf sie einwirkenden Belastungen und Stoßwellen und eine bessere Toleranz gegenüber Traumata und Mikrotraumata.

Zudem kann durch die Krümmungen die Belastung vom oberen Teil der Wirbelsäule auf das Becken übertragen werden, sodass die Facettengelenke nur einen Anteil von 25–47 % der gesamten vertikalen Belastung ertragen müssen (Yang, 1984). Damit tragen die Krümmungen zu einer ökonomischen Nutzung der hinteren Gelenkfortsätze bei und vermindern damit den Verschleiß.

Die Wirbelsäulenkrümmungen ermöglichen eine dynamische und statische Anpassung der Wirbelsäule an die Belastungen des Bewegungsapparats und schonen ihn damit vor Abnutzung und Verschleiß.

8.1.2 Viskoelastizität der Disci intervertebrales

Die Bandscheiben sind Strukturen, die der Stoßdämpfung dienen. Dabei sollte aber auch klar sein, dass der Vergleich der Wirbelsäule mit einer Schraubenfeder längst der Vergangenheit angehört. Ein Stoßdämpfer ist sehr viel komplizierter als eine einfache Feder. Mechanisch kombiniert er eine Feder mit einem Zylinder, wodurch eine viskoelastische Funktionsweise entsteht. Genau diesen Aspekt finden wir auch bei den Bandscheiben wieder, die ein echter biologischer und hydraulischer Stoßdämpfer sind.

Allerdings ist der stoßdämpfende Effekt sicherlich nicht so groß, wie man in der Vergangenheit angenommen hat. Aber auch wenn die mit dem Diskus verbundene Wirkung nur ungefähr 10 % der Gesamtstoßdämpfung der axialen Belastungen beim Aufsetzen des Fußes am Boden umfasst, ist sie durchaus real.

Die viskoelastischen Eigenschaften des Diskus ergeben sich aus seiner biochemischen Zusammensetzung. Dazu müssen im Diskus bestimmte metabolische Konstanten aufrechterhalten werden und dies erfordert einen guten Austausch mit dem Wirbelkörper und den diesen durchziehenden Gefäßen.

8.1.3 Andere Gelenke

Jeder Schritt, jedes Aufsetzen des Fußes nach einem Sprung erzeugt eine durch das Skelett aufsteigende Stoßwelle. Das Gelenkspiel in den unteren Extremitäten ermöglicht insgesamt eine gute Dämpfung der auf den Bewegungsapparat einwirkenden Kräfte. Diese stoßdämpfenden Konstruktionen, bei denen die Tensegrity eine wichtige Rolle spielt, sind Strukturen, die zu einer echten Ökonomie d. h. Schonung der Gelenke beitragen. Diese versteckte Funktion hat eine vorbeugende Wirkung auf die Gelenke und verhindert oder verzögert damit Verschleißphänomene.

Die Stoßdämpfung wurde in unserem Buch *Gelenke – ein neuer osteopathischer Behandlungsansatz: Untere Extremitäten* (Barral, 2015) im Detail beschrieben.

Ein Fuß, der seiner Stoßdämpferfunktion nur ungenügend nachkommt, kann zu übermäßigen Belastungen in der Lumbosakralregion führen und in weiterer Folge zur Dehydrierung der Bandscheiben beitragen.

8.2 Gefäßversorgung der Wirbelsäule

Die zweite Ebene der Wartung betrifft die Blutversorgung der Wirbelsäule. Sie nimmt eine wesentliche Rolle bei der Erhaltung der Integrität der Struktur Diskus-Wirbel ein und stellt ihre Bewegungskapazität sicher. Die Bedeutung der Gefäßversorgung manifestiert sich vor allem im Wirbelkörper. Die Wirbel und Bandscheiben eines Erwachsenen funktionieren in einer Art Symbiose, in der das vaskuläre System eine zentrale Rolle einnimmt.

8.2.1 Strukturen

Arterien

Die arterielle Versorgung der Wirbelsäule ist eine dem Metamer und dem Segment folgende Versorgung. Je nach Wirbelsäulenniveau, wird sie von folgenden Arterien sichergestellt:

- Halswirbelsäule: Aa. vertebrales und Aa. cervicales ascendens
- Brustwirbelsäule: Aa. intercostales posteriores
- Lendenwirbelsäule: Aa. subcostales und Aa. lumbales
- Sakrum-Coccyx: Aa. iliolumbales, Aa. sacrales medianae und A. sacralis lateralis.

Die Vaskularisation des Wirbelkörpers (➤ Abb. 8.1) erfolgt über einen Anastomose-Ring bestehend aus:

- einem peripheren anterolateralen Periostsystem,
- einem wichtigen zentralen Ernährungssystem im posterioren Bereich durch die A. retrocorporeale, die an der Rückseite des Wirbels in den Wirbelkörper eindringt.

Venen

Das Venensystem der Wirbelsäule besteht aus den vertikal verlaufenden Spinalvenen (V. spinalis anterior und posterior), ringförmig um das Rückenmark (Plexus venosus vertebralis internus anterior und posterior) und um den Wirbel (Plexus venosus vertebralis externus anterior und posterior) angeordneten Venengeflechten. Diese Plexus venosus vertebralis befinden sich somit (➤ Abb. 8.2):

- entweder innerhalb des Spinalkanals: Plexus venosus vertebralis internus (epiduraler Venenplexus) oder
- außerhalb des Spinalkanals: Plexus venosus vertebralis externus.

Diese Venengeflechte sind über die Vv. intervertebrales miteinander verbunden.

Die Drainage des Wirbelkörpers erfolgt über die Vv. basivertebrales, die über verschiedene Foramina den Wirbelkörper verlassen. Das wichtigste Foramen befindet sich auf der Rückseite des Wirbelkörpers und leitet das venöse Blut in den Plexus venosus vertebralis internus ab.

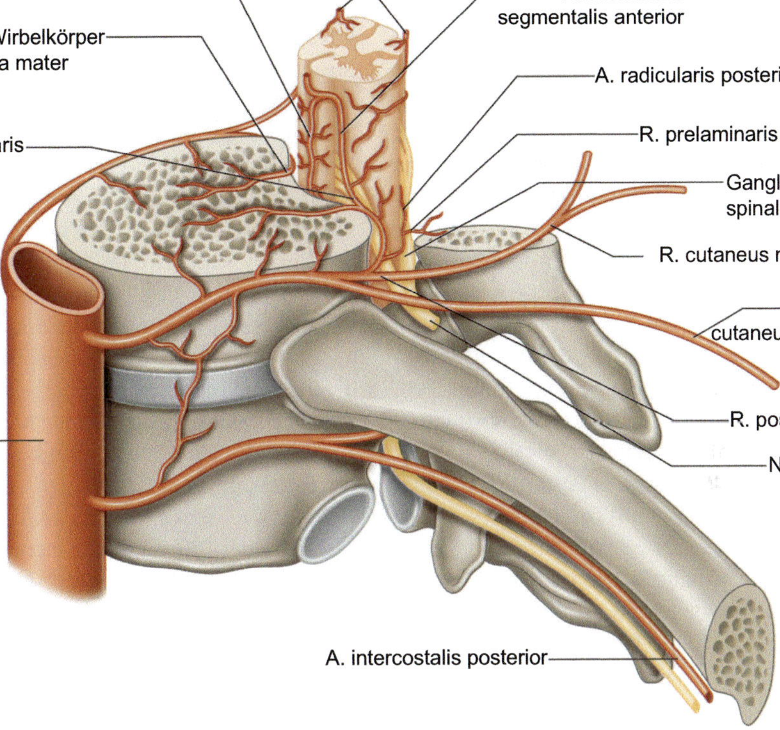

Abb. 8.1 Arterielle Versorgung der Wirbelsäule [L268]

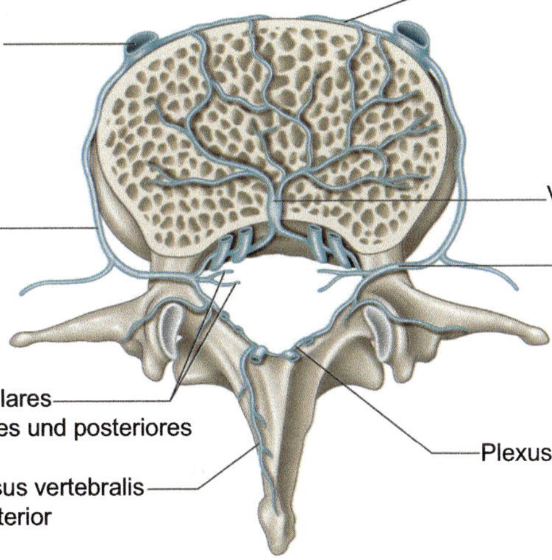

Abb. 8.2 Venöses System der Wirbelsäule [L268]

8.2.2 Funktionen

Festigkeit des Wirbelkörpers

Der Wirbelkörper ist eine knöcherne Struktur, die viel weniger stabil ist als man annehmen möchte. Es genügt sich einen trockenen Wirbel anzusehen, der von Studenten zu Anschauungszwecken verwendet wird, um zu erkennen, dass er oft beschädigt und angeschlagen ist, obwohl er wahrscheinlich mit Vorsicht gehandhabt wurde. Auch wenn die klassische Biomechanik ihn als solide Struktur dargestellt hat, ist der Wirbel keine so robuste knöcherne Struktur wie man glaubt. Eine neuere Studie (Yang, 2012) an eingefrorenen Leichenteilen zeigte, dass ein Wirbelkörper, der einer Flexionsbewegung von 5° ausgesetzt wird, sich je nach Wirbelsäulenhöhe um zwischen 8 und 14 % verformt, was ziemlich beachtlich ist.

Auch wenn der Wirbelkörper tatsächlich aus einer dünnen Schale aus Substantia compacta besteht, die mit Knochentrabekeln ausgefüllt wird, ist er keine rein knöcherne Struktur. *In vivo* sollte man ihn sich als eine solide poröse Matrix (Trabekel) vorstellen, die von Flüssigkeit (Blutgefäßen und Knochenmark) ausgefüllt wird.

Der Druck der Flüssigkeiten im Inneren der porösen Struktur bewirkt eine **hydraulische Verstärkung des Knochens.** Dieser Effekt, der davon abhängt in welchen Intervallen der Wirbel belastet wird, ist bei dynamischen Aktivitäten und bei Widerstand gegen Stöße besonders ausgeprägt (Liebschner, 2005).

8

Die Gefäße und die Zirkulation innerhalb des Wirbelkörpers sind somit von größter Bedeutung für die Festigkeit und die Widerstandsfähigkeit des Wirbelkörpers. Durch den Druck der Gefäße und des Rückenmarks ist der Wirbelkörper ausreichend widerstandsfähig und gleichzeitig elastisch und verformbar.

Ernährung des Discus intervertebralis

Der Discus intervertebralis ist eine Struktur, deren vaskuläres System mit dem Alter abnimmt.

Bei Neugeborenen und Säuglingen befindet sich der Diskus im Entwicklungsstadium und verfügt über eine ziemlich umfangreiche periphere Vaskularisation, die seine Ernährung sichert.

Mit zunehmender Beanspruchung und durch die vertikale Aufrichtung des Menschen bildet sich das Gefäßsystem zurück und bleibt nur an der Peripherie des Anulus fibrosus erhalten. Dadurch wird der Diskus schrittweise zu einer zunehmend avaskulären Struktur, die jedoch lebendig bleibt.

Die Bandscheibe zeichnet sich durch eine intensive Stoffwechselaktivität aus, durch die Nährstoffe und Sauerstoff zugeführt werden, die verhindern, dass der Diskus degeneriert. Zudem müssen Stoffwechselabfallprodukte wie die Milchsäure entsorgt werden.

Beim Erwachsenen erfolgt der Austausch im Diskus über zwei unterschiedliche Wege:

- vaskulär an den Rändern des Anulus fibrosus, dort wo die Gefäßversorgung noch aufrecht ist,
- durch Diffusion über die Knorpelschicht des Wirbels, über den der zentrale Anteil des Diskus mit den Gefäßen des subchondralen Knochens in Verbindung steht.

Beim Erwachsenen erfolgt der Austausch hauptsächlich über Diffusion. Aus diesem Grund ist die Zirkulationsqualität im Inneren des Wirbelkörpers von größter Bedeutung für die Ernährung des Diskus.

Die Richtung dieses Austausches hängt teilweise von der auf das Gefüge Diskus-Wirbelkörper einwirkende Belastung ab (➤ Abb. 8.3):

- Bei Belastung erfolgt der Austausch vor allem vom Diskus zum Wirbelkörper. Damit eliminiert der Diskus seine Stoffwechselabfallprodukte in Richtung Blutstrom.
- Bei Entlastung erfolgt die Diffusion vom Wirbelkörper in Richtung Diskus. Dieser absorbiert Nährstoffe und Sauerstoff und der Nucleus pulposus erhöht seinen Wassergehalt.

8.3 Die verschiedenen Beeinträchtigungen

Die Dysfunktionen und Pathologien des Untersystems Wartung sind Ursachen verschiedenster Symptome.

Störungen in der Verteilung des Sauerstoffs und der Nährstoffe im Wirbel bzw. im Diskus können Schmerzen oder mehr oder weniger schwere Pathologien der Wirbelsäule verursachen.

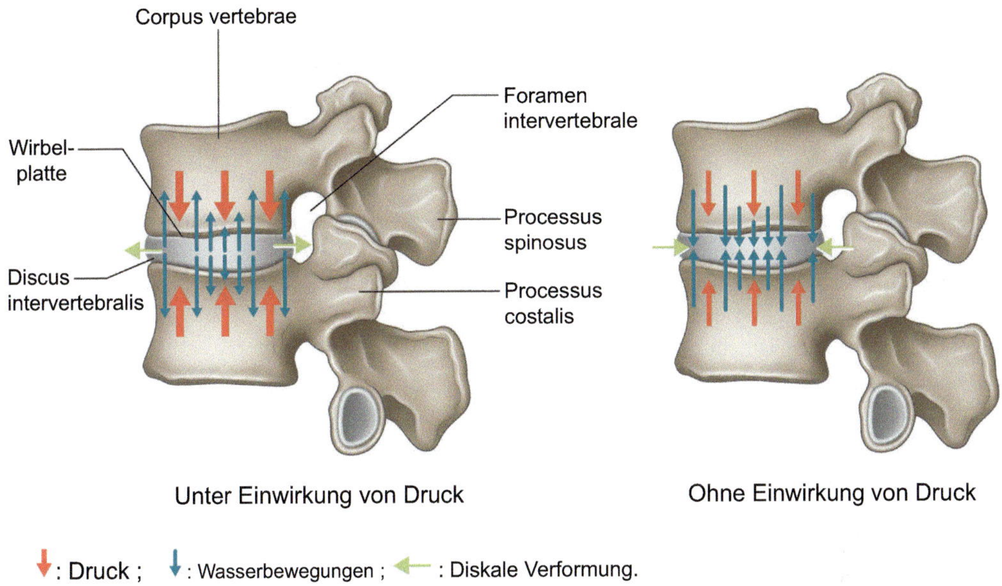

Abb. 8.3 Austausch zwischen Wirbelkörper und Discus intervertebralis [L268]

8.3.1 Degeneration des Discus intervertebralis

Wie wir gesehen haben, erhält der Diskus seine Flüssigkeitszufuhr und seine Nährstoffe über das Gefäßsystem des Wirbelkörpers, das auch für die Eliminierung der Abfallstoffe sorgt. Schmerzen und die Degeneration des Diskus werden oft von verringerter lokaler Zirkulation begleitet.

Ein gesunder Diskus kann Belastungen und Beanspruchungen jeder Art ertragen. Wenn jedoch die Aufrechterhaltung der biochemischen Eigenschaften des Diskus durch das Untersystem Wartung nicht sichergestellt wird, ist die Degeneration des Diskus letztlich unausweichlich. Sobald die viskoelastischen Kapazitäten des Diskus überschritten sind, kann ein Bandscheibenproblem jederzeit auftreten. Manchmal reicht schon ein kleineres Trauma, um einen Riss in den Fasern des Anulus fibrosus zu erzeugen. Dann ist der Diskus „bereit" und das System kann jederzeit kippen.

8.3.2 Metabolismus

Zu den Substanzen, die der Diskus in großen Mengen verbraucht, gehören Glukose und Sauerstoff für den Zellstoffwechsel. Die Wartung von Wirbel und Diskus kann nur durch eine gesunde und ausgeglichene Ernährung und eine gute Sauerstoffzufuhr gewährleistet werden.

Da der Diskus auch eine sehr wasserreiche Struktur ist, führt seine Degenerierung auch immer zu Dehydrierung, die sich in der verringerten Höhe des Diskus zeigt. Eine gute Hydrierung ist für die Funktionserhalten des Diskus unabdingbar, dazu genügt es leicht mineralisiertes Wasser in ausreichender Menge zu trinken. Das Untersystem Wartung ist von der Zufuhr abhängig. Jeder Mangel kann seine Aktivität in Frage stellen. Eine ungesunde Lebensweise oder ein schlechter Allgemeinzustand können seinen Aktivitätsradius einschränken und die Funktionsfähigkeit des Systems verringern.

8.3.3 Gefäßtumore

Zu den Pathologien, die das Wartungssystem am stärksten beinträchtigen, gehören auch Schmerzen, die mit den Gefäßen selbst verbunden sind. Hämangiome treten üblicherweise im Bereich des Wirbelkörpers auf. Sie verschlechtern die Blutzirkulation im Wirbelkörper, machen den Wirbel zerbrechlicher und können auch die Ursache von Schmerzen sein.

8.3.4 Osteoporose

Die Qualität der im Wirbel vorhandenen Mineralstoffe hängt von einer Vielzahl von Faktoren ab, zu denen die mechanische Beanspruchung, Vitamin D, bestimmte Hormone und die Kalziumzufuhr gehören. Die Gefäßversorgung des Wirbels ist ein schlecht dokumentiertes Element in der Entstehung von Osteoporose. In zumindest einer Studie wird die Bedeutung der Gefäßversorgung zu den lokalen Faktoren gezählt, die zur Aufrechterhaltung des „Knochenkapitals" der Wirbelsäule beitragen (Raisz, 2001).

8.3.5 Arthrose

Die Arthrose entsteht durch Veränderungen des Knorpelgewebes, beeinträchtigt jedoch auch den subchondralen Knochen und seine Gefäßversorgung. Auch hier ist die Wartung des Knochens angesichts der mechanischen Angriffe, denen das Gelenk ausgesetzt wird, unzureichend. Bei der Arthrose findet man die gleichen biochemischen Zutaten wie bei der Degenerierung des Diskus.

8.3.6 Überbeanspruchung, falsche Beanspruchung

Körperliche Anstrengungen oder kontinuierlich wiederkehrende Handreichungen können die Gelenkstrukturen übermäßig beanspruchen und den Verschleiß verstärken. Die Wartungssysteme werden gestört und die Reparaturfunktion ist langsamer als die Schädigung der Gewebe.

8.3.7 Übergewicht, Adipositas

Wenn die permanent auf die Bandscheiben und die Wirbel einwirkende Beanspruchung signifikant erhöht wird, nimmt auch der Verschleiß proportional zu. Das Untersystem Wartung läuft auch hier Gefahr, nicht mehr ausreichend einwirken zu können. Zahlreiche chronische Schmerzen können durch Übergewicht oder durch Adipositas, die die Strukturen zu sehr belasten, in Verbindung gebracht werden.

8.3.8 Toxine

Manche Medikamente beeinflussen die muskuläre Wartung der Wirbelsäule. So ist Muskelsteife eines der beim malignen Neuroleptika-Syndrom auftretenden Symptome.

Das Rauchen wurde jüngst ebenfalls als einer der Risikofaktoren für chronische Wirbelsäulenschmerzen identifiziert. Hängt das mit den Auswirkungen des Rauchens auf die Blutzirkulation zusammen? Aus persönlichen Beobachtungen wissen wir seit langem, dass Tabakkonsum die Gleitfähigkeit und das Aufhängungssystem der Pleura beeinträchtigt. Raucher leiden häufig unter Schmerzen in der Hals- bzw. in der oberen Brustwirbelsäule, die mit Spannungen oder mit einer Reizung der zervikopleuralen und mediastinalen Bandstrukturen in Verbindung stehen.

Aktuell stellt sich uns die Frage, welche Auswirkungen der Tabakkonsum auf die Mikrozirkulation der Wirbelsäule hat und welche Folgen sich daraus für die Trophik des Diskus ergeben. So weiß man zum Beispiel, dass bei chirurgischen Eingriffen an der Knochenstruktur der Wirbelsäule das Risiko eine Pseudarthrose zu entwickeln bei Rauchern um ein Vielfaches erhöht ist. Verantwortlich dafür dürften die Veränderungen in der intraossären Mikrozirkulation sein.

KAPITEL

9 Perspektiven

9.1 Integrität, Interaktion und Kommunikation

Das spezielle Konzept, das wir in den letzten Kapiteln entwickelt haben, präsentiert die Wirbelsäule als ein multidimensionales Bewegungssystem, das auf der Grundlage von sieben interaktiven Untersystemen strukturiert wird. Es vermittelt eine andere Sicht auf die Mechanik des vertebralen Gelenksystems, indem es Elemente einbezieht, die normalerweise nicht Teil des Bewegungsapparats sind. Man könnte also sagen: die Mechanik ist überall präsent!

Die Aufgliederung in untereinander kooperierende Untersysteme lässt uns erkennen, dass die Wirbelsäulenbewegung letztlich nur unter zwei Bedingungen möglich ist:

- Jedes Untersystem muss einwandfrei und perfekt funktionieren, um seine Rolle erfüllen zu können.
- Alle Untersysteme müssen in perfekter Harmonie zusammenarbeiten, **interagieren** und **kommunizieren.** Der Informationsaustausch ist ein wesentliches Element für das Funktionieren des Systems (➤ Abb. 9.1).

9.2 Eine Welt der Signale

Als Osteopathen sind wir uns kollektiv der Bedeutung der Mechanik im menschlichen Körper bewusst. Als Einzelpersonen können wir unser Bewusstsein für die Bedeutung der mechanischen Signale von Ge-

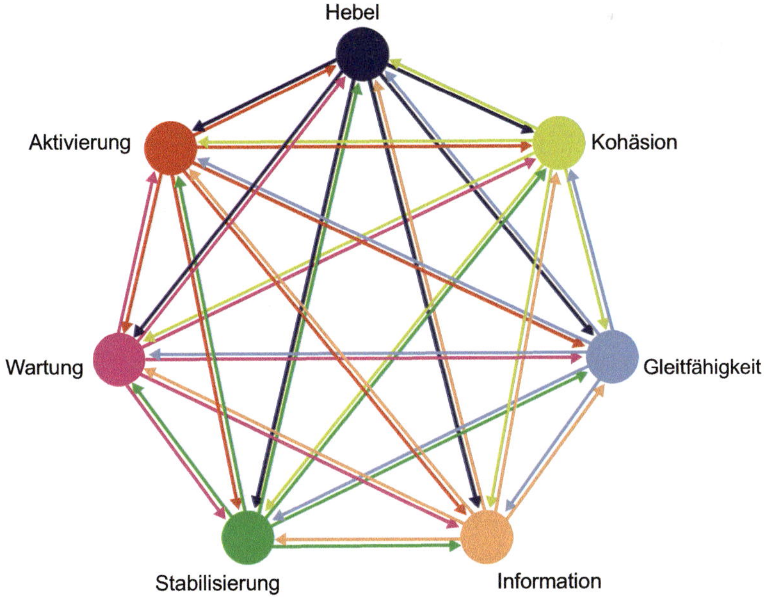

Abb. 9.1 Interaktionen im Bewegungssystem [P814, P815]

sundheit und Krankheit unserer Patienten gar nicht genug entwickeln.

Die spezifisch auf die Gelenksystemik gerichtete Perspektive legt den Akzent auf die Tatsache, dass Bewegungen eine ganze Palette an unterschiedlichen mechanischen Signalen im Körper auslösen bzw. auf diesen beruhen. Diese Signale sind die Grundlage der systemischen Kommunikation und Interaktion. Sie können uns helfen bestimmte Aspekte unseres Denkens neu zu hinterfragen, so etwa:

- die Beziehungen, die die Struktur mit der Funktion verbinden,
- den Platz der verschiedenen Untersysteme in der Haltung,
- die Art wie man sich einer somatischen Dysfunktion aus diagnostischer und therapeutischer Sicht annähert.

9.2.1 Die Bedeutung der mechanischen Informationen im Körper

Anfänglich erscheint alles ganz einfach: die beiden großen Quellen der mechanischen Stimulation im Inneren des Körpers sind die **Schwerkraft** und die **Bewegung.** Da die Schwerkraft eine fundamentale und allgegenwärtige Kraft ist und die Bewegung eine wesentliche Manifestation des Lebens, könnte man meinen, dass ihre Auswirkungen auf den Körper bestens bekannt sind. Allerdings gibt es zu dieser Thematik nur wenige Studien, die überdies auf zahlreiche wissenschaftliche Fachbereiche verteilt sind und oft nur einen Teilausschnitt ohne ausreichende Distanz beleuchten.

Trotzdem entzieht sich kein anatomisches Element des menschlichen Körpers der Wirkung der Mechanik. Dieser Umstand bedingt, dass sich die anatomischen Strukturen permanent an die Belastungen und Verformungen, denen sie ausgesetzt werden oder die sie auslösen, anpassen müssen.

Alle vorhandenen mechanischen Kräfte werden in mechanische Signale umgewandelt, die an bestimmten physiologischen Regulationsprozessen – von der zellulären bis zur Körperebene – beteiligt sind. Die verschiedenen mechanischen Aktivitäten – Belastungen, Verformungen, Geschwindigkeit, Druck, Blutfluss usw. – spielen für bestimmte Aspekte der Zellphysiologie, wie etwa die Zelladhäsion, die Motilität und die Signaltransduktion eine entscheidende Rolle. Somit ergibt sich die Ausformung der Zellen durch die Interaktion der mechanischen, elektrischen und biochemischen Prozesse.

Auf diesem Organisationsniveau des Lebenden liegt eine der konzeptuellen Grundlagen unseres Fachbereichs, die wichtige Verbindung zwischen Struktur und Funktion. Diese mechanischen Informationen haben potenzielle Auswirkungen auf die Dysfunktionen oder Pathologien, denen wir in unserer Arbeit begegnen. Auch unsere manuelle Tätigkeit bewegt sich auf dieser Informationsebene und findet dort ihre tiefste Begründung.

9.2.2 Mechanosensibilität

Die **Mechanosensibilität** betrifft die Wahrnehmung einer mechanischen Information durch eine Zelle, ein Gewebe oder ein Organ. Es handelt sich um ein physiologisches Phänomen, durch das mechanische Informationen in elektrische oder biochemische Signale umgewandelt werden. Dieser Prozess gilt als einer der ältesten Mechanismen der Signaltransduktion, der bereits sehr frühzeitig in der Evolution in Erscheinung trat, um die ersten Zellen von Mikroorganismen vor dem osmotischen Schock zu schützen (Martinac und Kloda, 2003). Man findet die Mechanosensibilität bei einer großen Anzahl von Zellen und in verschiedenen Organismen. Es handelt sich um eine universelle Eigenschaft, die sich sowohl bei Bakterien als auch bei Säugetieren beobachten lässt.

Vereinfachend könnte man sagen, dass die durch die Bewegung und den Kampf gegen die Schwerkraft erzeugten mechanischen Belastungen zu zwei Arten von Signalen führen:

- Biologische Signale: Sie stammen von den zahlreichen auf mechanische Belastungen reagierenden Rezeptoren, die an der Oberfläche der Zellen vorhanden sind. So gibt es zum Beispiel eine Vielzahl von mechanosensiblen Ionenkanälen auf der Ebene der Membran des Zytoplasmas.
- Neurologische Signale: Sie stammen von den Mechanorezeptoren, die mechanische Information in elektrische Signale umwandeln, damit diese durch das Nervensystem integriert werden können.

Bei komplexen mehrzelligen Organismen spielen die Bindegewebe die Rolle der Bewehrung, die die Zellen untereinander verbindet. Deshalb sind Bindegewebszellen mechanischen Belastungen besonders ausgesetzt und reagieren je nach Spezialisierung des jeweiligen Gewebes spezifisch auf die Belastung. Sie sind ein vorrangiges Ziel der Bewegung und erzeugen eine Vielzahl an biologischen und neurologischen Signalen.

Im Folgenden präsentieren wir einen Überblick über die Auswirkungen dieser mechanischen Informationen auf die lebenden Gewebe.

9.3 Überlegungen zur Beziehung zwischen Struktur und Funktion

9.3.1 Biologische Signale: Mechanotransduktion

Alle Zellen des menschlichen Körpers sind permanent äußeren Kräften aus ihrer Umwelt ausgesetzt.

Diese mechanischen Parameter können zahlreiche physiologische Prozesse auf molekularer, zellulärer und tissulärer Ebene verändern. Das als **Mechanotransduktion** bezeichnete Phänomen integriert alle Reaktionen einer Zelle oder einer Gruppe identischer Zellen auf eine mechanische Stimulation. Die Mechanotransduktion umfasst alle physiologischen Antworten auf eine durch die Mechanosensibilität kodierte mechanische Stimulation.

Aufgrund dieses Phänomens erzeugt eine mechanische Aktion strukturelle oder manchmal auch thermische Veränderungen. Durch die Mechanotransduktion wandelt die Zelle die externen mechanischen Signale in biochemische, biophysikalische und morphologische Antworten um. Die mechanischen Informationen lösen in der Zelle selbst (autokrin) oder außerhalb der Zelle (parakrin) komplexe Kaskaden von Prozessen aus.

Auf der zellulären Ebene beeinflusst die Mechanotransduktion insbesondere:

- die Form der Zelle,
- die Regulation des Zellvolumens (Hua et al., 2010).

Auf der Gewebeebene ist die Mechanotransduktion allgegenwärtig, so zum Beispiel:

- bei der Wartung und Instandhaltung des Knochengewebes, das besonders sensibel auf mechanische Belastungen reagiert, die für die Aufrechterhaltung ihres Mineralgehalts notwendig sind. Umgekehrt führen Bettlägerigkeit, Schwerelosigkeit oder Kraftlosigkeit zur Demineralisierung der Knochen,
- auf Ebene des Muskelsystems – Skelett- und Herzmuskel – das auf Bewegungsübungen gegen Widerstand mit Hypertrophie seiner Fasern reagiert. Umgekehrt führen Immobilität, körperliche Inaktivität und Nichtnutzung zu Muskelatrophie,
- auf Ebene des vaskulären Systems führt der myogene Reflex als Reaktion auf die Druckerhöhung im Gefäß zur Kontraktion der glatten Muskelfasern in der Arterienwand,
- auf Ebene des Verdauungsapparats, wo kontraktile Aktivitäten eine enorme Stimulationsquelle darstellen, die die röhrenförmige Struktur je nach lokal vorliegenden Druckverhältnissen im jeweiligen Segment organisieren.

Auf der Gesamtkörperebene ist die Verarbeitung mechanischer Informationen noch nicht vollständig geklärt. Allerdings gibt es einige Studien über die Somästhesie, die es uns ermöglichten, ein erstes Verständnis zu erlangen und eine gewisse Organisation zu erkennen. Diesen Bereich werden wir im Weiteren noch genauer erörtern.

9.3.2 Neurologische Signale: Haltungsintegration

In den vergangenen Jahren machte sich in der Osteopathie eine gewisse Tendenz breit, die die Haltung ins Zentrum des Bewegungssystems stellte. Auch wenn die Untersuchung der Haltung als diagnostisches Element von Bedeutung sein kann, folgen die sich daraus ableitenden Konzepte sehr unterschiedlichen Wegen.

Man kann die Haltung aus mehr oder weniger reduktionistischer Sicht als ein System betrachten, das um das klassische Dreigestirn Auge, Ohr und Fuß organisiert ist und dem gelegentlich noch das Temporomandibulargelenk (TMG) beigefügt wird. Diese durchaus berechtigte Sichtweise erscheint uns allerdings etwas zu kurz gegriffen, ließe sie doch die Vermutung zu, dass:

- es ein geschlossenes, vom Gesamtkörper mehr oder weniger getrenntes System gäbe, das die Haltung reguliert,
- die Haltung ausschließlich über die Aktivität dieser Komponenten des Systems funktioniert bzw. sich darauf reduzieren lässt.

Die Gelenksystemik erlaubt es uns, die Haltung etwas differenzierter und im Sinne einer weitreichenden Globalität zu betrachten. Sieht man die Bewegungsstrukturen als ein komplexes System, so findet man andere Erklärungsebenen und andere Antworten als den klassischen Ansatz zur Haltung.

Wir haben gesehen, dass mechanische Signale jeglicher Art aus dem gesamten Körper stammen. Wie werden sie verarbeitet? Wozu dienen all diese diskreten Informationen? Wir haben bereits erwähnt, dass die Nieren und die Verteilung des Blutvolumens nachweisbare Auswirkungen auf die Haltung haben, wie steht es aber um all die anderen Signale, die wissenschaftlich nicht erforscht werden?

Natürlich ist es nicht möglich, auf diese Fragen eindeutige Antworten zu geben. Allerdings könnten die Ergebnisse unserer mit Hilfe der SPECT (*Single-photon emission computer tomographie*) durchgeführten Forschungen verbunden mit gewissen Daten des systemischen Ansatzes und der Informationstheorie erste Erklärungen liefern.

Zu Beginn der 2000er Jahren haben wir gemeinsam mit Dr. Amen in seiner Klinik in Los Angeles SPECT-Aufnahmen des Gehirns erstellt. Die von uns untersuchten Fälle zeigten, dass sich die durch viszerale und neurale Manipulationen erzeugten Informationen gezielt auf bestimmte Gehirnareale – Thalamus und Kleinhirn – projizierten. Wenn man die funktionelle Bedeutung des Kleinhirns für die Bewegung und die Haltung kennt, lässt sich daraus logisch schließen, dass diese Informationen das Kleinhirn beeinflussen.

Im Übrigen besagt die Informationstheorie, dass **jede Information, die einmal an ein System gegeben wurde, nie wieder verloren geht.** Sie weist sogar ausdrücklich darauf hin, dass die Menge der an ein System gelieferten Informationen der Erhöhung der Negentropie des Systems entspricht. Anders ausgedrückt, je mehr Informationen ein System erhält, umso mehr reduziert sich seine Entropie. Dies bedeutet, dass je mehr ein System „informiert“ wird, umso mehr neigt es zur Aufrechterhaltung seiner Integrität.

Schließlich belehrt uns die Systemtheorie auch, dass wenn ein System ein bestimmtes Niveau an Komplexität und Organisation erreicht hat, tatsächlich „neue“ Eigenschaften innerhalb des Systems auftauchen können. Man bezeichnet sie als **emergierende Eigenschaften.** Vom Standpunkt der körperlichen Globalität aus betrachtet könnte man sagen, dass die Haltung eine emergierende Eigenschaft des Bewegungssystems ist. Diese Eigenschaft scheint mit der Verarbeitung der Gesamtheit der somästhetischen Signale und mit der Interaktion der sieben Untersysteme verbunden zu sein. Bemerkenswert ist auch, dass die meisten Störungen oder Pathologien, die wir zu jedem Untersystem aufgelistet haben, nicht nur die Bewegung des Körpers beeinflussen, sondern sich auch auf die Haltung auswirken können (➤ Abb. 9.2).

Von diesem Blickwinkel aus betrachtet, können wir die Wirkungen der mechanischen Signale einander gegenüberstellen:

9

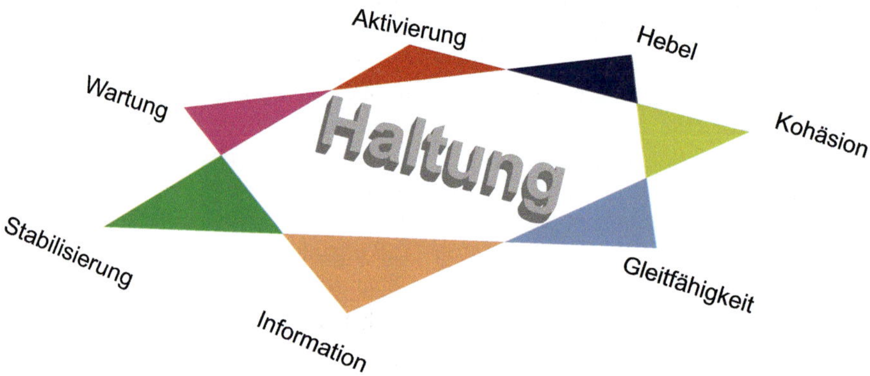

Abb. 9.2 Die Haltung, eine emergierende Eigenschaft des Bewegungssystems [P814, P815]

- Auf zellulärer Ebene ist es die Mechanotransduktion, die die Mechanosensibilität überträgt und zur Erhaltung und Anpassung der Zellstruktur beiträgt. Dabei repräsentiert die Form der Zelle das Gleichgewicht zwischen den inneren Kräften und dem mechanischen Umfeld außerhalb der Zelle. Es besteht ein Gleichgewicht zwischen dem intrazellulären Zytoskelett und den Elementen, die die extrazelluläre Matrix bilden.
- Auf körperlicher Ebene wird das gesamte Untersystem Information über die Haltungsregulation integriert. Durch die Aktivität der Untersysteme Stabilisierung und Kohäsion entspricht die Haltung einer „Form des Körpers", die das Gleichgewicht und die Integrität des Körpers aufrechterhält und adaptiert. Die Haltung bildet damit ein Gleichgewicht, das unmittelbar und auf der Grundlage der außerhalb des Körpers vorliegenden Bedingungen hergestellt wird, und das die innerhalb des Körpers liegenden Strukturen bestmöglich schützt.

9.4 Diagnostische und therapeutische Überlegungen

Die somatische Dysfunktion der Wirbelsäule wirft immer noch zahlreiche Fragen auf. Die Suche nach der Ursache dieser Dysfunktionen stellt für die Osteopathie weiterhin ein immenses Problem dar. Nicht immer lässt sich mit Sicherheit sagen, welches Phänomen ein anderes Phänomen ausgelöst hat.

Oft veranlasst die Suche nach der primären Dysfunktion den Therapeuten dazu, Ursachen aus linearer Sicht zu betrachten, als klar geordnete, mehr oder weniger chronologisch oder räumlich organisierte Abfolge (➤ Abb. 9.3).

Der systemische Ansatz konzentriert sich weniger auf die Natur der Elemente als auf ihre Beziehungen

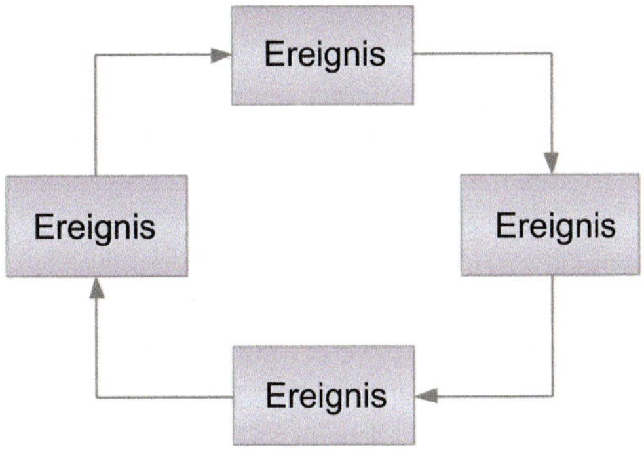

Abb. 9.4 Zirkuläre Kausalität [P814, P815]

und Interaktionen. Die Einführung systemischer Begrifflichkeiten bietet uns die Möglichkeit, Ursachen nicht mehr nur als Folge von zeitlich geordneten Ereignissen zu sehen, sondern als Wechselwirkungen, die sich in mehr oder weniger langen Schleifen organisieren (➤ Abb. 9.4).

Ausgehend von dieser Perspektive wird es schwierig, Ursache und Wirkung zu trennen. Jedes Element ist damit zugleich Ursache und Wirkung eines anderen Elements. Beim Huhn-Ei-Paradoxon ist die Frage „Wer war als erster da?" eine analytische Frage, die eine lineare Kausalität herzustellen sucht. Diese Frage ist irrelevant, wenn man eine zirkuläre Kausalität zu etablieren sucht. Und doch liefert uns nur diese Suche ein Verständnis für die Eigenentwicklung und die Eigenproduktion komplexer Funktionen innerhalb eines Systems.

Im Bewegungssystem enthalten diese Kausalitätsschleifen eine mehr oder weniger große Anzahl an Untersystemen. Ihre dysfunktionalen Interaktionen verstärken sich gegenseitig und können sich im Zeitverlauf intensivieren. Damit wird die Funktion des Gelenksystems geschädigt und aus dem *Circulus virtuosus* von Reparatur, Wartung und Instandhaltung wird ein *Circulus vitiosus* der Schädigung und des Leidens.

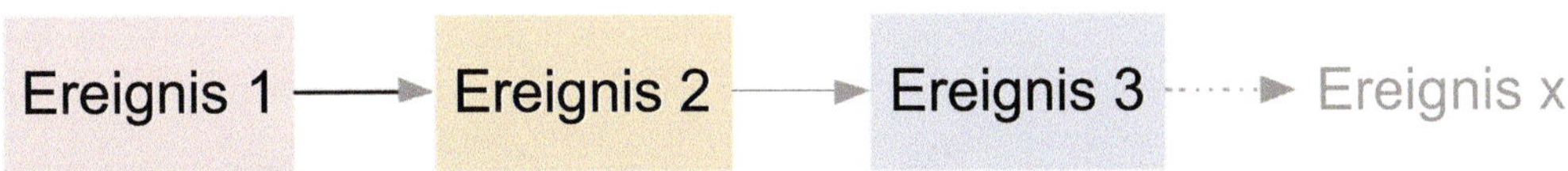

Abb. 9.3 Lineare Kausalität [P814, P815]

9

Die eigentliche diagnostische Schwierigkeit besteht darin, festzustellen, welche Untersysteme an der Problematik eines Patienten am stärksten betroffen sind und zu erkennen, wo man eingreifen muss, um die Dysfunktionsschleifen zu durchbrechen. Damit ist letztendlich die Frage, in welchem Element die erste Dysfunktion auftrat nicht mehr so bedeutsam.

Im Übrigen kann jedes Untersystem der Bewegung für sich allein ein Zugang für Diagnose oder Therapie sein. Zahlreiche Fachbereiche verwenden ausschließlich einen oder zwei Zugänge und betrachten den Patienten aus diesem einen oder diesen beiden Blickwinkeln.

Wenn der Osteopath des 21. Jahrhunderts in die Komplexität der Wirbelsäule eintauchen möchte, wird es sicherlich notwendig sein, dass er nicht nur die klassischen mechanischen Grundlagen der Funktionsweise der Wirbelsäule kennt, sondern auch die Existenz jeden der „sieben Zugangswege in das Wirbelsäulensystem" und das, was sich dahinter verbirgt, miteinbezieht. Damit erkennt der Osteopath durch seine Diagnose, wo genau in jedem Patienten das Problem liegt und er kann den therapeutischen Weg bestimmen, den er selbst oder der Patient gehen muss.

II Halswirbelsäule

KAPITEL

10 Allgemeine Betrachtungen

10.1 Eine exponierte Region

Die Halswirbelsäule (HWS) ist die sichtbarste, zugänglichste, mobilste und exponierteste Region der Wirbelsäule. Sie ist auch die einzige Region, in der auch die Vorderseite der Wirbelsäule leicht erreichbar ist.

Dieser einfache Zugang begünstigt osteo-artikulare Techniken gegenüber anderen mehr auf das neurovaskuläre System ausgerichtete Techniken, die wir im Folgenden vorschlagen werden.

Aufgrund ihrer großen Beweglichkeit und Verletzlichkeit ist die Halswirbelsäule bei einem Dezelerationstrauma fast immer mitbetroffen.

10.2 Ein für das sensorische System unerlässliches Element

Die Position von Hals und Kopf ist für folgende Funktionen wichtig:
- Sehen
- Hören
- Riechen
- Schlucken
- Atmen

Neigen Sie den Kopf zur Seite (Lateralflexion) und versuchen Sie gut zu sehen oder zu hören, Sie werden feststellen, dass es viel schwieriger ist.

Die Augenmuskeln und die Bogengänge des Innenohrs brauchen die Horizontalebene, um korrekt funktionieren zu können. Versuchen Sie mit zur Seite geneigtem Kopf zu schlucken, zu riechen oder zu atmen und Sie werden feststellen, dass es weder effizient noch angenehm ist.

Natürlich sind Wirbelsäule und Kopf nicht perfekt gerade, aber meist handelt es sich bei den kleinen Seitneigungen und Rotationen um Adaptationen und Kompensationen.

10.3 Halswirbelsäule und Phylogenese

Der Mensch hat sich schrittweise aufgerichtet, um seine Lebensweise an sein Umfeld anzupassen. Die vertikale Position half ihm seine Feinde und seine Beute besser zu sehen und zu hören. Manche Forscher gehen davon aus, dass der Mensch erst mit der Aufrichtung begonnen hat, Obst zu essen und dass diese Zuckerzufuhr die fantastische neuronale Entwicklung des Gehirns erst möglich gemacht hat.

Die Aufrichtung hat die Position des Kopfs und sogar die Lage des Foramen magnum verändert. Das waren entscheidende Veränderungen! Um den Kopf gerade halten zu können, wurde das Foramen magnum etwas weiter nach anterior versetzt. Manche glauben sogar, dass sich das Foramen magnum weiter anteriorisiert.

10.3.1 Das Gewicht des Kopfs

Ein Kopf wiegt zwischen 3 und 3,5 kg. Versuchen Sie ein Gewicht von 3 kg mit ausgestreckten Armen zu tragen, damit Sie spüren, wie schwer es ist.

Der Organismus versucht so ökonomisch wie möglich zu funktionieren.

Die Krümmungen der Halswirbelsäule tragen genau dazu bei. Sie bringen den Kopf in die richtige Position und legen den kraniozervikalen Übergang frei. Das ist wichtig, da der Übergang zwischen dem Kleinhirn, der Medulla oblongata und dem Rückenmark keine Scherbewegungen erträgt. Das Gewicht des Kopfs wird durch die mittlere und untere Halswirbelsäule getragen und damit der kraniozervikale Übergang geschützt.

10.3.2 Der Mimik-Faktor

Eine starre Halswirbelsäule beeinträchtigt unseren Gesichtsausdruck.

Patienten mit Halskrausen können über den Gesichtsausdruck weniger gut kommunizieren. Sie müssen die Augen- und Mundbewegungen verstärken, um sich über die Mimik verständlich zu machen.

10.4 Besonderheiten der Halswirbelsäule

Im Folgenden beschreiben wir einige charakteristische Merkmale der Halswirbelsäule.

10.4.1 Der kraniozervikale Übergang

Die kraniozervikale Übergangszone bildet die Verbindung zwischen Kopf und Körper. Es ist eine verantwortungsvolle Aufgabe, die Kommunikation zwischen Kranium und Halswirbelsäule herzustellen, ohne den wertvollen Inhalt in Gefahr zu bringen. Der Übergang umfasst ein System aus Muskeln, Bändern und Hirn- bzw. Rückenmarkshäuten, die sowohl für die Stabilität als auch für die Mobilität sorgen.

10.4.2 Die HWS-Lordose

Halswirbelsäulentraumata führen oft dazu, dass die HWS ihre Lordose einbüßt und zu gerade wird. Dadurch wird der Dens axis nach posterior verschoben, was zu erhöhten Spannungen im Inneren des Spinalkanals führt.

10.4.3 Der Proc. uncinatus

Der Proc. uncinatus ist ein nach oben zeigender Fortsatz an beiden Seitenflächen des 3.–7. Halswirbels.

Diese Fortsätze entstehen erst zwischen dem 5. und 10. Lebensjahr. Ihre Aufgabe ist es, den Diskus und damit indirekt das Foramen intervertebrale und das Rückenmark zu schützen. Sie können aber auch die Ursache für die teilweise oder vollständige Durchtrennung des Diskus sein.

10.4.4 Der zervikothorakale Übergang und die erste Rippe

Es handelt sich um den Übergangsbereich zum Thorax, in dem jede Druckveränderung den intrakranialen Druck modifizieren kann und Ursache vielfacher mechanischer Konflikte sein kann.

10.4.5 A. und V. vertebralis

Nur in der Halswirbelsäule verläuft eine lebenswichtige Arterie durch die Foramina transversaria (➤ Abb. 10.1). Die A. vertebralis versorgt das Kleinhirn, den Pons, die Medulla oblongata und einen Teil des Innenohrs mit Blut. Sie muss in allen Körper- bzw. Kopfpositionen eine gewisse Blutmenge transportieren und dabei immer gegen die Schwerkraft arbeiten. Das Großhirn verfügt nur über zwei Arteriensysteme: A. carotis interna und A. vertebrobasilaris.

Die größte mechanische Beanspruchung der Gefäßwände findet am Übergang zwischen Atlas und Axis statt. Auf dieser Höhe verfügt die Arterie über eine Gleitfähigkeit im Ausmaß von 7 mm. In Kapitel 14 (➤ Kap. 14) werden wir sehen, was geschieht, wenn die Arterie ihre Gleitfähigkeit verliert (➤ Abb. 10.2).

10.4.6 N. occipitalis major

Der zwischen C1 und C2 austretende N. occipitalis major (Arnold-Nerv) verbindet den N. trigeminus mit den posterioren Ästen der Zervikalnerven. Wir erinnern daran, dass nur die posterioren Äste der bei C1, C2 und C3 austretenden Nerven nach kranial ziehen, während die anderen Äste entweder horizontal oder nach kaudal verlaufen.

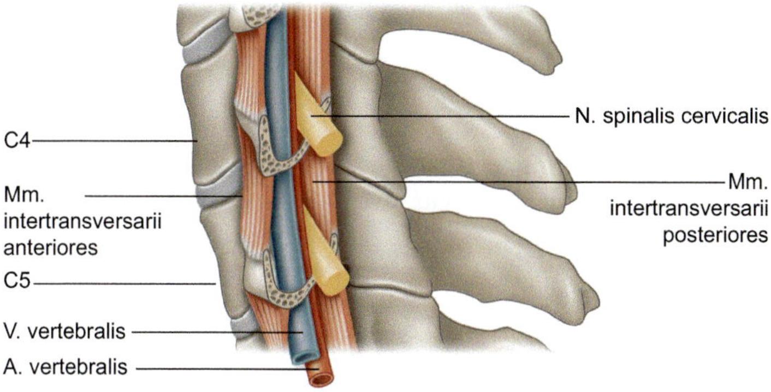

Abb. 10.1 A. und V. vertebralis [L268]

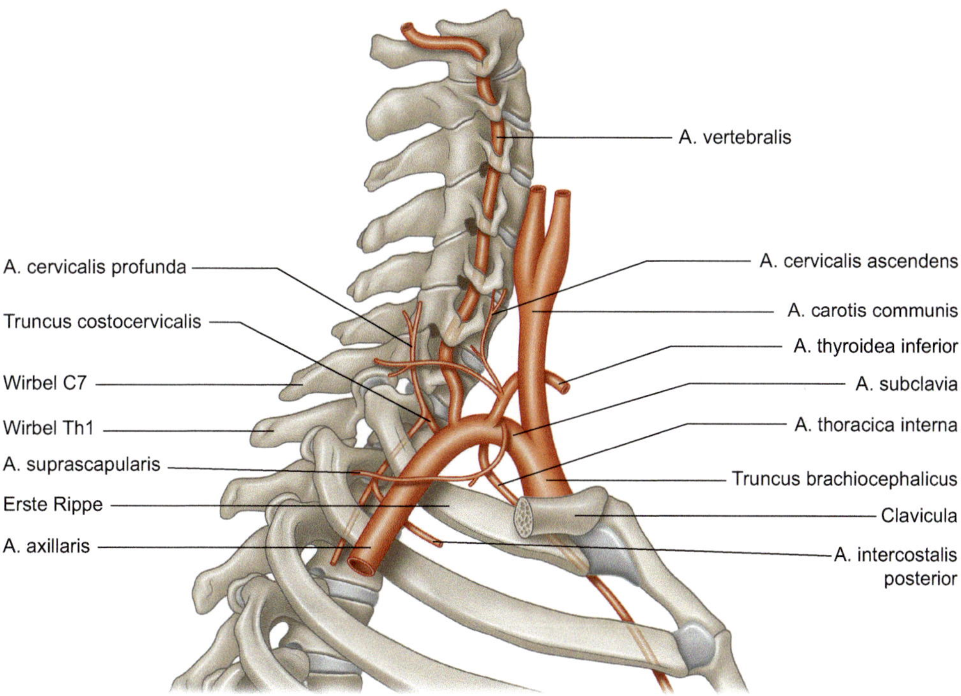

Abb. 10.2 A. vertebralis [L268]

10.4.7 Eine außergewöhnliche Mobilität

Die besondere Mobilität der Gelenkstrukturen und des Rückenmarks verleiht der Halswirbelsäule ein einzigartiges Adaptations- und Kompensationspotenzial. Sie stellt sich damit in den Dienst der restlichen Wirbelsäule, des osteo-artikulären Systems des gesamten Körpers und der verschiedenen sensorischen Funktionen und Verhaltensweisen.

Um all diese Bewegungen ausführen zu können, muss die Halswirbelsäule sehr mobil sein, sie braucht ein Muskelsystem, das es ihr gestattet, große Rotationen, Seitneigungen, Flexionen und Extensionen auszuführen. Gleichzeitig darf die Mobilität ihre Schutzfunktion nicht beeinträchtigen.

Das Rückenmark muss in der Lage sein, sich ständig an diese Bewegungen anzupassen. Zwischen maximaler Extension und Flexion der gesamten Wirbelsäule macht das Rückenmark eine Gleitbewegung von zwischen 4 und 5 cm. Die Compliance (Dehnbarkeit) der Dura mater beträgt 9 cm.

10.4.8 Ein komplexes und umfangreiches Muskel-Band-System

Das Muskel-Band-System ermöglicht die großen Bewegungsamplituden der Halswirbelsäule.

10.4.9 Schutz der neurovaskulären Strukturen

Das Rückenmark muss bei den verschiedenen HWS-Bewegungen unbedingt geschützt werden. Die Dura mater spinalis hat eine kontinuierliche Verbindung zur Dura mater cranialis. Die Kontinuität der Dura ist die erste Ebene für den Schutz des oberen Rückenmarks.

Die Halswirbelsäule verfügt nicht nur über große Muskeln, die ihr eine entsprechende Mobilität verleihen, sondern auch über ein System aus Ligamenten und kleinen Muskeln, die das Rückenmark, die Nerven und Gefäße schützen. Als Beispiel kann hier der M. rectus capitis posterior minor mit seiner Verbindung zur Rückenmarkshaut erwähnt werden, auf den wir im Weiteren noch eingehen werden.

10.4.10 Die atypischen Halswirbeln C1 und C2

10

Diese Wirbel zeichnen sich einerseits durch den Dens axis und das Fehlen des Wirbelkörpers von C1 aus. Das Fehlen des Diskus zwischen C1 und C2 wird durch den Dens axis kompensiert. Dieser dient als Drehpunkt für die Bewegungen des Atlas, er schützt das Rückenmark, indem er den Durchmesser des Spinalkanals aufrechterhält und dafür sorgt, dass C1 und C2 korrekt übereinander angeordnet sind.

Atlas

- Der Atlas hat keinen Wirbelkörper. Er besteht aus einem Arcus anterior und einem Arcus posterior, die jeweils ein Tuberculum aufweisen.
- Das Tuberculum posterius ersetzt den Processus spinosus, es ist schwer zu palpieren, da es großteils vom Okziput verdeckt wird.
- Das Lig. transversum atlantis ist beidseits am Innenrand des Atlasbogens befestigt. Es teilt das Foramen vertebrale in zwei Teile: einen anterioren Anteil für den Dens axis und einen posterioren Anteil für das Rückenmark.
- Der Atlas verfügt über zwei Massae laterales, die die kranialen und kaudalen Gelenkfacetten tragen.
- An der Rückseite des Arcus anterior befindet sie die Fovea dentis, die Gelenkfläche zum Dens axis, die Rotationsbewegungen ermöglicht.
- Die Procc. transversi haben ein Foramen transversum, in dem die A. vertebralis verläuft. Die A. vertebralis ist an ihren Krümmungsstellen besonders gefährdet.

Axis

Das besondere Merkmal des Axis ist der Dens axis, ein zahnförmiger Fortsatz, der sich über dem vorderen Anteil des Foramen vertebrale des Atlas erhebt. Er ermöglicht die Drehbewegung des Kopfes und des Atlas. Er hat eine Länge von ca. 15 mm (➤ Abb. 10.3).

Bei einem schweren Trauma kann der Dens axis die Medulla oblongata und das Gehirn komprimieren mit schwerwiegenden Konsequenzen wie Lähmungen oder sogar Tod des Patienten.

Auch Tiere verfügen über diesen Fortsatz, wobei seine eigentliche Bedeutung nicht ganz klar ist. Dient der Dens axis tatsächlich nur der Kopfrotation?

Für Jean-Léo Testut[1] ist der Dens axis Teil des Atlas, der sich erst im dritten Lebensjahr mit dem Körper des Axis verbindet.

Die große Achse des Dens axis hat einen Winkel von ungefähr 24° und ermöglicht damit die Flexions- und Extensionsbewegung von Okziput-Atlas-Axis.

---

[1] Jean Léo Testut (1849–1925) französischer Arzt und Anatom. Anm. d. Übers.

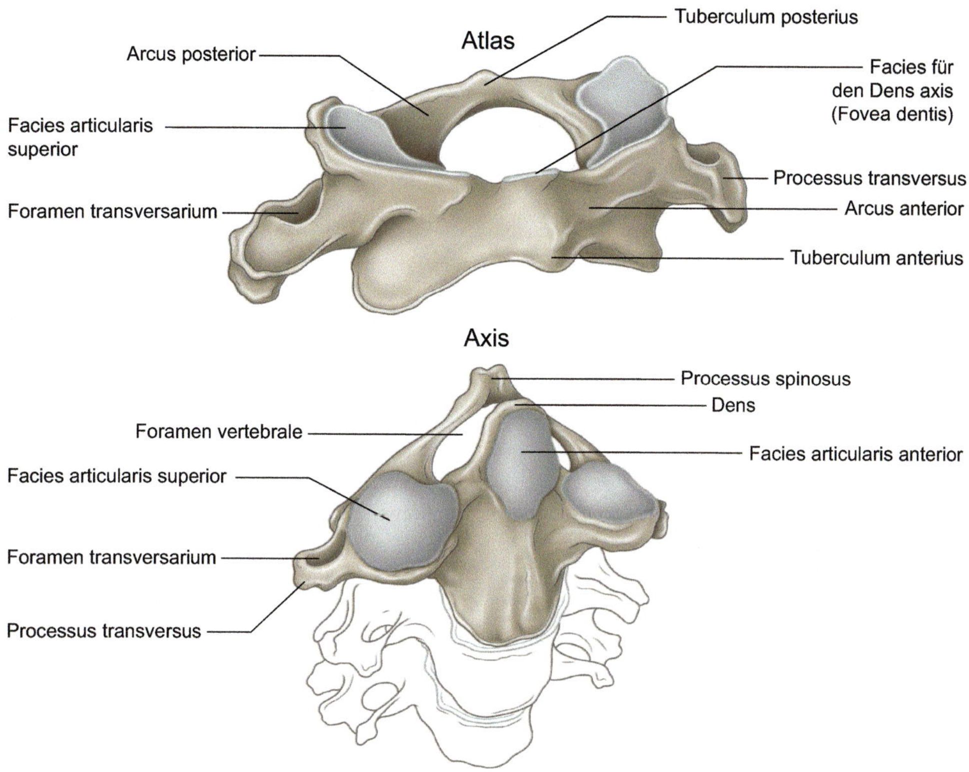

Abb. 10.3 Atlas und Axis [L268]

Der Dens axis verfügt über zwei Gelenkflächen:

- eine anteriore Gelenkfläche mit dem Atlas,
- eine posteriore Gelenkfläche, die dem Lig. transversum atlantis entspricht.

Die Gelenkfortsätze sind seitlich geneigt und ermöglichen damit eine Seitneigung während der Rotationsbewegung.

Der Proc. spinosus ist zweigeteilt und nur selten symmetrisch. Anfänger machen bei der Palpation deshalb häufig den Fehler, dass sie aufgrund der Zweiteilung des Dornfortsatzes glauben, der Axis befände sich nicht in seiner physiologischen Achse.

10.4.11 Kraniozervikaler Übergang

Der kraniozervikale Übergang ist eine bekannte mechanische Konfliktzone, vor allem nach einem Schleudertrauma. Die Halswirbelsäule ist ein kleines Rohr, das eine Kugel von mehr als 3 kg zu tragen hat, die noch dazu eine „denkende" Kugel ist! Gedanken können das Gehirn oft schwer belasten!

BESONDERHEITEN

- Zwischen Okziput, C1 und C2 gibt es keine Bandscheiben. Damit bildet der kraniozervikale Übergang die Ausnahme in der Wirbelsäule. Zwar gibt es noch andere Regionen in der Wirbelsäule, in denen es keine Bandscheiben gibt, weil sie verknöchert sind, aber dort haben sie zumindest in einem bestimmten Entwicklungsstadium existiert.
- Aufgrund der Anteriorisierung des Foramen magnum musste der Mensch komplexere Muskelstrukturen entwickeln, die die Gehirn-Rückenmarksachse schützen und das sensorische System leistungsstärker machen.
- Durch den aufrechten Gang war der Mensch gezwungen, unabhängig von der Körperposition, eine horizontale Augenlinie aufrechtzuerhalten.
- Durch die Vertikalisierung des Menschen wurde das subokzipitale propriozeptive System weiterentwickelt und verfeinert, insbesondere durch die Subokzipitalmuskulatur, die eine wichtige Rolle in der Propriozeption und dem Schutz von Rückenmark, Nerven und Gefäßen übernimmt.

10.4.12 Die Hirnnervenanastomosen am kraniozervikalen Übergang

Wenn man Dehnungs-Induktionstechniken für die myofaszialen Strukturen am kraniozervikalen Übergang macht, denkt man normalerweise nicht an die zahlreichen Nervenanastomosen, die es in dieser Region gibt.

Die meisten dieser Anastomosen sind Verbindungen mit Hirnnerven. Anhand dieser Verbindungen lassen sich die erstaunlichen Ergebnisse erklären, die man durch die Behandlung dieser Übergangszone erzielen kann. Nachstehend führen wir jene Hirnnerven an, die über Anastomosen Verbindungen zu C1 und C2 haben (➤ Abb. 10.4):

- N. trigeminus (V)
- N. facialis (VII)
- N. glossopharyngeus (IX)
- N. vagus (X)
- N. accessorius (XI), einige seiner Nervenfasen ziehen bis nach C3
- N. hypoglossus (XII)

N. trigeminus

Der N. trigeminus (➤ Abb. 10.5) ist sicherlich der wichtigste Nerv für das Kranium. Er innerviert folgende Strukturen:

- Dura mater
- Falx
- Tentorium cerebelli
- Aa. meningeae
- Vv. meningeae

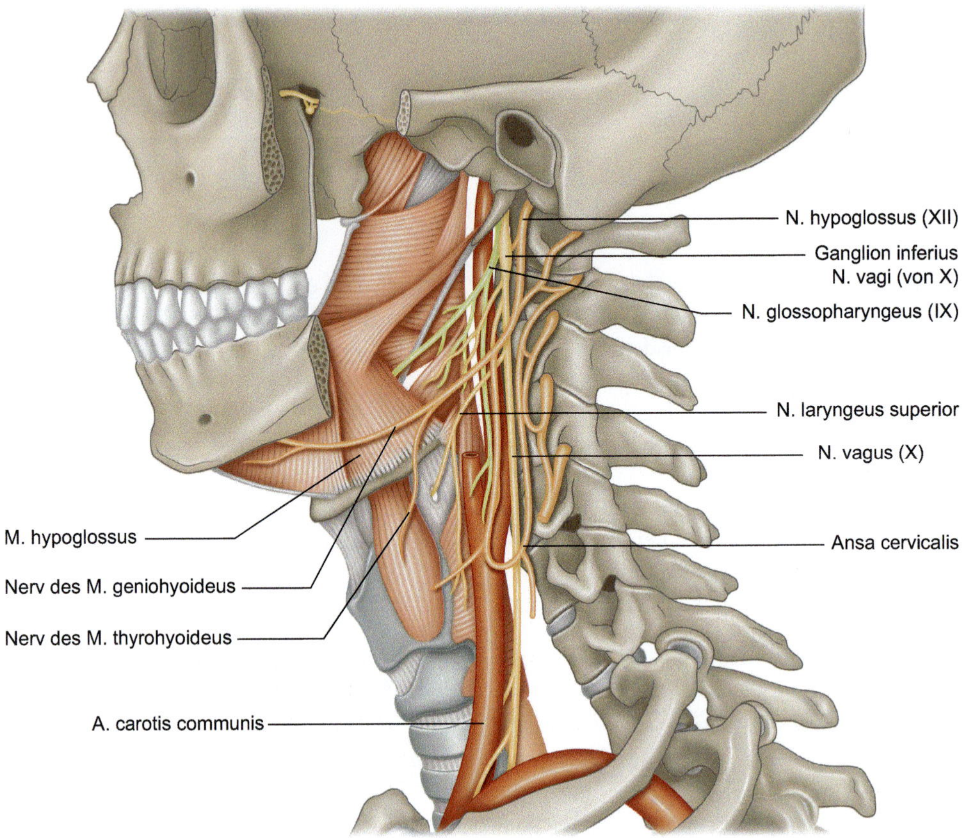

Abb. 10.4 Hirnnervenanastomosen am kraniozervikalen Übergang [L268]

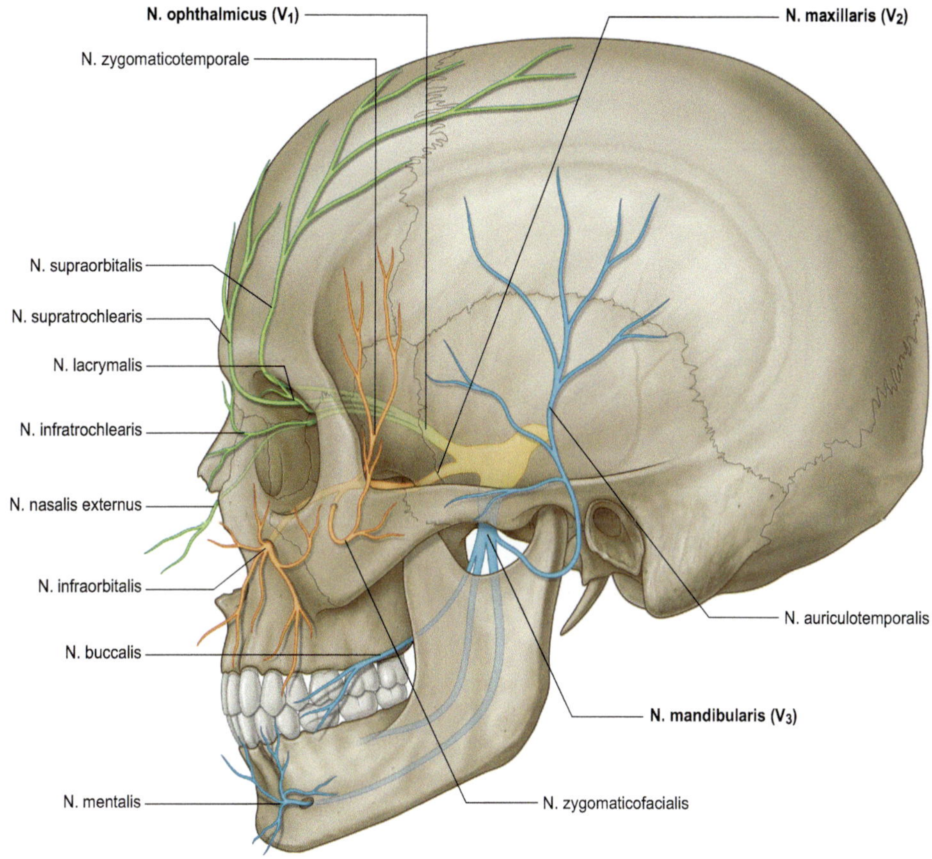

Abb. 10.5 N. trigeminus
[E402-004]

- Zahn- und Zahnhaltesystem
- Sinus venosi
- Sinus paranasales

Der N. trigeminus teilt sich am Ganglion trigeminale in drei Äste: N. ophthalmicus (V/1), N. maxillaris (V/2), N. mandibularis (V/3).

Der **N. ophthalmicus** teilt sich wiederum in R. tentorius, N. frontalis, N. lacrimalis und N. nasociliaris, wobei sich der N. frontalis wiederum in den N. supratrochlearis und den N. supraorbitalis teilt. Aus dem N. supraorbitalis entsteht der R. meningeus recurrens.

Der N. supratrochlearis und der N. supraorbitalis innervieren die Falx, das Tentorium cerebelli und entsenden sehr feine Äste zu den beiden ersten Zervikalnerven.

Der **N. mandibularis** steht über den N. auriculotemporalis mit dem Ramus anterior des N. auricularis magnus (Plexus cervicalis) in Verbindung, der mit dem N. facialis anastomiert.

N. facialis

Die Ramus temporofacialis des N. facialis (➤ Abb. 10.6) anastomiert mit den Fasern des N. auriculotemporalis, ein Ast des N. mandibularis.

Sein Ramus occipitalis (der aus dem N. auricularis posterior hervorgeht) zieht über das Mastoid zum M. occipitalis.

Dieser hinter dem Ohr verlaufende Ast hat Verbindungen mit folgenden Nerven:

10

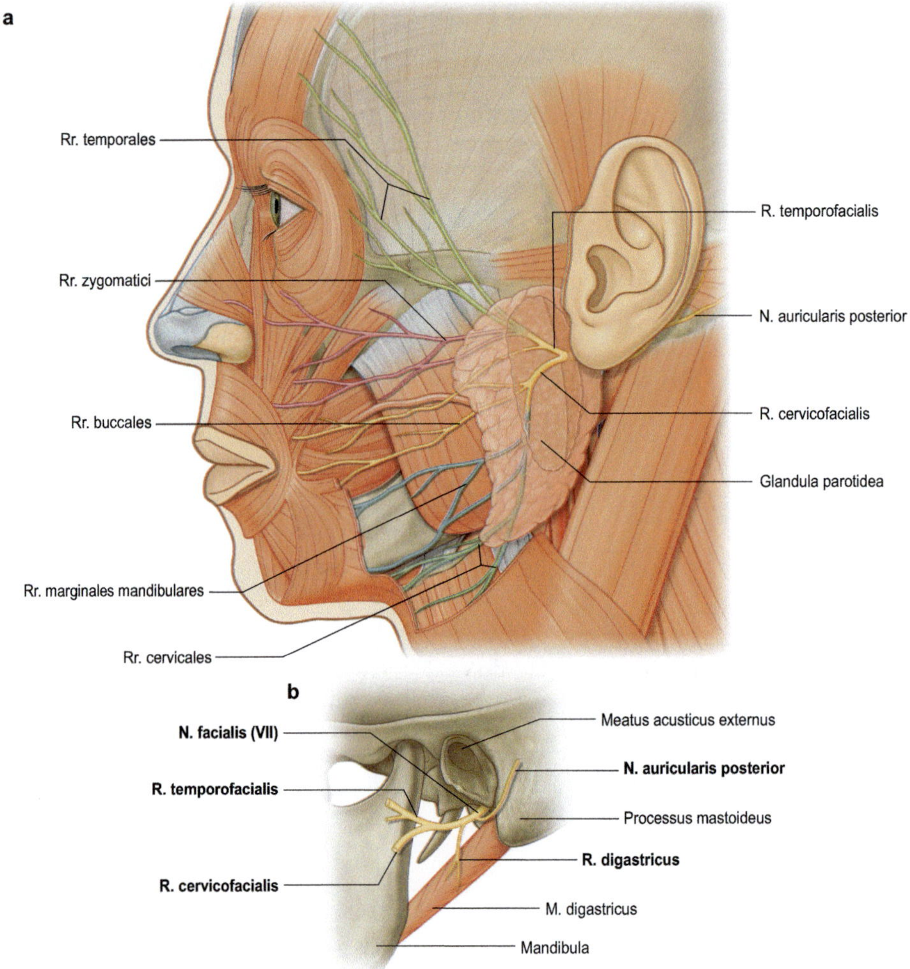

Abb. 10.6 N. facialis [E402-004]

10

- N. trigeminus
- N. occipitalis major
- Plexus cervicalis superior
- N. vagus

N. glossopharyngeus

Der N. glossopharyngeus ist über Rr. communicantes mit dem R. auricularis n. vagi verbunden.

N. vagus

Der N. vagus hat Anastomosen mit dem N. glossopharyngeus und dem N. accessorius. Seine Nervenfasern versorgen die Dura mater occipitalis und haben Verbindung zu den beiden obersten Zervikalnerven.

N. accessorius

Der N. accessorius (> Abb. 10.7) gibt Nervenfasern für die drei obersten Zervikalnerven und vor allem

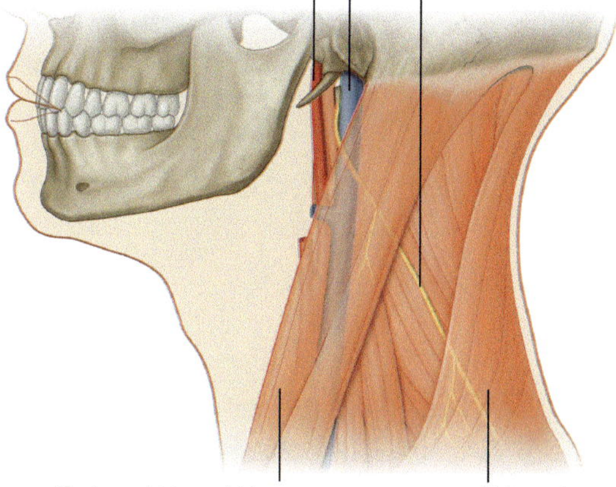

Abb. 10.7 N. accessorius [E402-004]

für den ersten Zervikalnerv ab. Er innerviert den M. sternocleidomastoideus und den M. trapezius. Der M. sternocleidomastoideus wird auch von Fasern des 3. Zervikalnervs und seltener des 2. Zervikalnervs versorgt.

N. hypoglossus

Der N. hypoglossus (> Abb. 10.8) anastomiert mit den Ästen der obersten beiden Zervikalnerven und bildet vor dem Altas eine Nervenarkade.

In der Region der Kondylen des Os occipitale gibt er Nervenfasern für die Dura mater ab.

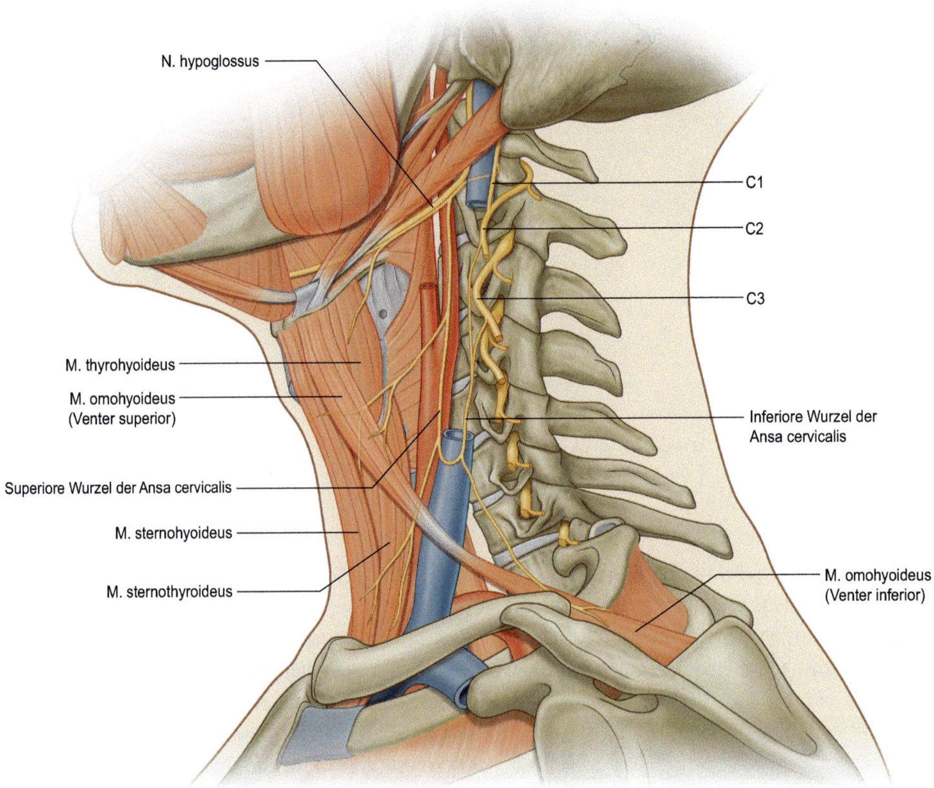

Abb. 10.8 N. hypoglossus
[E402-004]

KAPITEL

11 Diagnose

11.1 Symptomatologie und Klinik

11.1.1 Zervikalgien

Nackenschmerzen (Zervikalgien) werden nur sehr selten durch das knöcherne System verursacht, sondern meist durch die die Wirbel umgebenden Weichgewebe: Kapseln, Bänder, Faszien, Arterien, Venen, Nerven, Meningen …

In der Osteopathie wird oft nicht genau zwischen einer knöchernen Fehlstellung, d. h. einer knöchernen Verschiebung, und einer erhöhten Spannung in den Weichgeweben unterschieden. Fehlstellungen gehören in den Bereich der Chirurgie, Weichgewebe sind unser Aufgabengebiet.

Selbst bei schmerzhafter Arthrose sind es nicht die knöchernen Deformierungen, sondern ihre Auswirkungen auf die umliegenden Gewebe, die den Schmerz verursachen.

Ätiologie

Auf der Grundlage unserer Erfahrungen werden wir im Weiteren versuchen, eine Einteilung der Probleme vorzunehmen, die zu Zervikalgien führen können.

Die Ursachen hierfür sind vielfältig, sie können mechanisch, infektiös, viszeral oder hormonbedingt sein, aber auch durch eine Diskusproblematik, einen Tumor oder Zahnprobleme entstehen, angeboren, psychisch oder zentral bedingt sein.

In diesem Abschnitt werden die wichtigsten Ursachen von Zervikalgien besprechen und in den nachfolgenden Kapiteln, die sich mit den verschiedenen Manipulationstechniken befassen, behandelt.

Gleich zu Beginn sollte festgehalten werden, dass es keinen „normalen" Schmerz gibt. Ein gut adaptierter und kompensierter Organismus verspürt keinen Schmerz. Gleichzeitig ist das Fehlen von Schmerz nicht notwendigerweise ein Zeichen für gute Gesundheit. Sobald Schmerzen oder Symptome einer Dysfunktion auftreten, muss nach der Ursache gesucht werden. Im Idealfall sollten alle Komponenten des Körpers gepflegt und instandgehalten werden – eine umfangreiche Aufgabe!

Betrachten wir nun die Hauptursachen für Zervikalgien.

Mechanismus

Direkte Ursache durch ein Trauma

In diese Kategorie fallen vor allem die Folgen des Schleudertraumas, die den Weg für die Arthrose bereiten. Arthrosen sind schwer zu behandeln und die Rückfallquote ist hoch.

Besonders wichtig ist, dass man vor lauter Bäumen den Wald nicht übersieht. Ein Trauma kann ein Hinweis auf eine sich entwickelnde Pathologie sein. Wir erinnern uns an eine Patientin, die über Nackenschmerzen klagte, die nach einem heftigen Hustenanfall erstmals aufgetreten waren. Die Untersuchung ergab, dass sie an einem bis zu diesem Zeitpunkt asymptomatischen Gehirntumor litt.

Direkte Ursache durch eine ungünstige Körperhaltung

Versuchen Sie eine Zimmerdecke zu streichen und dabei die Arme nach oben zu strecken und den Kopf in den Nacken zu legen und Sie werden bald merken, wie sich Ihre Halswirbelsäule verspannt und nach relativ kurzer Zeit auch Schmerzen auftreten.

Eine schlechte Schlafposition, ein zu hartes Kissen oder das Einschlafen vor dem Fernseher führen oft zu den Zervikalgien, mit denen uns unsere Patienten konsultieren.

Auch in diesen Fällen müssen wir uns vor Symptomen hüten, die sich zu leicht erklären lassen. Ein Trauma oder eine Fehlstellung können auch ein Hinweis auf eine beginnende Pathologie sein. Wir hatten eine Patientin, die über einseitige Nackenschmerzen klagte, die leicht in die Schulter ausstrahlten. Der Schmerz war beim Wäscheaufhängen das erste Mal aufgetreten, eine banale Situation. Allerdings litt die Patienten auch an häufigem Husten und ihre Stimme war in letzter Zeit etwas rau geworden, ohne dass ein Alkohol- oder Nikotinmissbrauch bestand. Es stellte sich schließlich heraus, dass sie an einem Tumor im oberen Teil des Mediastinums litt, der durch die Position beim Wäscheaufhängen, Arme über dem Kopf und nach hinten geneigtem Kopf, symptomatisch geworden waren.

Indirekte Ursache durch ein Trauma

Kollisionskräfte durchziehen unseren Körper und konzentrieren sich in unseren Schwachstellen. Ein Sturz auf das Steißbein erzeugt eine Stoßwelle, wenn der Patient bereits Nackenprobleme hatte oder an einer Zervikalarthrose leidet, steigt die Wahrscheinlichkeit, dass er nach dem Sturz über Nackenschmerzen klagt.

Frakturen und Luxationen in der oberen Extremität wirken sich unmittelbar oder zeitversetzt auf die Wirbelsäule aus.

Indirekte Ursache durch posturale Kompensation

Die große Mobilität der Halswirbelsäule gibt ihr die Möglichkeit, mechanische Spannungen anderswo im Körper und insbesondere in den Füßen zu kompensieren. Sie kompensiert auch Dysfunktionen des Kiefergelenks, der Augen, Ohren oder des Geruchsinns.

Infektiöse Ursache

Infektionen, unabhängig davon, ob sie banal oder kompliziert sind, beeinflussen das Kranium, das Gesicht, den Hals oder den oberen Teil des Thorax und wirken sich auf die Halswirbelsäule aus.

Auf die Bedeutung von tastbaren Lymphknoten am Hals werden wir im Weiteren noch eingehen. Wichtig ist, ein Patient mit Fieber und geschwollenen Lymphknoten darf nicht an der Halswirbelsäule manipuliert werden.

Viszerale Ursache

Zervikalgien viszeralen Ursprungs haben ihre Ursache meist in der Pleura, den Lungen, den Speicheldrüsen oder der Schilddrüse.

Zervikalgien können auch als Folge einer Pleuritis, einer Pneumonie, einer Tuberkulose – vor allem über die Verbindung der zervikopleuralen Bänder – oder eines Tumors auftreten.

Aber es gibt auch Zervikalgien, die mit dem Magen und dem Leber-Gallenblasensystem in Verbindung stehen. Hierbei handelt es sich um eine neurogene Verbindung über den N. phrenicus oder den N. vagus und deren Beziehungen zum Plexus nervosus cervicalis und zum Plexus nervosus coeliacus.

Die Zervikalgie kann auch über die Gewebekontinuität entstehen.

Wir hatten auch einige wenige Fälle, die mit akuten Thyreoiditiden in Bezug standen.

Es ist schwierig, eine Liste all der Organe aufzustellen, die Nackenschmerzen verursachen können, nicht zuletzt aufgrund der zahllosen Verbindungen des N. vagus. In Kapitel 17 (➤ Kap. 17) befassen wir uns näher mit den viszeralen Verbindungen.

Hormonelle Ursache

Bei manchen Patienten scheinen die Halswirbelsäulenprobleme eher einen hormonellen Ursprung zu haben. Häufig treten diese in der Pubertät oder der Menopause auf. Allerdings ist es schwierig, zwischen direkten und indirekten hormonellen Ursachen zu unterscheiden.

Die Leber reagiert auf die Erhöhung des Östrogenspiegels, da Östrogene die Viskosität der Galle beeinflussen. Zudem haben wir auch festgestellt, dass die Leber oder die Gallenblase Zervikalgien über das Nervensystem und die Faszien verursachen können.

Die Hormone beeinflussen bestimmte Proteine im Körper wie die Strukturproteine (Elastin, Relaxin, Kollagen usw.).

Progesteronmangel kann die Qualität der Strukturproteine vermindern, die Elastizität der Gewebe reduzieren, ihre Kompensations- und Reaktionsfähigkeiten bei einem Trauma vermindern.

Beim Elastin ist der hohe Gehalt an hydrophoben Aminosäuren für die Elastizität ausschlaggebend. Die Synthese von Elastin erfolgt vor allem in der Pubertät, nimmt mit dem Alter schrittweise ab, wobei das Elastin durch nicht dehnbares Kollagen ersetzt wird.

Die Elastinsynthese ist hormonabhängig, Schwangerschaftsstreifen sind ein gutes Beispiel hierfür.

Bei gleichem Durchmesser ist Elastin fünfmal so elastisch wie ein klassisches Gummiband!

Diskale Ursache

Die Bandscheiben der Halswirbelsäule stehen unter beachtlicher mechanischer Spannung, insbesondere zwischen C5 und C6.

Der Kopf ist schwer (3–3,5 kg) und Traumata der HWS konzentrieren sich auf die untere Halswirbelsäule, außer wenn der Schock besonders groß ist. Der Kopf ist permanent in Bewegung und die sitzende Haltung, vor allem vor einem Computer, beeinträchtigt die Halswirbelsäule.

Zervikale Diskopathien sind nicht notwendigerweise ein Altersproblem. Nach einem Trauma oder einer Infektion entstehen oft auch bei jungen Erwachsenen Schädigungen der Bandscheibe. Die meisten echten Diskushernien werden von einer Zervikobrachialgie begleitet.

Tumorale Ursache

Unabhängig davon, ob es sich um gutartige oder bösartige, primäre oder sekundäre Tumore handelt, ist es wichtig, die Symptome eines Tumors zu kennen:
- Sehr starke, oft unerträgliche Schmerzen
- Bandartige Ausstrahlung
- Keine Verbesserung durch Ruhe
- In der Nacht oft stärker
- Von funktionellen Störungen begleitet
- Von Lymphknotenschwellungen in der Schmerzregion begleitet
- Ausstrahlungen in die oberen Extremitäten, manchmal auch Muskelatrophie, die vor allem die Unterarmmuskeln betrifft, die durch den N. ulnaris innerviert werden.

Bösartige Tumore
- Primäre Knochentumore: dabei handelt es sich v. a. um Sarkome und Chondrosarkome
- Sekundäre Knochentumore: osteosklerotische bzw. osteoblastische Metastasen mit Knochenneubildung wie bei Mamma- oder Prostatakarzinomen, osteoklastische bzw. osteolytische Metastasen mit Knochenabbau, wie bei Lungen-, Nierenkarzinomen bzw. Karzinomen im Genitalbereich (Elfenbeinwirbel sind eher ein Hinweis auf ein Prostatakarzinom).

Gutartige Tumore
Dabei handelt es sich um Angiome, Neurinome, Lipome und Arachnoidalzysten, Ependymome (meist gutartig), Epidermoidzysten, kavernöse Hämangiome oder Rückenmarksangiome.

Wirbelhämangiome weisen im Röntgenbild oft eine grobmaschige Auflockerung der Spongiosa auf. Es besteht die Gefahr eines Wirbelkörperbruchs.

Ursache im Zahnbereich

Vorsicht ist bei Zervikalgien geboten, die durch Zahnprobleme entstehen: Karies, Implantate, alte Kronen, Entzündungen des Zahnfleischs und der Mundschleimhaut, Okklusionsstörung, Zahnstein.

Der Schmerz breitet sich vom N. trigeminus zu den subokzipitalen Nerven aus.

Natürlich manifestieren sich Zahnprobleme nicht ausschließlich in der Halswirbelsäule. Auch Achillessehnenschmerzen können nach einer Zahnbehandlung plötzlich verschwinden!

Ursache im Kiefer

Mechanische Probleme im Temporomandibulargelenk destabilisieren langfristig die Halswirbelsäule, dazu gehören das nächtliche Zähneknirschen und Zähnezusammenbeißen, sowie auch Nachwirkungen von Vollnarkosen mit Intubation.

Wir hatten mehrere Patienten, die wir nach einem chirurgischen Eingriff wegen HWS-Problemen behandeln mussten. Häufig ist die Überstreckung der Halswirbelsäule mit forcierter Mundöffnung bei der Intubation für die HWS-Probleme verantwortlich. Die Anästhesie führt zur vollständigen Muskelentspannung, der Patient kann nicht reagieren, sodass die Mundöffnung eine Luxation des Temporomandibulargelenks verursacht. Zudem kann die Umlagerung des Patienten vom Operationstisch auf das Patientenbett zu Verstauchungen des Skapulohumeralgelenks führen.

Wir empfehlen unseren Arthrosepatienten den Anästhesisten vor der Operation auf ihre Erkrankung aufmerksam zu machen und ihn zu ersuchen, bei der Lagerung der Halswirbelsäule auf die Achse und auf eine leichte Extension zu achten.

Kraniale Ursache

Oft geht es hierbei um Dysfunktionen des Seh- oder Gehörsinns oder auch um Tumore.

Ursache in den darunterliegenden Gelenken

Gelenkprobleme sowie Haltungsungleichgewicht führen zu adaptiven Spannungen in der Halswirbelsäule. Aufgrund ihrer Mobilität versucht die HWS weiter unten im Körper liegende Spannungen unmittelbar zu korrigieren.

Wir werden noch sehen, dass die Subokzipitalmuskeln jene Haltungsmuskeln sind, die sofort und automatisch auf eine Verstauchung im Fuß reagieren.

Angeborene Ursache

Fetale Lageanomalien führen zu Spannungsungleichgewicht in den Muskeln und Bändern der Halswirbelsäule, der Schultern und der oberen Brustwirbelsäule.

Ein Teil des Muskel- und Bandapparats fibrosiert und führt zu einer mehr oder weniger sichtbaren Asymmetrie der HWS. Wenn dieses Ungleichgewicht bei besonderer Anstrengung oder durch eine unbequeme Position nicht mehr kompensiert werden kann, entstehen Zervikalgien.

Erkennbar wird das Problem, wenn man die Halswirbelsäule außerhalb der Schmerzphasen testet. Es gibt immer eine Seite, die in Seitneigung und Rotation weniger mobil ist. Es handelt sich jedoch nicht um die durch eine Wirbelblockade verursachte Mobilitätseinschränkung, sondern um eine Einschränkung, die sich über die gesamte Halswirbelsäule erstreckt.

Psychologische Ursache

Die Halswirbelsäule trägt den Kopf, dessen tatsächliches Gewicht durch die verschiedenen aufeinanderprallenden Gedanken steigt. Unsere Vergangenheit, unsere Gegenwart und unsere Zukunft lasten schwer auf unserer Halswirbelsäule! In Kapitel 16, das sich mit der Beziehung zwischen Haltung und Emotionen in der Halswirbelsäule und ihrer Interpretation befasst, gehen wir detailliert auf diese Thematik ein.

Zahlreiche psycho-affektive Parameter wirken sich besonders auf die Halswirbelsäule aus.

Ein Trauma bringt archaische Ängste – die Angst zu sterben, verletzt oder krank zu werden – an die Oberfläche. Diese Ängste erzeugen intensive Muskelspannungen, die den Schmerz sowie die Gewebeläsionen verstärken.

Damit gibt es neben den mechanisch bedingten Leiden auch jene Leiden, die durch die Verletzlichkeit des Seins entstehen.

Weitere Ursachen

- Spondylodiszitis (Entzündung oder Infektion eines Wirbels und des angrenzenden Discus intervertebralis)
- Lyme-Borreliose (mit oft gefährlichen Folgen)
- Rheumatoide Polyarthritis (kann zu Luxation zwischen Atlas und Axis führen)
- Angeboren enger Spinalkanal
- Hodgkin-Lymphom (akute Leukämie, multiples Myelom)
- Epiduralhämatom
- Kraniozervikale Fehlbildungen (> Kap. 11.3.7)

11.1.2 Zervikobrachialsyndrom

Ausgangspunkt des Schulter-Arm-Syndroms sind die vier untersten Zervikalnerven und der erste Thorakalnerv und somit der Interskapular- und Humerusbereich.

Die Zervikobrachialgie beginnt oft mit einem plötzlichen Schmerz im Nacken, der in der Folge bis in die Finger ausstrahlt.

Die Patienten sprechen oft von einem „Ischiasschmerz“ im Arm. Der Schmerz ist stechend und wird von Kribbeln, Taubheitsgefühl, Schwellungen der Finger und einem Gefühl von Elektrizität in den Fingern begleitet.

Ätiologie

Mechanisch (85 % der Fälle):

- Folgen eines direkten oder indirekten HWS-Traumas.

- Diskushernien: am meisten betroffen sind die Nervenwurzeln von C6, C7 und C8.
- Zervikalarthrosen: Sie können auch bei jungen Menschen als Folge eines Traumas auftreten. Meist treten sie zum Erstaunen der Betroffenen mehrere Jahre nach dem ursprünglichen Trauma auf.

Anomalien der Thoraxapertur

- Halsrippe, überlange Querfortsätze, Hypertrophie der Mm. scaleni anterior und medius, Fibrose bzw. Retraktion des Lig. cervicopleurale sowie der Ligg. conoideum, trapezoideum und acromioclaviculaire.
- Folgen einer Klavikulafraktur, einer Stenose der A. subclavia.
- Foraminales oder epidurales Hämatom.

Bösartige Tumore

- Kahler-Krankheit
- Hodgkin-Lymphom
- Angiosarkom

Weitere Ursachen

- Ein hormonelles Ungleichgewicht kann eine periphere Neuropathie verursachen, entweder durch direkte Schädigung des Nervs, insbesondere der Nervi nervorum, oder über das intraneurale Bindegewebe.
- Diabetes, Medikamentenvergiftung, Bleivergiftung, Alkoholismus, infektiöse Spondylodiszitis.
- Periradikuläre Adenopathie.
- **Parsonage-Turner-Syndrom** (Neuralgische Schulteramyotrophie): plötzlich auftretender, heftiger Schmerz in der Schulter mit anschließender Lähmung der periskapulären Muskeln, begleitet von Muskelatrophie und oberflächlicher Hypoästhesie. Tritt v. a. bei jungen Erwachsenen auf und hat eine sehr langsame Heilungsphase. Die Ursache ist unbekannt, das Syndrom kann nach einer Impfung, einer Infektion (auch einer banalen Grippe), einer Anästhesie oder einem Trauma auftreten.
- Chondrokalzinose.
- Pancoast-Tumor: bösartiger Tumor der Lungenspitze, der die Nervenwurzel von C8 betrifft (➤ Kap. 11.1.7).

Bei allen Zervikobrachialsyndromen sollte man auf folgende Symptome achten:

- Asymmetrischer Blutdruck (links-rechts Differenz von mehr als 10 mmHg)
- Vergrößerte retroklavikuläre oder axilläre Lymphknoten
- Muskelatrophie
- Geschwächter Allgemeinzustand
- Gewichtsverlust ohne erkennbare Ursache

Pathophysiologie

Es handelt sich um einen Konflikt zwischen Diskus und Nervenwurzel und in seltenen Fällen um ein Problem des Rückenmarks. Eine Nervenwurzelkompression nicht tumoraler Genese wird vor allem bei jungen Menschen durch eine weiche Hernie des Nucleus pulposus verursacht.

Die Unkovertebralarthrose bildet oft ein aus Osteophyten und einem Teil des Nucleus pulposus bestehendes Knötchen. Es verengt das Foramen intervertebrale, komprimiert die Nerven- und Gefäßstrukturen und führt oft auch zu periradikulären Venenstauungen

Je nach betroffenem Wirbelniveau treten in unterschiedlichen Bereichen Symptome auf:

- C5: anterolaterale Seite der Schulter und proximaler Anteil des Oberarms
- C6: anterolaterale Seite des Oberarms, des Unterarms, der Hand, des Daumens und des Zeigefingers
- C7: posteriore Seite des Oberarms, des Unterarms, der Hand und des Handgelenks
- C8: mediale Seite des Oberarms, des Unterarms und des kleinen Fingers

11.1.3 Kopfschmerzen

Definitionen

Die Begriffe „Kopfschmerz" und „Migräne" werden oft undifferenziert verwendet. Da ihre Unterscheidung oft schwierig ist, beginnen wir mit den Definitionen des medizinischen Wörterbuchs von Garnier & Delamare:

- Kopfschmerz: „Starke und hartnäckige Schmerzen des Kopfs vielfältiger Ausprägung." Diese

Definition ist äußerst vage und das ist keineswegs erstaunlich, da Kopfschmerzen eine Vielzahl von Ursachen haben können.
- Migräne: „Ein durch intensive, pulsierende meist einseitig auftretende vasomotorische Kopfschmerzen gekennzeichnetes Syndrom. Migränen findet man vor allem im Schläfen- und Augenbereich. Begleiterscheinungen sind allgemeines Unwohlsein, Übelkeit, Erbrechen und Sehstörungen."

Wir beschreiben im Nachfolgenden sowohl die Kopfschmerzen als auch die Migräne, da viele unserer Patienten, die unter diesen Symptomen leiden, glauben, dass die Halswirbelsäule entweder die Ursache oder ein erschwerender Faktor für ihr Leiden ist.

Klinik

Aufgrund der subjektiven und sehr unterschiedlichen Einschätzung der Schmerzen können zahlreiche Faktoren angeführt werden. Wer hat noch nie Kopfschmerzen gehabt?

Wir interpretieren im Folgenden die Schmerzen nach dem Ort ihres Auftretens und nach ihrer Art.

Ort des Schmerzgeschehens

- Schmerzen, die in der Halswirbelsäule beginnen:
  - Von der HWS ausgehend strahlen sie zunächst in die Okzipitalregion und etwas später in die Frontalregion ein. Sie bilden eine gute Indikation für osteopathische Techniken.
  - Das HWS-Problem führt zur Reizung der posterioren Äste der Spinalnerven, zu denen der N. occipitalis major (Arnold-Nerv) gehört. Dieser anastomiert im Kranium mit dem N. trigeminus (N. ophthalmicus), ein häufiger Verursacher von Kopfschmerzen.
  - Die Kopfschmerzen treten v. a. morgens nach dem Aufwachen, nach langem Sitzen oder einer Stressphase auf. Bei diesen Kopfschmerzen können wir gute Ergebnisse erzielen.
- Okzipitale Schmerzen: wenn sie nicht von der HWS ausgehen, sollte man an eine systolische Hypertonie denken.
- Frontotemporale oder periorbitale Schmerzen: sie werden durch Sinusitiden oder Augenschmerzen verursacht. Die Nebenhöhlen und ein Großteil der Augen wird durch den N. trigeminus innerviert.
- Schmerzen im Gesicht und im Kiefer: zu den zahlreichen Elementen, die diese Schmerzen auslösen können, zählen Zähne, Zahnfleisch, Ohren, Pharynx, Sinus maxillaris, sphenoidalis, ethmoidalis, Temporomandibulargelenk.
- Heftige Schläfenschmerzen: möglicherweise Horton-Syndrom (Riesenzellenarteriitis):
  - Schädigung aller Gefäßhüllen (Panarteriitis, vermutlich autoimmuner Ursprung) mit Bezug zu Polymyalgia rheumatica.
  - Die Kopfschmerzen sind heftig und treten um das 60. Lebensjahr auf. Der Allgemeinzustand wird durch ein mittelhohes Fieber beeinträchtigt.
  - Die Aa. temporales sind rot, dick, thrombotisch und sehr berührungssensibel.
  - Es ist relativ unwahrscheinlich, dass diese Patienten einen Osteopathen aufsuchen. Es ist jedenfalls keine Indikation für osteopathische Behandlungen.
- Schmerzen, die in der Nase beginnen: Polypen, Stauung in der Nasenmuschel, Tumore und sehr selten Sphenoitis.

Art des Schmerzes

Pulsierender Schmerz

Die Schmerzen verstärken sich mit jedem Herzschlag, wahrscheinlich infektiöse Ursache.

Intensiver und unregelmäßiger Schmerz

Anzeichen für eine neurale Ursache, betroffen sein können der N. trigeminus, der N. glossopharyngeus, der N. facialis usw. Diese Nerven „transportieren" den Schmerz, der möglicherweise tumoralen, infektiösen oder traumatischen Ursprungs ist.

Torticollis

Torticollis erzeugt aufgrund der Reizung der Zervikalnerven und ihrer mehr oder weniger direkten Anastomosen mit dem N. trigeminus Kopfschmerzen.

Schmerzen bei Kindern

Bei Kindern ist der Torticollis nur sehr selten mechanischen Ursprungs. Man sollte vielmehr eine infektiöse oder manchmal auch tumorale Ursache suchen oder auch eine fetale Lageanomalie sowie Probleme bei der Geburt miteinbeziehen.

CAVE

Kinder, die über Schmerzen in der Wirbelsäule klagen, sollten in keinem Fall manipuliert werden. Sie sollten zum behandelnden Arzt oder zum Kinderarzt überwiesen werden.

Grisel-Syndrom oder Torticollis atlantoepistrophealis

Dabei handelt es sich um einen von Fieber begleiteten Torticollis mit plötzlichem Beginn. Durch eine Infektion oder eine OP im Gesichtsbereich kommt es zu einer entzündlichen Verspannung der prävertebralen Muskeln, die zur Verdrehung und Subluxation des Atlas führt und auch im Röntgen erkennbar ist.

Gelegentlich wird auch eine nicht-traumatische Subluxation von C1–C2 angeführt, was etwas übertrieben erscheinen mag.

Das Grisel-Syndrom entsteht nach einer Nasen-Rachen-Infektion oder einer Angina, der dadurch entstehende Torticollis wird durch die Fibrose der Muskeln und Bänder des Halses aufrechterhalten. Diese Fibrose bewirkt eine Kompression der Medulla und des Rückenmarks. Nachstehend einige Anzeichen für HNO-Infektionen:

- Lymphknotenschwellungen im Halsbereich
- Geschwüre
- Peritonsilläres Phlegmon
- Mastoidschmerzen

Schmerzen bei Erwachsenen

Neben mechanischen Problemen durch ein Trauma oder haltungsbedingt (Streichen der Zimmerdecke) kann ein Torticollis seine Ursache auch im Zahnbereich haben (zahlreiche mit Kopfschmerzen verbundene Zervikalgien haben einen Bezug zu Zahnproblemen oder Infektionen).

Meningismus

Wir hatten einige wenige Fälle von Meningismus bei Kindern, die über Kopfschmerzen klagten, Symptome, die das Umfeld des Kindes meist zunächst nicht sehr beunruhigen. Wenn kein Trauma vorliegt, ist die Diagnose nicht zu schwer zu stellen. Nachstehend einige klinische Zeichen, die auf ein Problem der Meningen hinweisen können:

- Flexion des Nackens in Rückenlage kann sehr starke Schmerzen erzeugen und wird oft von einer Öffnungsbewegung beider Arme in Abduktion oder in Flexion begleitet.
- Der durale Kopfschmerz strahlt meist in die Stirn, zu den Speicheldrüsen und den Schultern aus. Der Patient ist blass und hat tränende Augen.

Angeborener Torticollis

Diese Art des Torticollis ist Osteopathen gut bekannt. Meist wird als Ursache eine fetale Lageanomalie, ein fast permanenter Spasmus im Uterus, eine teilweise Agenesie des M. sternocleidomastoideus (SCM), Nährstoffmangel während der Schwangerschaft und manchmal auch ein Mangel oder ein Auslaufen des Fruchtwassers angenommen.

Art des Auftretens

Nächtliche Kopfschmerzen

Dabei denkt man zunächst an eine vaskuläre Genese wie Bluthochdruck oder an ein Verdauungsproblem:

- Vor Mitternacht handelt es sich meist um ein banales Verdauungsproblem, die Kopfschmerzen werden durch Erbrechen gelindert.
- Zwischen Mitternacht und 2 Uhr morgens und wenn die Kopfschmerzen von einem intensiven Wärmegefühl begleitet werden, liegt es meist an der Leber.
- Zwischen 2 Uhr und 4 Uhr morgens und wenn die Kopfschmerzen von einem Kältegefühl begleitet werden, denkt man eher an das Pankreas.
- Nach 4 Uhr morgens handelt es sich meist um ein neurovegetatives Problem (N. vagus), wobei die Ursache meist Stress ist. Abgesehen von Kopfschmerzen, ist das die Uhrzeit, zu der oft auch Asthmaanfälle beginnen.

Zyklische Schmerzen

Diese oftmals regelmäßig auftretenden Schmerzen sind ein Hinweis auf eine Neuralgie aus dem Zahnbereich oder, seltener, auf einen Tumor.

Kopfschmerzen toxischer Ursache

Zahlreiche Substanzen können Kopfschmerzen auslösen, so etwa Medikamente, Alkohol, Nikotin oder Drogen.

Wenn man Toxine als Ursache für die Kopfschmerzen vermutet, sollte man bei der Anamnese besonders vorsichtig und respektvoll sein, vor allem wenn man ein Alkohol- oder ein Drogenproblem vermutet. Man sollte vor allem versuchen, den Patienten nicht zu verurteilen und ihn nicht nach seinen persönlichen Moralgrundsätzen zu bewerten. Menschen sind sehr komplex und manche Lebenssituationen sind sehr schwer zu ertragen.

Weitere Ursachen für Kopfschmerzen

Metabolische Ursachen

- Schwierigkeiten bei der Blutzuckerregulation: Hyper- oder Hypoglykämie können Kopfschmerzen auslösen
- Nierendysfunktionen (man sollte nach der Farbe des Urins fragen)
- Endokrines Ungleichgewicht: die wichtigsten endokrinen Drüsen – Hypophyse, Hypothalamus, Schilddrüse, Nebenniere – können Kopfschmerzen auslösen

Periduralanästhesie

Hierbei handelt es sich um Schmerzen nach der Lumbalpunktion, die vor allem dann auftreten, wenn der behandelnde Arzt Schwierigkeiten hatte die Nadel einzuführen. Er versucht es mehrmals und dies führt zu Verletzungen der Dura und zum Ausfliesen von Liquor cerebrospinalis.

Die Kopfschmerzen sind heftig und unerträglich. Wir wurden insgesamt drei Mal ins Krankenhaus bzw. in die Klinik gerufen, um Patienten zu helfen, bei denen selbst Schmerzmittelinfusionen zu keiner Schmerzlinderung führten.

Interessant ist, dass die Lösung von Blockaden bei Th9 und den entsprechenden Rippen oft gute Ergebnisse bringt. Vielleicht weil dadurch die A. radicularis magna (Adamkiewicz-Arterie) beeinflusst wird. Diese versorgt die vorderen zwei Drittel des thorakolumbalen Rückenmarks. Diese Arterie zweigt meist links zwischen Th9 und L2 von einer Interkostal- bzw. einer Lumbalarterie ab.

11

Tumore

Meist suchen uns Patienten auf, die am Beginn der Erkrankung stehen, wenn die Symptome noch sehr unauffällig sind. Der Therapeut bemerkt bei diesen Patienten oft eine Art Verwirrtheit oder im Gegenteil ein Mangel an Interesse, er stellt fest, dass der Patient wie betäubt vor Angst ist oder an Bradykardie, an Miosis oder Mydriase (Druck des Tumors auf den N. oculomotorius) leidet.

Interessanterweise waren jene Tumorpatienten, die sich in unserer Praxis einfanden, fest überzeugt, dass es sich um ein Problem der Halswirbelsäule handelte.

Augen

Langes Lesen und große Konzentration können Kopfschmerzen verursachen. Meist ist es ein Refraktionsproblem, die Kopfschmerzen sind progredient und erträglich und verschwinden sehr schnell wieder. Man spricht von Asthenopie.

Nicht zu vergessen sind Glaukome oder die Iridozyklitis (Iritis oder Irido-Choroiditis mit Entzündung des Ziliarkörpers), die zu Rötung und Schmerzen um die Hornhaut, zu tränenden Augen und Lichtempfindlichkeit führt.

Weitere Ursachen

- Epilepsie: die Kopfschmerzen treten v. a. nach den Anfällen auf
- Rhinitis: die Kopfschmerzen entstehen durch die Irritation der Nn. nasociliares und die Stauungen in den Nebenhöhlen

EINIGE ZEICHEN FÜR ZEREBRALE STÖRUNGEN

- Generalisierter Hypertonus oder Hypotonus
- Hypersomnie
- Wölbung der Fontanellen
- Sonnenuntergangsphänomen

Schlussbemerkungen

Vollständigkeit ist bei der Behandlung von Kopfschmerzen eine Illusion, dennoch sind einige Punkte unbedingt zu beachten:

- Blutdruckmessen und Adson-Wright-Test bei allen Patienten.
- Blick auf die Pupillen, um eine Mydriase, eine Miosis oder eine Anisokorie zu erkennen.
- Beobachtung des Verhaltens der Person: Interesselosigkeit, Verwirrtheit, tiefe Angst könnten ein Hinweis auf einen Tumor sein.

- Patienten oder die Begleitperson fragen, ob sich das Verhalten in den letzten Monaten geändert hat:
  - Einer unserer Patienten bemerkte eine Veränderung seines Sexualverhaltens: während er vorher wenig Interesse zeigte, war es nun zu einer Obsession (nach Aussage seiner Ehefrau) geworden, die Ursache war ein frontotemporaler Tumor.
  - Analyse des psychologischen Verhaltens des Patienten. Vorsicht dabei, denn nicht alles ist gleich psychisch bedingt und manchmal verwenden wir diesen Ausweg, um unseren Mangel an Wissen zu verschleiern.

11.1.4 Migräne

Zwanzig Prozent aller Menschen leiden an Migräne, wobei Frauen drei Mal häufiger betroffen sind als Männer!

Die Migräne tritt vor allem zwischen dem 10. und 40. Lebensjahr auf. Die Krankheit wurde umfassend beschrieben, aber die tieferen Ursachen bleiben weiter mysteriös. Interessant ist, dass Hippokrates an Migräne litt …

Es können zahlreiche auslösende Faktoren aufgelistet werden, unter denen genetische und hormonelle Parameter die markantesten zu sein scheinen.

Die Migräne durchläuft vier Phasen.

Vier Phasen

Prodromalphase

In dieser Phase spürt der Patient, dass er eine Migräne bekommen wird. Oft sind es kleine Details, wie besondere Geruchsempfindlichkeit. So kann er Zigarettenrauch aus mehreren Metern Entfernung riechen.

Jeder Patient hat seine eigenen mehr oder weniger ausgeprägten Prodromalzeichen, zu den häufigsten zählen:

- wiederholtes Gähnen
- Photophobie
- Hyperosmie
- Müdigkeit
- Heißhunger auf Zucker
- Phonophobie
- In den Kopf ausstrahlende Nackenschmerzen
- Unruhe
- Sensibilität des Verdauungsapparats
- Sensibilität der Kopfhaut
- Besondere Geschmackssensibilität

Wenn der Patient diese Vorboten der Migräne spürt, fühlt er sich verletzlich und entmutigt. Das ist der Zeitpunkt, zu dem er ein Migränemedikament einnehmen muss.

Auraphase

- Flimmerskotom (helle mobile Flecken, Flimmern, Funken oder Blitzen, oft zackenförmig)
- Kribbeln der Wange, der Zunge, der Lippen, der Hände
- Sprachschwierigkeiten, die bis zur Aphasie reichen können
- Schwere Müdigkeit
- Parästhesien und Schwäche in den Extremitäten
- Vasomotorische Störungen, die das Gesicht, den Hals und die Hände betreffen können

Kopfschmerzphase

- Intensiver, pulsierender Kopfschmerz, kaum erträglich, manchmal bohrend oder hämmernd
- Übelkeit mit Erbrechen
- Geräuschempfindlichkeit (Phonophobie)
- Lichtempfindlichkeit (Photophobie), der Patient zieht sich in die Dunkelheit zurück

Postdromalphase (Abklingphase)

- Große Müdigkeit
- Bizarres Gefühl einer Gefahr entronnen zu sein, der Patient fühlt sich besser, es ist wie die Ruhe nach dem Sturm, das Leben beginnt langsam wieder

Ursachen

Wenn zu viele Ursachen genannt werden (was wir auch tun werden), bedeutet das, dass die eigentliche Erklärung noch nicht gefunden wurde. Nachstehend führen wir die wichtigsten Faktoren an, die eine Migräne auslösen können.

Genetische Ursachen

Oft litt schon die Mutter, die Großmutter oder die Tante unter Migräne. Es ist ein ausgeprägt weibliches Phänomen.

Hormonelle Ursachen

Bei vielen Frauen nimmt die Migräne nach der Menopause deutlich ab oder verschwindet vollständig. Dies bestätigt, dass Hormone eine Rolle spielen.

Am Beginn der Menstruation kommt es durch das Absinken des Östrogenspiegels zu einem Migräneanfall. Die am schwersten zu behandelnden Migränen sind jene, die während der Schwangerschaft aussetzen.

Metabolische Ursachen

Verdauungsstörungen führen zu Migräne, sie sind nicht die Ursache, sondern ein auslösender Faktor.

Jeder Migränepatient hat seine individuelle Nahrungsmittelsensibilität, die vor allem mit der Leber in Verbindung steht.

Zu den Lebensmitteln, die die Migräne begünstigen gehören: Schokolade, Schlagsahne, Alkohol (v. a. Weißwein), Meeresfrüchte, Käse und v. a. Weichkäse, Wurstwaren und Lebensmittel und Getränke die Sulfite enthalten (nicht nur Wein, sondern auch Obstsäfte) sowie kandierte Früchte.

Oft ist es die Kombination mehrerer Elemente, die die Migräne auslöst. Daher verstehen die Patienten oft auch nicht, warum sie eine Migräne bekommen: „Aber ich konnte doch Schokolade immer ohne Probleme essen!" Ja, aber wurde die Schokolade zu einem Glas Champagner gegessen? Oder trat der Anfall während der Lutealphase auf? Oder während einer besonders stressreichen Phase?

Wir haben bemerkt, dass kurz nach dem Ende der Menstruation, die Migräneanfälle weniger häufig sind und die Patienten jene Lebensmittel oder Getränke, die normalerweise die Migräne auslösen, problemlos zu sich nehmen können.

Vaskuläre Ursachen

Lange Zeit glaubte man, dass Migräne ausschließlich durch einen vaskulären Faktor verursacht werde.

Auf eine gefäßverengende Phase, die zu verminderter Blutzufuhr ins Gehirn führt, folgt eine gefäßerweiternde Phase. Es ist diese letzte Phase, die die Kopfschmerzphase auslöst. Aber wodurch entstehen diese Schwankungen im Durchmesser der Arterien? Möglicherweise ist eine neurale Überempfindlichkeit einer der wesentlichen Faktoren des Migräneanfalls.

Während der Migräne besteht eine neurogene Entzündung der Blutgefäße der Dura mater.

Neurale Ursachen

Während der Auraphase wurde eine massive und vorübergehende Depolarisierung der Neuronen beobachtet.

Zahlreiche Migränemedikamente wirken auf das Serotoninsystem ein, ein Hinweis auf die wichtige Rolle der Neurotransmitter wie Serotonin und Noradrenalin bei Migräne.

Trigeminus-Zervikal-System

Wir greifen kurz auf die Informationen zurück, die wir in unserem Buch „Manipulation kranialer Nerven" (Barral, 2018) veröffentlich haben. Die Gefäße des Kortex, der Pia mater und der Dura mater beziehen ihre sensiblen Fasern vor allem aus dem Ganglion trigeminale. Zusätzlich unterstützen auch Fasern von anderen Hirnnerven, aus der Medulla oblongata und aus der oberen Halswirbelsäule die Sensibilität. Man spricht in diesem Zusammenhang vom Trigeminus-Zervikal-System.

Bei Ratten setzt die elektrische Stimulation des Ganglion trigeminale algogene Substanzen (Neuropeptide, Substanz P und Neurokinin A) und den stark gefäßverengenden Botenstoff Serotonin frei (Barral, 2018, S. 117).

Diese elektrische Stimulation wird durch zahlreiche Faktoren erzeugt. Damit ist die Migräne die Folge und nicht die Ursache von auslösenden Faktoren, die wir im Weiteren betrachten werden.

Medikamente

Bestimmte Medikamente erzeugen Migräne. Wenn die Migräne unmittelbar nach der Medikamenteneinnahme auftritt, lässt sich der kausale Zusammenhang leicht herstellen.

Oft sind diese Medikamente jedoch langfristig migräneauslösend und oft auf subtile Weise in Verbindung mit bestimmten Nahrungsmitteln oder Getränken. Daher erkennt der Patient nicht, dass das Medikament, das er seit Jahren einnimmt, möglicherweise seine Migräneanfälle auslöst.

Psychologische Gründe

Es ist bekannt, dass Stress Migräne auslöst. Interessant ist dabei, dass die Migräne oft auftritt, wenn die psychologische Anspannung, die den Stress erzeugt hat, plötzlich nachlässt. Das ist die typische Samstagsmigräne, die den Migränepatienten das Wochenende verdirbt. Nachdem sie das ganze Wochenende in ihrem Schlafzimmer verbracht haben, gehen sie am Montag wieder gesund und munter zur Arbeit.

Auf osteopathischer Ebene

Manchmal erzielen wir bei Migränepatienten gute Erfolge, wobei wir mehr die Zusatzfaktoren beeinflussen, die den Patienten in den Migräneanfall abgleiten lassen. Führen wir das kurz aus.

Der Patient hat eine bestimmte Widerstandsschwelle gegenüber der Migräne. Solange er bestimmte Parameter im Griff hat, wird die Migräne nicht ausgelöst und auf dieser Ebene greifen wir ein. Wir können dem Patienten dabei helfen, einen Migräneanfall zu vermeiden, indem wir einige migräneauslösende Elemente auf Ebene der Verdauung, der Wirbelsäule, des Kraniums, der Emotionen, der Nerven oder der Gefäße vermindern.

Vorsichtsmaßnahmen im Umgang mit Migränepatienten

- Blutdruck messen.
- Für ergänzende Untersuchungen an Fachärzte überweisen: Scanner, Magnetresonanztomografie (MRT). Wir haben in mehreren Fällen dazu beigetragen, dass ein Gehirntumor entdeckt wurde. Migräne kann durch arterio-venöse Fehlbildungen, eine transitorische ischämische Attacke, einen ischämischen Hirninfarkt verursacht werden. Vorsicht also bei Patienten, die nie unter Migräne litten, und nun plötzlich einen Migräneanfall erleiden.
- Distanz bewahren, die Migräne gehört zum Leben des Patienten und verbirgt vielleicht etwas anderes. Sie kann viele Dinge im Leben des Patienten erklären, aber auch z. B. einen Tumor verschleiern.

11.1.5 Schwindel

In unserer Praxis werden wir immer wieder mit Patienten konfrontiert, die unter Schwindel leiden, der eine präzise Diagnose erforderlich macht.

Der Schwindel kann ein gutartiges und banales, aber auch ein komplexes Symptom mit schlechter Prognose sein.

Man unterscheidet zwischen objektivem Schwindel – der Patient hat das Gefühl äußere Gegenstände drehen sich um ihn – und subjektivem Schwindel – der Patient hat das Gefühl er bewegt sich, während der Raum um ihn herum stabil bleibt.

Symptomatologie

Auslösung des Schwindels

Schwindel wird oft durch bestimmte zu schnell ausgeführte oder zu große Bewegungen oder durch bestimmte Kopfpositionen ausgelöst. Man spricht in diesen Fällen von Lagerungsschwindel.

Dauer und Intensität

Schwindel kann von kurzer Dauer und vorübergehend sein, aber er kann auch intensiv sein und mehrere Tage andauern.

Die drei häufigsten Formen des Schwindels sind:

- Benigner paroxysmaler Lagerungsschwindel (BPPV)
- Menière-Krankheit
- Akuter Labyrinthausfall (Neuritis vestibularis)

Begleitsymptome

Begleitsymptome können ihren Ursprung in folgenden Bereichen haben:

- Im Vestibularorgan, echter vestibulärer Schwindel
- In der Cochlea begleitet von Hörproblemen
- Im Zentralnervensystem

Vestibularorgan

Man untersucht den Patienten auf Nystagmus und auf Gleichgewichtsstörungen.

Nystagmus

Der Patient fixiert den Finger des Therapeuten. Dieser bewegt den Finger langsam horizontal, vertikal und in Kreisbewegungen ungefähr zwanzig Zentimeter vor den Augen des Patienten.

Bei Labyrinthstörung machen die Augen unwillkürliche, rhythmische Oszillationsbewegungen.

Diese Bewegungen können in zwei Phasen unterteilt werden:
- langsame Bewegung (Rucknystagmus)
- schnellere Rückbewegung.

Zeigefingertest:
- Der Patient sitzt, der Therapeut steht vor ihm. Der Patient blickt auf einen Gegenstand und versucht anschließend mit geschlossenen Augen diesen zu berühren.
- Im Falle einer Labyrinthläsion weicht die Fingerbewegung in die gleiche Richtung ab wie die langsame Bewegung des Nystagmus.

Gleichgewichtstörung

Gangtest mit geschlossenen Augen: man ersucht den Patienten mit geschlossenen Augen ein paar Schritte zu machen. Entweder bewegt er sich zögerlich und schwankend oder er bewegt sich nicht entlang einer geraden Linie.

Vorsicht bei sehr feinfühligen Patienten, die alles richtig machen wollen! Diese sollten den Test mehrmals machen, um sicher zu gehen, dass weder die Emotion noch der Wunsch es besonders gut zu machen, zu mangelndem Gleichgewicht führen.

Cochlea

Durch die Cochlea verursachter Schwindel wird von Hörproblemen, Ohrensausen, Schwerhörigkeit oder sogar Gehörlosigkeit begleitet.

Zentralnervensystem

Dabei handelt es sich um Symptome durch Störungen der Medulla oblongata wie Übelkeit, Unwohlsein, Schwächeanfall ohne Bewusstseinsverlust (Bewusstseinstrübung verbunden mit dem beängstigenden Gefühl gleich in Ohnmacht zu fallen, Blässe, Schweiß, Sehstörung und Ohrensausen), deren Ursprung vasomotorisch ist. Ein weiteres Zeichen ist die orthostatische Hypotonie.

Erkrankungen des Kleinhirns führen zu Koordinationsmangel, der durch das Schließen der Augen verstärkt wird. Der Patient verliert seine Anhaltspunkte, kann nicht mehr geradeaus gehen und weicht ständig zu einer Seite ab.

Schwindel mit Beeinträchtigung des Gehörsinns

Diese Form des Schwindels wird von Ohrensausen oder von Schwerhörigkeit begleitet. Sie hat eine peripher-vestibuläre Ursache mit folgenden möglichen Merkmalen:
- Ohrenerkrankung durch Irritation des N. vestibulocochlearis, der Patient hat das Gefühl ein verstopftes Ohr (Cerumen obturans) zu haben.
- Otitis.
- Labyrinthitis als Folge einer Otitis.
- Neuritis vestibularis durch Medikamenten- oder Alkoholvergiftung.
- Labyrinthödem mit plötzlicher Hypertonie, die zur Menière-Krankheit führt (siehe unten Menière-Krankheit)
- Ischämische Labyrinthstörungen.
- Traumatische Faktoren, z. B. Schlag oder Stoß auf die Wirbelsäule.

Schwindel ohne Beeinträchtigung des Gehörsinns

Mechanische Ursache

Diese Form des Schwindels kann seine mechanische Ursache im Kranium, in der Halswirbelsäule und der oberen Brustwirbelsäule haben. Der Adson-Wright-Test muss präzise ausgeführt werden, da sich eine Kompression der A. subclavia auf die A. vertebralis auswirken kann und damit in weiterer Folge – über die A. basilaris und die A. inferior anterior cerebelli – auf die A. labyrinthi.

Neurologische Ursache

- Multiple Sklerose, bei der der Unterschied zwischen Schwindel und Gleichgewichtsstörung oft nicht klar erkennbar ist.
- Kleinhirnbrückenwinkel-Tumore im Anfangsstadium.
- Läsionen des Kleinhirns mit Schwerpunkt auf den Gleichgewichtsstörungen.
- Andere Ursachen: Neuritis des N. facialis, Leber-Gallenblasenprobleme oder allgemeine Verdauungsprobleme, hormonelles Ungleichgewicht, große Angst …
- Patienten, die einmal unter Schwindel litten, haben große Angst vor einem Rückfall. Sie entwickeln eine besondere Sensibilität gegenüber jeder Dysfunktion des Gehörsinns.

Tipps

Die meisten Schwindelpatienten, die unsere Praxis aufsuchen, leiden unter Lagerungsschwindel. Sie haben schon verschiedenste Untersuchungen hinter sich und es ist tatsächlich die Lageveränderung, die sie am meisten beeinträchtigt.

- Wenn der Patient auf dem Rücken liegt, sollten Sie unbedingt ein großes Kissen verwenden, um den Kopf in Flexionsstellung zu stabilisieren.
- Während der Patient sich auf den Rücken legt, sollten Sie seinen Kopf in einer Flexionsstellung stützen.
- Bevor der Patient sich wiederaufrichtet, sollten Sie seinen Kopf zwischen 30 Sekunden und 1 Minute in einer Flexionsstellung halten. Die Positionsveränderung kann einen heftigen Schwindel auslösen und die gesamte Behandlung zunichtemachen.
- Normalerweise treten in Bauchlage keine Lagerungsschwindel auf.

CAVE

Schwindelgefühl löst sehr starke Angst aus, der Therapeut muss alles tun, um keinen Schwindel auszulösen.

Im Allgemeinen sollte man HWS-Manipulationen mit Thrusts vermeiden. Wichtig ist es, Fixierungen im Kranium, der Halswirbelsäule, der Leber und der Niere ausfindig zu machen.

UND DIE LEBER?

Die Leber ist häufig für Schwindel verantwortlich, hauptsächlich aufgrund ihrer Beziehungen zum N. vagus, aber auch weil sie die Viskosität der Sekrete erhöht, insbesondere im Ohr. Leberdysfunktionen erzeugen Störungen des venösen Kreislaufs, die sich bis ins Kranium auswirken. Wenn die Leberfunktion beeinträchtigt ist, erklären wir unseren Patienten folgendes: wenn man am Vortag ein zu üppiges Mahl zu sich genommen hat, wacht man am nächsten Morgen mit einem „pelzigen" Gefühl im Mund auf und möchte dickflüssiges, zähes und Fäden ziehendes Sekret aushusten. Ohne dass man sich dessen bewusst wird passiert ähnliches mit den Flüssigkeiten in den Windungen des Ohrs, was zu einem Hydrops und in der Folge zu Schwindel führen kann.

Benigner paroxysmaler Lagerungsschwindel

In diesem Abschnitt beziehen wir uns auf den von den beiden Pariser HNO-Ärzten Dr. Michel Toupet und Dr. Brigitte Branchereau für die Zeitschrift „Impact Médecin Hebdo" Nr. 446 verfassten Artikel sowie auf unsere eigenen klinischen Erfahrungen.

Der benigne paroxysmale Lagerungsschwindel (BPPV) betrifft ungefähr ein Drittel aller HNO-Konsultationen.

Es ist ein lageabhängiger Schwindel, der durch Kopflagerungswechsel auslösbar ist. Der Patient hat das Gefühl, dass er sich mit seiner Umgebung dreht.

Ätiologie

Irritation der Sensoren des hinteren Bogengangs des Vestibularapparats durch flottierende bzw. an der Cupula ampullaris anhaftende Otolithen (sog. Kanalolithiasis bzw. Kupulolithiasis).

Pathophysiologie

Im Innenohr gibt es zwei Arten von Rezeptoren:

- Die aus Macula utriculi und Macula sacculi bestehenden Makulaorgane, die die Linearbeschleunigung messen. „*Macula*" (lat.) bedeutet „Fleck". Dabei handelt es sich um ein neuroepitheliales Gewebefeld im Utriculus bzw. im Sacculus. Die Macula besteht aus Haarzellen (Kinozilien und Stereozilien), die von einer gallertartigen Membran bedeckt werden, deren Oberfläche zahlrei-

che Otolithen aufweist. Aus den Sinneszellen im Bereich der Stereozilien gehen die Nn. utricularis und saccularis hervor.
- Die Cupula ampullaris ist eine gallertartige Masse auf der Crista ampullaris der Bogengänge. Bei Drehbewegungen des Kopfs kommt es aufgrund der Trägheit der Endolymphe zur Auslenkung der Cupula ampullaris und zur Stimulierung der Stereozilien der Crista ampullaris.

Otolithen

Der Begriff „Otolith" stammt aus dem griechischen *ôtos* (Ohr) und *lithos* (Stein), andere Bezeichnungen lauten Statoconie oder Statolith.

Es handelt sich um kleine Kalziumkarbonkristalle, die der gallertartigen Membran des Innenohrs aufliegen. In dieser Gallertmasse sind die Stereozilien der sensorischen Zellen eingebettet. Bei Positionsveränderungen von Kopf oder Körper (Linearbeschleunigung) ziehen die Otolithen die Gallertmasse mit, was zu Scherbewegungen der Stereozilien und damit zur Erregung der Haarzellen führt. Otolithen sind somit an der Aufrechterhaltung des allgemeinen Gleichgewichts des Körpers beteiligt.

Pathologie der Otolithen

Durch Schädeltraumata, Medikamenteneinnahme (z. B. bestimmte Antibiotika), Probleme mit der Blutversorgung des Innenohrs (A. labyrinthi, die über die A. inferior anterior cerebelli mit der A. basilaris verbunden ist) sowie Störungen des Kalziumstoffwechsels kann es zu Schädigungen der Otolithen kommen.

Dies kann dazu führen, dass sich die Otolithen verändern bzw. kleine Teilchen abgesprengt werden, die sich bei Positionsveränderungen, insbesondere von vertikal nach horizontal, auf die Cupula ampullaris des hinteren Bogengangs legen.

Durch das Gewicht der Otolithen reagiert die Cupula nicht mehr als Bewegungsrezeptor, sondern als Schwerkraftrezeptor (Positionsrezeptor). Damit kommt es bei Positionsveränderungen zu Drehschwindel und paroxysmalem rotatorischem Nystagmus.

Tests

Hallpike-Test

Der Patient sitzt aufrecht auf der Behandlungsliege. Der Therapeut hält den Kopf des Patienten zwischen seinen Händen. Er bringt den Patienten mit einer schnellen Bewegung in die Rückenlage und bewegt den Kopf über das Ende der Behandlungsliege hinaus in eine leichte Extension. Mit dieser Bewegung löst er einen Schwindel sowie einen nach unten gerichteten rotatorischen Nystagmus aus, der selten länger als 30 Sekunden dauert.

Wenn sich der Patient wieder aufsetzt, verspürt er erneut einen Schwindel, der nach ca. 40 Sekunden nachlässt.

Analyse des Schwindels:
- Heftiger Schwindel, der Patient sieht wie sich der Raum schnell um ihn dreht.
- Er beginnt häufig am frühen Morgen, beim Aufstehen.
- Er wird begleitet von Übelkeit, gelegentlich auch von Erbrechen.
- Der Schwindel ist von kurzer Dauer, ungefähr 20 Sekunden, ohne Gehörverlust.
- Manche Patienten versuchen den Schwindel mit allen Mitteln zu vermeiden, sie schlafen in einer halbliegenden Position und vermeiden plötzliche Bewegungen des Körpers und des Kopfs. Sie haben das Gefühl zu schweben, instabil, „wie betrunken" zu sein. Das ist mit ein Grund, warum sie lange warten bevor sie einen Arzt oder Therapeuten aufsuchen.

Vertebrobasiläre Insuffizienz

Bei dieser Durchblutungsstörung tritt der Schwindel bei Hyperextension des Kopfs auf, vor allem wenn gleichzeitig die Arme nach oben gestreckt werden (beim Ausmalen der Zimmerdecke, Aufhängen von Vorhängen usw.).

In den meisten Fällen ist der Adson-Wright-Test positiv.

Zentraler Schwindel

Er wird ebenfalls durch Positionsveränderungen ausgelöst, besteht jedoch so lange weiter, solange die Person in der Position verbleibt.

Der auftretende Nystagmus bleibt ebenfalls so lange bestehen wie die Position beibehalten wird. Zur Erinnerung, beim benignen paroxysmalen Lagerungsschwindel lassen sowohl Schwindel wie auch Nystagmus nach ungefähr 40 Sekunden nach.

Behandlung des benignen paroxysmalen Lagerungsschwindels

Epley-Manöver

Dabei wird der Patient schnell aus der Sitzposition auf eine Körperseite gelegt, um die Otolithenfragmente aus dem hinteren Bogengang hinauszubewegen.

Das Manöver löst Schwindel und Nystagmus aus. Man wiederholt es zwei bis drei Mal, wobei man den Patienten auf die Seite legt, die der den Schwindel auslösenden Seite gegenüberliegt. Oft wird die Bewegung zu beiden Seiten ausgeführt.

Mit dem Epley-Manöver kann man den paroxysmalen Lagerungsschwindel beenden, der Patient fühlt sich jedoch noch zwei oder drei Tage müde und benommen.

Diskussion

Wir hatten immer wieder Patienten, denen durch das Epley-Manöver keine Erleichterung verschafft werden konnte. Natürlich hatten diese Patienten schon viele andere Behandlungsmöglichkeiten erfolglos ausprobiert. Allerdings reagierten gerade diese Patienten gut auf unsere Techniken für die Subokzipitalmuskulatur kombiniert mit Techniken für die venöse Drainage.

Menière-Krankheit

Viele Patienten konsultieren uns, weil sie angeblich an der Menière-Krankheit leiden, obwohl dies nicht der Fall ist.

Der Morbus Menière ist eine sehr bekannte Krankheit, die jedoch nur 6 % aller HNO-Konsultationen aufgrund von Schwindel betreffen. Oft glauben die Patienten unter der Menière-Krankheit zu leiden, obwohl die Diagnose ein ganz anderes Krankheitsbild ergibt.

Definition

Morbus Menière ist eine Erkrankung des Innenohrs mit in Intervallen auftretenden Schwindelanfällen (Drehschwindel), Übelkeit, Tinnitus und **Schwerhörigkeit.**

Zwischen den Anfällen ist das Hörvermögen normal. Als Auslöser vermutet man Gefäßstörungen und vermehrte Ansammlung von Endolymphe im Innenohr (Labyrinthhydrops), die zur Dehnung und Ausweitung der endolymphatischen Räume des Labyrinths führt.

ANMERKUNG

Von Morbus Menière spricht man, wenn die Schwindelanfälle von Schwerhörigkeit begleitet werden.

Symptome

Das Symptombild umfasst die klassische Trias:

- Drehschwindel
- Schwerhörigkeit oder Hörverlust
- Einseitiger Tinnitus

Ätiologie

Es herrscht immer noch Unklarheit über die eigentliche Ursache des Labyrinthhydrops. Vermutet wird eine mangelnde Reabsorption der Endolymphe aufgrund von mechanischen, chemischen, hormonellen, infektiösen, genetischen, autoimmunen usw. Faktoren.

Pathophysiologie

Der Hydrops erhöht den Druck auf die Membran und somit auf das Corti-Organ, dem eigentlichen Sitz des Gehörsinns in der Cochlea.

Die Membran verliert dadurch an Elastizität, das erhöhte Volumen beeinträchtigt die Qualität der Vibrationen im gesamten Cochleakanal.

Klinik

Ablauf eines Schwindelanfalls:

- Tinnitus mit tiefen Tönen (Rauschen in einer Muschel) verbunden mit einem Völlegefühl im Ohr.
- Heftiger Drehschwindel begleitet von Übelkeit und Erbrechen, Symptome, die an eine Leberkrise erinnern.
- Anfälle von einer Dauer von zwanzig Minuten bis zu einem Tag.
- Anfall wird entweder spontan oder durch ein Ärgernis oder einen emotionalen Schock ausgelöst.
- Zwischen den Anfällen und am Anfang der Erkrankung verschwindet der Tinnitus und der Gehörsinn kehrt zurück.

- In einem späteren Stadium kommt es zu dauerhafter Schwerhörigkeit, die zunächst die tiefen und anschließend alle Töne betrifft. Der Tinnitus wird permanent und unerträglich.
- Die Schwindelanfälle nehmen ab und verwandeln sich in Instabilität.
- Nach dem Ende der Schindelanfälle bleiben eine irreversible Schwerhörigkeit und ein permanenter Tinnitus.

ANMERKUNG

Am Beginn der Menière-Krankheit ist die Diagnose schwierig, da zwischen den Anfällen keine Auffälligkeiten erkennbar sind.

Beeinträchtigung des Innenohrs

Neuritis vestibularis

Die Neuritis oder Neuropathia vestibularis (Labyrinthausfall) kann viralen oder vaskulären Ursprungs sein.

Eine akute Neuritis zeichnet sich aus durch:
- einen sehr heftigen Drehschwindel,
- Erbrechen,
- allgemeines Ungleichgewicht.

Es besteht weder Tinnitus noch eine Hörminderung.

Akustikusneurinom

Das Akustikusneurinom oder Vestibularis-Schwannom ist ein gutartiger Tumor der Schwann-Zellen.

Symptomatologie

- Eher Gleichgewichtsstörungen als Drehschwindel
- Progrediente Schallempfindungsschwerhörigkeit vor allem für hohe Töne

Otosklerose

Diese angeborene und erbliche Erkrankung zeichnet sich anatomisch durch die fortschreitende Verknöcherung des Felsenbeins vor allem im Bereich des Innenohrs (Cochlea) und der Innenwand der Paukenhöhle aus. Damit werden schrittweise die Funktion des Steigbügels und in weiterer Folge die Funktion des Corti-Organs blockiert.

Symptome sind bilaterale Hörminderung und Tinnitus. Betroffen sind vor allem Frauen während der Pubertät und in der Schwangerschaft.

Chronische oder akute Otitis media

Otitis media bei Erwachsenen ohne erkennbare mechanische oder infektiöse Ursache ist nicht normal, vor allem wenn sie von Schwindelanfällen begleitet wird. Sie sollte durch weitere Untersuchungen abgeklärt werden.

Labyrinthfistel

Der durch die Fistel entstehende Flüssigkeitsaustritt erzeugt ein belastungsabhängiges Schwindelgefühl mit zunehmender Hörminderung.

Schwindel bei Kindern

Kinder leiden selten unter Schwindel, tritt er dennoch auf, liegt meist eine Migränetendenz vor. In seltenen Fällen kann auch ein Tumor in der hinteren Schädelgrube Schwindel erzeugen.

Als weitere mögliche Ursache gilt auch eine Verletzung der Pars petrosa, die zu einem Labyrinthödem oder zu einer Labyrinthfraktur führt.

Beispiel: Wir erinnern uns an den Fall eines 3-jährigen Kindes, das bei einer Tagesmutter untergebracht worden war. Das Kind litt unter Schwindel und Ganginstabilität. Palpation und lokale Ecoute-Tests ließen ein kleines Ödem im Bereich Okziput-Mastoid erkennen. Die Tagesmutter gab letztlich zu, dass das Kind von ihrem Sohn gestoßen worden war und auf den Hinterkopf gefallen war.

Schwindel mit mechanischer Ursache

Für diese Art von Schwindel ist die Osteopathie oft die beste Indikation. Häufig sind es die Folgen eines Traumas an der Halswirbelsäule oder der Skapula, die über ihre Auswirkungen auf die A. und die V. vertebralis diese Art von Schwindel verursachen.

Wir haben festgestellt, dass die Symptome oft morgens beim Aufwachen, nach einer belastenden

Position für die Halswirbelsäule, die Klavikula, die erste Rippe und die Schulter auftreten. Nachdem diese Strukturen behandelt wurden, sollte man dem Körper ungefähr zwei Wochen Zeit geben, damit er auf die Behandlung reagieren und das Zirkulationsdefizit in der hinteren Schädelgrube kompensieren kann.

11.1.6 Torticollis

Torticollis kann angeboren oder erworben sein.

Angeborener Torticollis

Es wird davon ausgegangen, dass vier von 1 000 Kindern vom angeborenen Schiefhals betroffen sind. Allerdings werden diese Statistiken oft im Krankenhaus unmittelbar nach der Entbindung erstellt. Sie beziehen damit die leichteren und weniger sichtbaren Formen mit evolutivem Charakter nicht mit ein.

In unserer Praxis empfangen wir Säuglinge und kleine Kinder mit nur leicht schmerzhafter oder asymptomatischer HWS-Beeinträchtigung. Aus diesen entwickeln sich später oftmals Zervikalarthrosen, denen oft akute, ohne ersichtbaren Grund entstehende Zervikalgien und manchmal auch ein Hämisyndrom (anormal bevorzugte Nutzung eines Teils des Körpers) vorausgehen.

Ätiopathogenese

Der angeborene Torticollis wird bei der Geburt oder in den ersten Lebensmonaten entdeckt. Es handelt sich um einen Spasmus oder eine Retraktion des M. sternocleidomastoideus.

Man geht von der Hypothese aus, dass der Muskel in utero durch eine prolongierte Flexionsposition verkürzt wird. Dadurch entsteht eine Hypoxie der Muskelloge und in weiterer Folge eine Retraktion und Fibrose des Muskels.

Ursächliche Faktoren sind:
- eine den Muskel belastende intrauterine Lage,
- Spannungen des Uterus,
- Läsionen während der Austreibungsphase (Saugglocke, Zange, schnelle Austreibung oder nicht mit den Uteruskontraktionen koordinierte Austreibung),
- ein zu großes Baby,
- Fehlbildungen der Halswirbelsäule
  - Halbwirbel, Verschmelzung von zwei oder drei Wirbeln
  - Klippel-Feil Syndrom (familiär bedingte Fehlbildung der Halswirbelsäule aufgrund des angeborenen Fehlens von einem oder mehreren Wirbeln oder deren Atrophie, wodurch die betroffenen Personen aussehen als hätten sie keinen oder einen sehr kurzen Hals),
  - Mangelernährung während der Schwangerschaft.

Anmerkungen

Zehn bis zwanzig Prozent der Babys mit einem angeborenen Torticollis haben auch eine Hüftdysplasie. Es erscheint logisch, dass die fetale Fehllage auch anormale mechanische Spannung an den Hüften erzeugt. Wenn man das Baby untersucht, stellt man fest, dass eine Hälfte des Thorax verformt oder steifer als die andere ist.

Der Torticollis kann von einer Plagiozephalie begleitet werden, die wiederum die Fehlposition der Halswirbelsäule beeinflusst.

Erworbener Torticollis

In der Praxis sind wir häufig mit dieser Form des Torticollis konfrontiert. Seine Ursachen sind sehr vielfältig, zu den häufigsten zählen:
- Trauma: Sturz auf den Kopf, den Rücken, die Schultern, Schleudertrauma. Der Torticollis tritt nicht sofort auf, sondern in den Tagen nach dem Unfall.
- Schlechte Schlafposition (ungeeignetes Kissen).
- Fehlposition des Halses, Überkopfarbeit mit dem Kopf in Extension (Ausmalen der Zimmerdecke oder Aufhängen von Vorhängen).
- Tragen einer schweren Last auf einer Schulter.
- Zahnprobleme (Präsenz von vergrößerten zervikalen Lymphknoten).
- Otitis oder andere HNO-Erkrankungen, Grisel-Syndrom (Torticollis durch eine spontane oder nach einer Operation im Nasenrachenraum oder im Retropharyngealbereich auftretende Infektion), vergrößerte Lymphknoten am Hals und im Nacken.

11

- Postgrippales Syndrom, manchmal auch postvirales Syndrom.
- Infektiöse oder systemische Neuropathie.
- Tumor in der Fossa occipitalis.
- Spastischer, plötzlich auftretender Torticollis, dessen unmittelbare Ursache unbekannt ist. Meist handelt es sich um die Dekompensation eines alten Traumas. Für den Patienten ist der Zusammenhang zwischen dem alten Trauma und dem akuten Torticollis oft nicht immer nachvollziehbar. Die Dekompensation wird üblicherweise durch einen banalen Faktor wie sich umdrehen, um einen hinter sich liegenden Gegenstand zu greifen, nießen, heftiger Husten, stolpern, … ausgelöst.

Der erworbene Torticollis tritt häufiger bei Frauen auf. Die Muskelkontraktion liegt meist im Bereich des M. sternocleidomastoideus, seltener im M. trapezius. Schmerz und Muskelverkrampfung sind so stark, dass die Beteiligung anderer Muskelgruppen, wie des M. longus cervicis oder des M. levator scapulae zunächst nicht festgestellt werden kann.

Auf viszeraler Ebene

Es ist schwierig, einen kausalen Zusammenhang zwischen einem viszeralen Problem und einem Torticollis herzustellen.

Wir haben gesehen, dass Torticollis nach einer akuten Cholezystitis auftrat, wobei neben Schmerzen im M. sternocleidomastoideus auch Schmerzen im M. levator scapulae auftraten.

Auch das Einsetzen eines Intrauterinpessars (Spirale) kann schmerzhafte Empfindungen im Hals auslösen!

Vermeiden

Manipulationen (Thrusts) der Halswirbelsäule bei einem Torticollis sind unbedingt zu vermeiden. Sie verstärken den Schmerz und führen möglicherweise zu einem Zervikobrachialsyndrom.

Ein banaler Torticollis dauert ungefähr eine knappe Woche und wenn man den Patienten ersucht, nach der Akutphase zur Behandlung zu kommen, kann man die Ursache des Torticollis besser analysieren.

Auf osteopathischer Ebene

Wie ist bei einem Torticollis vorzugehen, nachdem alle differenzialdiagnostischen Überlegungen ausgeschöpft wurden?

- Keinen Thrust in der Halswirbelsäule.
- Manipulation der Nn. accessorii, auf Ebene des M. trapezius und des M. sternocleidomastoideus.
- Belastungen im Bereich der Foramina, insbesondere bei C5–C6 lösen.
- Th7 und die Kostovertebralgelenke lösen. Auf dieser Höhe setzen die kaudalen Fasern des M. trapezius an.
- Mobilisation der Akromioklavikulargelenke, um den M. trapezius zu entspannen und die obere Thorax-Apertur zu öffnen.
- Manipulation der Leber, die oftmals eine anormale Viskoelastizität aufweist. Spannungen in der Gallenblase lösen.
- Den N. occipitalis major und den N. palatinus befreien, wenn sich ein Zahnbezug herstellen lässt.

Tipps

Ersuchen Sie Familienmitglieder oder Freunde des Patienten:

- ihm (im Sitzen, die Stirn auf den Händen abgestützt) den Hals und die Brustwirbelsäulenregion mit Arnika zu massieren und
- anschließend die schmerzhaften Muskelzonen mit einem Haarfön zu wärmen.

Das Tragen einer weichen, niedrigen Halskrause, die keine Extension der Wirbelsäule erzeugen sollte, wird empfohlen. Wenn bereits die kleinste Bewegung sehr schmerzhaft ist und wenn der Patient keine Halskrause zur Verfügung hat, kann man eine Zeitung in Längsrichtung falten, sodass ein Band von 8–10 cm Breite entsteht. Die Zeitung wird mit einem Schal umwickelt und wie eine Halskrause um den Hals gelegt und damit die Bewegung der Halswirbelsäule eingeschränkt.

11.1.7 Läsionen des Plexus brachialis

Die Schädigung des Plexus brachialis kann ihre Ursache in der Geburt haben oder erworben sein. In der medizinischen Fachliteratur spricht man allgemein von der Lähmung des Plexus brachialis, wobei es unterschiedliche Formen gibt, die von einer einfachen Beeinträchtigung über die Parese bis zur Paralyse führen können.

Läsionen durch ein Geburtstrauma

Diese Komplikation tritt im Rahmen der Entbindung während der Austreibungsphase auf, wenn an einem Arm zu viel Zug ausgeübt wird.

Wir haben aber auch Babys behandelt, bei denen die Paralyse oder die Parese des Plexus brachialis vermutlich die Folge einer Fehlstellung von Schultern und Hals in utero war.

Ätiopathogenese

Paralysen oder Paresen des Plexus brachialis treten bei einem von 2 000 Babys auf. Man schreibt sie der Traktion von Kopf und Hals während der Geburt der Schultern in Schädellage zu.

- Oft handelt es sich um große Babys, bei denen die Schulterentwicklung erschwert ist.
- Die Verwendung von Zangen, Saugglocke und zu kräftige geburtshelferische Techniken können den Plexus schädigen.

Bei Beckenendlage entstehen Läsionen des Plexus brachialis durch die Traktion der über den Kopf gestreckten Arme.

Die durch die Geburt verursachten Schädigungen werden in eine obere und eine untere Armplexusparese unterteilt.

Obere Armplexusparese

Diese auch als Erb- bzw. Duchenne-Erb-Lähmung bezeichnete Parese ist die häufigere Form, die in 80–90 % der Fälle auftritt. Geschädigt werden vor allem die Nervenwurzeln von C5 und C6.

Diese Lähmung betrifft die Schulter und den Ellenbogen. Der Arm auf der geschädigten Seite hängt bewegungslos herab.

Schulter und Arm befinden sich in Innenrotation, der Ellenbogen in Extension und das Handgelenk in leichter Flexion.

Die Hand bleibt funktionsfähig.

Untere Armplexusparese

Diese auch als Klumpke- oder Déjerine-Klumpke-Lähmung bezeichnete Parese ist weniger häufig (10–20 %) und betrifft die Nervenwurzeln von C7 und Th1.

Sie wirkt sich auf den Unterarm und die Hand aus, der Ellenbogen ist in Flexion, der Unterarm in Supination und die palmaren Muskeln sind gelähmt.

Begleitende Läsionen

Bei Paresen oder Paralysen des Plexus brachialis muss auch immer nach begleitenden Läsionen gesucht werden:

- Fraktur der Klavikula.
- Fraktur des Humerus.
- Fraktur des Os parietale.
- Muskelrisse des M. sternocleidomastoideus mit Einblutung.
- Lähmung des N. facialis.
- Lähmung des N. phrenicus.
- Horner Syndrom (Ptosis, Enophthalmus, Miosis, Anhidrose d. h. verminderte oder keine Schweißsekretion). Die Läsion des Auges wird mit der Handlähmung assoziiert.
- Fibrose der Ligg. acromioclaviculares.

Prognose

Sofern keine schwere Schädigung (Ausrissverletzungen) vorliegt, tritt die Heilung zwischen dem 6. und 12. Monat ein. Der M. biceps verheilt üblicherweise bereits vor dem 6. Monat.

Anmerkung

Die Untersuchungen konzentrieren sich auf die Wiederherstellung der Motrizität und der Muskelkraft im Laufe des ersten Lebensjahrs. Einige Folgen der Plexusparese treten jedoch erst später auf und werden deshalb statistisch nicht erfasst, dazu gehören:

- Kraftunterschied zwischen den beiden oberen Extremitäten,
- Hemiataxie, Hemihyperhidrosis (starkes Schwitzen auf einer Körperseite),
- lagebedingte Zervikalgie bei längerer Seitenlage mit einem nach oben gestrecktem Arm und nach hinten geneigtem Kopf,
- Kälteempfindlichkeit eines Teils des Körpers,

- Tortikollis unbekannter Genese,
- Zervikalarthrose auf der verletzten Seite.

CAVE

Eine Entbindung kann schnell zu einem komplexen und für die Mutter und das Kind gefährlichen Erlebnis werden. Therapeuten sollten Hebammen und Ärzte nicht voreilig kritisieren, wenn sie ein Neugeborenes behandeln. Die Geburtsheilkunde ist sicherlich einer der medizinischen Fachbereiche, in denen das Risiko am höchsten ist und Entscheidungen innerhalb weniger Sekunden zu treffen sind.
Ein befreundeter Geburtshelfer, der mehr als 8 000 Entbindungen durchgeführt hat, gestand uns einmal, dass er vor Beginn einer Entbindung immer noch nervös ist. Es ist kein leichtes Unterfangen für zwei Leben verantwortlich zu sein!

Erworbene Läsionen

Zu unterscheiden sind traumatische und tumorbedingte Läsionen.

Traumatische Läsionen

- Traumata an Hals, Schultern, oberen Extremitäten
- Folgen von Frakturen der Klavikula und des Humerus
- Direkter Schlag auf den Brustkorb mit Verschiebung der Klavikula nach posterior
- Lage während einer Operation an der Brust oder an intrathorakalen Organen
- Fehlhaltungen bei der Arbeit (Ausmalen einer Zimmerdecke, Reparatur unter einem Auto, ...)
- Tragen einer schweren Last auf den Schultern

Gutartige Tumore

TYPISCHE SYMPTOME BEI TUMORERKRANKUNGEN

Tumore in der Halswirbelsäule sind glücklicherweise selten. Auch wenn man bei der klinischen Untersuchung nicht feststellen kann, ob der Tumor gut- oder bösartig ist, sollten folgende Zeichen nicht vernachlässigt werden:
- Konstante Schmerzen, die im Zeitverlauf zunehmen.
- Nächtliche Schmerzkrisen: Schmerzen, die durch die Rückenlage verstärkt werden.
- Verbesserung durch Gehen und Bewegung.
- Verstärkung durch Husten, Niesen und Stuhlentleerung.
- Dumpfer, hartnäckiger Schmerz, der zu folgenden funktionellen Störungen führen kann:
  - Steifigkeit der Wirbelsäule und der Extremitäten
  - Parästhesien
  - Taubheitsgefühl in den oberen Extremitäten
  - Gefühl von Brennen und Einengung
- Gefühl sich in Gefahr zu befinden.
- Veränderte Zönästhesie (Körperwahrnehmung): die Zönästhesie ist das Gefühl, das wir von unserer Existenz haben. Sie ist im Normalzustand wenig bewusst, wird jedoch schnell angstauslösend, wenn ein Organ in unerklärbarer Weise beeinträchtigt wird. Sobald man einen Teil seines Körpers spürt (außer in Form von Freude und Wohlbehagen), wird ein Alarmsignal in Gang gesetzt.

Osteome

Dabei handelt es sich um bei Jugendlichen und jungen Erwachsenen (vermehrt jungen Männern) vorkommende Tumore, die ihren Höhepunkt um das 30. Lebensjahr erreichen.

Dabei entstehen Knochennester, die von fibrovaskulärem Gewebe und verdichtetem Knochengewebe umgeben sind.

Osteoblastome

Dabei handelt es sich fast um die gleichen Tumore wie bei den Osteomen, sie sind jedoch voluminöser und evolutiver.

Zu erwähnen sind auch Astrozytome, Ependynome und Blastome.

Bösartige Tumore

Primärtumore

Primäre Tumore sind selten, meist handelt es sich um multiple Myelome und Lymphome.

Sekundärtumore

- Lungenspitzentumor (Pancoast-Tumor).
- Osteolytische Tumore: häufigste Art von Tumorerkrankungen, es handelt sich um die Metastasen von Lungen-, Mamma- und Nierenkarzinomen.
- Tumore mit Knochenneubildung: Metastasen aus der Prostata und seltener aus der Mamma und der Schilddrüse.

Zu diesen Tumoren zählen Osteosarkome, Chondrosarkome, Hämangiome, Riesenzellentumore und Lymphome.

Für Therapeuten ist es wichtiger die allgemeinen Alarmsymptome einer Tumorerkrankung zu kennen als eine niemals vollständige Liste an Tumoren im Kopf zu haben.

Pancoast-Tumor-Syndrom

Dabei handelt es sich um ein Zervikobrachialsyndrom, das als Folge eines bösartigen Lungenspitzentumors auf der gleichen Seite auftritt.

Die Schmerzen zeigen sich in der Schulter, dem Arm und der Hand, sie führen zu Lähmungserscheinungen der Hand sowie zu sympathischen Störungen: Tachykardie, starkes Schwitzen, anormale Pigmentierung der oberen Extremität usw.

Die Röntgenbilder zeigen eine Verschattung der Pleurakuppel bzw. der Lungenspitze und osteolytische Läsionen (Zerstörung des Knochengewebes) der 1. und 2. Rippe und der unteren Halswirbel. Der Tumor infiltriert das Nervengewebe (Plexus brachialis).

Der Schmerz ist progredient und kann durch Belastung verstärkt werden. Der Patient ist fest davon überzeugt, dass seine Schmerzen eine mechanische Ursache haben.

Bei allen Zervikobrachialsyndromen sollte man überprüfen, ob der Blutdruck asymmetrisch ist (Blutdruckdifferenz zwischen linkem und rechtem Arm von mehr als 10 mmHg).

Wir hatten mehrere Patienten mit einem Pancoast-Tumor. Was uns dabei besonders aufgefallen ist, war das manchmal plötzliche Auftreten der Schmerzen, obwohl sich der Tumor selbst oft über einen langen Zeitraum entwickelt hatte.

Wir erinnern uns an eine Patientin, die uns aufgrund eines sehr schmerzhaften Zervikobrachialsyndroms ohne Pleura- oder Lungensymptome konsultierte. Zwei Faktoren ließen uns aufhorchen: die Schmerzintensität während der Nacht und die Muskelatrophie im Oberarm. Wir empfahlen ihr ein Röntgen machen zu lassen, in der folgenden Nacht kam es bei einer Positionsveränderung im Bett zu einer Spontanfraktur des Humerus!

11.1.8 Tinnitus

Allgemeines

Diese ohne äußere Stimulierung auftretenden Ohrgeräusche werden von den Patienten aufgrund der damit verbundenen Unannehmlichkeiten und von den Therapeuten aufgrund des oft geringen Behandlungserfolgs sehr gefürchtet.

Manche Formen des Tinnitus treten mit mehr oder weniger langer zeitlicher Verzögerung nach einem HWS-Trauma auf und veranlassen den Patienten einen Osteopathen aufzusuchen. Wir hatten ungefähr 15 Patienten, deren Tinnitus durch eine unsachgemäß ausgeführte HWS-Manipulation verursacht wurde. Dieser Umstand beweist, dass es tatsächlich einen Zusammenhang zwischen der HWS und dem Tinnitus gibt.

Im Folgenden werden wir die verschiedenen Aspekte dieser Erkrankung untersuchen, wobei wir eine Unterscheidung zwischen objektiven und subjektiven Ohrgeräuschen vornehmen:

- Objektiv nachweisbarer Tinnitus: Er betrifft ungefähr 15 % aller Fälle. Es handelt sich um eine anormale Wahrnehmung eines realen organbezogenen Geräuschs, das oft nach:
  - einer Otitis,
  - einer Atheromatose (Intimaveränderungen mit Bildung von atherosklerotischen Plaques),
  - einem intrakraniellen Aneurysma (der Patient hört sein Herz schlagen)
  - auftritt.
- Subjektiv nur vom Patienten wahrnehmbarer Tinnitus: Er betrifft 85 % aller Fälle. Es handelt sich um eine pathologische Stimulierung der Hörnerven, die nicht durch einen realen Hörreiz ausgelöst wird.

Symptome

Geräusche

Manchen Patienten fällt es schwer diese Geräusche zu benennen, während andere sie sehr wortreich beschreiben. Hier einige Beispiele:

- Rascheln von Blättern
- Zerdrücken von Muscheln oder Zermalmen von Sand

- Rasseln, Klappern
- Zischen
- Pfeifen (das häufigste Geräusch)

Pulsierende Geräusche

Diese Geräusche treten oft bei Schädigungen der Blutgefäße auf:

- Atherosklerose (diese chronisch-entzündliche Erkrankung zeichnet sich durch die Anhäufung von amorphem Fett in der Intima aus, das durch Verdickung bis zur Verkalkung der Arterien führen kann)
- Bluthochdruck
- Anomalien der großen Gefäße: A. subclavia, A. carotis und V. jugularis

Nicht pulsierende Geräusche

- Anomalien der Tuba auditiva
- Neurologische Störungen
- Ungeordnete und anormale Kontraktionen der Muskeln des Halses und des Mittelohrs

Weitere Symptome

- Schwindel (wenn auch der N. vestibulocochlearis stimuliert wird)
- Gefühl eines verlegten Ohrs
- Übelkeit
- Somnolenz (durch Schlafmangel, da die Geräusche nachts stärker sind und manchmal ohne klare Ursache entstehen)

Ätiologie

- Schädigung des Außenohrs:
  - Paukensklerose
  - Zeruminalpfropf
  - Wasser im Ohr (Schwimmen, Dusche)
- Schädigung des Mittelohrs:
  - Otitis
  - Otosklerose
  - Tubenkatarrh (ein Katarrh ist eine akute oder chronische Entzündung der Schleimhäute mit vermehrter Sekretabsonderung in der betroffenen Region) mit tiefen Ohrgeräuschen
- Schädigung des Innenohrs:
  - Oft hohe Ohrgeräusche
  - Arteriosklerose des Labyrinths
  - Entzündung und Irritation des Labyrinths
  - Blutung im Labyrinth
  - Erhöhter Druck der Endolymphe
- Akustische Halluzinationen: Sie fallen meist in den Bereich der Psychiatrie. Der Patient hört Schreie, Stimmen, Unterhaltungen. Erstaunlich ist die überzeugende Beschreibung der Geräusche, die den Therapeuten oft an der psychiatrischen Genese zweifeln lässt.

Begünstigende Faktoren

- Alter: Alterung der Hörorgane
- Lärmbelastung:
  - Hörzellen, die im Vergleich zu den Zellen des Auges nur in geringer Zahl vorhanden sind, werden geschädigt und können sich nicht mehr regenerieren.
  - Hörzellen verfügen über Zilien, die der Übertragung der Schallschwingungen dienen. Zu laute Töne senken diese Zilien, die sich normalerweise schnell wiederaufrichten, durch zu laute Töne verlieren sie jedoch an Motilität und büßen damit ihrer Funktionsfähigkeit ein.
- Mechanische Faktoren: Schleudertrauma, wiederholte und gewaltsame Bewegungen des Kopfs
- Medikamente wie etwa:
  - Aspirin
  - Nicht steroidale Antirheumatika (NSAR)
  - Bestimmte Antibiotika
- Otosklerose mindert die Mobilität des Steigbügels im Mittelohr (➤ Kap. 11.1.5)
- Tumore: im Kranium, im Hals und im Bereich des N. cochlearis

TINNITUS UND OSTEOPATHIE

Wie bereits erwähnt sind Behandlungserfolge bei Tinnitus oft zufällig und manchmal auch verwirrend. Es gibt keine spezifischen Techniken zur Behandlung des Tinnitus. Allerdings haben wir erkannt, dass durch einen globaleren Ansatz bessere Ergebnisse zu erzielen sind.
So haben wir festgestellt, dass bei asymmetrischem Blutdruck und einem positiven Adson-Wright-Test unsere Erfolgschancen stiegen. Damit haben wir eine sehr gute Indikation zur Behandlung der A. subclavia und der A. vertebralis.
Wir versuchen den kranialen Druck zu reduzieren, indem wir auf die Dura mater und die Mm. pterigoidei einwirken.

Wir lösen Spannungen in der Nackenmuskulatur und behandeln insbesondere die Mm. suboccipitales.
Gegen Ende der Behandlung arbeiten wir an den Nieren und indirekt an den Nebennieren und beeinflussen damit den Blutdruck und haben damit möglicherweise Einfluss auf den pulsierenden Tinnitus.
Wir manipulieren auch den N. vestibulocochlearis, wie wir das in unserem Buch *Manipulation kranialer Nerven* (Barral, 2018) beschrieben haben.

11.1.9 Prosopalgie

Der Begriff Prosopalgie stammt aus dem Griechischen: *prosôpon* bedeutet Gesicht und *algos* Schmerz. Dabei handelt es sich um jene Gesichtsschmerzen, die dem Versorgungsgebiet des N. trigeminus entsprechen. Wir sprechen von Prosopalgie, weil viele Patienten keine Unterscheidung zwischen Schmerzen im Kranium und Gesichtsschmerzen machen.

Klassische Trigeminusneuralgie

Diese Neuralgie, die manchmal auch als Trousseau-Krankheit bzw. als idiopathische oder essenzielle Trigeminusneuralgie bezeichnet wird, hat folgende Merkmale:

- Spontanes Auftreten
- Schmerzattacken
- Dauer von 10–30 Sekunden
- Einseitig
- Schmerzintensität führt zu Kontraktionen der mimischen Muskulatur, dem sogenannten *tic douloureux*
- Schnelle Beruhigung des Schmerzes

Zoster ophthalmicus

Schädigung des ersten Asts des N. trigeminus. Der Schmerz ist sehr heftig und einseitig, zudem kommt es zu Lidödemen, herpesähnlichem Hautausschlag und zu periaurikulärer Lymphknotenschwellungen.

Zoster oticus

Dabei handelt es sich um eine virale Erkrankung des N. facialis (HN VII) im Bereich der Ohrmuschel, des Gehörgangs und des Gaumens mit Rötungen und Bläschenbildungen.

ANMERKUNG

Es ist praktisch unmöglich alle Schmerzformen des Kraniums und des Kopfs zu beschreiben. Vor allem sollten Zahnprobleme, Schmerzen im Kiefergelenk, Ohrenschmerzen und Zervikobrachialgien nicht vergessen werden.

11.1.10 Nystagmus

Dabei handelt es sich um unwillkürliche, ruckartige, okulare Oszillationen in den drei Ebenen des Raums.

Rucknystagmus

Das Auge bewegt sich langsam in eine Richtung und kehrt spontan und plötzlich – ruckartig – in seine Ausgangsposition zurück. Man unterscheidet physiologische und pathologische Nystagmen.

Physiologischer Nystagmus

Er tritt meist auf, wenn man versucht einer Person oder einem sehr mobilen Gegenstand mit den Augen zu folgen. Wenn man eine Person betrachtet, die einem Tennismatch folgt, erkennt man, dass ihre Augen sich langsam nach außen bewegen und dann schnell wieder in die Mitte zurückkehren. Man spricht von einem optokinetischen Nystagmus.

Pathologischer Nystagmus

Diese Form des Nystagmus wird oft mit einem Strabismus assoziiert. Sie hat eine zentrale Ursache. Die ruckartige Augenbewegung beeinträchtigt die Sehschärfe und die visuelle Wahrnehmung. Der pathologische Nystagmus kann angeboren oder erworben sein.

Angeborener Nystagmus

Er ist manchmal idiopathisch, also ohne bekannte Ursache, oder tritt nach verschiedenen Krankheiten wie okulokutanem Albinismus (OCA), Achromatopsie (Farbenblindheit) oder autosomalen Krankheiten auf.

Erworbener Nystagmus

Diese Form des Nystagmus betrifft uns Therapeuten besonders. Man findet sie bei Morbus Menière (Gleichgewichtsstörungen), Multipler Sklerose, gewissen Hirntumoren (zentrale Störungen), nach einer Alkohol- oder Medikamentenvergiftung und als Folgen eines Traumas.

MERKE

Ein spontan oder nach einem Trauma auftretender Nystagmus ist nicht normal. Er könnte ein Hinweis auf eine Erkrankung des Gehirns sein, deshalb sollte der Patient an einen Facharzt verwiesen werden. Ein Gehirntumor kann lange Zeit asymptomatisch sein, erst ein einfaches Trauma führt zu oft schwer zu verstehenden klinischen Zeichen. Wir erinnern uns an einen Patienten, der uns wegen Nackenschmerzen aufsuchte, die aufgetreten waren, nachdem er sich den Kopf an einem Balken angeschlagen hatte. Er hatte tatsächlich eine Blockade von C5 und C6, gleichzeitig aber auch einen Nystagmus, der ihm nicht bewusst war. Er war sehr enttäuscht, dass wir ihn nicht behandeln wollten, sondern ihn an einen Neurologen überwiesen. Dieser stellte in seiner Diagnose einen Tumor im Kerngebiet des Nucleus oculomotorius fest.

11.1.11 Tremor

Morbus Parkinson?

Mehrfach haben wir bei Patienten einen Tremor beobachtet, der einen Morbus Parkinson vermuten ließ:
- entweder war sich der Patient darüber bewusst, versuchte das Zittern jedoch zu kontrollieren, um sein Umfeld und sich selbst nicht zu beunruhigen
- oder er erstellte selbst die Diagnose, indem er sagte: „Ich leide an Parkinson, nicht wahr?"
- oder aber er war sich darüber nicht bewusst und seine Familie wagte es nicht, darüber zu sprechen.

In jedem Fall sollten diese Patienten zur weiteren Abklärung ihrer Symptome an einen Neurologen überwiesen werden.

Es gibt einen für Morbus Parkinson typischen Tremor, der so aussieht, als wolle man „Brot zerkrümeln" oder „Münzen zählen", der durch willkürliche Bewegungen unterbrochen wird.

Andere Ursachen

- Kälte, Emotionen, muskuläre Ermüdung, Fiebererkrankung.
- Sensibilität.
- Alkoholvergiftung: das Zittern verstärkt sich, wenn der Patient nüchtern ist, es zeigt sich an der Zunge, den Nasenflügeln und den Fingern, die wie zum Schwur gestreckt werden.
- Drogenvergiftung bei jungen Erwachsenen, die tatsächlich abhängig sind. Der Tremor wird in den Phasen des „Entzugs" gemeinsam mit allgemeiner Unruhe sichtbar.
- Multiple Sklerose: im Gegensatz zum Morbus Parkinson ist der Tremor bewusst, tritt bei willkürlichen Bewegungen auf und verschwindet in der Ruhephase.
- Basedow-Krankheit (Basedow Hyperthyreose): der Tremor ist fast ständig – in Ruhe und bei willkürlichen Bewegungen – vorhanden.
- Läsionen des Kleinhirns: der Tremor ist bewusst und zu Beginn und am Ende der Bewegung deutlicher erkennbar. Man kann ihn durch den Marionetten-Test eventuell provozieren. Dieser Test zeigt, dass der Patient nicht in der Lage ist, schnelle Pronations- und Supinationsbewegungen auszuführen (der Test ist auch bei MS positiv).

Wir erinnern daran, dass die Diadochokinese die Fähigkeit beschreibt, rasch aufeinanderfolgende Bewegungen auszuführen und die Adiadochokinese die Unfähigkeit dazu ist.

Ein torkelndes Gangbild kann ebenso wie ein zur Seite abweichendes Gangbild, wenn der Patient versucht mit geschlossenen Augen zu gehen, ein Hinweis auf eine Erkrankung des Kleinhirns sein.

ANMERKUNG

Nur selten sind Menschen in der Lage mit geschlossenen Augen auf den Fersen einer geraden Linie entlang zu gehen. Diese Unfähigkeit ist nicht notwendigerweise pathologisch, interessant ist jedoch, dass nach einer entsprechenden kranialen Behandlung eine Verbesserung festzustellen ist.

11.2 Allgemeine klinische Untersuchung

11.2.1 Muskeldehnungs-Reflexe

Bei schweren Zervikalarthrosen und bestimmten Tumoren der Halswirbelsäule kommt es zu Muskelatrophien, die in der Hand leichter festzustellen sind als am Ober- und Unterarm.

Uns sind mehrere Fälle von Muskelatrophien des Daumen- und Kleinfingerballens bekannt, die nach einer Grippe auftraten. Es handelt sich um echte infektiöse Neuropathien, deren Heilung sehr langwierig ist und im besten Fall mehrere Monate dauert.

Es ist wichtig, die Muskeldehnungs-Reflexe zu testen, um das Fehlen oder die Verminderung des Reflexes feststellen zu können. Die Reflexe geben auch Aufschluss über die Segmentebene, auf der sich das Problem befindet.

Die Dehnungsreflexe stellen eine Verbindung zwischen dem Zentralnervensystem und dem peripheren Nervensystem her. In den Extremitäten handelt es sich um monosynaptische Reflexe, sie betreffen nur zwei Neuronen, ein sensorisches (afferentes) und ein motorisches (efferentes) Neuron:

- Radiusperiostreflex: C5 und C6
- Bizepssehnenreflex: C5 und C6
- Trizepssehnenreflex: C7 und C8

Testen der Reflexe

Es ist gängige Praxis den Patienten abzulenken, während man seine Reflexe testet, indem man ihn bei Armreflexen zum Beispiel ersucht, seine Beine zu kreuzen oder nicht mehr zu kreuzen. Als Therapeut vergisst man gerne, dass Patienten fast immer besonders aufmerksam oder misstrauisch sind, wenn man sich ihnen mit einem Reflexhammer nähert.

- Radiusperiostreflex (➤ Abb. 11.1): durch einen Schlag auf das untere Drittel des Radius oder auf den Proc. styloideus radii erzeugt man eine Flexion des Unterarms.
- Bizepssehnenreflex (➤ Abb. 11.2): ein Schlag auf den, auf der Bizepssehne des Patienten liegenden Daumen des Therapeuten erzeugt eine Flexion des Unterarms.

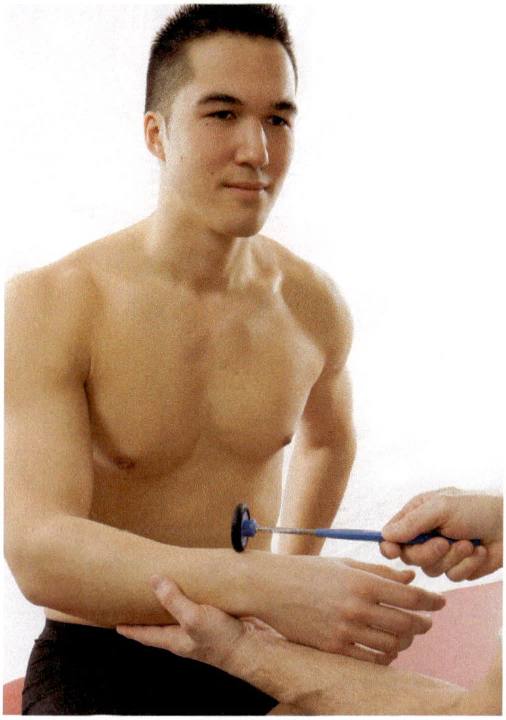

Abb. 11.1 Radiusperiostreflex [K358]

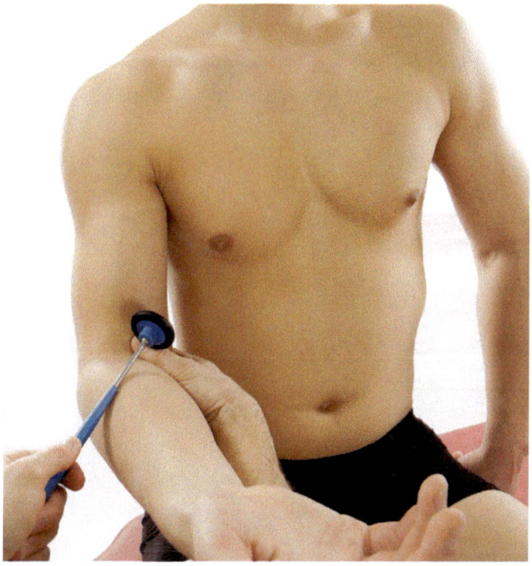

Abb. 11.2 Bizepssehnenreflex [K358]

- Trizepssehnenreflex (➤ Abb. 11.3):
  - Ein Schlag auf die Sehne des M. triceps brachii erzeugt eine Extension des Unterarms.

11

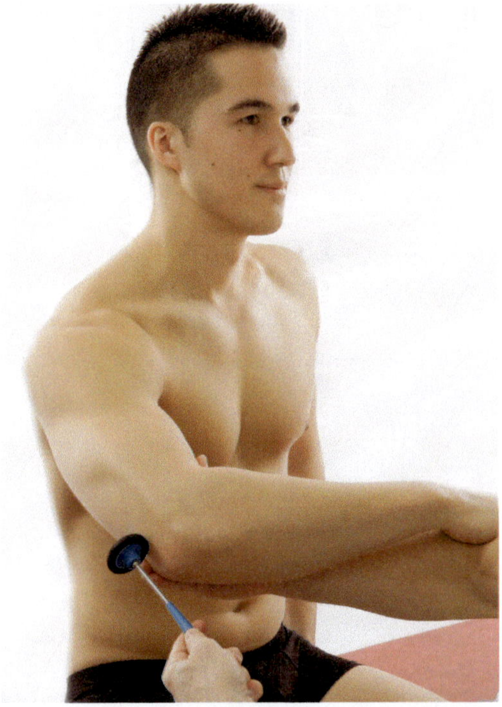

Abb. 11.3 Trizepssehnenreflex [K358]

- Der Patient sitzt mit gebeugtem Arm auf der Behandlungsliege, der Therapeut stützt den Unterarm. Er löst mit einem Schlag knapp oberhalb des Olekranons die Streckung des Ellenbogengelenks aus.
- Pronatorenreflex (➤ Abb. 11.4): Ein Schlag auf den Proc. styloideus der Ulna bewirkt eine Pronation der Hand.

Veränderte Reflexe

- Gesteigerte Reflexe: Sie entstehen meist durch die bei der Untersuchung ausgelösten Emotionen, das sogenannte Weißkittelsyndrom. Sie haben keine pathologische Bedeutung, können aber, wie wir im Weiteren noch sehen werden, ein Hinweis auf andere Erkrankungen sein.
- Einseitig gesteigerte Reflexe. Sie sind oft polykinetisch, erzeugen also auf einen Reiz mehrere aufeinanderfolgende Reflexantworten. Sie können ein Hinweis auf folgende Läsionen sein:
  - Läsion im Bereich der Pyramidenbahn oberhalb des stimulierten Reflexbogens
  - Läsion des Großhirns (Kompression, Tumor, Meningitis, Enzephalitis)
  - Läsion des Rückenmarks im Bereich der Vorderseitenstrangbahn – Funiculus anterolateralis – (Multiple Sklerose, amyotrophe Lateralsklerose, Kompression usw.).
- Allgemeine exogene Reflexe: diese treten zum Beispiel bei Morbus Parkinson auf – das typische Zahnradphänomen – Flexion und Extension sind nur ruckartig möglich.
- Verminderte oder fehlende Reflexe. Sie sind ein Hinweis auf:
  - Läsionen der peripheren Nerven (Trauma, Neuritis, Polyneuritis)
  - Läsionen der Hinterhornwurzeln (Radikulitis, Tabes)
  - Läsionen der Vorderhornwurzeln (Poliomyelitis)

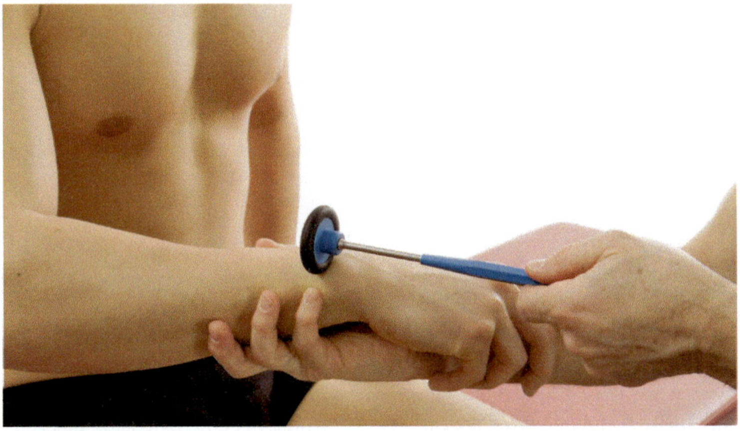

Abb. 11.4 Pronatorenreflex [K358]

- Läsionen des ZNS (vor allem bei plötzlichen und heftigen Läsionen, Iktus, Myelitis, Durchtrennung des Rückenmarks)

Wir konnten unsererseits vor allem verminderte Reflexe aufgrund von schweren Zervikalarthrosen aufzeigen. Diese können eine Kompression der Nervenwurzel oder des Rückenmarks erzeugen. Es kann sich aber auch um eine Druckerhöhung innerhalb des Spinalkanals handeln.

11.2.2 Sensibilitätsstörungen

Mechanismen

Sensibilitätsstörungen entstehen v. a. durch:
- eine Nervenwurzelkompression, insbesondere durch Osteophyten bei Zervikalarthrose, wie etwa bei einem Zervikobrachialsyndrom,
- minimale Rückenmarkskompression durch Druckerhöhung im Spinalkanal,
- Neuritis oder Polyneuritis,
- Erkrankungen der Membranen (Dura) oder Tumore.

Pathologisch erhöhter Hirndruck

Zeichen und Symptome

Sensibilitätsstörungen stehen in Verbindung mit:
- Kopfschmerzen mit zusätzlichen Anfällen,
- Schwallerbrechen,
- Sehstörungen,
- Schwindel,
- Benommenheit,
- Bradykardie.

Ätiologie

- Erhöhung des Liquordrucks (Meningitis, intrakranielle Blutung)
- Obstruktion der intraventrikulären Verbindungen durch Tumore oder Fehlbildungen
- Hirnödem, Enzephalitis, Hirnabszess …

Es ist wichtig diese Symptome zu erkennen, vor allem bei Kindern, bei denen der chirurgische Eingriff oft die einzige Lösung ist.

Dermatome

Über Dermatome können neurologische Läsionen erkannt und lokalisiert werden.

Dermatome sind Hautareale, die von einem einzigen Spinalnerv sensibel innerviert werden.

Man sucht eine erhöhte oder verringerte Hautsensibilität. Auch wenn die Lokalisierung nicht sehr präzise ist, kann sie, unter Hinzufügung anderer Tests, ein Hinweis auf eine Anomalie sein.

Die anteriore, laterale und posteriore Seite des Halses entspricht dem Dermatom von C3 (> Abb. 11.5)

11.3 Vorsichtsmaßnahmen und Kontraindikationen

Die von uns im Folgenden vorgeschlagenen Techniken können gefahrlos und ohne Risiko für den Patienten angewandt werden. Trotzdem sollte man in manchen Fällen nicht eingreifen, um unnötige Behandlungen zu vermeiden oder gar die Symptome zu verstärken. Vorsicht ist bei folgenden Krankheitszeichen geboten:
- Muskelatrophie unbekannter Ursache.
- Erhöhte Temperatur.
- Lymphknotenschwellungen (okzipitale und zervikale Lymphknoten).
- Retroklavikuläre Lymphknotenschwellungen mit einem verhärteten und wenig mobilen Lymphknoten von der Größe einer Bohne.
- Nicht lagebedingter und plötzlich auftretender Schwindel.
- Drop-Attacken (plötzlicher Gleichgewichtsverlust mit Sturz).
- Arnold-Chiari-Malformation: angeborene Fehlbildung mit Verlagerung der Kleinhirntonsillen in den Spinalkanal. Dadurch kommt es zur Kompression der Medulla oblongata bzw. des Kleinhirns. Insbesondere kleinere Fehlbildungen können zu Fehldiagnosen führen. Uns sind mehrere Fälle bekannt, in denen die Diagnose keineswegs einfach war.
- Basale Impression: angeborene oder erworbene Anomalie des kraniozervikalen Übergangs mit

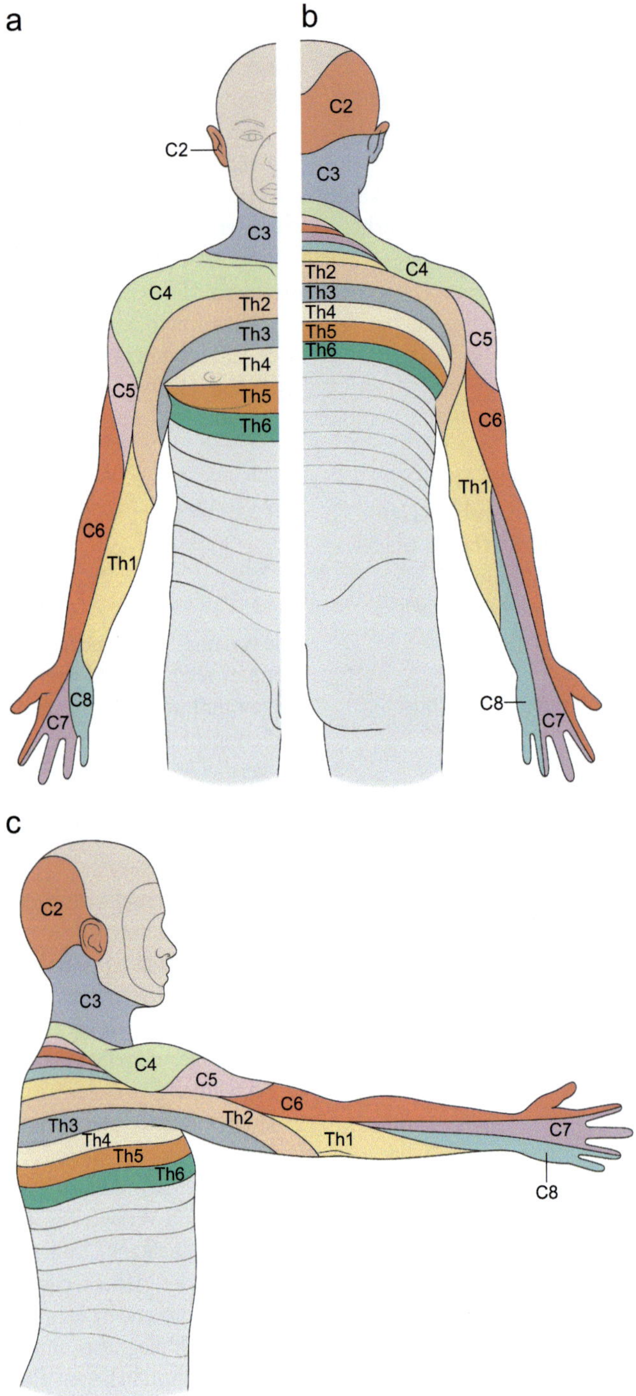

Abb. 11.5 Dermatome von Hals und oberen Extremitäten [L268]

Hochstand des Dens axis und Einstülpung des Bodens der hinteren Schädelgrube.
- Gedächtnisverlust ohne erklärbare Ursache.
- Geistige Verwirrung.
- Zahninfektion.

11.3.1 Manipulation der Halswirbelsäule

Unter der Voraussetzung, dass die Manipulation der Halswirbelsäule innerhalb der physiologischen Bewegungsamplituden erfolgt – ohne starke Rotation und ohne forcierte Extension des Übergangsbereichs C0-C1-C2 – können sie problemlos ausgeführt werden.

Wir verwenden HWS-Thrusts – ein fixer Bestandteil des osteopathischen Behandlungsrepertoires – erst nachdem wir alle Fixierungen durch Dehnungs-Induktionstechniken gelöst haben und dennoch weiterhin eine bilaterale Fixierung von zwei Gelenkfortsätzen besteht.

Ohne nochmals auf die Kontraindikationen eingehen zu wollen, sollte man bei direkten Manipulationstechniken in folgenden Situationen besonders vorsichtig und aufmerksam sein:
- Halswirbelsäule ohne Fixierung oder Blockade: eine bewegliche und freie HWS sollte nicht manipuliert werden. In diesem Fall müsste der Therapeut bei der Manipulation große Bewegungsamplituden verwenden, die einen Risikofaktor darstellen.
- Ausgeprägte Zervikalarthrose oder Unkovertebralarthrose.
- Bluthochdruck.
- Arterielle Hypertonie.
- Hypercholesterinämie.
- Einnahme von oralen Verhütungsmitteln.
- Schwindel und Instabilität ohne traumatische Ursache.
- Alkohol- und Nikotinabhängigkeit.
- Diabetes.
- Folgen eines schweren Traumas.
- Nach einer länger anhaltenden Extensionsposition des Kopfs, wie man sie bei Malern, die eine Zimmerdecke ausmalen, findet.
- Bei Frauen um die 40 Jahre, die die Pille nehmen, rauchen, einen erhöhten Cholesterinspiegel aufweisen und über Schwindel und Übelkeit klagen. In der medizinischen Fachliteratur wird von zahlreichen Läsionen der A. vertebralis nach einer HWS-Manipulation berichtet. Erstaunlicherweise haben wir in unserer mehr als 40-jährigen Berufspraxis persönlich nur einmal von einem schweren Zwischenfall bei einer Frau gehört, die die vorgenannten Symptome aufwies. Sie hatte alle Risikofaktoren (Pille, Hypercholesterinämie, Nikotinabhängigkeit, Bewegungsmangel), die von ihrem Therapeuten jedoch nicht berücksichtigt wurden. Die Folge war leider eine Tetraplegie.
- Anomalien in der Krümmung der A. vertebralis: die A. vertebralis sollte an ihrer höchsten Stelle einen Bewegungsspielraum von ungefähr 7–8 mm haben. Dies erlaubt ihr, sich an die verschiedenen Bewegungen der Halswirbelsäule anzupassen. Nach einem Trauma oder einer Bindegewebserkrankung verliert die A. vertebralis ihre Mobilität und ihre Gleitfähigkeit. Da sie den HWS-Bewegungen nicht mehr folgen kann, wird sie punktuell überdehnt, wodurch sich das Embolie- und Dissektionsrisiko erhöht. Diese Krümmungsanomalien der A. vertebralis können mit ausschließlich manuellen Methoden nicht diagnostiziert werden. Es sind die Symptome, die uns vor der Gefahr warnen.

11.3.2 Vorsicht Falle

Zähne

Wir haben schon mehrfach darauf hingewiesen, dass ein Zahnproblem häufig zu HWS-Schmerzen bzw. zu Torticollis führen kann. Es sind die Verbindungen des N. trigeminus – v. a. des N. maxillaris und des N. mandibularis – mit den Nerven der Halswirbelsäule, die diesen Zusammenhang erklären helfen.

Bei einer akuten Zervikalgie unbekannter Genese, sollte man den Patienten fragen, ob er Zahnprobleme hat. Oft ist sich der Patient allerdings seines Zahnproblems nicht bewusst, da Zahnprobleme anfänglich asymptomatisch verlaufen. Wir hatten auch Patienten, die nach dem Einsetzen von Zahnimplantaten Nackenschmerzen entwickelten.

Lungen

Wir hatten Patienten mit einem Pancoast-Tumor im Anfangsstadium, also in einer Phase, in der die Symptome noch erträglich und wenig ausgeprägt sind, in unserer Praxis, der noch nicht diagnostiziert worden war.

Ein typisches Zeichen dieser Erkrankung ist das Horner-Syndrom, das als Folge einer Störung der sympathischen Innervation auftritt und sich durch Miosis, Ptosis und Enophthalmus auszeichnet. Normalerweise kommen Patienten mit diesen Symptomen nicht in unsere Praxis, sondern werden sofort ins Krankenhaus gebracht.

Mini-Schlaganfall

Diese Form des Schlaganfalls tritt meist nach der Bewegung eines Thrombus auf. Die Symptome sind wenig aussagekräftig – leichte Verwirrtheit, verlangsamte Sprechweise, Schwierigkeit bestimmte Wörter auszusprechen und Gedächtnisstörungen.

Da dabei auch Kopf- und Nackenschmerzen auftreten können, wenden sich diese Patienten an uns und glauben, dass das Problem von uns schnell gelöst werden kann.

Die Erholungsphase beträgt zwischen 1 und 3 Monaten, unserer Meinung nach erleiden viele Patienten, ohne es zu wissen, derartige Mini-Schlaganfälle.

11.3.3 Nicht mechanisch bedingte Knochenerkrankungen

Wirbelsäulenmetastasen

Es ist unsere Verpflichtung, bei Schmerzen im Bereich der Wirbelsäule Vorsicht walten zu lassen, ohne jedoch in übertriebene Angst zu verfallen. Unter der großen Anzahl von Patienten, die wir behandeln durften, waren wir nur in ungefähr einem Dutzend Fällen mit Knochenmetastasen konfrontiert.

Bei chronischen Schmerzen, vor allem wenn sie mit Muskelschwund verbunden sind, muss man unbedingt eine röntgenologische Untersuchung anfordern.

Die wichtigsten Krankheitszeichen:

- Vorsicht bei akuten, „widerspenstigen“, nach keinem Muster, wahllos auftretenden und nicht systematisch durch eine Positionsänderung auftretenden Nachtschmerzen. Während der Nacht befindet sich die Wirbelsäule in einer Ruheposition und sollte damit nicht schmerzhaft sein. Manchmal können Bandscheiben die Ursache eines Nachtschmerzes sein. Da sich der Diskus während der Nacht mit Flüssigkeit füllt, kann es zu verstärkter Belastung der Nervenwurzeln und der Gefäße im Bereich der Foramina kommen. Manche Patienten haben nachts Schmerzen, weil sie sich im Bett umdrehen. Dabei handelt es sich um einen durch die Positionsänderung ausgelösten Nachtschmerz, der nicht mit einem akut und spontan auftretenden Schmerz vergleichbar ist.
- Veränderung des Allgemeinzustands bei einem Patienten, der von Angstzuständen gequält wird, da er unbewusst erkennt, dass dieser Schmerz nicht normal ist.
- Sekundäre Knochentumore entstehen bei Mamma-, Nieren-, Lungen- und Prostatakarzinomen.

Logischerweise verbieten derartige Prozesse aus osteopathischer Sicht jegliche Manipulation. Diese Patienten leiden unter entsetzlichen Schmerzen, die selbst durch Morphium nicht immer gelindert werden können.

Osteomalazie

Dabei handelt es sich um eine sekundäre, das gesamte Knochenskelett betreffende Ossifikationsstörung, deren Ursache eine mangelnde Fixierung von Phosphat und Kalzium auf der Proteinstruktur des Knochens ist. Vermutet wird ein Mangel oder eine Resistenz gegenüber Vitamin D mit Hypokalzämie, Hypokalzurie und Hypophosphatämie.

- Klinische Zeichen:
  - Milkman-Syndrom: Auftreten von Pseudofrakturen, die sich in den Röntgenbildern weiß und bandartig darstellen. Man findet sie am Becken, den Rippen, dem Humerus und dem Femur.
- Symptome: manchmal sind es die gleichen Symptome wie bei Osteoporose, hinzukommen Muskelschwäche und ein wackeliger Gang.
- Osteopathische Ebene: einzige Kontraindikation ist die Verwendung von direkten Thrusts und von Techniken, die Schmerzen auslösen.

Osteoporose

Systemische Skeletterkrankung mit Verminderung der Knochenmasse und Abnahme der Proteinstruktur des Knochens. Sie tritt vor allem bei Frauen nach der Menopause auf.

Klinische Zeichen

Typisch sind Schmerzen in der Brust- und Lendenwirbelsäule, dort wo es zu Wirbeleinbrüchen kommt.

Die Schmerzen sind chronisch und werden nicht notwendigerweise durch Bewegung oder Belastung ausgelöst. Auch bei völliger Ruhigstellung bleibt immer ein Schmerz bestehen.

Die Schmerzen sind nicht sehr akut, aber so stark, dass sie zu einer beachtlichen Beeinträchtigung des Patienten führen.

Ätiologie

- Hormonelles, durch die Menopause verursachtes Ungleichgewicht (Hauptursache)
- Störungen des Proteinstoffwechsels
- Vitamin D-Mangel
- Unzureichende Zufuhr an Mineralstoffen
- Verdauungserkrankungen
- Starke Kalziumverluste wie sie bei der Basedow-Krankheit oder beim Cushing-Syndrom auftreten. Vorsicht bei Patienten, die bereits Nierensteine (Kalziumoxalat) hatten, da diese manchmal ein erster Hinweis auf einen Hyperparathyreoidismus sind.
- Langzeitbehandlung mit Kortikoiden
- Genetische Prädisposition

Verminderung der Knochenmasse

- Männer verlieren ungefähr 0,4 % Knochenmasse pro Jahr, das sind im Alter von 80 Jahren 27 %.
- Frauen vor der Menopause verlieren ähnlich viel Knochenmasse wie Männer. Nach der Menopause büßen sie über zehn Jahre ungefähr 2,5 % pro Jahr ein, danach etwas weniger, sodass Frauen im Alter von 80 Jahren ungefähr 40 % ihrer ursprünglichen Knochenmasse verloren haben.

Frakturen während der Menopause

In der Menopause kommt es häufig zu Frakturen, die wenn sie die Brust- und Lendenwirbel betreffen in zwei Drittel der Fälle asymptomatisch sind!

Sie treten nach Beanspruchung, einem starken Husten, einem banalen Sturz auf. Vorsicht auch bei Patientinnen mit Kyphose, deren Körpergröße abgenommen hat.

Besondere Vorsicht ist bei Patientinnen geboten, die sich vorher bei einem kleinen Sturz eine Handgelenksfraktur zugezogen haben. Diese „Sentinel-Fraktur" deutet häufig auf den Verlust an Knochenmasse hin.

Osteopathische Ebene

Thrust-Techniken sind natürlich untersagt. Rippen bedürfen unserer besonderen Aufmerksamkeit, da sie bei Osteoporose oft besonders verletzlich sind.

Wir hatten mehrere Patientinnen, die sich auf dem Fensterbrett abstützten, um die Fensterläden zu schließen und sich dabei die Rippen brachen.

Spezielle Tipps

- Verspannungen aus allen Weichgeweben lösen.
- Raten Sie den Patientinnen einen weichen Lendengurt zu tragen, der so tief sitzt, dass er die Rippen nicht beeinträchtigt und damit die Atmung behindert bzw. die Rippenknorpel irritiert.
- Alkohol und Nikotin sind verboten.
- Körperliche Bewegung – auch einfache Spaziergänge – ist sehr zu empfehlen.
- Sonnenbad vor 11 Uhr morgens und nach 16 Uhr abends.
- Einnahme von Vitamin- und Kalziumpräparaten, nach Beratung durch den behandelnden Arzt.

Arthrose

Definition der Weltgesundheitsorganisation (WHO)

Arthrose ist im Gegensatz zur Arthritis eine nicht-entzündliche degenerative Gelenkerkrankung.

Sie ist das Ergebnis von mechanischen und biologischen Prozessen, die das Gleichgewicht zwischen dem Aufbau und dem Abbau von Knorpel- und subchondralem Knochengewebe beeinträchtigt.

Dieses Ungleichgewicht ist verbunden mit morphologischen, biochemischen, molekularen und biomechanischen Veränderungen der Zellen und der Knorpelmatrix.

Der Knorpel verändert sich, verliert an Belastbarkeit, bekommt Einrisse und bildet Wucherungen. Dies führt zur Abnützung des Knorpelgewebes und zur Sklerose des subchondralen Knochens.

Osteophyten entstehen häufig entlang der Ansatzstellen von Ligamenten und Sehnen, dort wo sich die mechanischen Spannungen konzentrieren.

ANMERKUNG

Die Arthrose zeigt oft nur wenige Symptome. Die Patienten sind daher erstaunt, wenn sie im Röntgenbefund von zahlreichen arthrotischen Läsionen lesen.
Wenn Symptome auftreten, dann in Form von Gelenksteifigkeit, Schmerzen bei der Mobilisierung der Gelenke und bei Wetterumschwung.
Bei schweren Anfällen kommt es zu Gelenkentzündungen und gelegentlich auch zu Gelenkergüssen (vor allem im Knie).

Einige Anmerkungen zum Gelenkknorpel

Der Gelenkknorpel besitzt weder Gefäße noch Nerven.

Es besteht aus einer sehr wasserhaltigen (75 %) extrazellulären Matrix und aus Chondrozyten.

Der Knorpel ist vom subchondralen Knochen und von der Synovialis abhängig. Letztere sorgt für seine Ernährung und entfernt die durch die Gelenkarbeit entstehenden Knorpelpartikel.

Der Knorpel setzt sich zusammen aus:

- extrazellulärer Matrix: sie besteht aus unstrukturierter Grundsubstanz (Wasser, Proteoglykane), die von einem Netz aus Kollagenfasern umgeben wird,
- Proteoglykanen: sie sind hydrophil und verleihen dem Knorpel seine Elastizität und seine Druckfestigkeit,
- Kollagenfasern: diese Proteine bilden ein nicht dehnbares Netz, das den Eintritt von Wasser in den Knorpel begrenzt, sie erzeugen Zugfestigkeit,
- Chondrozyten: diese Zellen sind für die Erneuerung der Matrix und die Proteoglykansynthese zuständig.

11

Arthrose im Anfangsstadium

Im Anfangsstadium handelt es sich um eine Chondrolyse mit Nekrose der Chondrozyten, die jedoch ihre Reparaturfunktion beibehalten.

Die Kollagenfasern reißen, die Proteoglykane werden kleiner und ihr Gehalt an Hyaluronsäure nimmt ab.

Die Hyaluronsäure ist ein Polysaccharid. Sie ist im Bindegewebe und in zahlreichen biologischen Flüssigkeiten in großen Mengen vorhanden. Ihr verdanken Strukturen wie der Glaskörper und die Synovia ihre Viskosität.

Arthrose im fortgeschrittenen Stadium

- Gelenkknorpel: Knorpeldichte nimmt vor allem an den Auflagezonen ab. Es zeigen sich Fissuren und Wucherungen, die den subchondralen Knochen freilegen.
- Subchondraler Knochen:
  - Durch die Abnahme der Knorpeldicke erhöht sich der Druck auf den subchondralen Knochen.
  - Der erhöhte Druck stimuliert die Osteoblasten, die Osteophyten und subchondrale Knochenkondensierungen bilden.
  - Durch die gleichzeitige Stimulierung der Osteoklasten können subchondrale Geoden entstehen.
- Synovia: sie wird irritiert und entzündet sich, sodass es zu schmerzhaften Gelenkergüssen kommt.
- Ätiologie:
  - Geschlecht: bis zum 50. Lebensjahr ist die Arthrose bei Männern häufiger. Nach dem 50. Lebensjahr sind vor allem Frauen von Arthrose betroffen.
  - Erbliche Belastung.
  - Übergewicht.
  - Traumata und v. a. Mikrotraumata.
  - Infektionen (immer wiederkehrende Angina).
  - Ernährung mit einem zu hohen Anteil an tierischem Eiweiß.

Arthrose in der Halswirbelsäule

Diskusarthrose

Wir haben bereits über die alters- bzw. traumabedingte Dehydrierung des Nucleus pulposus gesprochen, die die Viskoelastizität des Diskus verändert.

Der Nucleus pulposus kann seine Stoßdämpferfunktion nicht mehr erfüllen, er verliert an Elastizität, seine Abgrenzung gegenüber dem Anulus fibrosus, der immer mehr Einrisse bekommt und verkalkt, ist weniger präzise.

Zu den mechanischen Ursachen kommen komplexe biochemische Reaktionen hinzu, die zur Veränderung des Diskus beitragen.

Wie schon beim Gelenkknorpel angeführt, verdichten mechanische und biochemische Reaktionen die Wirbelplatten und bilden Osteophyten um den Diskus und die Bandansätze.

Interapophysäre Arthrose

Auf diesen Aspekt wurde bereits im Zusammenhang mit dem Diskus hingewiesen. Wenn der Diskus seine Stoßdämpferfunktion verliert, konzentriert sich der mechanische Stress auf die Gelenkfacetten. Die Facetten nehmen an Dicke zu und können sogar den Spinalkanal einengen und damit zu Zervikalstenose und zu Nervenwurzelkompression führen.

ARTHROSE UND TRAUMA

Jeder Mensch zeigt ab einem gewissen Alter Anzeichen einer Arthrose in den unteren Halswirbeln.
Diese Arthrose ist zwar meist asymptomatisch, verstärkt aber nach einem Trauma den Schmerz.
Diesen Umstand machen sich die Versicherungsgesellschaften zunutze, indem sie post-traumatische Zervikalgien auf die im Röntgen sichtbaren arthrotischen Veränderungen zurückführen. Der arme Patient, der bis zu seinem Unfall keinerlei Symptome hatte, muss zur Kenntnis nehmen, dass zwischen dem Unfall und seinen Schmerzen keine Verbindung besteht.

11.3.4 Frakturen, Luxaktionen und Distorsionstraumata der Halswirbelsäule

Es ist nicht Ziel dieses Buchs lange Ausführungen über die Ursachen und Auswirkungen von Verletzungen der Halswirbelsäule zu machen. Patienten mit Frakturen oder Luxationen der Halswirbelsäule werden sofort an die Unfallchirurgie überwiesen und suchen unsere Praxis erst Monate oder gar Jahre nach dem Ereignis auf.

In diesem kurzen Abschnitt wollen wir auf jene Gefahren hinweisen, die entstehen können, wenn eine Fraktur nicht erkannt wurde. So zeigen manche Atlasfrakturen zum Beispiel sehr wenige Symptome.

Nachstehend einige anatomische Merkmale der Halswirbel, die die Verletzlichkeit dieses Wirbelsäulenabschnitts besser verständlich machen.

Anatomische Schwachstellen

Die Gelenkfacetten der HWS haben im Vergleich zu den anderen Wirbeln eine mehr horizontale Ausrichtung und damit eine geringere Überdeckung (➤ Abb. 11.6). Dadurch kann es auch bei Unfällen mit relativ geringen Kollisionskräften zu Luxationen kommen.

Die A. und V. vertebralis ziehen zwischen C6 und C1 durch die Foramina transversaria. Ein Trauma oder eine Zervikalarthrose beeinträchtigen oftmals den Blutfluss in diesen Gefäßen. Die Funktion dieser Gefäße hängt auch vom Zustand der kurzen Nackenmuskulatur, vor allem der Subokzipitalmuskeln und der Dura mater, ab.

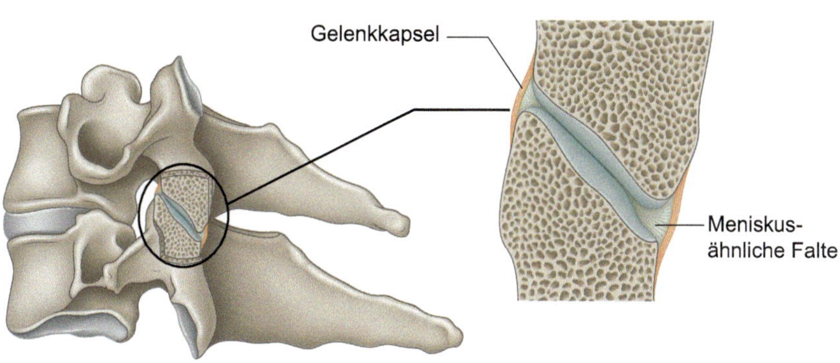

Abb. 11.6 Gelenkfacetten der Halswirbelsäule [L268]

Im Übergangsbereich von C0 und C1 verlaufen zahlreiche Nervenfasern der Hirn- und Zervikalnerven. Verletzungen der Halswirbelsäule wirken sich auf das Kranium und seinen Inhalt aus. Klein- und Großhirn hängen von einer gut funktionierenden Halswirbelsäule ab.

Der Spinalkanal ist relativ groß, kleinere Luxationen können sich spontan und ohne Schädigung des Rückenmarks reponieren. Auf den Röntgenbildern sind daher keine Gelenkläsionen erkennbar. Dennoch klagt der Patient ständig über Beschwerden, ohne seinen Therapeuten überzeugen zu können.

Die Unkovertebralgelenke zwischen C3 und C7 verfügen über ein Kapsel- und Synovialsystem, in dem häufig Osteophyten entstehen.

Die verschiedenen Frakturen

- Fraktur und Luxation des Atlas (➤ Abb. 11.7):
  - C1 hat die Form eines Rings, der aus den Massae laterales besteht, die durch einen Arcus anterior und einen Arcus posterior sowie durch das Lig. transversum atlantis verbunden werden.
  - Wirken axiale Kräfte direkt auf das Schädeldach (Schlag auf den Kopf, Kopfsprung mit hartem Auftreffen), werden die beiden Massae laterales seitlich weggespreizt, sodass es zur Ruptur des Lig. transversum atlantis kommen kann.
- Jefferson Fraktur (➤ Abb. 11.8): Dabei kommt es zu einer Sprengung des Atlas-Rings, die nicht notwendigerweise zu Rückenmarksverletzungen führt, da sich der Querdurchmesser des knöcher-

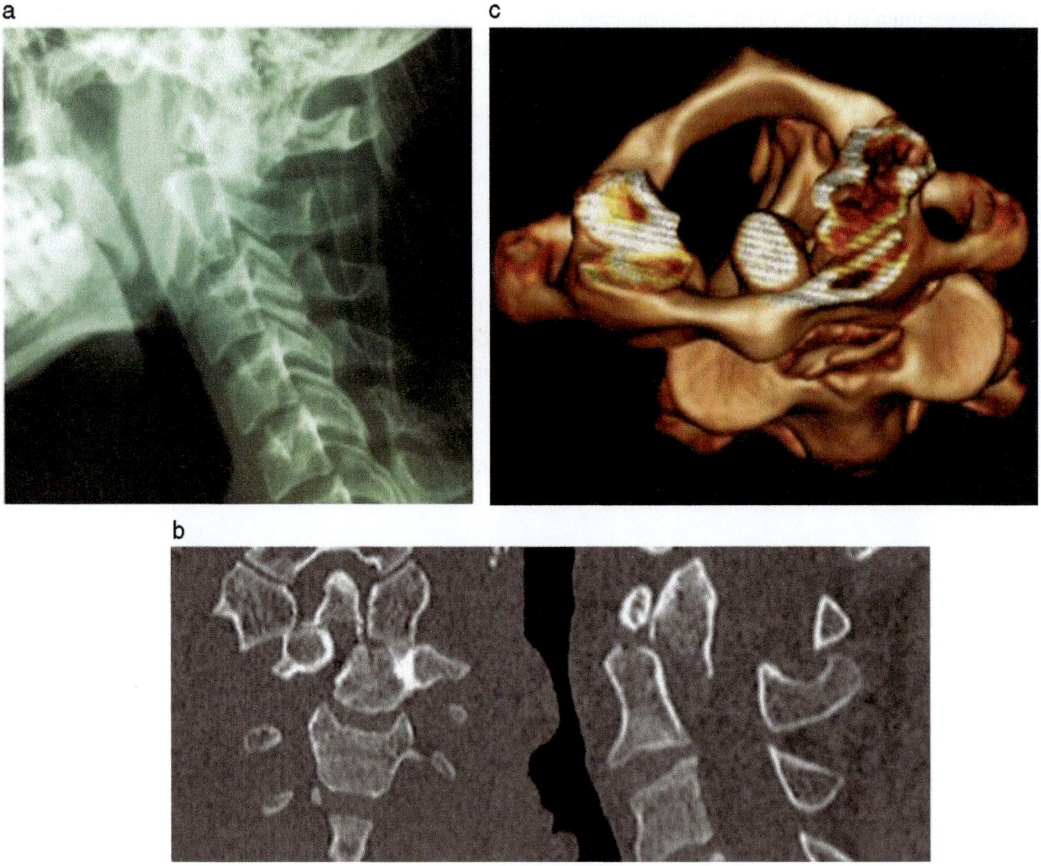

Abb. 11.7 Fraktur und Luxation von C1 [H151-001]

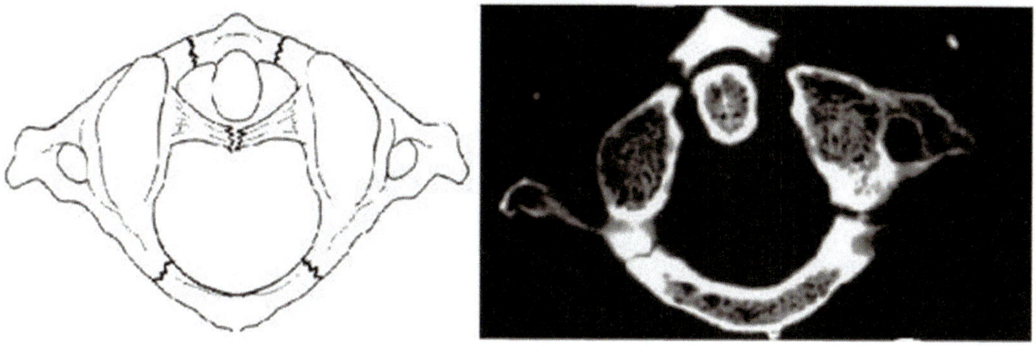

Abb. 11.8 Jefferson-Fraktur
[F903-005]

nen Rings vergrößert und damit das Rückenmark nicht geschädigt wird.

- Fraktur und Luxation des Axis:
  - Eine Fraktur von C2 hat meist Auswirkungen auf die knöcherne Wirbelsäule, die durch die Gelenkprozesse des Axis verschlossen wird, man spricht von einer traumatischen Spondylolyse (Spaltbildung).
  - Sie entsteht vor allem durch eine Hyperextension des Kopfs gegenüber dem Nacken und nicht durch eine kombinierte Hyperextension von Kopf und Nacken.
- Frakturen des Dens axis (➤ Abb. 11.9):
  - Sie entstehen oft durch einen horizontalen Stoß oder Schlag.
  - Das Lig. transversum atlantis ist widerstandsfähiger als der Dens axis.
  - Die Fraktur befindet sich meist am Übergang zwischen Dens und Corpus axis.
  - Das abgebrochene Fragment des Dens wird nicht mehr vaskularisiert und nekrotisiert.
  - Auch Osteopenie kann zu Dens axis-Frakturen führen.
- Henker-Fraktur: beim Erhängen legte der Scharfrichter den Knoten des Seils unter das Kinn und erzeugte damit eine Hyperextension des Kopfs gegenüber dem Nacken und damit den sofortigen Tod des Gehängten.

EIN PERSÖNLICHES FALLBEISPIEL

Einer unserer Freunde hatte einen Autounfall, bei dem sich das Auto mehrfach überschlug und letztlich auf dem Dach landete. Er konnte sich selbst befreien und erklärte, dass es ihm gut gehe. Nur einige Sekunden später verstarb er plötzlich. Die Autopsie ergab, dass er eine Fraktur und Luxation des Dens axis erlitten hatte, wodurch es zur Kompression des Rückenmarks kam, was letztlich zum Tod führte.

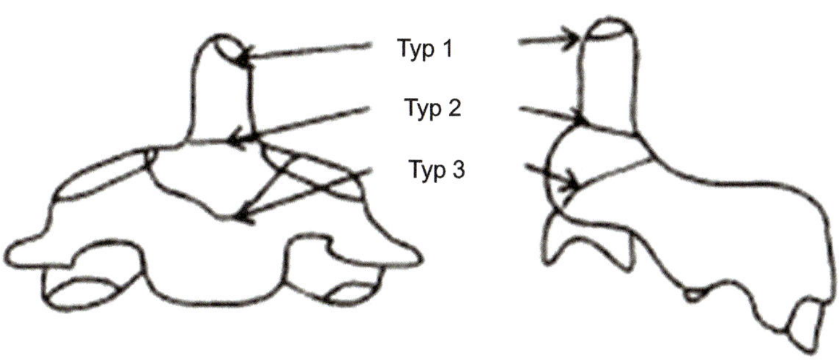

Abb. 11.9 Fraktur des Dens axis
[F903-005]

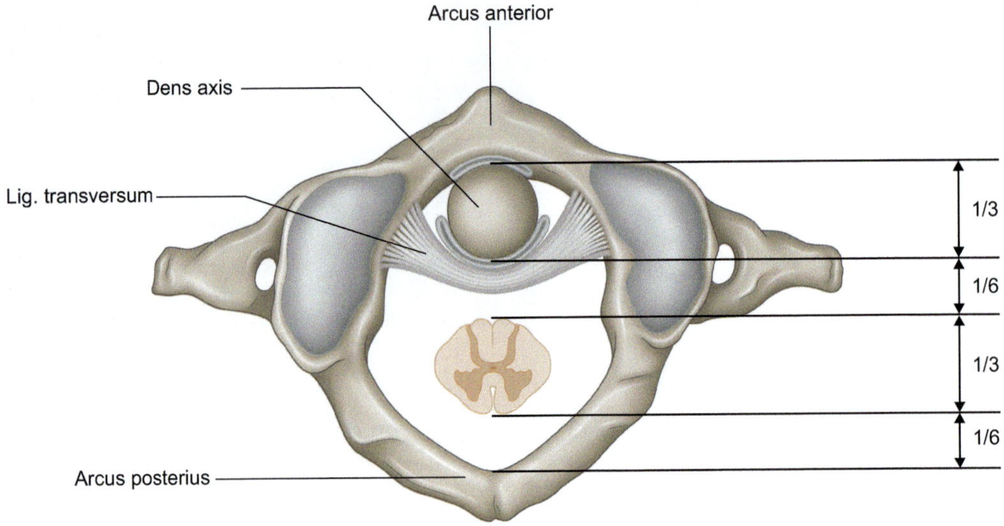

Abb. 11.10 Drittelregel nach Steele [L268]

DRITTELREGEL NACH STEELE

- Ein Drittel des Atlasrings wird durch den Dens axis ausgefüllt (➤ Abb. 11.10).
- Ein Drittel durch das Rückenmark.
- Ein Drittel durch die das Rückenmark umgebende Flüssigkeit bzw. die Gewebe.

Patienten können eine anteriore Verschiebung des Atlas haben, die solange asymptomatisch bleibt bis durch eine Bewegung die Sicherheitszone aus Gewebe und Flüssigkeiten überschritten wird und das Rückenmark betroffen wird.

HWS-Distorsionstrauma

Diese auch als Schleudertraum bekannte Verletzung ist oft die Folge von Auffahrunfällen. Durch den Aufprall kommt es zu eine Hyperextension der Halswirbelsäule und der verschiedenen Gewebestrukturen sowie manchmal auch des Rückenmarks.

Meist sieht die Person den Unfall nicht kommen. Die großen Muskeln haben daher nicht ausreichend Zeit, um sich anzuspannen und die HWS zu schützen. Deshalb werden die Kollisionskräfte durch die kleinen Muskeln, die Ligamente und letztlich die Dura mater aufgenommen, die dadurch geschädigt werden.

Es gibt keine objektiven Untersuchungsverfahren, die die Läsionen dieser Strukturen aufzeigen, sodass der Patient schnell als „Simulant" eingestuft wird.

Wenn die Muskel- und Ligamentbarriere überschritten wird, werden die Gelenkprozesse und die Wirbelbögen zur Zielscheibe der Kräfte, sodass manchmal auch Frakturen der knöchernen Strukturen die Folge sind.

Frakturen der Halswirbel führen über die sensiblen Spinalganglien zu Schmerzen im Nacken und in der Schulterblatt- und Brustwirbelsäulenregion.

CAVE

Wir hatten Patienten mit HWS-Frakturen, bei denen die einzigen Symptome Schmerzen in der Brustwirbelsäule oder den Schultern waren.

Bildgebende Verfahren

Aussagekraft eines einfachen Röntgenbefunds

Nach einem Trauma sind Röntgenaufnahmen oft unerlässlich, um schwere Pathologien ausschließen zu können (siehe Kasten „Canadian C-Spine Rule"). Allerdings können dadurch nur die harten Strukturen der Wirbelsäule dargestellt werden, obwohl meist die Weichgewebe für die Schmerzen verantwortlich sind. In der Beurteilung sollte man Läsionen, die bereits vor dem Trauma bestanden, nicht außer Acht lassen. Kürzlich suchte uns ein Patient auf, der nach einem leichten Sturz unter Nackenschmerzen litt. Leider wurde durch weitere Untersuchungen ein Rückenmarkstumor festgestellt, der erst durch den Sturz symptomatisch wurde.

Nach einem Traum, bei dem die Wirbelsäule einem heftigen Schlag oder Stoß ausgesetzt wurde, sollte unbedingt eine Röntgenaufnahme gemacht werden. Tatsächlich können kleine Frakturzonen vorhanden sein, deren Symptome so unscheinbar sind, dass sie mit den Händen nicht erspürt werden können.

Röntgenbilder zeigen meist:

- Steifigkeit im Nacken mit Verringerung oder Fehlen der Zervikallordose,
- Hinweise auf eine Diskushernie,
- Arthrose in den unteren Halswirbeln.

MRT

Eine Magnetresonanztomografie (MRT) macht Bandscheibenerkrankungen oder Rückenmarksverletzungen sichtbar. Es ist ein exzellentes Verfahren, das jedoch ab einem bestimmten Alter bei fast allen Patienten eine Bandscheibenproblematik auf Höhe C5/C6-C6/C7 aufzeigt, die in den meisten Fällen asymptomatisch ist.

Der Schweregrad einer HWS-Läsion kann durch die Zervikobrachialgie bestimmt werden. Anzeichen einer Zervikobrachialgie machen eine umfassende Untersuchung der Halswirbelsäule und der oberen Brustwirbelsäule unerlässlich. Sie ist ein Hinweis auf einen – mechanischen oder tumorbedingten – Konflikt zwischen Diskus und Nervenwurzel.

Wenn ein Patient seinen MRT-Bericht vorlegt, sollte man ihm erklären, dass dieser zwar wichtig, aber keineswegs ausreichend ist, da auf diesen Bildern die Weichgewebe:

- Muskeln
- Faszien
- Ligamente
- Gelenkkapsel und Synovialis
- Meningen (v. a. die Dura mater)
- Arterien und Venen
- Nerven

nicht erkennbar sind.

Somit scheinen viele Strukturen auf dem MRT-Bild nicht auf! Als Beispiel führen wir oft an, dass man sich beim Kauf eines Hauses oder eines Autos nicht ausschließlich auf ein Foto verlassen sollte. Das Schleudertrauma ist ein perfektes Beispiel dafür was während eines Traumas in der Halswirbelsäule passiert. Es sind unsere Hände, die die Auswirkungen des Traumas auf die Weichgewebe der Wirbelsäule ertasten.

Mobilitätstests und die Palpation erlauben es uns bei guter Ausführung eine präzise Diagnose der Strukturen zu erstellen, die durch das Trauma geschädigt wurden. Leicht lässt sich damit erkennen, ob oberflächliche oder tiefe Muskeln, Ligamente oder die Dura betroffen sind.

CANADIAN C-SPINE RULE

Die Angst vieler Ärzte und Therapeuten eine Wirbelsäulenfraktur mit all ihren medizinischen und rechtlichen Konsequenzen zu übersehen, veranlasst sie sehr oft dazu, vorsichtshalber ein Röntgenbild machen zu lassen (➤ Abb. 11.11).

Die *Canadian C-Spine Rule* definiert bestimmte klinische Kriterien, die bei der Entscheidungsfindung helfen, damit HWS-Röntgen nicht routinemäßig durchgeführt werden. Die Regel stützt sich auf eine Studie, die an einer sehr großen Gruppe von 11 884 Patienten, die in den vorangegangenen 48 Stunden ein Schädel- oder HWS-Trauma erlitten hatten, durchgeführt wurde (Stiell, Lesuik, et al., 2002; Stiell, Wells, et al., 2002).

Die *Canadian C-Spine Rule* wird in den nordamerikanischen und zunehmend auch in den europäischen Notaufnahmen verwendet. Niedergelassene Ärzte und Therapeuten müssen sie natürlich an ihr Arbeitsumfeld anpassen.

Grenzen der C-Spine Rule

Mit Hilfe der Canadian C-Spine Rule kann eine Läsion der Halswirbelsäule ausgeschlossen werden, außer in den nachstehend angeführten Fällen:

- Avulsionsfraktur der Osteophyten
- Fraktur eines Proc. transversus, die den Gelenkbereich nicht erreicht
- Fraktur eines Proc. spinosus, die die Laminae nicht erreicht
- Kompressionsfraktur von weniger als 25 % der Wirbelkörperhöhe

Vorgangsweise

Eine Fraktur in der Halswirbelsäule kann ohne Röntgenbild ausgeschlossen werden, wenn die folgenden drei Bedingungen in der genannten Reihenfolge erfüllt werden:

1. Der Patient gehört nicht zur Hochrisikogruppe für HWS-Läsionen:
   a. Er ist nicht älter als 65 Jahre.
   b. Es bestand kein gefährlicher Unfallmechanismus (s. u.)

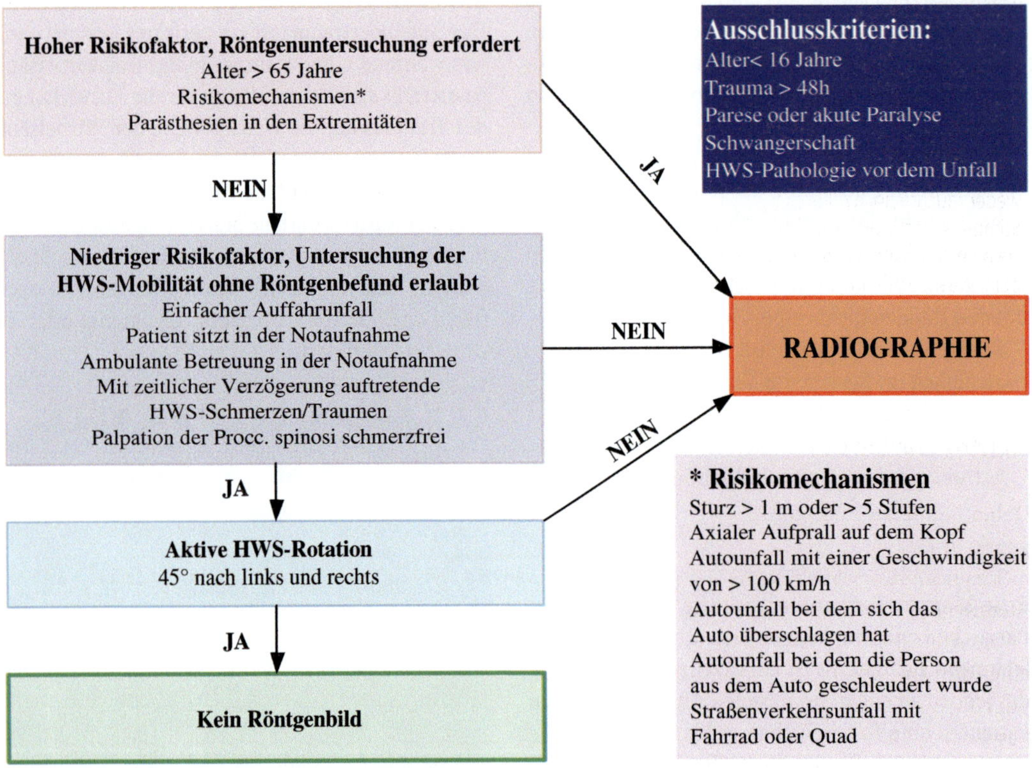

Abb. 11.11 Entscheidungsablauf nach der Canadian C-Spine Rule [H026-003]

   c. Er hat keine Parästhesien in den Extremitäten.
2. Der Patient hat ein niedriges Risiko für HWS-Läsionen, seine HWS kann aktiv mobilisiert werden:
   a. Einfacher Auffahrunfall
   b. Sitzende Position in der Ambulanz
   c. Ambulanter Aufnahmestatus
   d. Verzögerter Schmerzbeginn in der HWS bzw. BWS
   e. Fehlender Druckschmerz entlang der posterioren medianen HWS-Linie
3. Der Patient kann seinen Kopf um 45° nach links und rechts drehen.

Nach den Autoren dieser Studie kann man auf ein Röntgen verzichten, wenn die in den drei Punkten angeführten Bedingungen erfüllt sind.

Als gefährlicher Unfallmechanismus gilt:
- Sturz aus mehr als einem Meter Höhe oder über mehr als fünf Stufen.
- Axialer Schlag oder Sturz auf den Kopf (z. B. bei einem Kopfsprung).
- Autounfall bei mehr als 100 km/h, bei dem das Auto sich überschlagen hat oder die Person aus dem Wagen geschleudert wurde.
- Straßenverkehrsunfall mit einem Quad oder einem ähnlichen Fahrzeug.
- Straßenverkehrsunfall auf dem Fahrrad.
- Fahrzeug wurde von einem LKW oder einem Fahrzeug mit hoher Geschwindigkeit angefahren oder auf die Gegenfahrbahn geschleudert.

Ausschlusskriterien

In einigen Fällen können diese Regeln nicht angewendet werden. Für die Praxis – und außerhalb der Notaufnahme – können folgende Fälle genannt werden:
- Patient ist jünger als 16 Jahre
- Trauma liegt mehr als 48 Stunden zurück
- Akute Parese oder Paralyse
- Schwangerschaft
- HWS-Pathologie vor dem Unfall

DISKUSSION

Eine der schwierigsten Aufgaben in unserem Beruf ist es, sich nicht auf ein Symptom zu fokussieren. Natürlich müssen die Symptome des Patienten berücksichtigt

werden, gleichzeitig muss man sich aber von ihnen lösen. Das folgende Beispiel zeigt uns warum.
Eine Patientin klagte über einseitige Nackenschmerzen auf der rechten Seite mit leichten Ausstrahlungen in die Schulter. Die Schmerzen traten erstmals während des Wäscheaufhängens auf. Ein banaler Fall.
Was uns nachdenklich stimmte war, dass die Patientin, die weder rauchte noch Alkohol trank, hüstelte und mit rauer Stimme sprach. Weitere Untersuchungen ergaben, dass sie an einem Mediastinaltumor litt, der durch die Position beim Wäscheaufhängen (Hände über dem Kopf und Kopf im Nacken) symptomatisch wurde.

11.3.5 Infektionserkrankungen

Akutes rheumatisches Fieber (ARF)

Dabei handelt es sich um eine entzündliche Folgeerkrankung von durch betahämolysierenden A-Streptokokken verursachten Infektionen der oberen Atemwege.

Die ARF ist eine ernstzunehmende Komplikation einer durch Streptokokken verursachten Tonsillitis oder Pharyngitis, die zu schweren Herzklappenbeschwerden führen kann. Ein Patient, der einmal an einem akuten rheumatischen Fieber litt, hat ein 50% iges Risiko nochmals eine Herzklappenproblematik zu entwickeln, wenn es zu einem erneuten akuten rheumatischen Fieber kommt.

Am häufigsten sind Kinder, Jugendliche und junge Erwachsene von dieser Krankheit betroffen.

Man sucht die klassischen Zeichen einer Arthritis: *calor, dolor, rubor* und *tumor* also Wärme, Schmerz, Rötung und Schwellung. Diese Entzündungszeichen wurden erstmals durch den römischen Arzt Aulus Cornelius Celsus im ersten vorchristlichen Jahrhundert beschrieben.

Infektiöse Mononukleose

Symptomatische, im allgemeinen gutartige Primärinfektion, die durch das Epstein-Barr-Virus (EBV), das aus der gleichen Familie wie das Herpes-Virus stammt, verursacht wird.

95 % aller Erwachsenen waren mit dem EBV in Kontakt und in 50 % aller Fälle bleibt die Erkrankung unerkannt, da eine allgemeine Müdigkeit eine Vielzahl von Ursachen haben kann.

Das Virus wird über den Speichel, über Gläser, Besteck, Speicheltröpfchen (die bis zu 6 Meter weit verteilt werden können), Spielzeug usw. übertragen.

- Symptome: generalisierte Lymphknotenschwellung, Fieber, grippeähnliche Symptome, große Müdigkeit, Muskelschmerzen, Kopf- und Nackenschmerzen, Halsweh, Splenomegalie.
- Auf osteopathischer Ebene: in unserer Praxis behandelten wir zahlreiche Jugendliche mit durch schmerzhafte Muskelverspannungen verursachten Zervikalgien, deren Ursache nicht traumatisch, sondern infektiös war. Wie bei allen Krankheiten gibt es auch hier eine abgeschwächte Form, deren Symptome nicht eindeutig sind und unsere besondere Aufmerksamkeit erfordern.

11.3.6 Festigkeit der Membranen: Arm-Kreuz-Reflex

Wenn man den Kopf eines liegenden Kindes schnell zum Brustkorb bewegt, kreuzt es die Arme vor der Brust. Wir konnten auch das Gegenteil beobachten, nämlich dass das Kind eine abrupte Abduktionsbewegung mit den Armen ausführt.

Diesen Reflex findet man auch bei Meningitis, Hirntumoren, schweren HWS-Traumata, bei Abflussblockaden des Liquor cerebrospinalis und seltener bei Plagiozephalie.

Wir konnten diesen Reflex in abgeschwächter Form auch bei Patienten feststellen, die ein Schleudertrauma erlitten hatten.

11.3.7 Fehlbildungen des kraniozervikalen Übergangs

Basale Impression

Dieser Begriff bezeichnet eine Hypoplasie des Clivus, der vom Dorsum sellae und der Pars basilaris gebildet wird und den Hirnstamm enthält. Die Hypoplasie führt zur Einstülpung des Bodens der hinteren Schädelgrube und somit der Umrandung des Foramen magnum.

Die basale Impression (➤ Abb. 11.12) ist eine Kontraindikation für HWS-Thrusts und für jede Art

11

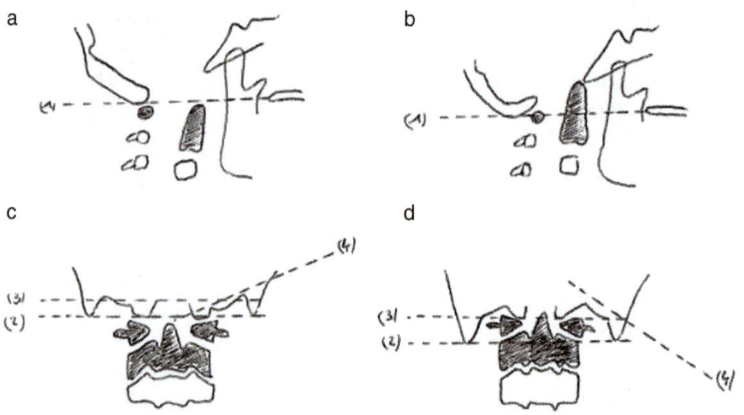

Abb. 11.12 Basale Impression Radiologische Landmarken: a) Normaler kraniozervikaler Übergang. Dens axis befindet sich unter der Chamberlain-Linie (1). b) Basale Impression. Dens axis reicht 7 mm über die Chamberlain-Linie hinaus (1). c) Normaler kraniozervikaler Übergang. Bimastoid-Linie (2) verläuft durch das Atlantookzipitalgelenk. Die Digastricus-Linie (3) verläuft oberhalb aller Elemente des kraniozervikalen Übergangs. Die Schädelbasis ist in der parakondylaren Region nach inferior und medial abgeschrägt (4). d) Basale Impression. Die Bimastoid-Linie (2) verläuft durch den Corpus axis. Die Digastricus-Linie (3) verlauft durch die Elemente des kraniozervikalen Übergangs. Die Schädelbasis im Bereich der Kondylen ist nach superior und medial abgeschrägt (4).
[H153-001]

von mit Kraft und großer Amplitude ausgeführten Mobilisation, wobei sich generell die Frage stellt, ob es irgendeine Struktur im Körper gibt, die eine kraftvolle Mobilisation/Manipulation erforderlich macht.

Stenose des Foramen magnum

Sie bezeichnet eine Verengung des Foramen magnum und des Spinalkanals. Die Stenose führt zur Kompression des Rückenmarks, was zu mehr oder weniger ausgeprägten funktionellen Störungen führt.

Stenosen sind ebenfalls eine Kontraindikation für HWS-Manipulationen wie Thrust-Techniken.

Okzipitalisierung des Atlas

Sie führt zur Stenose des Foramen magnum und des Spinalkanals auf Höhe von C1 (> Abb. 11.13). Dadurch wird das Rückenmark in der Flexion zwischen Atlas und Axis komprimiert.

Atlantoaxiale Instabilität

Ursache für diese Instabilität ist das Fehlen oder ein ungenügend ausgebildetes Lig. transversum atlantis, ein Problem, das man häufig bei Down-Syndrom-Kindern findet.

Das ist ein wichtiger Hinweis für Therapeuten, die in Ambulatorien oder Kliniken kostenlos behinderte Kinder und somit auch Down-Syndrom-Kinder behandeln. Bei diesen Kindern dürfen keine Mobilisationen mit großen Amplituden an der oberen Halswirbelsäule ausgeführt werden.

Anomalien des Dens axis

Diese Anomalien können unterschiedene Formen annehmen:

- Odontoideum mobile (Bevan).
- Hypoplasie des Dens axis: man spricht auch von „luxierbarem Dens“. Der Dens scheint vom Axiskörper getrennt zu sein, der Spalt beträgt 2–6 mm und kann das Rückenmark beeinträchtigen.
- Aplasie des Dens axis: sehr seltene und schwerwiegende Anomalie mit hohem Instabilitätsrisiko.

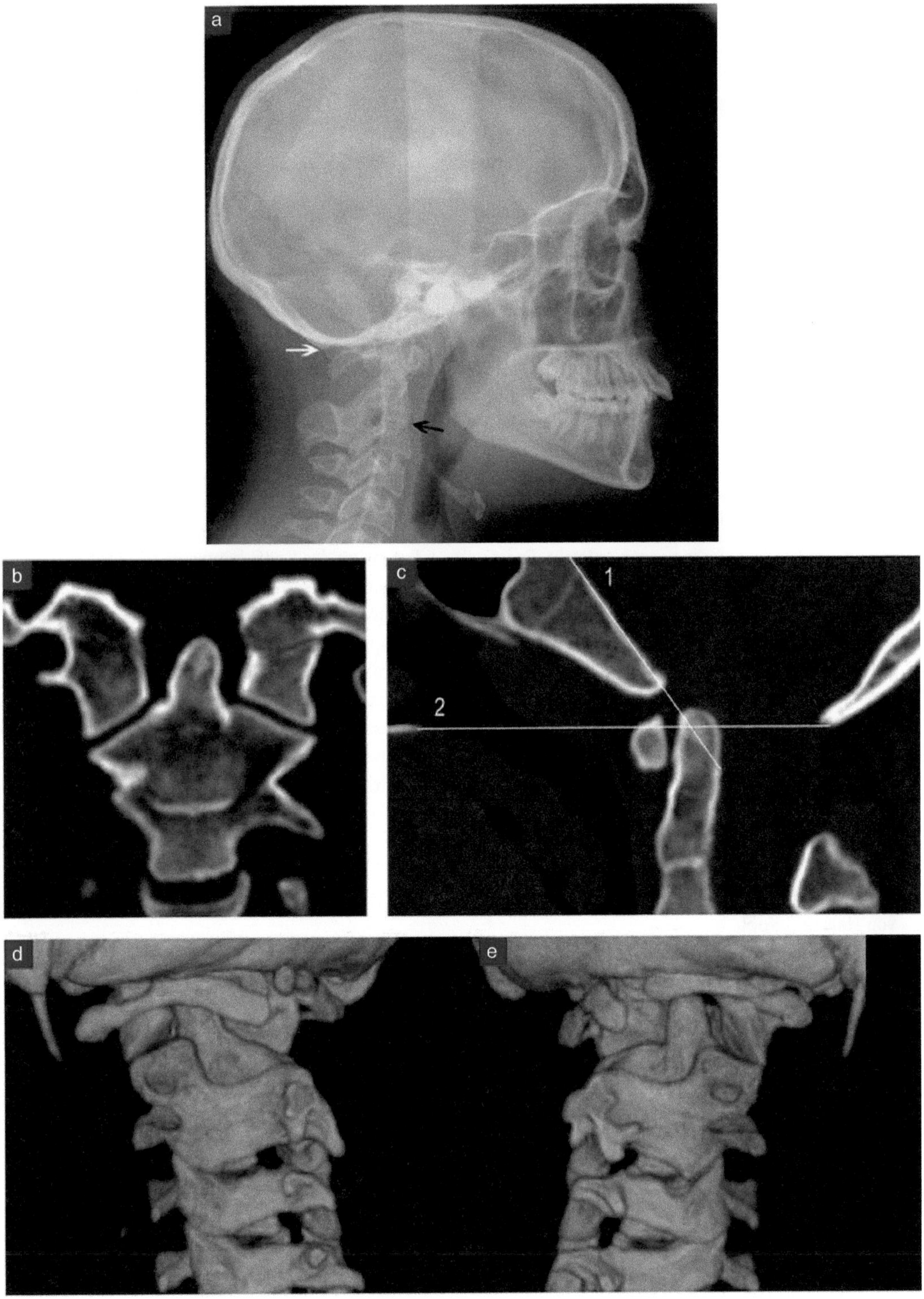

Abb. 11.13 Okzipitalisierung des Atlas a) Röntgenaufnahme im Profil. Fusion von C2 und C3 (weißer Pfeil) und Anomalie am kraniozervikalen Übergang (schwarzer Pfeil): Verdoppelung des Arcus posterior von C1, Fusionsanzeichen an der Squama occipitalis; b und c: Computertomografie kraniozervikaler Übergang; d: frontale Rekonstruktion: Okzipitalisierung des Atlas mit Synostose rechts und Synchondrose links. Fusion der Wirbelkörper von C2 und C3; e: sagittale Rekonstruktion: basale Impression dargestellt mit Bezug auf die Wackenheim-Linie (1) und die Chamberlain-Linie (2).
[H150-001]

11.3.8 Pathologien der A. vertebralis

Therapeuten sollten diese Pathologien unbedingt kennen, da Unfälle bei Halswirbelsäulenmanipulationen oft mit Läsionen der A. vertebralis zusammenhängen. Dabei handelt es sich meist um Manipulationen, bei denen der Kopf zu weit in Extension und Rotation bewegt wird, sodass bereits bei der Einstellung der Blutfluss beachtlich reduziert wird. Atherosklerotische Plaques bilden sich gerne am Beginn und am Ende der Arterie.

Pathologien der A. vertebralis werden verursacht durch:

- eine fibromuskuläre arterielle Dysplasie. In der Arteriografie haben diese Arterien die Form einer Perlenkette, die durch die Abfolge von Arterienerweiterungen und Verengungen entsteht. Es ist die Verdickung der fibromuskulären Tunika, die diese Verengungen entstehen lässt. Diese Erkrankung betrifft vor allem Frauen,
- eine Röntgennekrose,
- eine spontan auftretende oder traumatische Arteriendissektion,
- eine stenosierende Dissektion,
- ein Aneurysma mit Ausdehnung der Wandschichten (echtes Aneurysma),
- eine arteriovenöse Fistel,
- nicht tumorbedingte Kompressionen. Sie erzeugen intermittierende Symptome bei Bewegungen von Hals und Kopf,
- Fibrosen oder muskuläre Verdickungen, die die Sehnen des M. longus cervicis und den M. scalenus anterior betreffen, am Eintritt der Arterie in das Foramen transversarium von C6,
- eine traumatische Vasokonstriktion: sie tritt vor allem nach einem durch einen Autounfall verursachten Schleudertrauma auf.

Die vier Abschnitte der A. vertebralis

- V1: Ursprung der Arterie auf Höhe von C6
- V2: von C6 bis C2
- V3: kraniozervikaler Übergang
- V4: intrakranieller Abschnitt

Bei zu kräftigen Manipulationen wird vor allem der dritte Abschnitt (V3) geschädigt. Osteopathische Techniken wirken sich vornehmlich auf den zweiten Abschnitt (V2) aus (> Abb. 11.14).

Pathophysiologie

Probleme im Bereich der A. vertebralis treten in folgenden Fällen auf:

- Verengung der hinteren Skalenuslücke
- Fixierung der ersten Rippe
- Osteophyten: je nach Lage können Osteophyten die A. vertebralis verengen oder teilweile verschließen. Sie komprimieren die Arterie bei der Rotation zur Gegenseite
- Ungünstige Körperposition: die Arterie kann durch längeres Hochstrecken der Arme und Extension des Kopfs komprimiert werden
- Tragen einer schweren Last auf der Schulter und dadurch Kompression der A. subclavia
- Kompression des Thoracic-Outlet durch:
  - Fraktur oder Fehlbildung der Klavikula
  - Luxation des Humeruskopfs
  - Humerusfraktur
  - Übergroße Querfortsätze an den unteren Halswirbeln
  - Pleurafibrose

Arteria-vertebralis-Dissektion

Mechanismus

Spaltung der Tunica media der Arterie durch ein Hämatom. Die dadurch entstehende Aushöhlung wird von Blut infiltriert und ausgedehnt, wodurch sich das Lumen der Arterie verringert oder sogar gänzlich obliteriert wird.

Die Dissektion der A. vertebralis ist weniger häufig als jene der A. carotis und tritt vor allem bei jüngeren Menschen mit einem Maximum zwischen 40 und 45 Jahren auf.

Sie ist die häufigste Schlaganfallursache bei jüngeren Menschen.

Ätiologie

Häufigste Ursachen sind:

- Fibromuskuläre Dysplasien

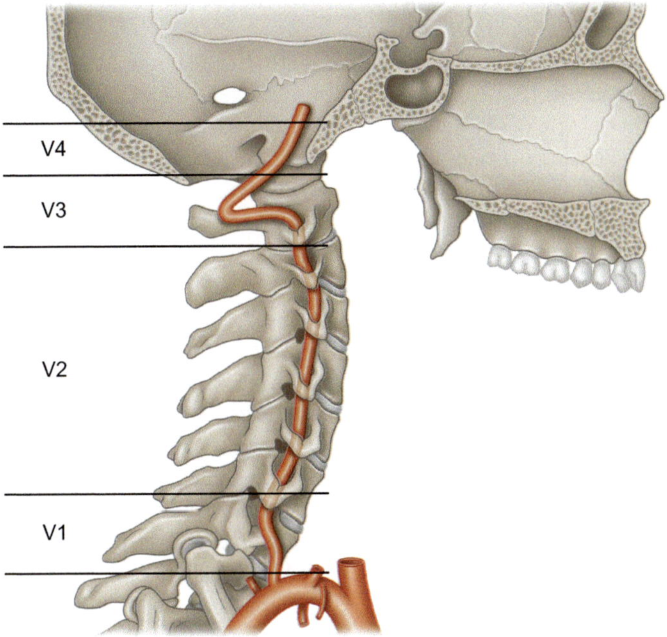

Abb. 11.14 Die vier Abschnitte der A. vertebralis [L268]

- Tortuosität der A. vertebralis
- Folgen von Schädel- und Zervikaltraumata
- Osteophyten im Bereich der Procc. uncinati

Zirkulationsstörungen der A. vertebralis

Ätiologie

Durchblutungsstörungen führen zu Schlaganfällen, wobei die gleichen Ursachen wie bei der Dissektion sowie folgende weitere Ursachen anzuführen sind:

- Ausübung von gewalttätigen oder aggressiven Sportarten
- Embolien
- Läsionen an Aneurysmen
- Unkarthrosen
- Herzrhythmusstörungen (Vorhofflimmern)
- Anomalien am Herz oder der Aorta
- Stenosen und Thrombosen bei Diabetikern, Rauchern, Bluthochdruckpatienten und Personen mit einem hohen Cholesterinspiegel, die zur Verengung bzw. zum Verschluss von Arterien führen
- Chirurgische Verfahren mit Intubation und Einsatz von Kathetern
- Tragen von schweren Lasten auf der Schulter (Kompression der A. subclavia und des Anfangs der A. vertebralis)
- Ausmalen einer Zimmerdecke mit hochgestreckten Armen und Extension des Kopfs
- Telefonhaltung, wenn über einen längeren Zeitraum der Kopf geneigt und das Telefon ans Ohr gehalten wird
- Bewegungen wie ein Glas leeren, indem man den Kopf in den Nacken legt, sich rasieren, sich die Zähne putzen usw.

Die häufigsten Symptome bei einer vertebrobasilären Durchblutungsstörung sind

- Schwindel
- Instabilität
- Gleichgewichtsstörung
- Drop-Attacke
- Tinnitus
- Diplopie
- Hörverlust
- Verlust des Kurzzeitgedächtnisses

In Zusammenhang mit den in Kapitel 14 (➤ Kap. 14) beschriebenen Gefäßmanipulationen werden wir auf die A. vertebralis näher eingehen. Es erscheint uns wichtig, nochmals zu unterstreichen, dass jeder Therapeut die Pathophysiologie der A. vertebralis und ihre osteopathischen Behandlungsmöglichkeiten genau kennen muss.

11.3.9 Postpunktionelles Liquorunterdruck-Syndrom

Dieses Syndrom kann nach einer Lumbalpunktion, durch die die Zusammensetzung bzw. eine Infektion des Liquor cerebrospinalis untersucht wird, oder nach einer Periduralanästhesie auftreten.

Es führt zu Nackensteifigkeit, Zervikalgien sowie zu Kopfschmerzen, die unmittelbar nach der Anästhesie sehr stark sind und anschließend schrittweise nachlassen.

Die Osteopathie kann in diesem Fall gute Dienste leisten, vorausgesetzt, dass die Dura beim Eingriff nicht durchbrochen wurde und kein Liquor cerebrospinalis austritt.

11.3.10 Diplopie

Dieser Begriff stammt aus dem Griechischen (*diploos* bedeutet doppelt und *ôps* sehen). Er beschreibt das Sehen von Doppelbildner eines einzelnen Gegenstands, der sich im Raum bewegen kann. Die Doppelsichtigkeit kann ein oder beide Augen betreffen.

Monokulare Diplopie

Sie betrifft nur ein Auge und verschwindet mit dem Schließen des betreffenden Auges. Ihre Ursache liegt im Auge selbst (Schädigung der Cornea, der Iris oder der Linse). Sie kann auch durch die Einnahme von (hypnotisierenden) Medikamenten verursacht werden.

11

Biokulare Diplopie

Sie ist vor allem ein Hinweis auf eine neurologische Beeinträchtigung, insbesondere des N. oculomotorius.

Auf osteopathischer Ebene

Wir hatten mehrere Patienten, die uns wegen einer vorübergehenden Diplopie nach einem Autounfall konsultierten. Nach einer negativen augenärztlichen Untersuchung empfahl man ihnen ein harmloses Medikament, das ihr Problem jedoch nicht löste.

Wir konnten oftmals einen klaren Unterschied im Widerstand der Augen erspüren, wenn wir ein Auge nach dem anderen vorsichtig in die Augenhöhle drückten. Dieser Test zeigte sowohl einen unterschiedlichen Widerstand gegen den Druck auf das Auge als auch eine langsamere Rückbewegung zur Ausgangsposition auf der gleichen Seite.

Zudem stellten wir auch eine erhöhte Spannung der subokzipitalen Muskulatur und eine einseitige homolaterale Verhärtung des N. occipitalis major oberhalb der Sehnenarkade zwischen M. trapezius und M. sternocleidomastoideus und am Kranium fest.

Durch die Manipulation dieser Elemente und der Sehrinde im Bereich des Okzipitallappens konnten wir gute Ergebnisse erzielen, wobei wir vor allem versuchten, den intrakraniellen Druck zu beeinflussen.

WICHTIG

Es gibt keine normale Diplopie, bei Diplopie sollte in jedem Fall eine vollständige medizinische Untersuchung durchgeführt werden. Erst im Anschluss und sofern der Befund negativ war, können wir als Osteopathen zu arbeiten beginnen.
Wir erinnern uns an einen Patienten, der uns nach einem harmlosen Sturz auf den Kopf aufsuchte, er klagte über Nacken- und Kopfschmerzen, biokulare Diplopie, seine Halswirbelsäule wies keine Blockaden auf.
Der Patient ließ sich nur schwer davon überzeugen, dass er einen Neurologen aufsuchen sollte. Er unterstrich immer wieder, dass seine Symptome erst nach dem Sturz aufgetreten waren. Letztlich wurde ein Meningeom im Temporallappen diagnostiziert, das die Augennerven beeinträchtigte.

11.4 Osteopathische klinische Untersuchung

11.4.1 Anatomische Orientierungspunkte

Tuberculum posterius atlantis

Dieser schwer zu findende Orientierungspunkt (➤ Abb. 11.15) liegt unterhalb und anterior der

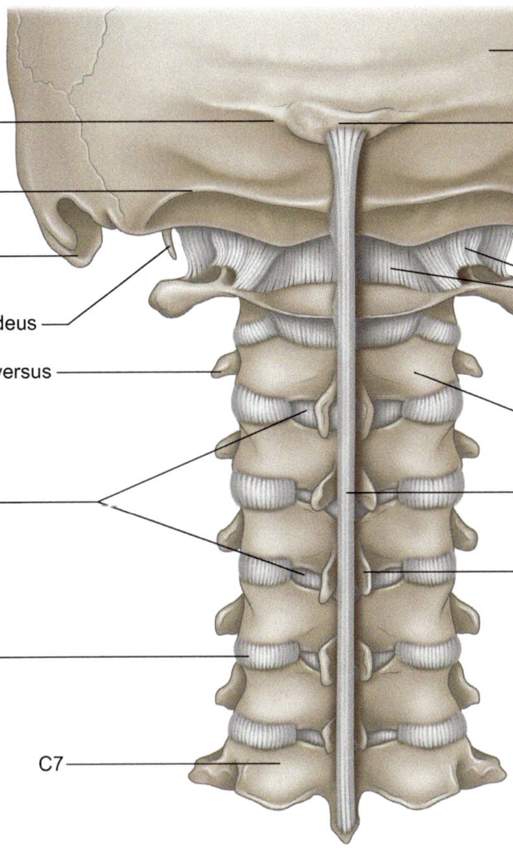

Abb. 11.15 Anatomische Orientierungspunkte [L268]

Crista occipitalis externa, die wiederum anterior der Protuberantia occipitalis externa liegt.

Da das Tuberculum nur schwer zu ertasten ist, verwendet man meist den Proc. spinosus des Atlas als Orientierungspunkt. Er liegt weiter posterior, aber auf derselben Achse.

Proc. transversus atlantis

Auch der Querfortsatz von C1 ist schwer zu ertasten, am besten palpiert man ihn vor dem Proc. mastoideus, unterhalb des äußeren Gehörgangs und bei geöffnetem Mund.

Auch diese Struktur wird nur selten verwendet, weil sie schwer zu finden und zudem druckempfindlich ist.

Der Proc. transversus atlantis ist der breiteste Fortsatz der gesamten Wirbelsäule.

Processus spinosus axis

Beim sitzenden Patienten und mit gebeugtem Kopf findet man diesen Dornfortsatz ungefähr drei Fingerbreiten unterhalb der Protuberantia occipitalis externa.

VORSICHT BEI ZWEIGETEILTEM PROC. SPINOSUS AXIS

Bei der diagnostischen Palpation des Proc. spinosus des Atlas passieren häufig Fehler. Der zweigeteilte Fortsatz ist nicht symmetrisch und wenn eine Seite stärker ausgebildet ist als die andere, kommt es häufig zu Diagnosefehlern.

Proc. jugularis ossis occipitalis

Diese knöcherne Erhebung liegt am lateralen Ende der Linea nuchae inferior, medial des Proc. mastoideus und des Sulcus für die A. occipitalis.

Protuberantia occipitalis externa

Dabei handelt es sich um jene Erhebung, die man in der Mitte der Linea nuchae superior ertasten kann, drei Fingerbreiten vom Proc. spinosus des Axis entfernt, wenn sich der Kopf in Flexion befindet.

Procc. articulares

Die Gelenkfortsätze befinden sich ungefähr zwei Fingerbreiten lateral der Proc. spinosus.

Lamina arcus vertebrae

Die Bogenplatte palpiert man am besten zwischen dem Proc. spinosus und dem Proc. transversus. Zur Erinnerung, da der Atlas keinen Wirbelkörper hat, besitzt er auch keine Lamina, man beschreibt stattdessen einen Arcus posterior und eine Massa lateralis.

Proc. mastoideus

Dabei handelt es sich um die Erhöhung des Os temporale, die sich hinter dem Porus acusticus und der Ohrmuschel befindet.

An diesem leicht zu findenden Knochenzapfen haben die Mm. sternocleidomastoideus, splenius capitis, longissimus capitis und der M. digastricus ihre Ansätze.

Der Proc. mastoideus wird in seinem Inneren von Mastoidzellen durchzogen, die mit dem Mittelohr in Verbindung stehen. Somit kann sich eine Otitis in diese Zellen ausweiten und eine Mastoiditis verursachen, die häufig von Nackenschmerzen begleitet wird.

OSTEOPATHISCHE RELEVANZ

Auf Höhe des Proc. mastoideus verläuft die A. occipitalis horizontal und kann palpiert werden.
Hier zweigt ein für uns sehr wichtiger Ast ab, auf den wir noch zurückkommen werden, der Ramus descendens a. occipitalis (➤ Kap. 14.1.1), der über die A. subclavia eine Anastomose mit der A. vertebralis bildet.

Proc. spinosus von C7

Früher wurde C7 als Vertebra prominens bezeichnet.

Tuberculum anterius von C6

Es wird auch als Tuberculum caroticum bezeichnet und kann, da es besonders ausgeprägt ist, Druck auf den Ösophagus ausüben.

11.4.2 Ecoute-Tests[1]

Globaler Ecoute-Test

Im Stehen

Legen Sie Ihre Handfläche unmittelbar hinter Bregma auf den Kopf des Patienten und üben Sie einen leichten über das Gewicht Ihrer Hand hinausgehenden Druck aus.

Liegt ein großes Problem in der Halswirbelsäule vor, neigt sich der Kopf zur fixierten Seite, diese Bewegung wird von einer leichten Rotation zur gleichen Seite begleitet. Es ist vor allem die Seitneigung, die aufzeigt, dass ein HWS-Problem besteht.

Ein Gefühl von Kompression in der Halswirbelsäule weist auf eine starke Spannung im Bereich der Gelenkfortsätze oder der Foramina hin (➤ Abb. 11.16).

Im Sitzen

Die sitzende Position erhöht aufgrund der muskulären und ligamentären Spannungen die Seitneigung, die der Therapeut beim Ecoute-Test im Stehen verspürt hat (➤ Abb. 11.17).

[1] Ecoute-Test auch Listening Test (Anm.d. Übers.)

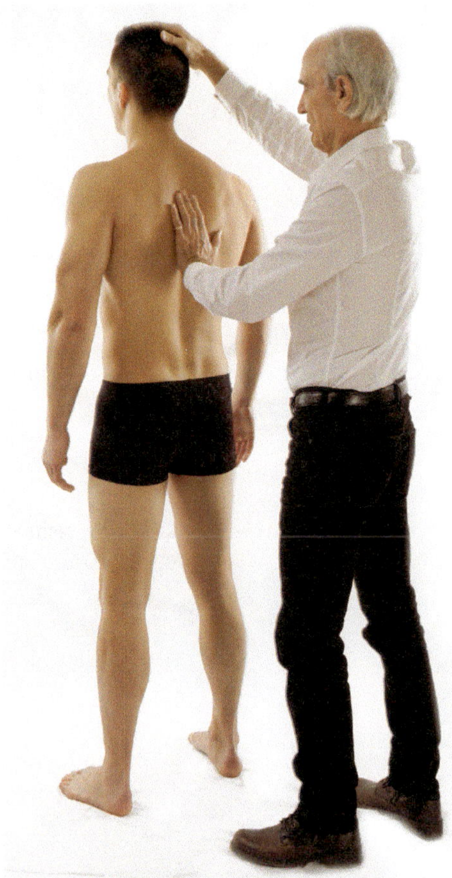

Abb. 11.16 Globaler Ecoute-Test im Stehen [K358]

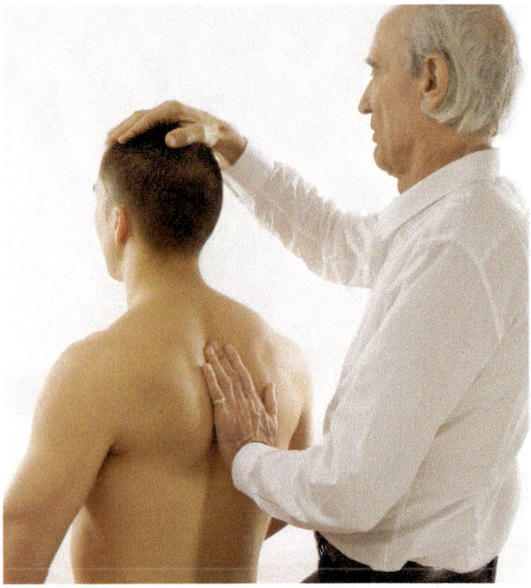

Abb. 11.17 Globaler Ecoute-Test im Sitzen [K358]

Lokaler Ecoute-Test im Stehen

Der globale Ecoute-Test zeigt die Stelle mit der höchsten Spannung, meist liegt sie bei C5-C6.

Legen Sie nun Daumen und Zeigefinger zu beiden Seiten der Querfortsätze der durch den globalen Ecoute-Test identifizierten Zone. So können Sie die Rotations-, Flexions- und Seitneigekomponenten besser spüren (➤ Abb. 11.18).

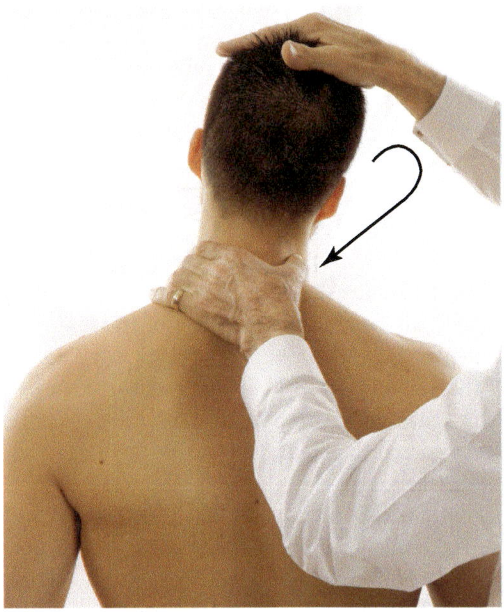

Abb. 11.18 Lokaler Ecoute-Test im Stehen [K358]

Erzeugen Sie leichten Druck in Richtung Extension und erhöhen Sie damit die muskulären und ligamentären Spannungen.

Dieser Test ermöglicht eine Unterscheidung zwischen muskulären und ligamentären Fixierungen und Fixierungen im Bereich der Facettengelenke, der Foramina und des Diskus (➤ Abb. 11.19).

Lokaler Ecoute-Test in Rückenlage

Setzen Sie sich ans Kopfende der Behandlungsliege und legen Sie Ihre Fingerkuppen unter die Dorn- bzw. Querfortsätze und die Bogenplatten des Wirbels, den Sie bei den anderen Ecoute-Tests identifiziert haben.

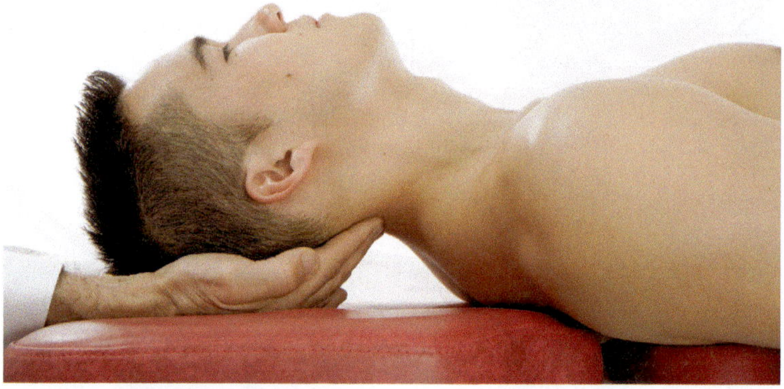

Abb. 11.19 Lokaler Ecoute-Test in Rückenlage [K358]

11.4.3 Klassische Mobilitätstests

Darunter versteht man die von allen Osteopathen verwendeten und sehr zuverlässigen Tests. Da wir uns auf unseren neuen Ansatz beschränken wollen, werden diese Test nicht beschrieben.

Bei diesen Mobilitätstests muss man bedenken, dass sie zwar den Ort der Gelenkfixierung nicht aber den Ursprung des Problems anzeigen.

Seitneigetest im Sitzen

Sie stehen hinter dem sitzenden Patienten, der seine Hände auf die Knie legt, um die großen Muskeln zu entspannen. Legen Sie eine Hand auf den Kopf des Patienten und bewegen Sie die Halswirbelsäule in eine Seitneigung. Legen Sie Daumen und Zeigefinger der anderen Hand auf die Querfortsätze der Halswirbelsäule.

Bei der Seitneigung weicht der Querfortsatz normalerweise in die der Seitneigung entgegengesetzten Richtung, also in Richtung Konvexität aus (> Abb. 11.20).

Ein harter, nicht nachgebender Punkt auf einem Querfortsatz ist ein Hinweis auf eine HWS-Fixierung. Dieser Test zeigt zunächst eine erhöhte Spannung der Mm. intertransversarii und dann eine Fixierung der Facettengelenke auf.

Der Test kann einfach und schnell ausgeführt werden.

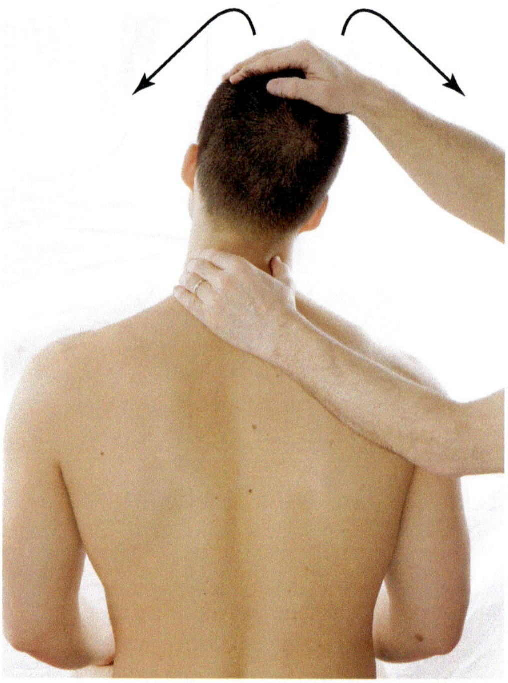

Abb. 11.20 Mobilitätstest in Seitneigung [K358]

Extensionstest mit drei Kontaktpunkten

Im Sitzen

Gleiche Ausgangsposition wie beim letzten Test. Legen Sie drei Finger einer Hand auf drei Kontaktpunkte eines Wirbels:

11

- Proc. spinosus
- Lamina und Procc. transversi

Die andere Hand liegt auf der Stirn des Patienten und führt passiv eine Extensionsbewegung in der Halswirbelsäule aus.

Liegen keine Fixierungen in der HWS vor, spüren Sie, dass die drei Kontaktpunkte nach vorne ausweichen (➤ Abb. 11.21).

In Rückenlage

Der Patient liegt auf dem Rücken, seine Hände auf dem Bauch, die Ellenbogen ruhen auf der Behandlungsliege.

Legen Sie zwei Finger jeder Hand auf die drei oben beschriebenen Kontaktpunkte. Die Zeigefinger auf die Laminae und die Procc. transversi und die Mittelfinger gemeinsam auf den Proc. spinosus des Wirbels.

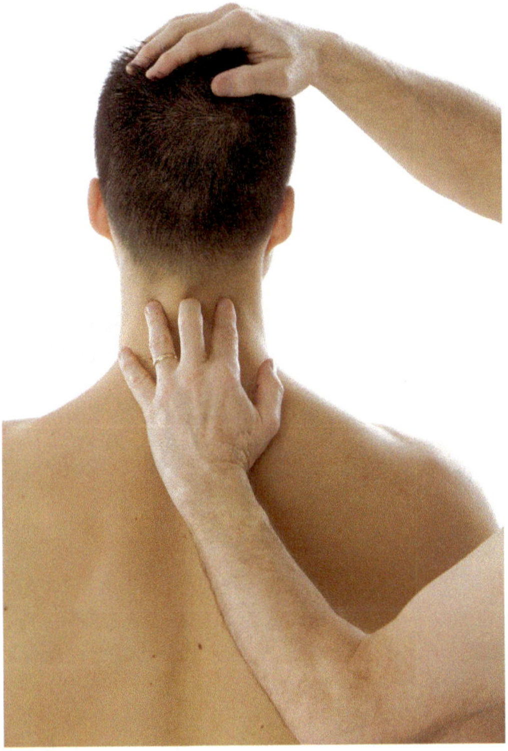

Abb. 11.21 Extensionstest mit drei Kontaktpunkten [K358]

Bitten Sie nun den Patienten kleine Extensionsbewegungen in der Halswirbelsäule zu machen und verstärken Sie diese ganz leicht mit den Fingern.

Eine Festigkeit ist ein Hinweis auf eine Fixierung.

Analyse des Tests

- Ein Mangel an Mobilität und ein harter Punkt, eine Festigkeit, am Proc. spinosus und der Lamina verweisen meist auf eine Blockade der Gelenkfortsätze.
- Ein Mangel an Mobilität nahe dem Proc. transversus und der Lamina entsteht meist durch eine anormal hohe Spannung eines kurzen Muskels oder eines Ligaments.

Test für Gelenk und Diskus

In Rückenlage

Der Patient liegt auf dem Rücken, seine Hände auf dem Bauch, die Ellenbogen ruhen auf der Behandlungsliege, um die großen Nackenmuskeln zu entspannen.

Sie sitzen am Kopfende der Behandlungsliege, der Kopf des Patienten ruht in Ihren Händen bzw. auf dem distalen Teil Ihrer Unterarme.

Legen Sie die Fingerkuppen unter die Dornfortsätze und anschließend unter die Querfortsätze und üben Sie Druck nach anterior aus, um eine leichte HWS-Extension zu erzeugen (➤ Abb. 11.22).

Das Problem liegt in den Zonen, die sich nicht gut nach anterior (ventral) mobilisieren lassen.

Probleme im Bereich des Diskus oder des Foramen bewirken fast immer eine mangelnde Extension.

Analyse des Bewegungswiderstands

Eine sofort eintretende Festigkeit ist ein Hinweis auf eine Fixierung der Gelenkfortsätze: je nach Ausmaß, spricht man von einer Gelenkblockade oder einer Gelenkfixierung.

Eine weiter anterior auftretende und etwas geringere Festigkeit kann ein Hinweis auf eine Spannung im Lig. longitudinale posterius sein.

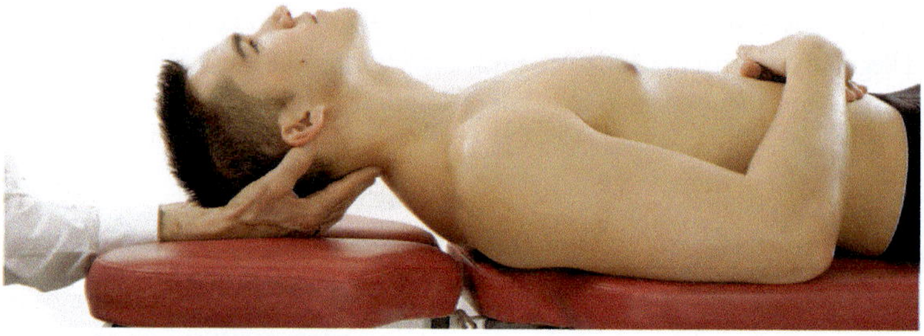

Abb. 11.22 Test für Gelenk und Diskus in Rückenlage [K358]

Discus intervertebralis

Um die Spannung im Diskus genauer zu lokalisieren kann man über mehr oder weniger weit seitlich nach links und rechts gerichtete kleine Druckbewegungen an den Dornfortsätzen die verschiedenen Teile des Diskus auszutesten.

Dabei darf man niemals Schmerzen erzeugen, der Patient darf bestenfalls eine gewisse Spannung spüren.

Dieser Test ist einfach auszuführen und zu interpretieren. Man muss vorsichtig und schrittweise vorgehen, um die unterschiedlichen Widerstände zu spüren. Dabei sollte man unbedingt dreidimensional denken.

Wir lieben diesen Test, weil er uns eine manuelle Diagnose ermöglicht, die viel feiner und detaillierter ist als mit den klassischen Mobilitätstests.

KAPITEL

12 Manipulation von Muskeln, Faszien und Gelenken

12.1 Manipulationsprinzipien

12.1.1 Manipulationen unterschiedlichster Art

Fehlstellung – Verschiebung?

In der Manualmedizin wird oft nicht genau zwischen einer Fehlstellung, einer tatsächlichen knöchernen Verschiebung und einer anormalen Spannung der Weichgewebe unterschieden.

Jene unter Ihnen, die bereits Dissektionen vorgenommen haben, wissen, dass eine Fehlstellung oder eine tatsächliche Verschiebung im engeren Sinn eine Luxation mit schweren neurologischen Folgen ist.

Eine Frage der Terminologie

Patienten werden, je nach Therapeuten, mit unterschiedlichen Begriffen konfrontiert: Subluxation, Fehlstellung, Verschiebung, Blockade, Arthrose, Fixierung, Neuralgie, Diskopathie, Posteriorität.

Vor allem die Weichgewebe

Sieht man von Tumorerkrankungen und Arthrose ab, entstehen Zervikalgien meist durch die Weichgewebe, die das Foramen magnum und die Halswirbel umgeben.

Es sind also nicht die knöchernen Strukturen, die die Zervikalgien verursachen, sondern Muskeln, Kapseln, Ligamente, Faszien, Bandscheiben, Nerven, Arterien, Venen, Rückenmarkshäute usw. Dies bedeutet, dass Abweichungen von der Normalposition des Wirbels durch Spannungen in den Weichgeweben erzeugt werden.

Bei den Techniken, die wir in diesem Buch vorstellen, versuchen wir alle Weichgewebe zu berücksichtigen.

Natürlich wäre es sehr mühsam oder gar unmöglich, all diese Gewebe einzeln, eines nach dem anderen, entspannen oder lösen zu wollen.

Zwischen Okziput und C3 gibt es Ansatzzonen für ungefähr 18 Muskeln und 11 Ligamente, damit wird klar, dass nicht jede Struktur einzeln behandelt werden kann.

Der genannte Bereich ist eine mechanische Konfliktzone, die uns unter anderem beim Schleudertrauma beschäftigt. Es sind diese vielen Ligamente und Muskeln, die uns eine Erklärung dafür liefern, warum dieser Teil der Wirbelsäule so schwer zu behandeln ist.

Subluxationen

Minimale Subluxationen werden durch starke Spannungen der die Gelenke umgebenden Weichgewebe verursacht, sie sind nicht die Ursache, sondern die Folge dieser Spannungen.

Blockaden

Bei Blockaden findet man entweder eine echte Einschränkung der Gelenkbeweglichkeit oder eine starke fibröse Spannung in den periartikulären Weichgeweben. Manchmal wird in diesem Zusammenhang auch der Begriff Facettensyndrom verwendet.

Arthrose

Auch wenn die Arthrose ein Schmerzfaktor sein kann, so sind es nur selten die knöchernen Verformungen, die den Schmerz verursachen, sondern vielmehr die umliegenden Gewebe, die die Nerven, von denen sie durchzogen werden, komprimieren.

Diskopathien

Eine echte Bandscheibenerkrankung ist mit sehr heftigen oder gar unerträglichen Schmerzen verbunden. Wir verwenden den Begriff „echt", denn von Radiologen wurde uns bestätigt, dass der Begriff der Diskopathie häufig überstrapaziert wird: echte Diskopathien sind im Scanner und im MRT sichtbar und oft asymptomatisch.

Posteriorität

Bei der Palpation hat man oft den Eindruck, dass die fixierte Zone etwas weiter posterior steht, obwohl im Röntgen nichts Derartiges festzustellen ist. Diese scheinbare Posteriorität wird durch die Spannungen der kleinen posterioren Muskeln verursacht, die ein palpierbares, sich verhärtet anfühlendes Relief bilden. Manchmal spürt man am Proc. spinosus oder am Proc. transversus ein etwas stärker ausgeprägtes knöchernes Relief, das fälschlicherweise als Gelenkblockade interpretiert wird.

12.1.2 Ein komplexes muskuloligamentäres System

Der kraniozervikale Übergang verdient unsere volle Aufmerksamkeit, da er aus manualtherapeutischer Sicht von größter Bedeutung ist. Da in dieser Region häufig Fixierungen festzustellen sind, behandeln wir den Übergangsbereich fast systematisch. Diese Region stellt die Verbindung zwischen dem Großhirn und dem Rückenmark her, sie ist eine Risikozone, die zusätzlich zu den knöchernen Strukturen durch ungefähr 29 muskuläre, ligamentäre und fasziale Elemente geschützt wird! Der kraniozervikale Übergang wird bei jedem Trauma, und nicht nur beim klassischen Schleudertrauma, großen Spannungen ausgesetzt.

Es ist nicht möglich für jede Halte- und Schutzstruktur des kraniozervikalen Übergangs und der Halswirbelsäule eine spezifische Technik zu beschreiben. Dazu sind die Strukturen zu zahlreich und es gibt viele Überlappungen.

In diesem Kapitel werden wir drei Manipulationsachsen definieren, die uns helfen, alle periartikulären und intraspinalen Gewebe zu behandeln.

Im weiteren Verlauf werden wir eine Vielzahl von Weichgeweben beschreiben, auf die wir bei den Tests und den Behandlungen der Halswirbelsäule eingehen werden. Lassen Sie sich von der Vielzahl der Strukturen nicht überwältigen. Sie müssen nur den Manipulationsachsen folgen, um sicherzugehen, dass sie keine der Strukturen vergessen, ohne ständig nachdenken zu müssen.

Viele kraniozervikale Strukturen ziehen bis in den zervikothorakalen Übergangsbereich. Daher kann man sich bei der Behandlung nicht auf den kraniozervikalen Übergang beschränken.

Einzelheiten zu Tests und Techniken

Bei der Untersuchung der Spannungen eines Muskels, eines Ligaments, einer Membran oder einer Faszie arbeitet man nicht nur in eine Richtung (> Abb. 12.1):

- Diese Strukturen sind voneinander abhängig und tauschen manchmal Fasern aus.
- Sie verlaufen in verschiedenen Ebenen, grenzen aber aneinander an.
- Traumata wie das Schleudertrauma verursachen fibröse Adhäsionszonen, die die Richtung der myofaszialen Fasern ändern können.
- Ossäre Läsionen, insbesondere Läsionen am Proc. transversus, am Proc. spinosus und der Lamina verändern ebenfalls die Verlaufsrichtung der Gewebefasern.

Bei den Tests und Techniken variieren folgende Parameter:

- Flexion und Extension der Halswirbelsäule
- Flexion und Extension des kraniozervikalen Übergangs
- Rotation und Seitneigung der Halswirbelsäule
- Rotation und Seitneigung des kraniozervikalen Übergangs, auch wenn diese Bewegungen sehr klein sind

CAVE

Der Therapeut sollte niemals den Schmerz suchen, sobald sich der Patient anspannt, muss angehalten und die Bewegung verändert werden.

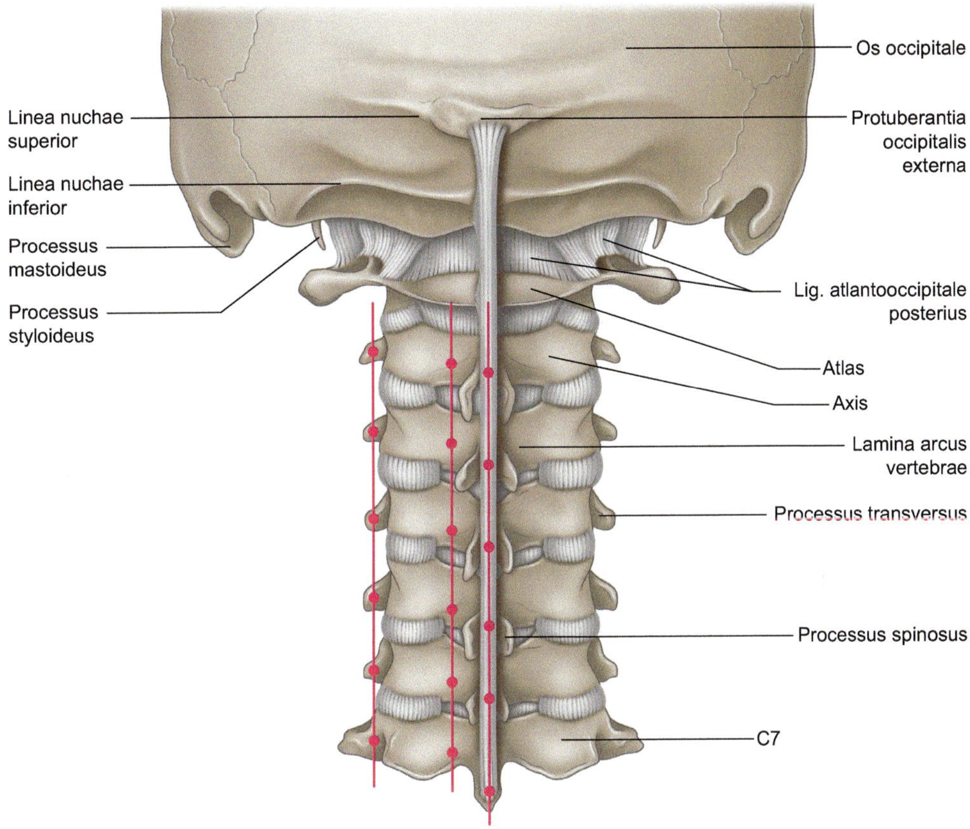

Abb. 12.1 Die drei Manipulationsachsen der Halswirbelsäule [L268]

Zuerst fühlen, dann denken

Wenn wir während der Palpation an die Komplexität und an die myofaszialen Überlappungen in der Halswirbelsäule denken, verlieren unsere Finger an Feingefühl. Daher sollte man zuerst palpieren und erst danach an die Verlaufsrichtungen der Weichgewebe denken und sie gegebenenfalls benennen.

Dreidimensional denken

Viele Elemente ziehen von der Oberfläche in die Tiefe. Fast alle myofaszialen Strukturen haben eine in sagittaler Richtung verlaufende Komponente, die sich mit der Kopfposition verändert.

Die subokzipitalen Muskeln werden häufig in einer posterioren Ansicht dargestellt, wodurch sie in Frontalebene und wie „abgeflacht" aussehen. Auch wenn sie eine klare sagittale Ausrichtung haben, drücken die meisten Zeichnungen diesen Aspekt nicht aus (➢ Abb. 12.2)

Der M. obliquus capitis superior ist der am stärksten sagittal ausgerichtete Muskel.

Wenn man die Wirbelsäule in Extension bewegt, erreicht man die bei einem Trauma wie dem Schleudertrauma am meisten betroffenen Strukturen. Befindet sich der Kopf in einer Flexionsposition, werden nur die großen posterioren Muskeln in Spannung versetzt und das reicht für eine präzise Untersuchung nicht aus.

Es sind fast immer die am weitesten anterior liegenden Ligamente und Muskeln, die nach einem Dezelerationstrauma die stärkste nozizeptive Wirkung erzeugen.

Oft wird die Halswirbelsäule in Neutralposition oder in leichter Flexionsposition gedehnt. Die meisten Struk-

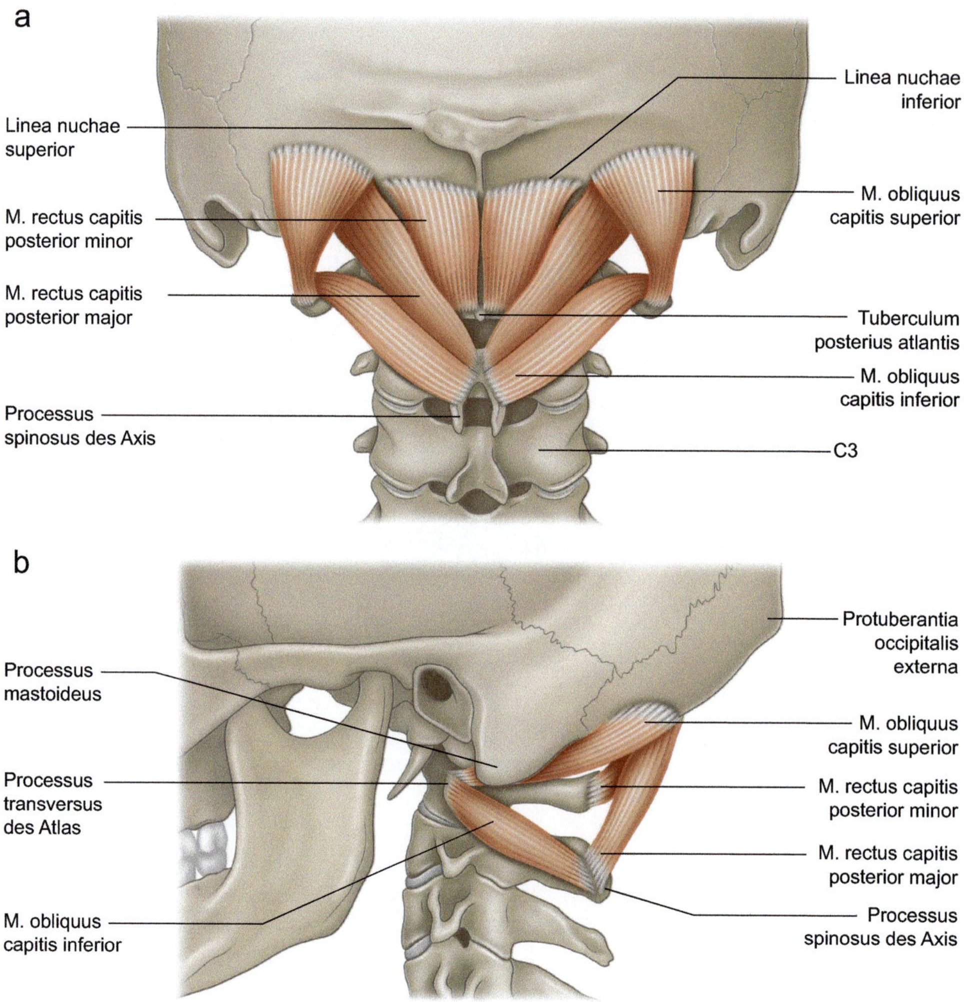

Abb. 12.2 Subokzipitalmuskulatur [L268]

turen, die von HWS-Schmerzen betroffen sind, sind jedoch tiefliegende Strukturen, die man nur erreichen und behandeln kann, wenn man die Halswirbelsäule eindeutig in eine Extensionsposition bringt.

Die Halswirbelsäule in Neutralstellung zu dehnen, bedeutet 70 % der Fixierungen nicht zu behandeln.

Anatomische Räume der Hals- und Nackenregion

12

Die Hals- und Nackenregion kann in verschiedene anatomische Räume oder Regionen unterteilt werden, die es dem Therapeuten ermöglichen die tief liegenden neuralen, vaskulären, muskulären und ligamentären Strukturen zu erreichen. Im Folgenden befassen wir uns – von posterior nach anterior vorgehend – mit den wichtigsten dieser Räume.

Posterior

Trigonum zwischen M. trapezius und M. sternocleidomastoideus

Die Begrenzungen dieses Dreiecks sind (> Abb. 12.3):

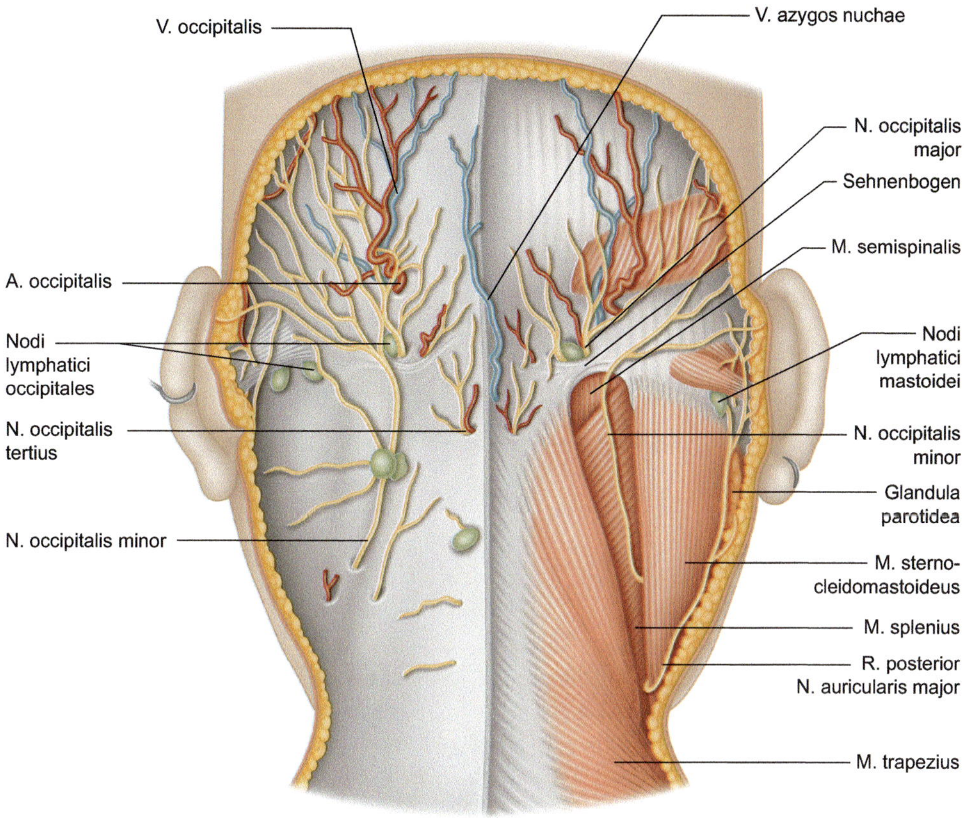

Abb. 12.3 Anatomische Regionen der Halswirbelsäule [L268]

- Superior: der Sehnenbogen zwischen M. trapezius und M. sternocleidomastoideus (SCM), der am Os occipitale ansetzt
- Lateral: der M. sternocleidomastoideus
- Medial: der M. trapezius

Folgende Strukturen ziehen unter dem Sehnenbogen hervor:

- N. occipitalis major (Arnold-Nerv)
- A. und V. occipitalis
- Lymphknoten

Der kleine N. occipitalis minor zieht oberflächlich über den lateralen Anteil des Sehnenbogens. Er bildet Anastomosen mit dem N. auricularis magnus. Es handelt sich um eine strategische Zone, deren Behandlung im Weiteren noch beschrieben wird.

Trigonum arteriae vertebralis

Dieses auch als Trigonum suboccipitale (> Abb. 12.4) bezeichnete Dreieck wird von folgenden drei Subokzipitalmuskeln gebildet:

- M. rectus capitis posterior major
- M. obliquus capitis superior
- M. obliquus capitis inferior

Es wird durch den M. trapezius, den M. sternocleidomastoideus und den M. semispinalis capitis überdeckt.

Inhalt

- A. und V. vertebralis: sie liegen dem Arcus posterior atlantis auf, wie der Puls der Arterie gemessen wird, erklären wir weiter unten
- Muskelversorgende Äste der A. vertebralis

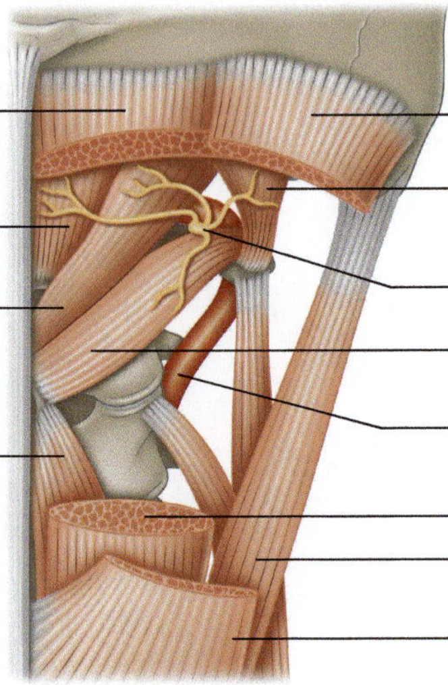

Abb. 12.4 Trigonum arteriae vertebralis [L268]

- Nervenfasern für die Subokzipitalmuskulatur, der N. suboccipitalis ist der Ramus dorsalis des ersten Spinalnervs

Anterior

Trigonum caroticum

Es wird begrenzt durch (> Abb. 12.5):

- M. sternocleidomastoideus
- M. omohyoideus
- M. digastricus (Venter posterior)

Inhalt

- von der Oberfläche in die Tiefe:
  - V. facialis, die die V. thyroidea superior aufnimmt
  - V. jugularis interna, die lateral der V. facialis verläuft
  - A. carotis communis und die Teilungsstelle für A. carotis externa und A. carotis interna, an der sich der Sinus caroticus befindet (meist auf Höhe von C4)
- kranial:
  - N. hypoglossus
  - N. laryngeus superior, Ast des N. vagus, verläuft medial der A. carotis externa
  - N. vagus, zwischen A. carotis interna und V. jugularis externa
  - Truncus sympathicus, schmiegt sich an den N. vagus; zwischen den beiden verläuft die Lamina pretrachealis der Fascia cervicalis
  - N. accessorius (Ramus internus) im posterioren Bereich des Kraniums

Trigonum scalenovertebrale

Seine Begrenzungen sind (> Abb. 12.6):

- Medial: M. longus cervicis
- Lateral: M. scalenus anterior
- Kaudal: Pleurakuppel und die A. subclavia

Es wird durch die Lamina pretrachealis der Fascia cervicalis überdeckt.

Inhalt

- A. vertebralis:
  - Um die Arterie zu erreichen, beginnt man – von medial nach lateral vorgehend – an der Trachea, palpiert den M. longus cervicis und den kaudalen Anteil des N. laryngeus recurrens und schließlich die A. vertebralis.
  - Die V. vertebralis liegt in der Tiefe, medial der A. vertebralis befindet sich der Truncus costocervicalis.
- Plexus brachialis: im am weitesten posterior liegenden Abschnitt des Trigonum scalenover-

12

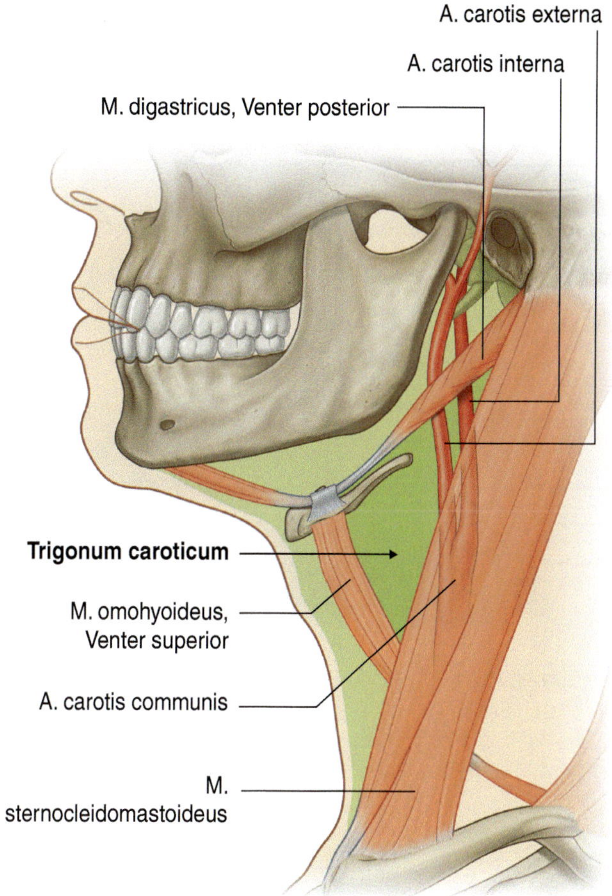

Abb. 12.5 Trigonum caroticum [E402-004]

tebrale. Der Plexus verschwindet anschließend zwischen M. scalenus anterior und medius.

- Truncus sympathicus: verläuft vor der A. vertebralis.
- Ganglion stellatum: es befindet sich unmittelbar unterhalb des von der A. subclavia und der A. vertebralis gebildeten Winkels.

Trigonum omoclaviculare

Die drei Seiten des Dreiecks sind (> Abb. 12.7):

- Kranial: M. omohyoideus
- Kaudal: Klavikula
- Medial: M. sternocleidomastoideus

Das Trigonum wird von der Lamina pretrachealis der Fascia cervicalis überdeckt, die mit dem M. omohyoideus und der Lamina prevertebralis der Fascia cervicalis verschmilzt.

Inhalt

Die Vena brachiocephalica nimmt folgende Venen auf:

- V. jugularis externa
- V. cervicalis superficialis
- V. subclavia
- V. jugularis interna
- V. suprascapularis

ANMERKUNG

Das Trigonum omoclaviculare ist eine wichtige Zone, die behandelt werden sollte, um den venösen Rückfluss aus den Wirbeln zu verbessern, wodurch indirekt auch die Nervenwurzeln des Plexus brachialis und des Plexus cervicalis entlastet werden.

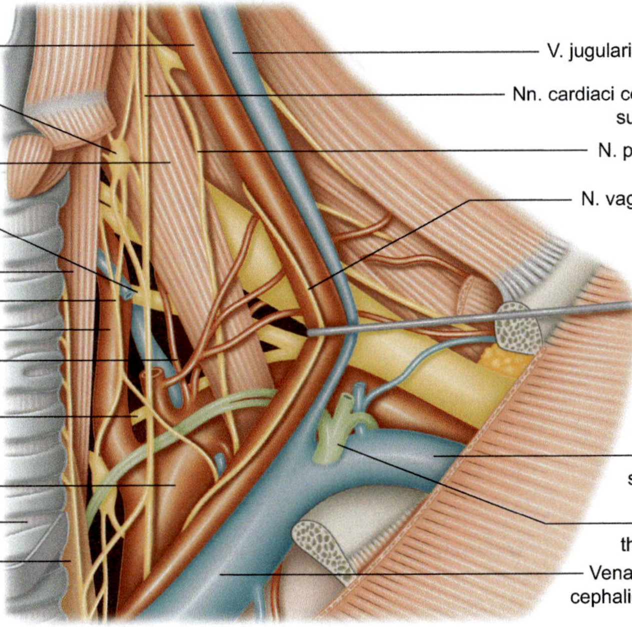

Abb. 12.6 Trigonum scalenovertebrale [L268]

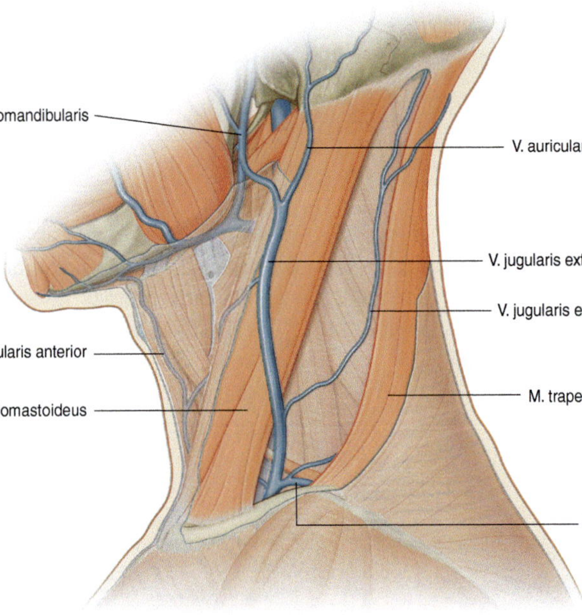

Abb. 12.7 Trigonum omoclaviculare [E402-004]

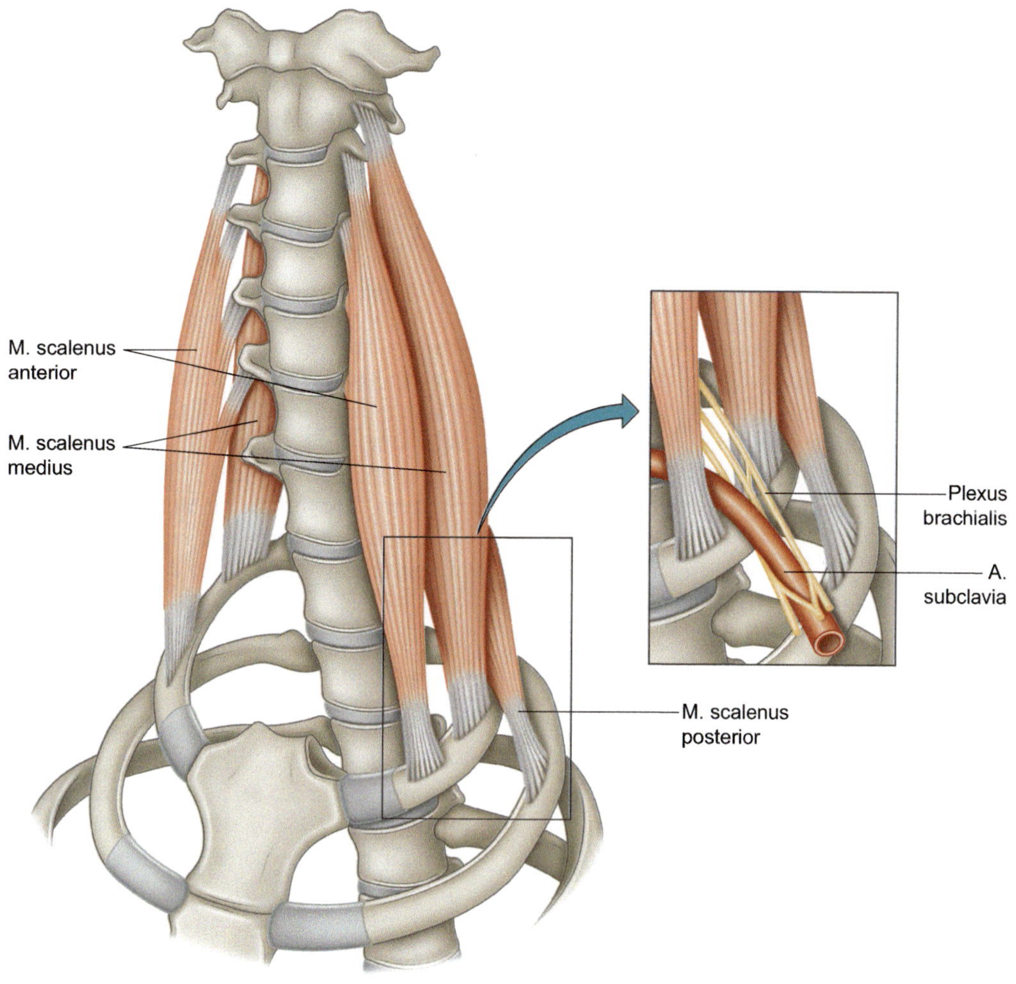

Abb. 12.8 Skalenuslücke [L268]

Hintere Skalenuslücke

Ihre Begrenzungen sind (➤ Abb. 12.8):

- Medial: M. scalenus anterior
- Lateral: M. scalenus medius
- Kaudal: Klavikula

Inhalt

- Plexus brachialis: in seinem lateralen Bereich liegen der N. supraclavicularis und der N. thoracicus longus
- Kaudal: A. subclavia
- Anterior: N. phrenicus, der den M. scalenus anterior überkreuzt

Der Plexus brachialis kann gut ertastet werden, man behandelt ihn in der Skalenuslücke, um die durch eine Zervikobrachialgie entstehenden Schmerzen zu reduzieren.

12.1.3 Die verschiedenen Manipulationsachsen

Wir haben drei, in unterschiedlichen Tiefen liegende Hauptachsen festgelegt:

- Die medialen und lateralen oberflächlichen und tiefen **Längsachsen**: sie folgen der Längsachse der Procc. spinosi und der Procc. transversi.
- Die oberflächlichen und tiefen **schrägen Achsen**: sie reichen von einem Proc. spinosus zum darunterliegenden Proc. transversus zwei aufeinanderfolgender Wirbel und umfassen manchmal zwei Wirbelniveaus.
- Die **Querachsen**: sie verlaufen von einem Proc. spinosus zum Proc. transversus des gleichen Wirbels.

Ausgehend von Richtung und Tiefe werden wir, auf der Grundlage dieser Achsen, verschiedene Zusammenhänge herstellen. Wir gehen dabei von theoretischen Überlegungen aus, die es immer wieder zu hinterfragen gilt. Gleichzeitig stellen wir mit dieser Art von Manipulation sicher, dass keine Muskel- oder Ligamentfasern vernachlässigt werden.

Oberflächliche Strukturen

Die oberflächlichen Muskeln werden vor allem auf der Grundlage der Nervenaustrittstellen behandelt. Diese Muskeln und ihre Faszien folgen streng genommen nicht den längs gerichteten oder schräg verlaufenden Achsen.

M. trapezius und M. sternocleidomastoideus

Diese großen Muskeln haben im Wesentlichen eine motorische und eine allgemeine Schutzfunktion.

ANMERKUNG

Dehnungstechniken an diesen Muskeln haben sicherlich eine entspannende, allerdings nur vorübergehende Wirkung. Nach einem schweren Trauma sind v. a. die tiefliegenden Strukturen betroffen, die intensive Schmerzen und funktionelle Störungen erzeugen.

An diesen Muskeln sollten vor allem folgende Bereiche entspannt werden:

- Die Ansätze der beiden Muskeln am Okziput, die über einen Sehnenbogen miteinander verbunden sind, der die A. und die V. occipitalis und den N. occipitalis major (Arnold-Nerv) komprimieren kann.
- Die Austrittstellen des N. accessorius.

Sehnenbogen zwischen M. trapezius und M. sternocleidomastoideus

Der Sehnenbogen bildet ein quer verlaufendes fibröses Band unmittelbar oberhalb der Linea nuchae superior.

Er dient sowohl als Muskelansatz als auch zum Schutz der darunter verlaufenden Gefäße und Nerven.

Damit die A. und die V. occipitalis, der N. occipitalis major und die Lymphknoten nicht komprimiert werden, sollte der Sehnenbogen eine ausgewogene Spannung haben.

Einige Muskeln, wie der M. auricularis posterior, der M. temporoparietalis sowie dessen posteriore Fortsetzung, der M. auricularis superior, und der M. occipitalis beeinflussen die Spannung des Sehnenbogens. Die von diesen Muskeln ausgeübten Spannungen verhindern die Kompression der Gefäß- und Nervenstrukturen.

Oberflächliche Schädelmuskeln

- M. temporoparietalis:
  - Kranialer Ansatz: Galea aponeurotica
  - Kaudaler Ansatz: Ohrknorpel, sein posteriorer Anteil spannt den Sehnenbogen zwischen M. trapezius und M. sternocleidomastoideus
- M. occipitalis, posteriorer Anteil des M. occipitofrontalis (➤ Abb. 12.9):
  - Posteriore Ansätze: laterale zwei Drittel der Linea nuchae superior
  - Anteriore Ansätze: M. frontalis, der über keine knöchernen Ansätze verfügt, sondern am M. orbicularis oculi sowie an der Dermis von Stirn und Augenbrauen ansetzt

Austrittstellen des N. accessorius

- Im Bereich des M. trapezius (➤ Abb. 12.10). Hier besteht eine Nervenaustrittstelle, die für die Entspannung des M. trapezius von großem Interesse ist:
  - auf halber Strecke zwischen dem Akromioklavikulargelenk und der vertikal verlaufenden Pars descendens des M. trapezius
  - ungefähr 2 cm hinten dem Vorderrand des Muskels
- Im Bereich des M. sternocleidomastoideus:

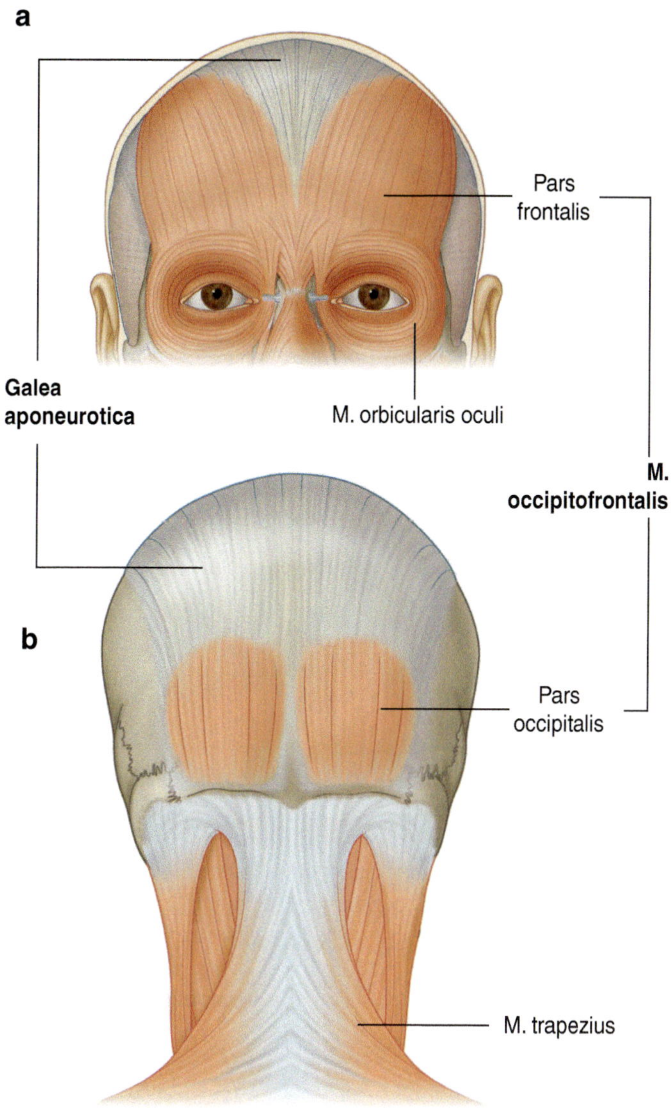

Abb. 12.9 M. occipitalis [L268]

- an der Verbindung zwischen dem oberen und dem mittleren Drittel des Muskelbauchs auf Höhe von C3 (hinter Gonion)
- ungefähr 5 cm unterhalb des Mastoids auf Höhe von C4, auf einer horizontalen, durch das Os hyoideum verlaufenden Linie

Lamina superficialis fasciae cervicalis

Die oberflächliche Halsfaszie umschließt den M. trapezius und den M. sternocleidomastoideus und bildet die Verbindung zwischen dem vorderen und dem hinteren Anteil des Halses.

Anzumerken ist hier, dass der M. trapezius, der M. sternocleidomastoideus sowie die Lamina super-

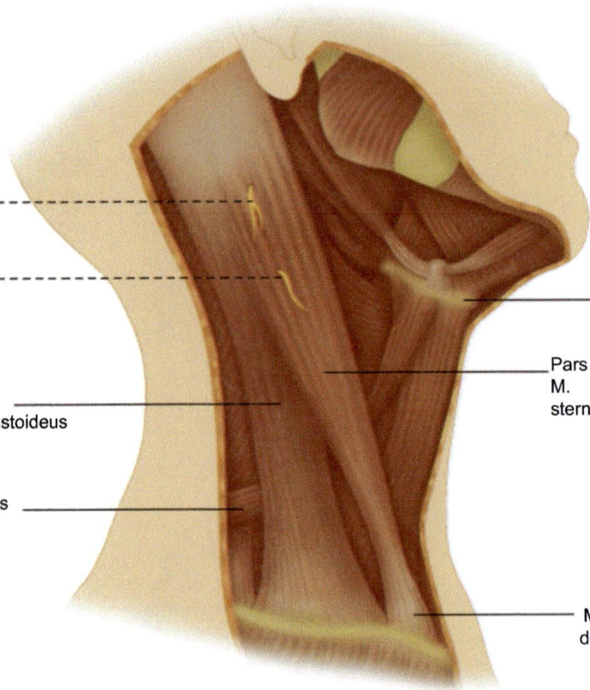

Abb. 12.10 Austrittstellen des N. accessorius [L268]

ficialis der Fascia cervicalis ebenfalls Nervenfasern aus dem Plexus cervicalis sowie von C2, C3 und C4 enthalten.

Längsachsen

Intrinsische Muskelstrukturen

- Mm. interspinales cervicis:
  - Sie verlaufen von C2–C7 sprechen aber nur wenig auf unsere Techniken an
  - Innervation: C1–Th3
- M. splenius cervicis (➤ Abb. 12.11):
  - Ursprung: Procc. spinosi von Th4–Th6
  - Ansatz: Procc. transversi von C1 und C2
  - Innervation: C1–C3
- M. semispinalis capitis:
  - Ursprung: Procc. transversi von Th4–Th7, Procc. articulares von C3–C7
  - Ansatz: zwischen der Linea nuchae superior und der Linea nuchae inferior
  - Innervation: C1–C5
- M. levator scapulae (➤ Abb. 12.12):
  - Ursprung: Procc. transversi von C1–C4
  - Ansatz: Angulus superior der Skapula
  - Innervation: C4–C5

ANMERKUNG

Irritationen dieses Muskels stehen oft über den N. phrenicus in Zusammenhang mit Leber und Gallenblase – rechter M. levator scapulae – bzw. mit Magen und Pankreas – linker M. levator scapulae.

- M. spinalis cervicis:
  - Ursprung: Procc. spinosi von Th2–C6
  - Ansatz: Procc. spinosi von C2–C4
  - Innervation: C2–Th2 (Rr. posteriores)
- M. multifidus cervicis:
  - Ursprung: Procc. transversi von Th1–Th4 und Procc. articulares von C4–C7
  - Ansatz: Procc. spinosi von C2–C7
  - Innervation: C3–C5 (Rr. posteriores)

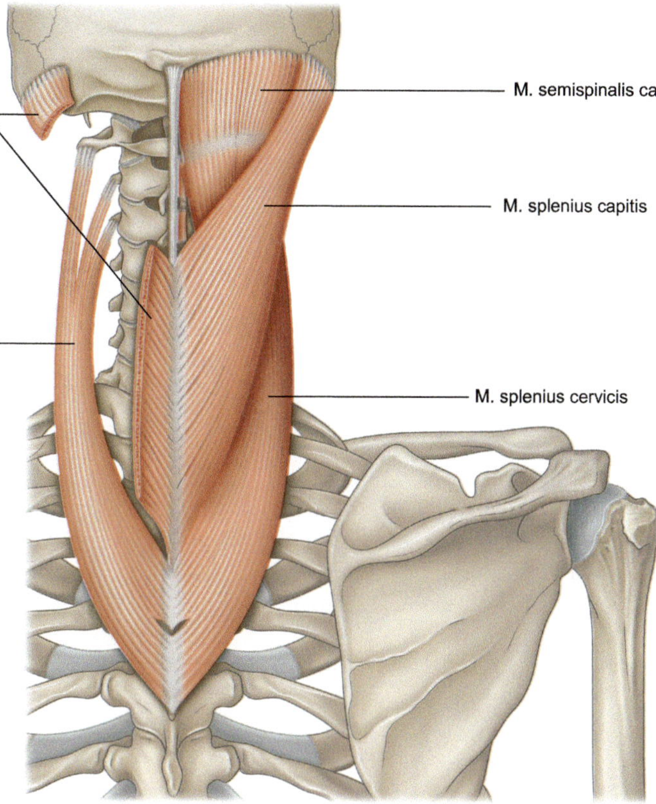

Abb. 12.11 M. splenius capitis und cervicis [L268]

ANMERKUNG

Der M. multifidus cervicis überspannt oft zwei Wirbel.

- M. longissimus cervicis:
  - Ursprung: Procc. transversi von Th1–Th6
  - Ansatz: Procc. transversi von C2–C5 (Tubercula posteriora)
  - Innervation: C2–C5 (Rr. posteriores)
- M. longissimus capitis:
  - Ursprung: Procc. transversi von C3–Th3
  - Ansatz: Proc. mastoideus
  - Innervation: C2–C5 (Rr. posteriores)
- Mm. intertransversarii posteriores cervicis (➤ Abb. 12.13):
  - Ursprung: Procc. transversi (Tubercula posteriora) von C2–C7
  - Ansatz: Procc. transversi (Tubercula posteriora) des darüberliegenden Wirbels
  - Innervation: C1–C6 (Rr. posteriores)
- Mm. intertransversarii anteriores cervicis:
  - Ursprung: Procc. transversi cervici (Tubercula anteriora)
  - Ansatz: Procc. transversi cervici (Tubercula anteriora) des darüberliegenden Wirbels
- M. rectus capitis lateralis:
  - Ursprung: Proc. transversus des Atlas
  - Ansatz: Proc. jugularis des Okziputs
  - Innervation: C1
  - Besonderheit: dieser Muskel kann als Fortsetzung der Mm. intertransversarii anteriores cervicis betrachtet werden.
- M. rectus capitis anterior:
  - Ursprung: Procc. transversi von C3–C6
  - Ansatz: Pars basilaris
- M. longus cervicis (➤ Abb. 12.14):
  - Pars obliqua superior:

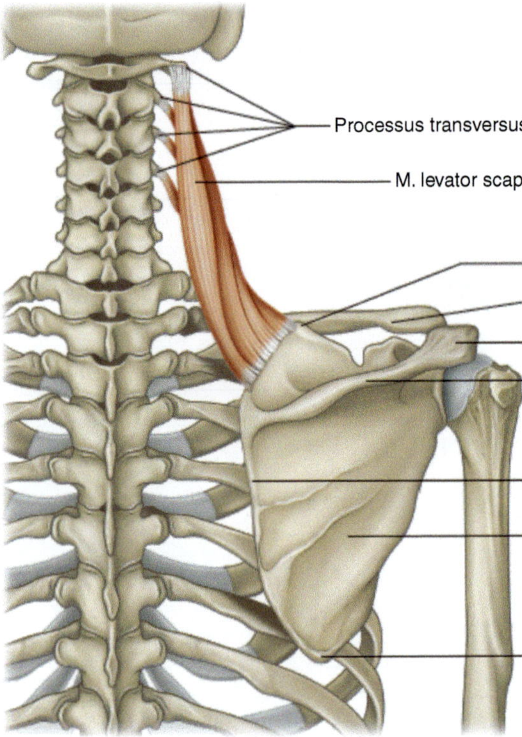

Abb. 12.12 M. levator scapulae
[L268]

  - Ursprung: Procc. transversi von C2–C5
  - Ansatz: Tuberculum anterius atlantis
- Pars recta:
  - Ursprung: Wirbelkörper von C5–Th3
  - Ansatz: Wirbelkörper von C2–C4
- Innervation: Rr. anteriores nn. spinales

• M. rectus capitis posterior minor:
  - Ursprung: Tuberculum posterius atlantis
  - Ansatz: Linea nuchae inferior, medialer Anteil
  - Merkmale des Muskels:
    - tiefster und kürzester Muskel der Subokzipitalregion
    - sein lateraler Anteil wird vom M. rectus capitis posterior major überdeckt
    - seine Fasern vermischen sich mit jenen des Lig. atlantooccipitale posterius, über das eine kontinuierliche Verbindung zur Dura mater besteht (➤ Abb. 12.15)

MUSKEL-DURA-BRÜCKE

Der M. rectus capitis posterior minor tauscht am kraniozervikalen Übergang Fasern mit der Dura mater aus (➤ Abb. 12.16).

In dieser Region ist der posteriore Anteil der Dura mater dicker und widerstandsfähiger als der anteriore Anteil und hat eine Schutzfunktion für das Rückenmark (Taylor et al., 1988).

Aufgrund dieser Verbindungen übernimmt der M. rectus capitis posterior minor die Rolle eines Spannungselements für die Dura mater. Chard et al. haben diesbezüglich ein sehr interessantes Experiment an zehn frischen Leichen durchgeführt. Sie beobachteten, dass die Dehnung des Muskels eine offensichtliche Dehnung der Dura mater zur Folge hatte.

Unsere persönlichen Beobachtungen führten uns zu der Erkenntnis, dass der Muskel bei Irritationen oder Fixierungen der Dura mater seine Spannung erhöht. Der M. rectus capitis posterior minor ist ein guter Gradmesser für homolaterale Fixierungen neuromeningealer Strukturen.

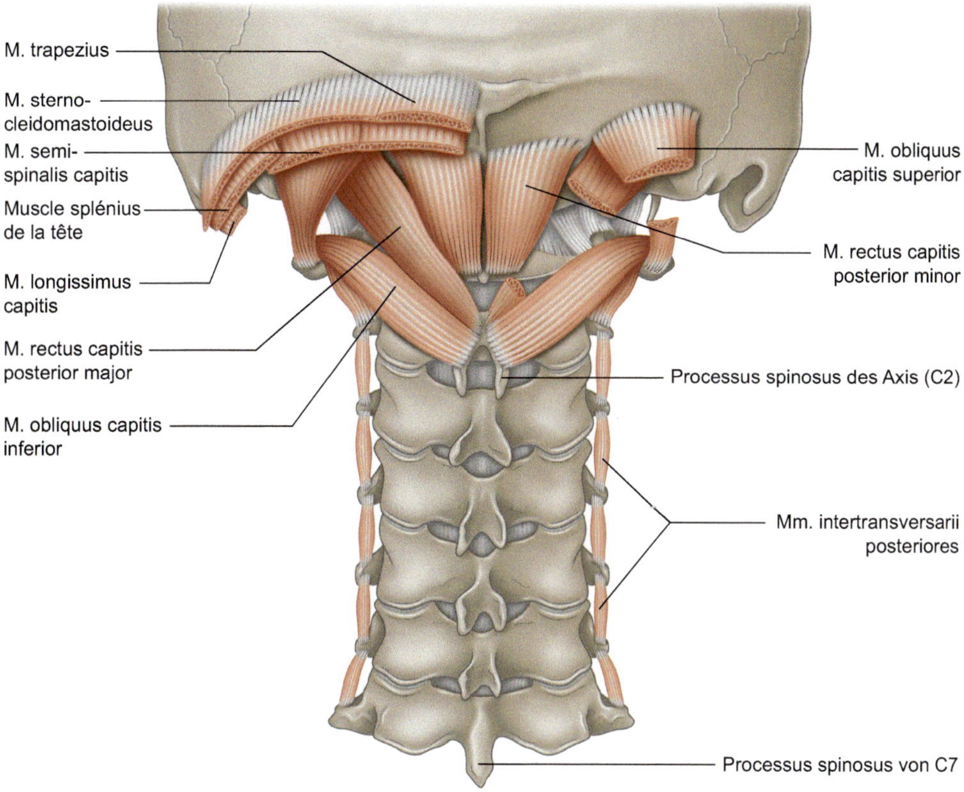

Abb. 12.13 Mm. intertransversarii posteriores cervicis [L268]

Ligamentäre und membranöse Strukturen

Wir unterstreichen nochmals, dass alle Strukturen der HWS und der BWS, die der Stabilität und der Mobilität dienen, meist in der Frontalebene dargestellt werden. Ansichten von posterior vermitteln nicht den Eindruck, dass diese Elemente auch einen eindeutig sagittalen Verlauf haben (➤ Abb. 12.17).

Diese ligamentären und membranösen Strukturen erreicht man über die Extension der Wirbelsäule.

Sehr oft sind bestimmte Anteile eines Ligaments oder eines Muskels ein integraler Bestandteil sowohl der axialen als auch der lateralen und transversalen Ebene. Aus diesem Grund sollten Tests und Manipulationen in allen Ebenen durchgeführt werden.

- Lig. atlantooccipitale anterius (➤ Abb. 12.18):
  - Ursprung: Arcus anterior atlantis
  - Ansatz: Okziput, vor dem Foramen magnum
- Lig. atlantooccipitale posterius:
  - Ursprung: Arcus posterior atlantis
  - Ansatz: Okziput, hinter dem Foramen magnum
  - Besonderheit: das Ligament wird in seinem lateralen Anteil von der A. vertebralis und dem N. suboccipitalis durchbohrt. Die A. vertebralis quert erst weiter anterior die Dura mater.
- Membrana tectoria:
  - Ursprung: Clivus (Verbindung zum Dorsum sellae)
  - Ansatz: Lig. longitudinale posterius, bildet die Fortsetzung der Membrana tectoria.
  - Die Membrana tectoria bildet eine solide fibröse Struktur, die an der Mittellinie auf der Rückseite von C1 und C2 nach kaudal zieht.
- Lig. apicis dentis:
  - Ursprung: Apex dentis
  - Ansatz: Vorderrand des Foramen magnum

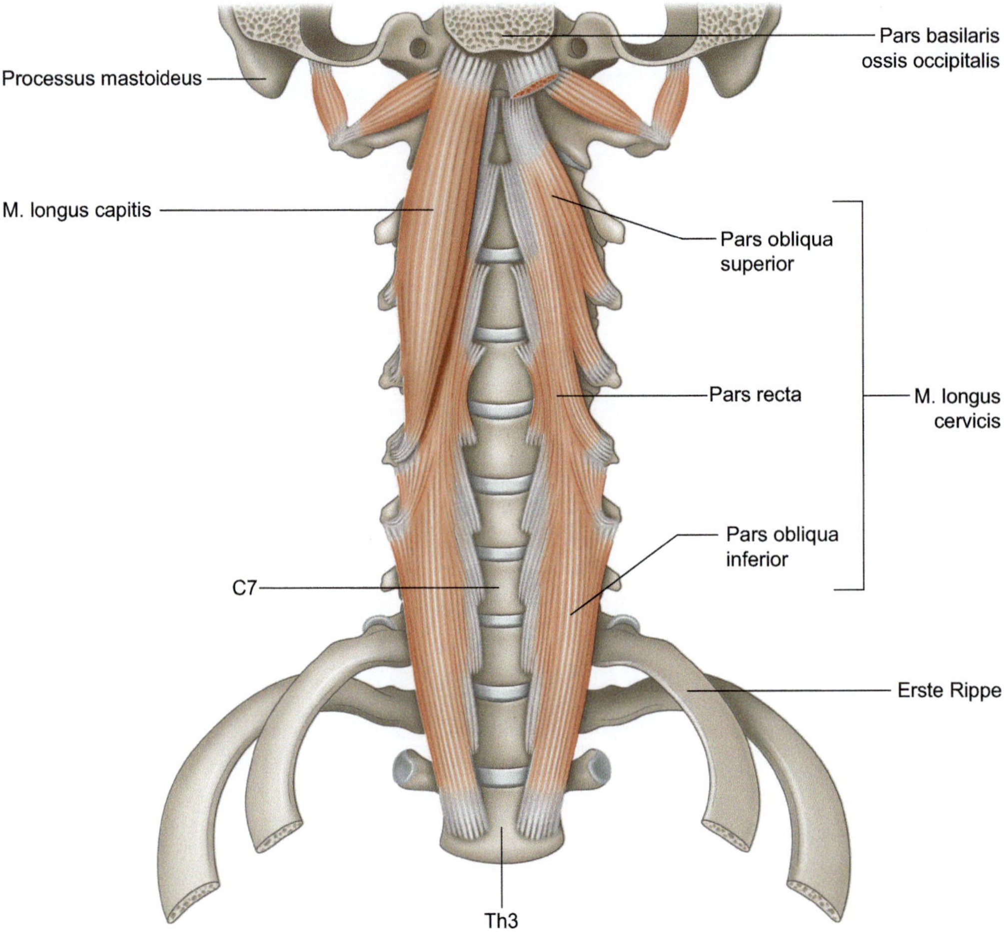

Abb. 12.14 M. longus cervicis [L268]

- Fasciculi longitudinales ligamenti cruciformis atlantis:
  - Ursprung: Rückseite des Axis.
  - Ansatz: Vorderrand des Foramen magnum.
  - Merkmal: die Fasciculi verbinden sich mit dem Lig. transversum atlantis zum Lig. cruciforme, das eine wichtige Rolle bei der Stabilisierung des Dens axis und damit auch beim Schutz des Rückenmarks spielt.
- Lig. longitudinale anterius: Dieses Ligament stellt zwar im eigentlichen Sinn keine Verbindung zwischen Okziput, Atlas und Axis her, da es aber am Atlas ansetzt, sollte es in dieser Aufzählung nicht fehlen. Diese breite und widerstandsfähige fibröse Struktur zieht im anterolateralen Anteil der Wirbelkörper, mit denen sie fest verbunden ist, nach kaudal und strahlt in die Anuli fibrosi der Bandscheiben ein.
  - Ursprung: vom Tuberculum anterius von C1 bis vor das Foramen magnum.
  - Ansatz: anterolateraler Bereich der Wirbelkörper bis zum Sakrum.
  - Merkmale: die kraniale Fortsetzung des vorderen Längsbands wird als Lig. atlantooccipitale anterius bezeichnet.

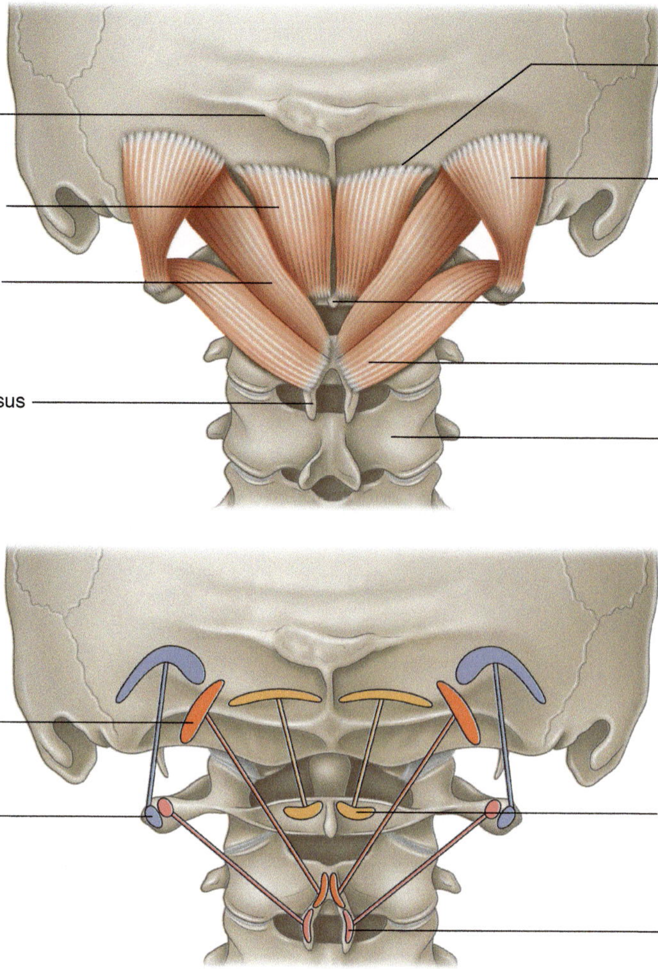

Abb. 12.15 Mm. suboccipitales [L268]

- Es ist das einzige Ligament, das die Extension der Halswirbelsäule wirklich limitiert und wird bei einem Schleudertrauma oftmals in Mitleidenschaft gezogen. Es ist, gemeinsam mit dem M. longus cervicis, für die nach einem Unfall auftretende Aufrichtung (Delordosierung) der Halswirbelsäule verantwortlich (➢ Abb. 12.19).

- Lig. longitudinale posterius: dieses fibröse Band ist schmäler und weniger solide als das Lig. longitudinale anterius, außer im Bereich der beiden letzten Lendenwirbeln. Es verläuft im Inneren des Spinalkanals und besteht aus zwei Blättern:
  - Oberflächliches Blatt:
    - Ursprung: Membrana tectoria auf Höhe des Corpus axis
    - Ansatz: Wirbelkörper und Bandscheiben von L2–L3 oder L3–L4
  - Tiefes Blatt:
    - Ursprung: Lig. cruciforme atlantis
    - Ansatz: Wirbelkörper, Bandscheiben bis zum Sakrum
  - Besonderheiten:
    - Es tauscht Bindegewebsfasern mit der Dura mater aus.

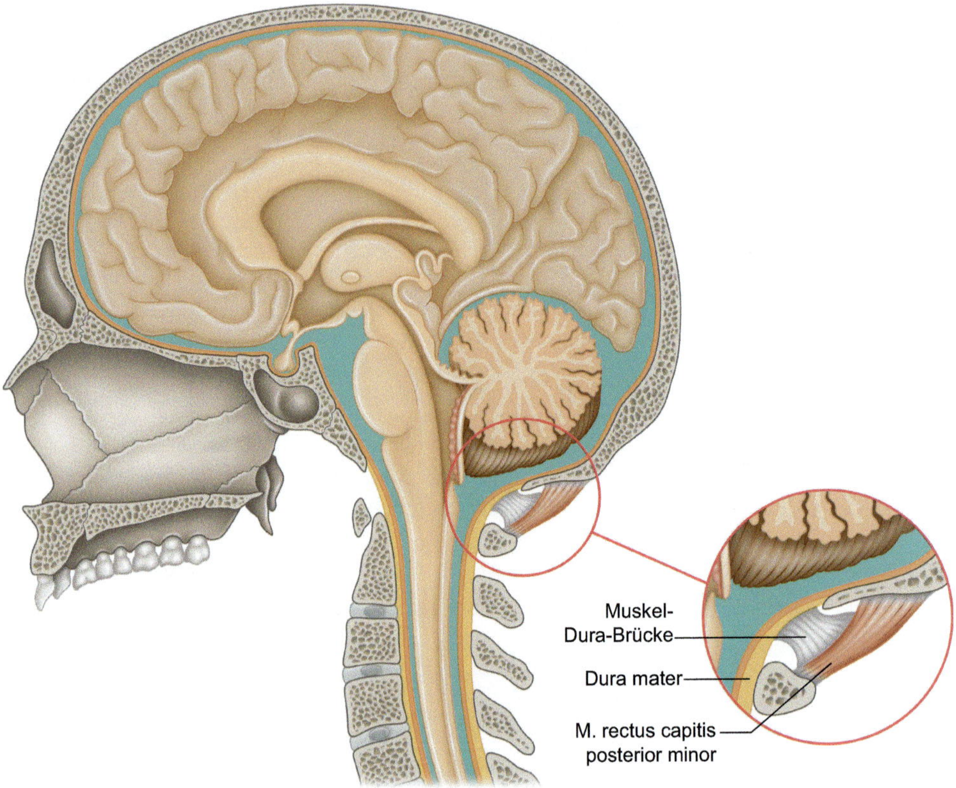

Abb. 12.16 Muskel-Dura-Brücke des M. rectus posterior minor [L268]

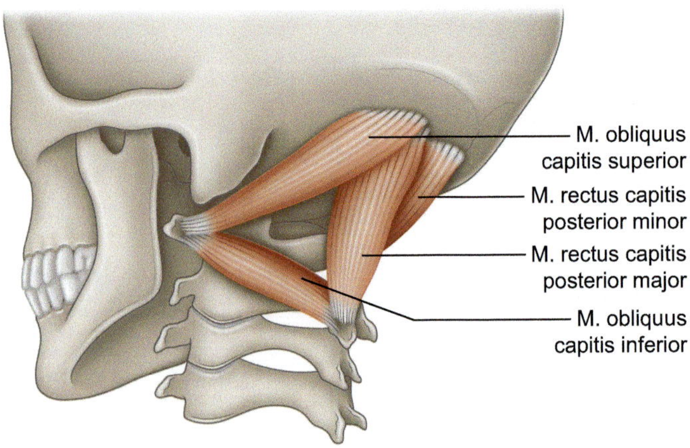

Abb. 12.17 Posterolaterale Ansicht der Mm. suboccipitales [L268]

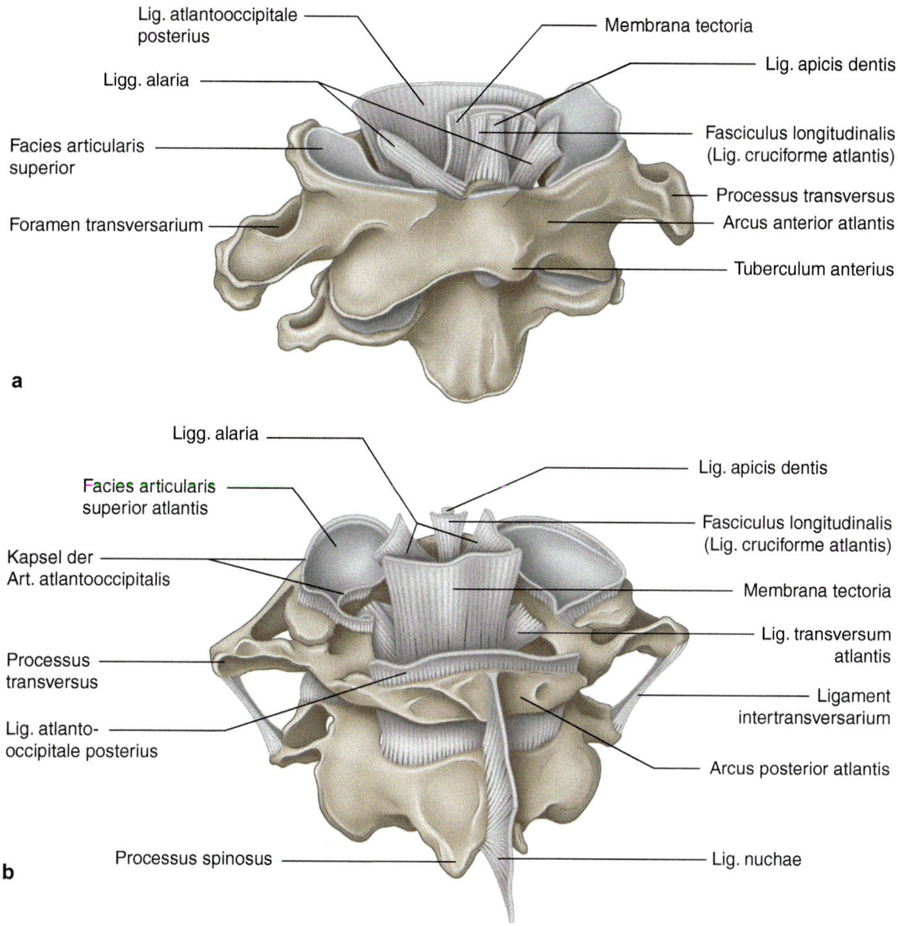

Abb. 12.18 Lig. atlantooccipitale [L268]

- Es zieht oft über das Fettgewebe und die Blutgefäße, die zwischen der Knochenoberfläche und dem Ligament liegen.
- Es besitzt viele propriozeptive Nervenendigungen.
- Es verbindet sich vor allem mit den Bandscheiben, stabilisiert sie und verhindert, dass sie nach posterior gleiten, es trägt auch zur Viskoelastizität der Bandscheiben bei.

ANMERKUNG

Die Ligg. longitudinale anterius und posterius erfüllen eine wichtige propriozeptive Rolle. Sie harmonisieren die allgemeinen Wirbelbewegungen.

- Lig. atlantooccipitale laterale (➤ Abb. 12.20):
  - Ursprung: Proc. transversus des Atlas
  - Ansatz: Proc. jugularis des Okziputs
  - Merkmal: Es bildet die Verlängerung der Mm. intertransversarii.
- Lig. nuchae:
  - Ursprung: Protuberantia occipitalis externa
  - Ansatz: Procc. spinosi der Halswirbel
  - Merkmale:
    - Es hat eine sagittale Ausrichtung.
    - Es verschmilzt mit dem Lig. supraspinale.
    - Es ist – über das Lig. atlantoaxialis posterius – mit der Dura mater verbunden.

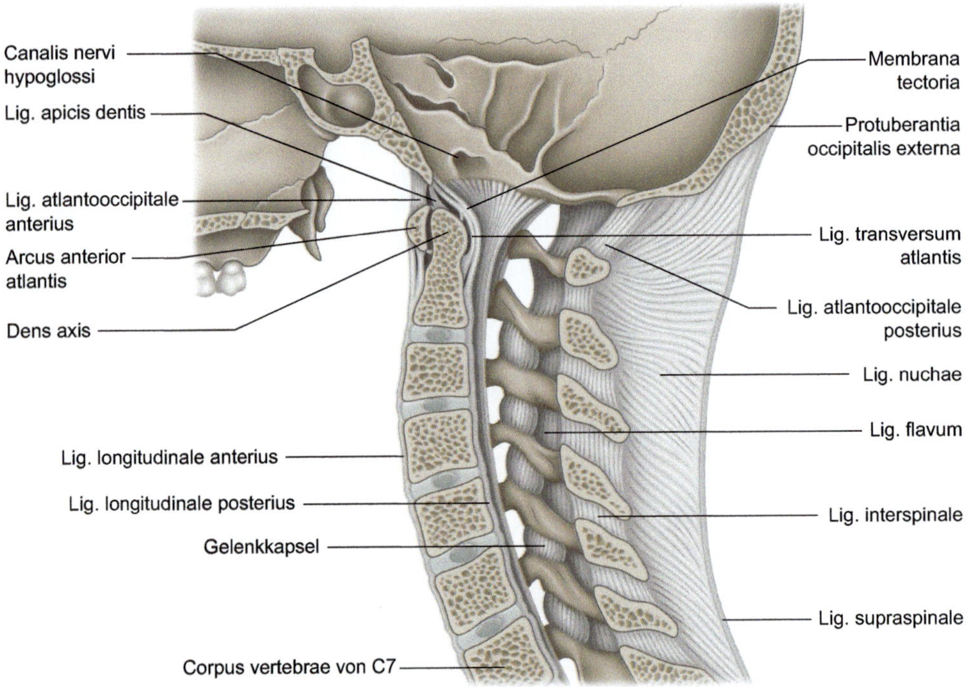

Abb. 12.19 Ligamente der Halswirbelsäule [L268]

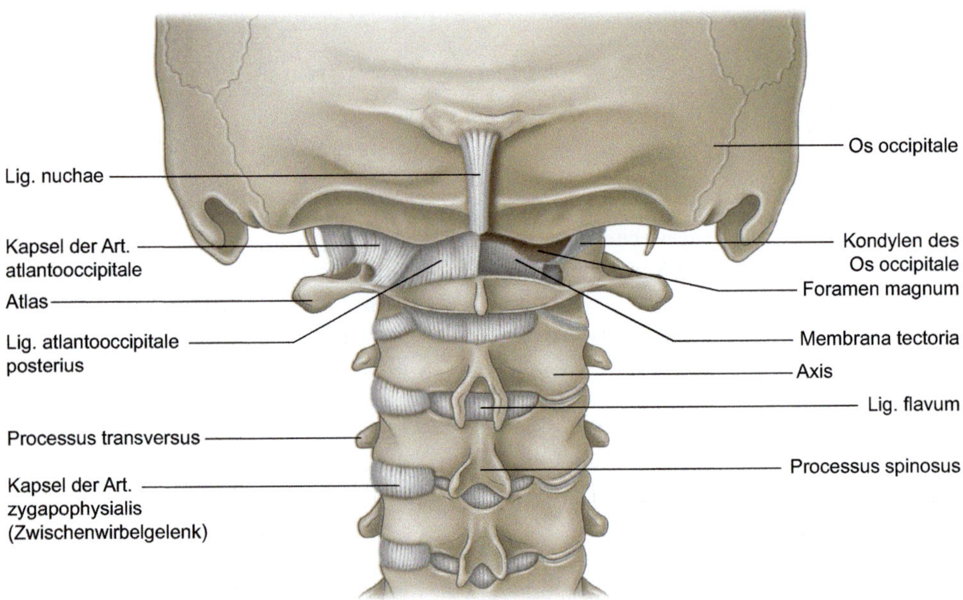

Abb. 12.20 Lig. atlantooccipitale [L268]

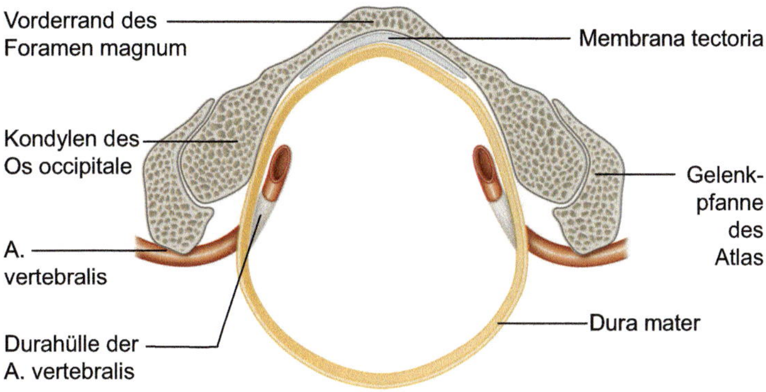

Abb. 12.21 Dura mater spinalis [L268]

- Das ist ein weiterer Beweis für die Beteiligung der Dura mater an den Bewegungen und den Traumata der HWS.

- Dura mater spinalis (➤ Abb. 12.21):
  - Ursprung: Rand des Foramen magnum.
  - Ansatz: am Sakrum, über den Durasack und das Filum terminale, sein am weitesten kaudal liegender Anteil ist das Lig. durococcygeum (Pars duralis fili terminalis).
  - Merkmale:
    - Sie kann als axiales Ligament betrachtet werden.
    - Die Dura mater ist anterior und v. a. im Zervikalbereich über Bindegewebsbrücken mit dem Lig. longitudinale posterius verbunden. Aus diesem Grund müssen wir nach einem Trauma auch die Dura mater entspannen.
    - Die Dura mater spinalis ist fest an der Rückseite des Axis befestigt.
    - Im Bereich ihrer Anhaftung am Rand des Foramen magnum setzt sie sich mehr oder weniger in der Dura mater cranialis fort, nach einem Trauma scheint diese Kontinuität besonders augenscheinlich zu sein.
    - Knapp unterhalb des Foramen magnum wird sie durch die A. und die V. vertebralis durchbohrt. Ist die Dura in diesem Bereich fibrös, kann dies Auswirkungen auf die Zirkulation der A. vertebralis, der A. basilaris und der A. spinalis haben.
    - Wie bereits erwähnt, besteht über das Lig. atlantooccipitale posterius eine Verbindung zwischen Dura und M. rectus capitis posterior minor.
- Ligg. flava:
  - Ursprung: Lamina arcus vertebrae.
  - Ansatz: Lamina arcus vertebrae des darüberliegenden Wirbels.
  - Es handelt sich um vorwiegend aus elastischen Fasern bestehende Bänder von blassgelber Farbe, die sich an der Mittellinie treffen.
  - Merkmale:
    - Im HWS-Bereich sind sie lang, breit und von geringer Dicke.
    - Sie grenzen das jeweilige Foramen intervertebrale nach dorsal ab.
    - Sie befinden sich in permanenter Spannung.

Schräge Achsen

Intrinsische Muskelstrukturen

- M. obliquus capitis superior
  - Ursprung: Proc. transversus atlantis
  - Ansatz: Linea nuchae inferior, oberhalb und lateral des M. rectus capitis posterior major
  - Merkmale:
    - Es handelt sich um die am stärksten schräg verlaufende Struktur des kraniozervikalen Übergangs. Um diesen Muskel zu dehnen, muss der Kopf etwas weiter in die Rotation bewegt werden.
    - Es ist der am weitesten sagittal liegen Subokzipitalmuskel.
- M. rectus capitis posterior major:

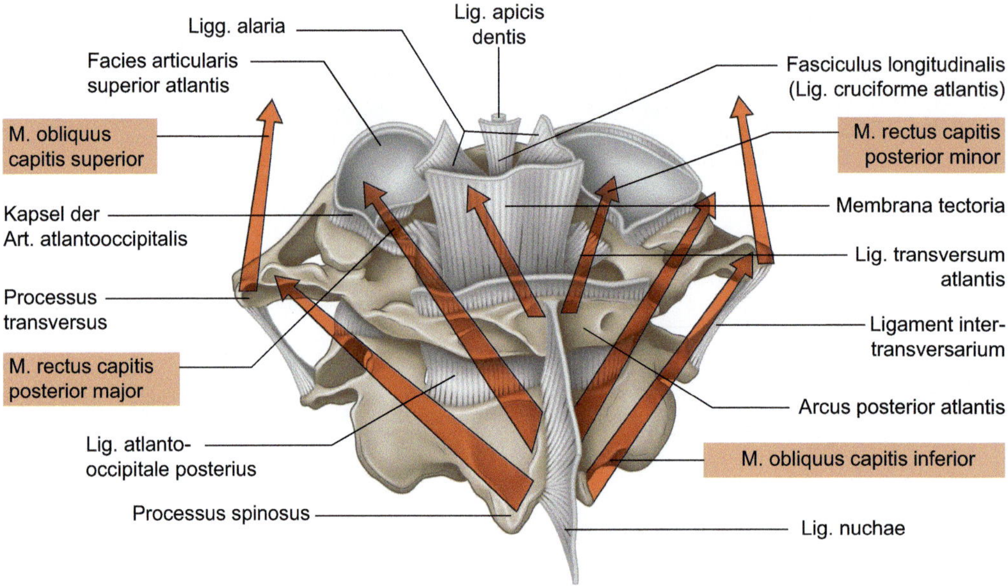

Abb. 12.22 Subokzipitale Strukturen [L268]

- Ursprung: Proc. spinosus atlantis
- Ansatz: Linea nuchae inferior, lateral des M. rectus capitis posterior minor
- Merkmale:
  - Dieser „gerade" Nackenmuskel hat interessanterweise einen deutlich schrägen Verlauf!
  - Er liegt oberflächlicher als der M. rectus capitis posterior minor, den er teilweise überdeckt.

- M. obliquus capitis inferior
  - Ursprung: Proc. spinosus atlantis
  - Ansatz: Proc. transversus atlantis
  - Merkmal: einziger Subokzipitalmuskel, der keinen Ansatz am Kranium hat
- M. semispinalis capitis:
  - Ursprung: Procc. transversi der oberen Brustwirbel und Procc. articulares von C3–C7
  - Ansatz: zwischen der Linea nuchae superior und der Linea nuchae inferior

Ligamentäre und membranöse Strukturen

Zur Erinnerung: aus den meisten anatomischen Zeichnungen geht nicht hervor, dass die für die Stabilität und die Mobilität der HWS zuständigen Strukturen eine klar erkennbare sagittale Ausrichtung haben (> Abb. 12.22).

Die ligamentären und membranösen Strukturen erreicht man über die Extension der Wirbelsäule.

Sehr oft sind bestimmte Anteile eines Ligaments oder eines Muskels ein integraler Bestandteil der axialen, lateralen und transversalen Ebene. Aus diesem Grund sollten Tests und Manipulationen in allen Ebenen durchgeführt werden.

- Ligg. alaria:
  - Ursprung: Dens axis
  - Ansatz: Seitenränder des Foramen magnum
  - Merkmale:
    - Es handelt sich um zwei fibröse Bänder mit einem Durchmesser von einem halben Zentimeter, die das Kranium mit C2 verbinden.
    - Sie begrenzen die Bewegungen zwischen Atlas und Axis und schützen damit das Rückenmark.
- Lig. transversum atlantis:
  - Ursprung und Ansatz: Massae laterales des Atlas
  - Merkmale:
    - Das Band bildet gemeinsam mit den Fasciculi longitudinales das Lig. cruciforme atlantis.

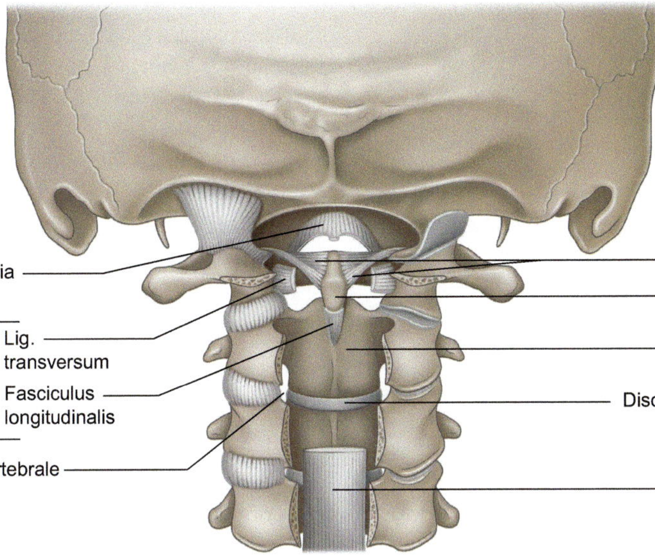

Abb. 12.23 Ligg. alaria [L268]

- Es spannt sich zwischen den Massae laterales auf und stabilisiert den Dens axis in seiner Gelenkfläche am Atlas (➤ Abb. 12.23).

FUNKTION DER KURZEN NACKENMUSKELN

In den folgenden Ausführungen beschränken wir uns auf die Mm. rectus capitis posterior major und minor sowie auf die Mm. obliquus capitis superior und inferior.

Diese Muskeln zeichnen sich durch eine besonders hohe Dichte an Muskelspindeln aus, die als Propriozeptoren die Muskellänge sensibel erfassen.

Buxton und Pect (1989) konnten nachweisen, dass kleine Muskeln allgemein als „kinästhetische Kontrollinstanzen" wirken.

Lange Muskeln haben vor allem eine motorische Funktion, kurze Muskeln hingegen wirken sich mehr auf die Propriozeption aus und schützen Nerven, Rückenmark und Gefäße. Dies gilt insbesondere für die HWS, da sich die kurzen Muskeln hier in unmittelbarer Nähe zu den Krümmungen der A. vertebralis befinden.

Innervation

Der N. suboccipitalis, posteriorer Ast des ersten Spinalnervs, ist ein rein motorischer Nerv.

Im Bereich des Trigonum arteriae vertebralis liegt der Nerv sehr oberflächlich und damit direkt unter den großen Nackenmuskeln: Mm. trapezius, splenius capitis und semispinalis capitis.

Er tritt an der Stelle aus, an der die A. vertebralis in der Tiefe zwischen Okziput und Atlas durchzieht und dabei das Lig. atlantooccipitale posterius durchbohrt.

Propriozeptive Rolle

Die Propriozeption spielt bei unseren Manipulationen eine wichtige Rolle.

Diese Muskeln haben eine herausragende und sehr schnelle Wirkung auf propriozeptiver Ebene. Ihre Aufgabe ist es, die Horizontalität des Blicks und der verschiedenen sensorischen Rezeptoren aufrechtzuerhalten, indem sie unmittelbar auf alle propriozeptiven Reize reagieren.

Diesbezüglich haben wir mit dem radiologischen Verfahren nach Bourdot-Poriol eine Studie durchgeführt, bei der die Rotationen von Okziput, Atlas und Axis genau vermessen wurden.

Als Probanden wählten wir Patienten mit einer einseitigen Rotationseinschränkung der oberen Halswirbel. Eine einseitige Rotationseinschränkung ist üblicherweise ein Hinweis auf einen Kompensationsprozess. Im Anschluss daran haben wir mit Ecoute- und Mobilitätstests nach den größten Fixierungen im Körper, auf viszeraler und auf artikulärer Ebene, gesucht.

Bei einer Patientin konnten wir zum Beispiel eine sehr feste Leber-Gallenblasenzone und eine starke Fixierung des Os naviculare und des Os metatarsale V am rechten Fuß feststellen.

Nach der Manipulation der verschiedenen Fixierungen waren die Rotationen von Okziput, Atlas und Axis normal und symmetrisch ausgeglichen.

Auch wenn es dieser Studie an der nötigen Objektivität fehlt, um publiziert werden zu können, so waren die Unterschiede in der Mobilität auf den Röntgenbildern eindeutig erkennbar. Die Verbesserung der Rotationsbewegung betrug gut und gerne 30 %. Dies beweist, dass der kraniozervikale Übergang eine Kompensationszone ist und dass unsere Manipulationen einen zentralen Feedback-Effekt haben. Von diesen Ergebnissen lässt sich auch folgende Regel ableiten: Die Manipulation der HWS sollte niemals am Anfang einer Behandlung stehen, vielmehr sollten zunächst alle darüber bzw. darunterliegenden Spannungszonen und Dysfunktionen gelöst werden.

Diskussion Wir haben bereits in unseren früheren Publikationen darauf hingewiesen, dass eine sekundäre Fixierung, die lange genug besteht, zu einer primären Fixierung werden kann. Degenerative Prozesse erzeugen Fibrosen in Muskeln und Ligamenten, die sich negativ auf das Gefäß- und Nervensystem auswirken. Dieser Umstand rechtfertigt allerdings die Verwendung von Thrust-Techniken als primäre Therapie nicht, die im Übrigen iatrogene Auswirkungen haben können. Mit unseren präzisen Techniken können diese Zonen gelöst werden, ohne eine Dekompensation oder eine Irritation der Gewebe zu verursachen.

Schutzfunktion für die Gefäße

Die Subokzipitalmuskulatur schützt die A. und die V. vertebralis. Sie bildet im Nacken ein muskuläres Schutzschild gegen direkte Schläge und verhindert Scherbewegungen in den Gelenken C0-C1-C2.

Schutzfunktion für das Rückenmark

Der Schweregrad eines HWS-Traumas misst sich nicht an der Anzahl der Frakturen oder an den Läsionen von Muskeln und Bändern, sondern an seiner Auswirkung auf das Rückenmark und die Nervenstrukturen.

Der Kopf ist schwer und sein Gewicht wird durch das Trauma zusätzlich erhöht. Wird der Kopf gegenüber der HWS in eine forcierte Extension bewegt, besteht die Gefahr, dass die Kommunikation zwischen Rückenmark und Kleinhirn unterbrochen bzw. beeinträchtigt wird.

Querachsen

Die Querachsen werden durch die Strukturen gebildet, die, bevor sie von einem Quer- oder Dornfortsatz nach kaudal oder kranial ziehen, einen Querfortsatz, eine Bogenplatte oder einen Dornfortsatz, der sich in ihrem Verlauf befindet, kontaktieren.

Die Techniken an diesen Querachsen sind insofern interessant als sie einen erheblichen Einfluss auf die kleinen posterioren Nervenfasern des Plexus brachialis und des Plexus cervicalis haben.

Querachsen werden auch zur Behandlung der Ansätze der kurzen Nackenmuskeln an der Linea nuchae inferior verwendet.

Zu den Strukturen der Querachse gehören vor allem:

- das Lig. transversum atlantis, das die Massae laterales des Atlas verbindet,
- die Ligg. alaria, die vom Dens axis zu den Seitenrändern des Foramen magnum ziehen,
- die Ansätze des M. sternocleidomastoideus und des M. splenius capitis auf Höhe des Proc. mastoideus.

12.1.4 Indikationen

- Zervikalgien
- Folgen von HWS-Traumata
- Zervikalarthrosen und Unkovertebralarthrosen
- Einfache Diskushernie
- Schwindel und Instabilität
- Tinnitus
- Zervikobrachialgien
- Tennis- oder Golf-Arm
- Karpaltunnelsyndrom
- Migräne und Kopfschmerzen
- Angeborener oder durch die Geburt verursachter Torticollis

12.1.5 Kontraindikationen

- Muskelschwund ungeklärter Ursache
- Lymphknotenschwellungen
- Akute HNO-Infektionen
- Starke ungewöhnliche Schmerzen ohne traumatische Genese
- Von plötzlichem Gewichtsverlust begleitete Schmerzen
- Zervikalgien in Verbindung mit:
  - Kiefergelenkschmerzen
  - Ausstrahlungen im medialen Teil des linken Arms
  - Tiefempfundene Angst
- Schmerzen bei der Einstellung einer Manipulationstechnik
- Plötzlich aufgetretener Strabismus

- Akuter Torticollis ohne genaue Ursache oder nach einer Infektion
- Traumata ohne röntgenologische Abklärung

12.1.6 Tests und Manipulation

Eine Anmerkung

Subokzipitale Traktionen an der HWS werden oft an einer geraden oder leicht gebeugten Wirbelsäule ausgeführt.

Diese Traktionen wirken auf die großen Nackenmuskeln wie den M. trapezius, den M. splenius, den M. longissimus cervicis oder den M. semispinalis. Sie erreichen die subokzipitalen Muskeln und die tiefliegenden Ligament- und Faszienstrukturen nicht. Es handelt sich um angenehme, entspannende Techniken, die von den Patienten sehr geschätzt werden, die aber nicht ausreichen, um tatsächlich Ergebnisse zu erzielen.

Leichte Extensionsposition der Halswirbelsäule

Um Schmerzen zu vermeiden, ersucht man den Patienten seine Halswirbelsäule selbst in eine Extensionsposition zu bewegen, indem er das Kinn langsam anhebt.

12.1.7 Tipps für Tests und Manipulation

Auch wenn einige dieser Tipps nicht neu sind, wollen wir sie aufgrund ihrer Bedeutung hier nochmals zusammenfassen.

- Zuerst fühlen, dann denken:
  - Wir arbeiten mit unseren Händen und müssen uns daher auch besonders auf unsere Hände konzentrieren. Weil man die Fixierung zuerst spürt, kann man sie in der Folge auch behandeln.
  - Wenn man eine Faszie, einen Muskel, ein Ligament, einen Nerv benennt, ist man mehr im Denken als im Spüren. Das beeinflusst auch die Feinheit unserer Palpation. Deshalb sollte man eine Gewebespannung zuerst spüren und dann erst benennen.
- Dreidimensional Spüren:
  - Strukturen sind nur selten zweidimensional, vielleicht mit Ausnahme einiger sehr dünner Faszien, deren Fixierungen nur sehr selten pathogen sind.
  - Stellen Sie sich vor Sie behandeln ein Volumen oder einen Hohlraum.
- Die verschiedenen Schichten spüren:
  - Die Gewebe um ein Gelenk bestehen von der Oberfläche in die Tiefe aus verschiedenen Schichten.
  - Durch die Einstellung von Kopf und Nacken in verschiedenen Flexions- oder Extensionsgraden, stellt man sicher, dass kein periartikuläres Element vernachlässigt wird. Die tiefsten Schichten erreicht man in der HWS-Extension.
- Die verschiedenen Achsen suchen: normalerweise beginnt man mit der medianen Längsachse, geht dann zu den schrägen Achsen, dann zu den lateralen Längsachsen und schließlich zu den Querachsen über.
- Schmerzhafte Kontakte vermeiden: Einem Patienten weh zu tun, bedeutet seine Nozizeptoren zu aktivieren und den gewünschten zentralen Feedback-Effekt nicht zu erzielen.
- Schmerzhafte Techniken vermeiden:
  - Aus den gleichen Gründen wie oben und um zu vermeiden, dass der Patient sich verkrampft und sein Vertrauen verliert.
  - Mit den Techniken, die wir im Folgenden präsentieren, lassen sich Schmerzen vermeiden.
- In Rückenlage beginnen:
  - Diese Position trägt zur Entspannung der Gewebe bei und ermöglicht es mit einer Hand unter dem Okziput die HWS in allen Achsen zu bewegen.
  - Konzentrieren Sie sich besonders auf die kurze Nackenmuskulatur und auf die anderen Strukturen des kraniozervikalen Übergangs
  - Vernachlässigen Sie keine Zone, es ist durchaus möglich, die untere HWS vollständig zu entspannen, während der kraniozervikale Übergang weiterhin fixiert bleibt, und umgekehrt.
- Zur Evaluierung den Ecoute verwenden:
  - Einer der großen Vorteile unseres Berufs ist es, dass wir mit den Fingern und Händen die verschiedenen Gewebespannungen und ihre Richtungen erspüren können. Mit verbalen Analysen lässt sich diese Diagnose nicht erstellen.

- Eine ungewöhnliche Spannung in einem Gewebe zieht die Finger oder die Hand an.
- Wir gehen von dem Prinzip aus, dass unser Wissen begrenzt ist und dass nur die Gewebe wissen (*Only the tissues know!*)
- Der Ecoute-Test ermöglicht es uns, auch feinste Fixierungszonen zu erspüren.

• Mit Induktion behandeln
  - Ziel unserer Techniken ist es, durch lokale Stimulierung ein zentrales Feedback zu erzeugen. Die Induktion, bei der die Gleitfähigkeit der Gewebe in der Ecoute-Richtung verstärkt wird, wird diesen Anforderungen durchaus gerecht.
  - Lassen Sie Ihre Finger oder Ihre Handfläche in die Richtung gleiten, in die Sie die Gewebe führen und verstärken Sie anschließend mit Ihren Händen die Bewegung über die Ecoute-Grenzen hinaus. Behalten Sie dabei jedoch immer die gleiche Richtung bei.

• Die zu behandelnden Gewebe auf sich zukommen lassen: einige Körperregionen sind sehr empfindlich, sodass zu viel Druck mit den Fingern sofort eine Abwehrreaktion auslöst. Lassen Sie die zu behandelnden Gewebe zu Ihren Fingern kommen, damit der Kontakt angenehm bleibt und Ihre Palpation an Feinfühligkeit gewinnt.

12.2 Vorbereitende Techniken

12.2.1 Die Haut der Halswirbelsäule

Bei Schmerzproblemen in der Wirbelsäule ist die Haut über den Dornfortsätzen, den Bogenplatten und den Querfortsätzen verhärtet und sensibel.

Erinnern Sie sich an die Hilton-Regel, die uns verständlich macht, wie man über die sensiblen Nerven der Haut und der Muskeln eine tiefgehende Wirkung in der Wirbelsäule erzielen kann.

In der Halswirbelsäule tauschen die Leder- und die Unterhaut Fasern mit dem Lig. nuchae aus, das sich von der Protuberantia occipitalis externa zu den Procc. spinosi aller Halswirbel erstreckt. Zwischen Leder- und Unterhaut findet man auch die meisten reflexogenen Verbindungen.

Tests

Der Patient befindet sich in Bauchlage, seine Stirn ruht auf seinen Händen, der Therapeut steht seitlich neben dem Patienten. Umfassen Sie mit den Fingern beider Hände die Haut und das Lig. nuchae über den Procc. spinosi und konzentrieren Sie sich dabei insbesondere auf den Subokzipitalbereich und die unteren Halswirbel.

Widerstand in der Haut ist ein Hinweis auf eine Problemzone.

Behandlung

Man verwendet eine Dehnungs-Induktionstechnik. Anfänglich ist die Hautfalte dick, verhärtet und sensibel, sehr schnell allerdings spürt man wie die Dicke der Haut und die Sensibilität nachlassen. Diese Ausdünnung der Haut lässt sich vermutlich über die Reaktion der lymphatisch-venösen Mikrozirkulation erklären.

Als Variante kann man den Patienten in beiden Seitenlagen behandeln. In dieser Position spürt man die tieferen Anteile des Lig. nuchae besser.

ANMERKUNG
Diese Technik scheint sich auch auf venöse Stauungen um die Foramina der Halswirbelsäule auszuwirken.

12.2.2 Sehnenbogen zwischen M. trapezius und M. sternocleidomastoideus

Dieser Sehnenbogen kann, wenn er zu sehr angespannt ist, die A. und die V. vertebralis, den N. occipitalis major und die Lymphknoten komprimieren.

Lage des Sehnenbogens

Der Sehnenbogen befindet sich drei bis vier Fingerbreiten oberhalb der Protuberantia occipitalis externa (➤ Abb. 12.24). Er liegt ungefähr drei Fingerbreiten rechts oder links neben der Mittellinie des Schädels auf Höhe des Inion.

12

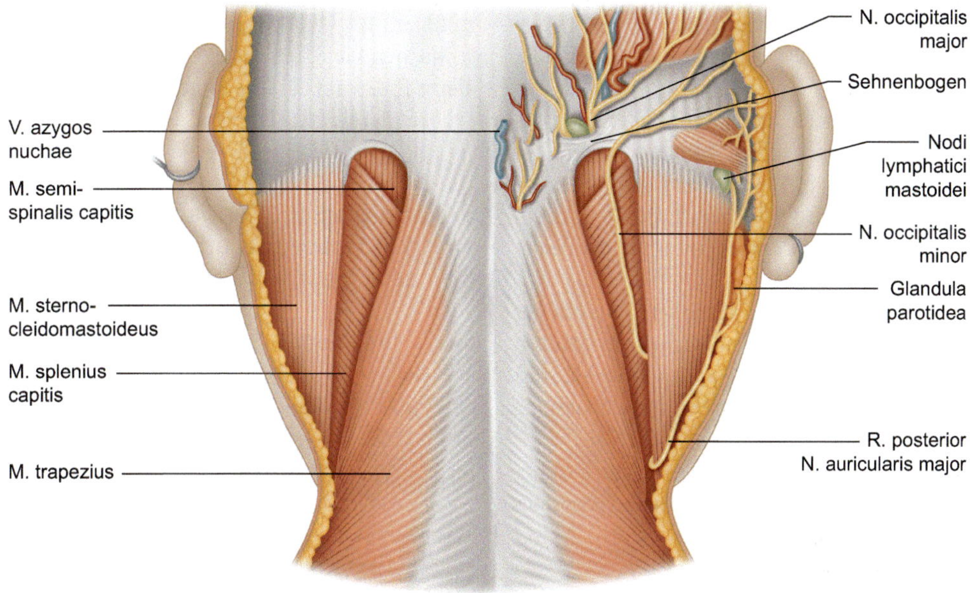

Abb. 12.24 Sehnenbogen zwischen M. trapezius und M. sternocleidomastoideus [L268]

Inhalt

Aus diesem Sehnenbogen treten gut spürbar folgende Strukturen aus:

- An seinem kranialen Rand und von medial nach lateral:
  - N. occipitalis major (Arnold-Nerv)
  - Lymphknoten
  - A. und V. occipitalis
- Lateral, der N. occipitalis minor (Ramus des Plexus cervicalis posterior), der nicht Teil des Sehnenbogens ist.

Test

Der Patient befindet sich in Bauchlage, seine Stirn ruht auf seinen Händen. Der Therapeut steht am Kopfende der Behandlungsliege oder seitlich neben dem Patienten.

Palpation und Test des Sehnenbogens

Legen Sie beide Daumen zwischen die Linea nuchae inferior und die Linea nuchae suprema und folgen Sie dem medialen Rand des M. sternocleidomastoideus und dem lateralen Rand des M. trapezius in kranialer Richtung bis zu dem die beiden Muskeln verbindenden Sehnenbogen.

Gehen Sie von kaudal nach kranial vor, da der Sehnenbogen aus dieser Richtung leichter zu erstasten ist als mit einem kranio-kaudalen Zugang.

Prüfen Sie zunächst, ob sich die beiden Muskeln etwas voneinander wegspreizen lassen. Bei chronischer Zervikalgie lassen sich die Muskeln weniger gut spreizen und durch ihre Spannung wird der Raum, der sie normalerweise trennt, reduziert.

Bewegen Sie anschließend den Sehnenbogen, indem Sie ihn nach lateral und kranial mobilisiert.

Eine Fibrose oder eine anormale Spannung des Sehnenbogens wirken sich auf das Gefäß-Nervensystem des Kraniums und des Nackens aus.

Beurteilung der A. occipitalis

Um den Puls der Arterie zu spüren, lassen Sie einen oder zwei Finger flach von kaudal nach kranial gleiten. Auch hier ist die Richtung von entscheidender Bedeutung, um die Arterie spüren zu können. Sie befindet sich auf halber Strecke zwischen dem Inion und der Pars lateralis des Okziputs.

Zu viel Druck auf das Okziput hindert Sie daran, den Puls zu spüren.

Vergleichen Sie beide Pulse miteinander.

Normalerweise ist der Puls auf der Seite, auf der die Spannung des Sehnenbogens erhöht ist, auch jene Seite, auf der der Puls schwächer ist. Das ist auch ein Hinweis auf das Alter oder die Chronizität der Beeinträchtigung.

In seltenen Fällen liegt der stärkere Puls auf der Seite des angespannten Sehnenbogens, in der Medizin spricht man von einem „kämpfenden Puls". Meist ist die Ursache ein Spasmus oder eine neue Spannung des Sehnenbogens.

Der Puls der A. occipitalis lässt sich auch hinter dem Mastoid, auf Höhe des Sulcus arteriae occipitalis ertasten.

ANMERKUNG

Der Puls der A. occipitalis gibt Aufschluss über die Durchblutungssituation in der A. vertebralis und der A. basilaris.

Beurteilung des venösen Systems

Bei Fixierungen des Sehnenbogens lässt sich im Umkreis des Sehnenbogens auch eine kleine Stauung der V. occipitalis ertasten. Druck auf diesen Bereich erzeugt einen weichen Widerstand und ist ein Hinweis auf die Turgeszenz der Vene. Man sollte immer auch an das venöse System denken, auch wenn es schwer zu testen ist. Ein verminderter arterieller Puls ist meist ein indirekter Hinweis auf eine venöse Kompression.

Beurteilung des N. occipitalis major

Nachdem Sie den Puls der A. occipitalis gefunden haben, lassen Sie Ihre Finger vorsichtig nach medial und lateral gleiten und suchen Sie nach dem Nerv, der als dünner gespannter Faden zu spüren ist.

Oft befindet er sich medial der Arterie. In dieser Region ist der Nerv 1–2 mm dick. Beurteilt werden:

- seine Sensibilität,
- seine Härte,
- seine Mobilität (ein Nerv sollte immer über eine gewisse Gleitfähigkeit gegenüber den umliegenden Geweben verfügen).

Bewegen Sie den Nerv quer zum Verlauf, um seine Mobilität und Elastizität beurteilen zu können.

Machen Sie kleine Kompressionen, um seine Härte zu testen.

Machen Sie einen Seitenvergleich. Dort wo der kleine Faden am härtesten und am wenigsten mobil ist, befindet sich das Problem.

Behandlung des Sehnenbogen zwischen M. trapezius und M. sternocleidomastoideus

Man sollte mit dem Sehnenbogen „spielen", um eventuell vorhandene Kompressionen, die sich auf den Inhalt auswirken, zu lösen.

In Bauchlage

Wie beim Test beginnt man in Bauchlage und öffnet zunächst den Raum zwischen dem M. trapezius und dem M. sternocleidomastoideus. Anschließend spreizt man diesen Raum 5–6 Sekunden lang und dehnt den Sehnenbogen in Quer- und Längsrichtung. Zum Abschluss führt man eine Trennungs-Induktionstechnik (➤ Abb. 12.25) aus.

In Seitenlage

Der Patient liegt zunächst auf der dem zu behandelnden Sehnenbogen, der ein Dreieck mit kranialer Basis bildet, gegenüberliegenden Seite. In der Folge wechselt er zur anderen Seite.

Der Therapeut befindet sich vor dem Patienten. Legen Sie die Daumen oder zwei Finger links und rechts neben das Dreieck und nähern Sie Ihre Finger so weit wie möglich an den Sehnenbogen an (➤ Abb. 12.26).

Tipps

Bei Patienten mit einem dicken kurzen Hals ist es schwierig, die Ansätze dieser beiden Muskeln am Okziput voneinander zu trennen, manchmal ist es sogar schwierig die Muskelbäuche zu spreizen.

In diesem Fall arbeitet man nur mit einem Daumen, den man zunächst auf dem M. sternocleidomastoideus und dann auf den M. trapezius legt.

Manchmal ist es hilfreich, eine Hand flach auf den Schädel zu legen und die Weichgewebe in Richtung Sehnenbogen zu schieben.

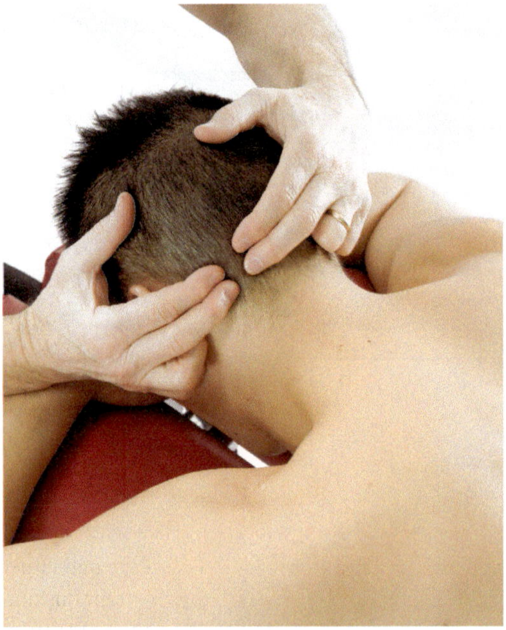

Abb. 12.25 Behandlung des Sehnenbogens zwischen M. trapezius und M. sternocleidomastoideus in Bauchlage [K358]

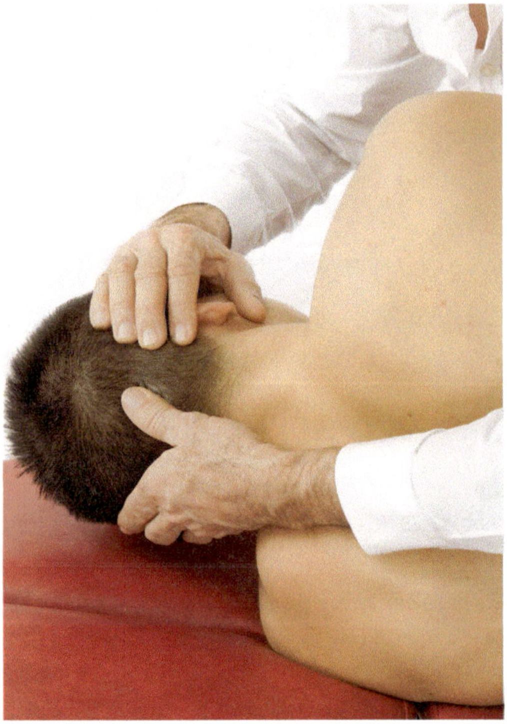

Abb. 12.26 Behandlung des Sehnenbogens zwischen M. trapezius und M. sternocleidomastoideus in Seitenlage [K358]

Dadurch kann man tiefer zwischen die Ansätze des M. sternocleidomastoideus und des M. trapezius eindringen.

Test

Lassen Sie den Finger in Richtung der Muskeln gleiten, ist die Gleitbewegung eingeschränkt, ist die Muskelspannung erhöht.

Technik

Ersuchen Sie den Patienten die Schulter Richtung Wange anzuheben. Gleichzeitig spreizen Sie mit Ihren Fingern den medialen und lateralen Rand des Dreiecks und halten diese Spreizung mittels Induktion einige Sekunden aufrecht.

12.2.3 M. auricularis posterior

Es erscheint vielleicht merkwürdig, dass wir uns mit diesem äußeren Muskel des Ohrs befassen. Bei genauerer Betrachtung stellt man fest, dass er Fasern mit dem Sehnenbogen austauscht. Die beiden Mm. auriculares posteriores (➤ Abb. 12.27) sind nicht nur für die Mobilität der Ohrmuschel wichtig, sie wirken sich auch auf die Spannung des Sehnenbogens aus. Erhöhte Spannung in diesen Muskeln komprimiert das Gefäß-Nervensystem unter dem Sehnenbogen.

Der M. auricularis posterior tauscht Fasern mit dem M. occipitalis und dem M. temporalis aus. Durch die Behandlung all dieser Muskeln bewirkt man eine bessere Entspannung des lateralen Anteils des Sehnenbogens.

Tests

Beidseitiger Test in Bauchlage

Legen Sie Ihre Daumen zu beiden Seiten des Kopfes auf Höhe des Ansatzes des M. auricularis posterior hinter das Ohr.

An der Stelle, an der sich die Ohrmuschel nicht nach anterior bewegen lässt, befindet sich die Fixierung des Muskels (➤ Abb. 12.28).

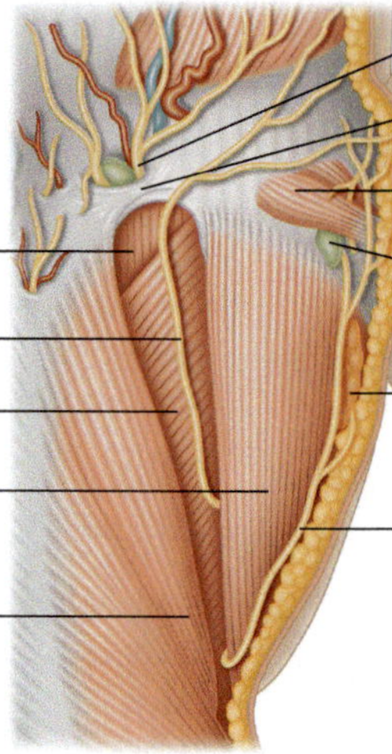

Abb. 12.27 M. auricularis posterior [L268]

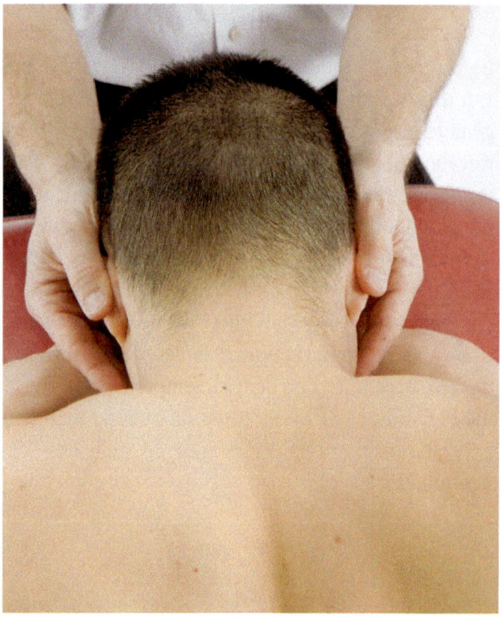

Abb. 12.28 Test für den M. auricularis posterior in Bauchlage [K358]

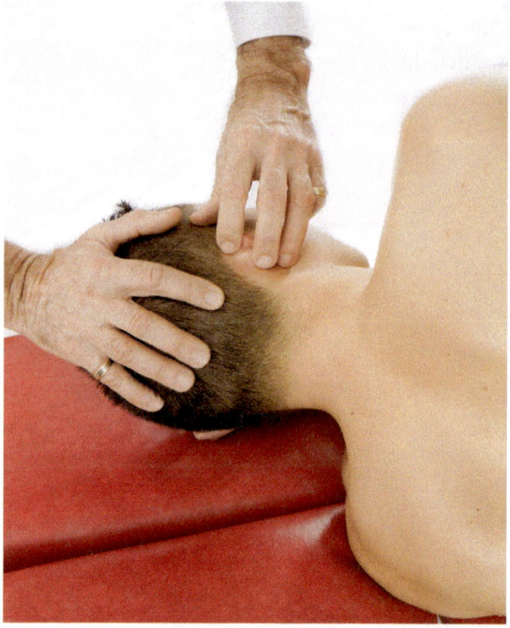

Abb. 12.29 Test für den M. auricularis posterior in Seitenlage [K358]

Einseitiger Test in Seitenlage

Lassen Sie den Finger auf der fixierten Seite in Richtung des Muskels gleiten. Bewegen Sie die Gewebe in anterolateraler Richtung, verringerte Gleitfähigkeit ist ein Hinweis auf eine erhöhte Muskelspannung (➤ Abb. 12.29).

Techniken für den M. auricularis posterior

In Seitenlage

Legen Sie eine Daumen unmittelbar hinter der Ohrmuschel auf das Okziput. Spüren Sie die fleischigen Fasern des Muskels.

Lassen Sie einen Finger vom lateralen Teil des Sehnenbogens in Richtung der hinter der Ohrmuschel liegenden Zone gleiten. Dabei treffen Sie zunächst auf die Aponeurose des M. sternocleidomastoideus und anschließend auf den M. auricularis posterior.

Legen Sie je einen Finger auf diese beiden Strukturen und auf den Sehnenbogen. Führen Sie zunächst einige direkte Bewegungen und dann eine Dehnungs-Induktionstechnik aus (➤ Abb. 12.30).

CAVE

Während Sie den Finger in Richtung des M. auricularis posterior gleiten lassen, treffen Sie auf den N. occipitalis minor und auf einen Ast des N. facialis (N. auricularis posterior). Wenn der Fingerdruck zu schmerzhaft ist, komprimieren Sie vermutlich einen dieser Nerven. Ändern Sie Ihren Kontakt und reduzieren Sie damit den Druck auf diese Nerven.

In Bauchlage

Die Technik kann auch in Bauchlage durchgeführt werden. Legen Sie zwei Finger zu beiden Seiten des fixierten M. auricularis posterior und schieben Sie die Ohrmuschel nach anterior und lateral.

Schließen Sie die Technik mit einer bilateralen Induktionstechnik ab und gleichen Sie damit die Spannungen aus (➤ Abb. 12.31).

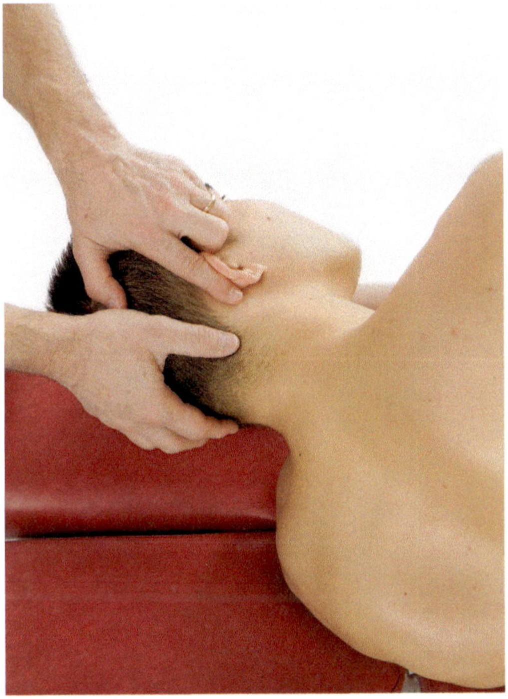

Abb. 12.30 Behandlung des M. auricularis posterior in Seitenlage [K358]

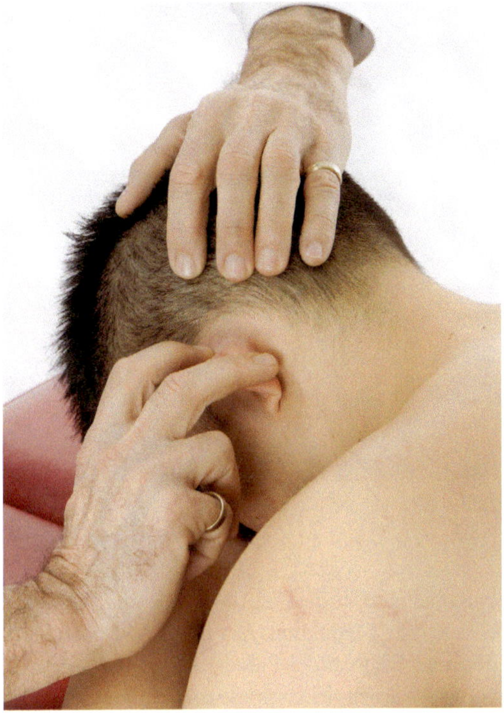

Abb. 12.31 Behandlung des M. auricularis posterior in Bauchlage [K358]

Weitere Muskelansätze

Auf dem Sehnenbogen zwischen M. temporalis und M. sternocleidomastoideus

Der Patient liegt zunächst auf der der Behandlungsseite gegenüberliegenden Seite und dann auf der Behandlungsseite, sodass in jedem Fall beide Seiten behandelt werden.

Lassen Sie Ihre beiden Daumen über den Sehnenbogen zwischen M. temporalis und M. sternocleidomastoideus sowie über den M. auricularis posterior, den M. occipitalis und den M. temporoparietalis gleiten und suchen Sie nach Fixierungen.

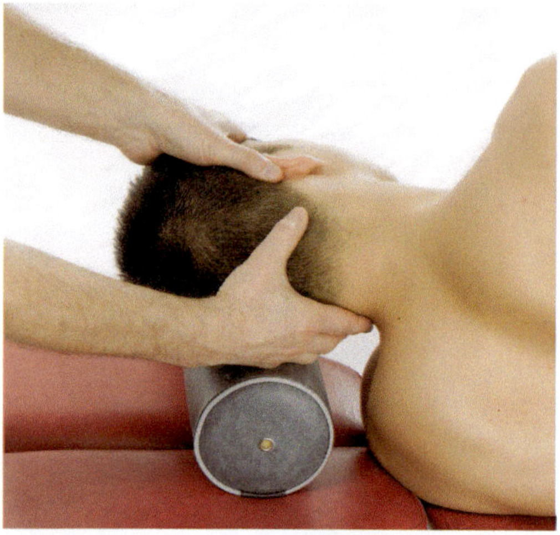

Abb. 12.32 Behandlung der Muskelansätze [K358]

Stimulieren Sie die Fixierungszone und behandeln Sie sie mittels Induktion. Abschließend palpieren Sie nochmals beidseits den Puls der A. occipitalis, der nun auf beiden Seiten gleich stark sein sollte (> Abb. 12.32).

Auf dem Proc. mastoideus

Diese Technik betrifft die am Proc. mastoideus ansetzenden Fasern des M. sternocleidomastoideus.

Umgreifen Sie den Proc. mastoideus mit Daumen und Zeigefinger einer Hand und suchen Sie nach Zonen erhöhter Spannung und verringerter Gleitfähigkeit. Erzeugen Sie gleichzeitig mit dem Daumen der anderen Hand Spannung am Sehnenbogen zwischen M. trapezius und M. sternocleidomastoideus und am posterioren Anteil des M. temporalis.

Abschließende Beurteilung

Bilaterale Ausgleichstechnik in Bauchlage

Paarige Strukturen sollten eine harmonische und symmetrische reziproke Spannung aufweisen. Aus diesem Grund hat es sich bewährt, die beiden Sehnenbögen zwischen M. trapezius und M. sternocleidomastoideus auf beiden Seiten gemeinsam zu beurteilen und zu behandeln.

Der Patient liegt auf dem Bauch, seine Stirn ruht auf den Händen. Der Therapeut steht am Kopfende der Behandlungsliege. Legen Sie Ihre Daumen zu beiden Seiten auf den Sehnenbogen zwischen M. trapezius und M. sternocleidomastoideus. Dehnen Sie die Sehnenbögen nach medial und lateral, um die Mechanorezeptoren anzusprechen und behandeln Sie beide Seiten mittels Induktion.

Überprüfen Sie am Ende der Behandlung, ob sich die Faszien tatsächlich in einem Spannungsgleichgewicht befinden.

Schließen Sie mit einer Ausgleichstechnik am M. auricularis posterior und verwenden Sie eine Druck-Induktionstechnik an den beiden Ohrmuscheln (> Abb. 12.33).

Nachkontrolle von Gefäßen und Nerven

Nach Ende der Behandlung sollte der anfänglich veränderte Puls der A. occipitalis wieder gut spürbar und voll sein. Der N. occipitalis major sollte nun beweglich und weniger sensibel sein.

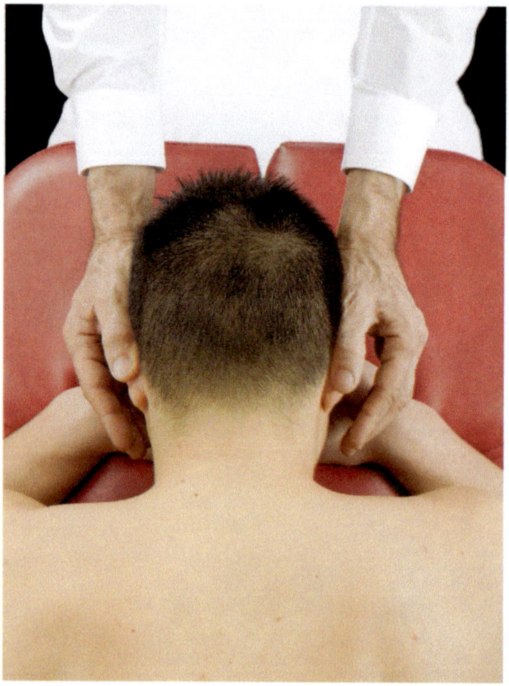

Abb. 12.33 Abschließende Ausgleichstechnik in Bauchlage [K358]

12.2.4 Die großen Muskeln

Um den M. trapezius und den M. sternocleidomastoideus zu entspannen, verwenden wir die Rr. perforantes des N. accessorius.

Nervenaustrittstellen im M. trapezius

Der Patient befindet sich in Rückenlage, seine Hände auf dem Bauch, die Ellenbogen auf der Behandlungsliege.

Legen Sie einen Daumen zwischen Akromioklavikulargelenk und den vertikalen Anteil des M. trapezius, ungefähr 2 cm hinter den Vorderrand des Muskels.

Diese punktförmige Zone ist oft sehr sensibel.

Legen Sie die Handfläche der anderen Hand auf die Schulter und behandeln Sie den sehr sensiblen Punkt mit dem Daumen mittels Induktion, ohne ihn zusätzlich zu irritieren. Mit der Handfläche bewegen Sie gleichzeitig die Schulter nach kaudal und etwas nach lateral.

Diese Schulterbewegung erzeugt im M. trapezius und in der Faszie, also dort wo der N. accessorius austritt, Spannung.

Wiederholen Sie diese Bewegungen bis der Schmerz in diesem Punkt nachlässt (➤ Abb. 12.34).

TIPP

Wenn der Kontakt auf diesem Punkt zu schmerzhaft ist, legen Sie die Finger zu beiden Seiten des Punktes und machen Sie eine Induktionstechnik. In diesem Fall ist ein indirekter Ansatz effizienter.

Nervenaustrittstellen im M. sternocleidomastoideus

Der Patient befindet sich wieder in Rückenlage, sein Kopf ist leicht zur Gegenseite gedreht. Suchen Sie hinter dem Gonion und dem Os hyoideum sensible Punkte im M. sternocleidomastoideus. Legen Sie die Daumen zu beiden Seiten des jeweiligen sensiblen Punkts und entspannen Sie die Zone mit einer Induktionstechnik (➤ Abb. 12.35).

Variante in Seitenlage

Der Patient liegt auf der kontralateralen Seite, die zu behandelnde Seite oben. Führen Sie in dieser Position die gleichen Induktionstechniken aus.

Empfehlung

Egal auf welcher Seite sich die Symptome befinden, man sollte immer beide Seiten untersuchen. Paradoxerweise kann die weniger schmerzhafte Wirbelsäulenseite jene sein, in der der Nervenpunkt besonders sensibel ist.

12.2.5 Faszien der Halswirbelsäule

Es gibt viele Techniken zur Behandlung der Faszien des Halses und der Halswirbelsäule.

Darunter auch einige, die uns nicht wirklich überzeugen konnten. Einfache Gleit- oder kleine Dehnungsbewegungen dieser Faszien führen nicht

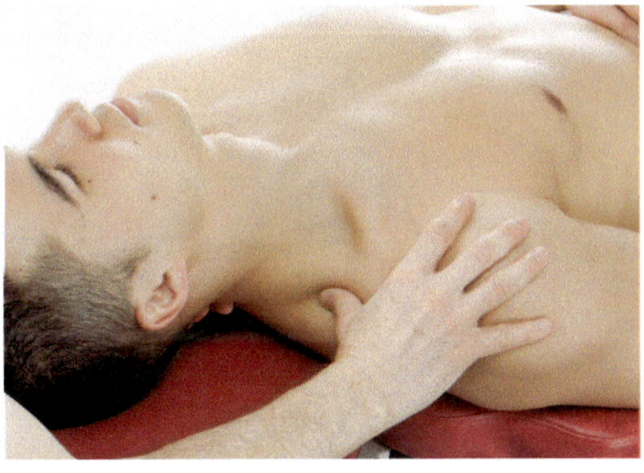

Abb. 12.34 Behandlung der Nervenaustrittstellen im M. trapezius [K358]

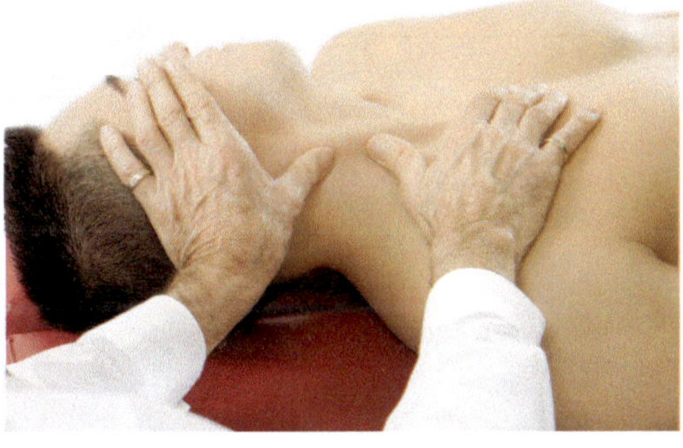

Abb. 12.35 Behandlung der Nervenaustrittstellen im M. sternocleidomastoideus [K358]

zur gewünschten Verbesserung und geben uns das Gefühl auf der Stelle zu treten.

Da wir uns auf die Untersuchung der Halswirbelsäule beschränken wollen – und das ist keine leichte Aufgabe – werden wir uns auf jene Faszien konzentrieren, die bei der Behandlung der HWS-Region sehr hilfreich sind.

Die Halsfaszien haben eine große Bedeutung für das venöse System, auf die wir in Kapitel 14 (➤ Kap. 14) genauer eingehen werden. In diesem Abschnitt befassen wir uns nur mit der Lamina prevertebralis (➤ Abb. 12.36).

Lamina prevertebralis fasciae cervicalis

Die Halsfaszie umfasst insgesamt drei Anteile:
- Lamina superficialis
- Lamina pretrachealis
- Lamina prevertebralis

Die Lamina prevertebralis, die früher auch als tiefe Halsfaszie bezeichnet wurde, ist eine Bindegewebshülle, die die Wirbelsäule und die tiefen Halsmuskeln umgibt.

Diese Faszie:
- erstreckt sich vom Kranium bis Th3,
- verschmilzt mit der Fascia endothoracica,
- gibt Fasern an das Pericardium fibrosum ab,
- verbindet sich dem Lig. longitudinale anterius,
- setzt sich in der Fascia axillaris fort,
- tauscht Fasern mit der Vagina carotica aus,
- steht in Verbindung mit dem Mediastinum.

Regio submastoidea

Unmittelbar unterhalb der Ansatzzone des M. sternocleidomastoideus am Mastoid findet man eine interessante fasziale Verstärkung, die Fasern mit dem Sehnenbogen zwischen M. trapezius und M. sternocleidomastoideus austauscht.

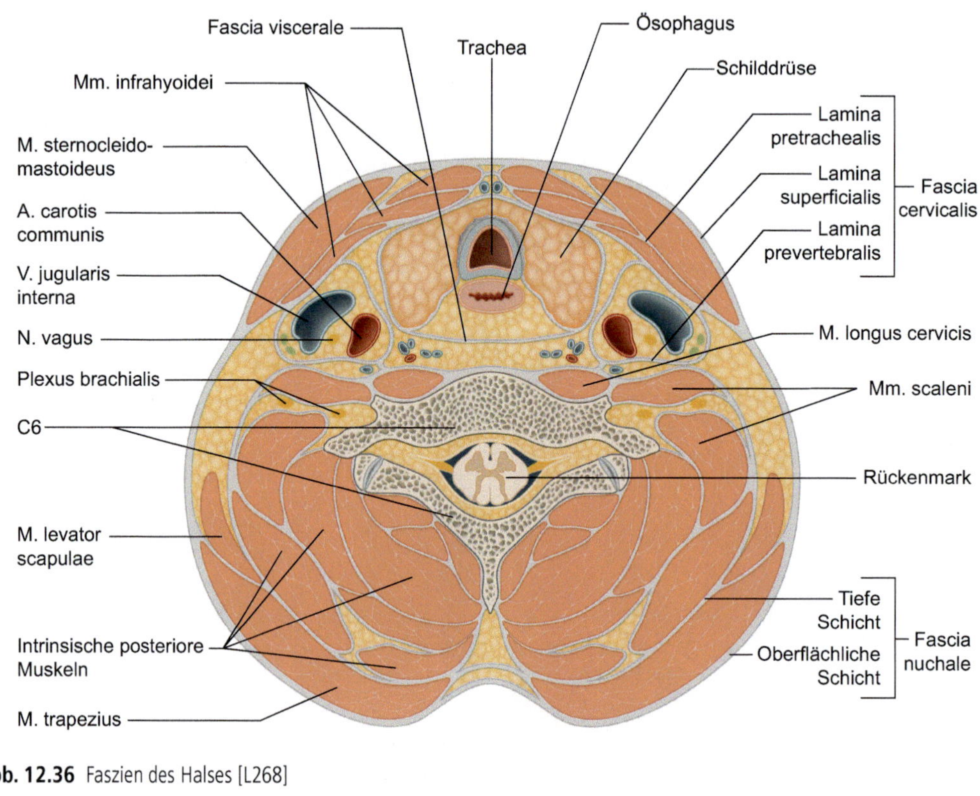

Abb. 12.36 Faszien des Halses [L268]

Es handelt sich um eine Schlüsselzone für die Behandlung der Halsfaszie, die zu einer sehr effizienten Entspannung der Faszie führt.

Technik in Seitenlage

Diese Technik wird immer auf beiden Seiten ausgeführt. Legen Sie einen Daumen auf den Ansatz des Sehnenbogens zwischen M. trapezius und M. sternocleidomastoideus, nahe am Mastoid und die andere etwas weiter anterior auf den Ansatz des M. sternocleidomastoideus am Mastoid. Führen Sie eine Induktion durch (➤ Abb. 12.37).

Technik in Bauchlage

Der kaudale Ansatz der Lamina prevertebralis liegt auf Höhe von Th3.

Legen Sie die Handfläche einer Hand auf den Proc. spinosus von Th3 und die andere auf die Linea nuchae inferior.

Führen Sie mit der am Rücken liegenden Hand eine Dehnung nach kaudal aus und mit der Hand am Okziput eine Dehnung nach kranial (➤ Abb. 12.38).

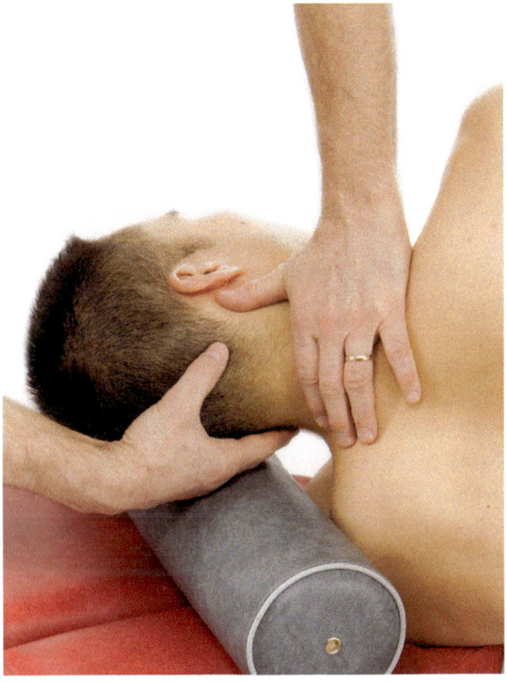

Abb. 12.37 Technik für die Regio submastoidea [K358]

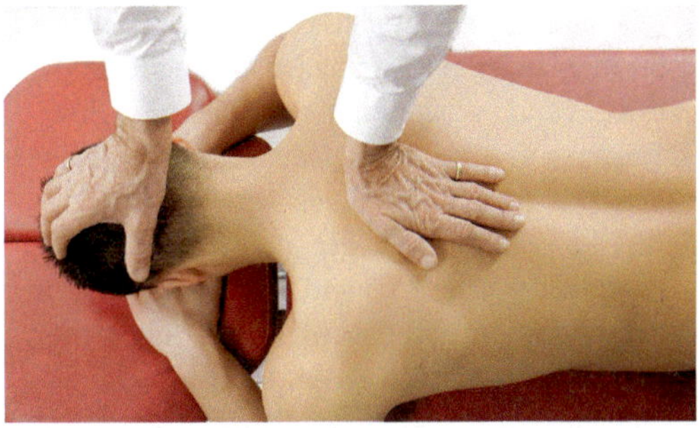

Abb. 12.38 Technik in Bauchlage [L268]

Dank dieser Technik können die nachfolgenden Techniken präziser ausgeführt werden.

12.3 Das Muskel- und Ligamentsystem am kraniozervikalen Übergang

Position des Patienten

Der Patient befindet sich in Rückenlage, seine Hände liegen gekreuzt auf dem Bauch. Der Therapeut sitzt am Kopfende der Behandlungsliege.

Wir bevorzugen die Rückenlage, weil:

- sich die großen Halsmuskeln in dieser Position besser entspannen,
- die Schmerzen im Vergleich zur sitzenden Position weniger stark sind,
- die Halswirbelsäule in eine angenehme Extensionsposition gebracht werden kann. Wir erinnern daran, dass die anterioren Strukturen, die am häufigsten betroffen sind und die schwersten Folgen haben, über die Extension für die Palpation zugänglich gemacht werden.

M. rectus capitis posterior minor

Test

1. Legen Sie einen oder zwei Finger auf die Protuberantia occipitalis externa oder die Linea nuchae inferior, die sich unmittelbar unterhalb der Pro-

tuberantia occipitalis externa befindet. Lenken Sie Ihre Finger in Richtung Crista occipitalis externa und nach anterior und nähern Sie Ihre Finger so weit wie möglich dem Hinterrand des Foramen magnum an.
2. Legen Sie den Daumen der anderen Hand auf den Proc. spinosus des Axis und fixieren Sie ihn. Wie bereits erwähnt, ist es schwierig das Tuberculum posterius atlantis zu fixieren, außer bei sehr dünnen Patienten mit einem langen Hals.
3. Ziehen Sie das Okziput nach kranial und bewegen Sie die HWS gleichzeitig in eine leichte Extension, sollten dabei Schmerzen auftreten, ersuchen Sie den Patienten selbst kleine Extensionsbewegungen auszuführen. Beurteilen Sie den Widerstand der betroffenen Strukturen und konzentrieren Sie sich dabei auf den M. rectus capitis posterior minor. Vergleichen Sie die Mobilität von Okziput bis C2 in Neutralposition und in Extension (➤ Abb. 12.39).

Techniken

In Rückenlage

Der Patient befindet sich in Rückenlage, seine Hände liegen auf dem Bauch und die Ellenbogen auf der Behandlungsliege, um die großen Halsmuskeln zu entspannen. Der Therapeut sitzt am Kopfende der Behandlungsliege.

Legen Sie den Zeigefinger der kranialen Hand unter den Mittelfinger und diese Finger auf die Linea nuchae inferior. Platzieren Sie den Daumen entweder, sofern das möglich ist, auf das Tuberculum posterius atlantis oder auf den Proc. spinosus des Axis (➤ Abb. 12.40).

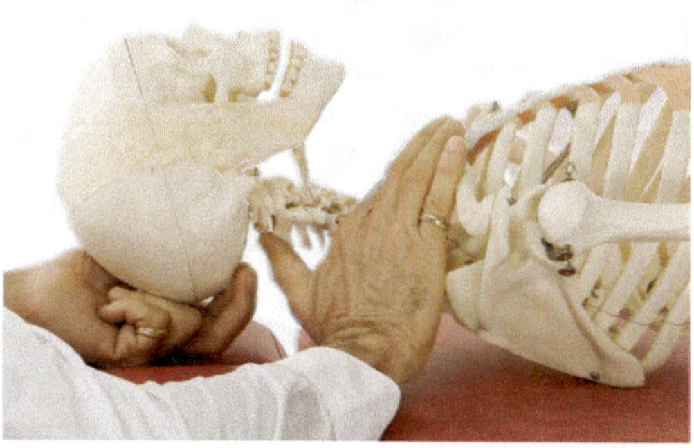

Abb. 12.39 Test für den M. rectus capitis posterior minor [K358]

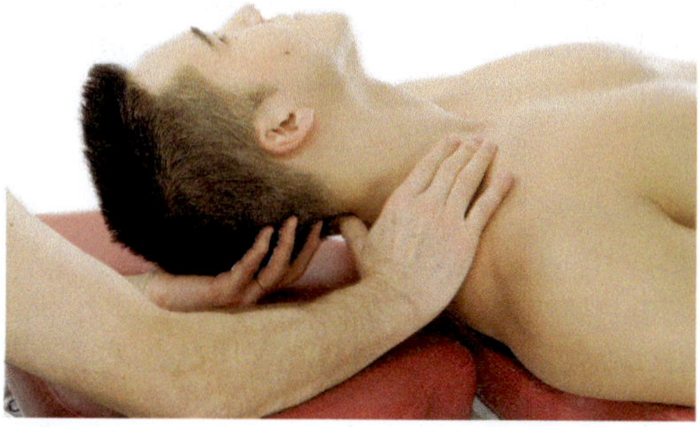

Abb. 12.40 Behandlung des M. rectus capitis posterior minor [K358]

Kopf in Extension

Ersuchen Sie den Patienten seinen Kopf vorsichtig und unter Berücksichtigung der Schmerzgrenze in Extension zu bewegen, die einzige Position, die es Ihnen erlaubt, die tiefliegenden Strukturen zu erreichen.

CAVE

Achten Sie darauf, dass die Extensionsposition des Kopfes während der Behandlung erhalten bleibt, der Patient kehrt fast immer automatisch in die Flexion zurück.
Unter Berücksichtigung der Längsachse verschieben Sie Ihre Finger vorsichtig entlang der Linea nuchae inferior, um den gesamten M. rectus capitis posterior minor zu beeinflussen.

Zwei Varianten

Passiv

Dehnen Sie den M. rectus capitis posterior minor mehrmals, um die Mechanorezeptoren zu stimulieren und die Richtung für die Induktionstechnik besser wahrzunehmen. Mit dieser Griffposition erreicht man das gesamte Muskel-, Band- und Fasziensystem zwischen Okziput und Axis.

Führen Sie anschließend eine langsame, schrittweise intensiver werdende und schmerzfreie Dehnungs-Induktionstechnik aus.

Achten Sie bei dieser Technik besonders darauf, diese spezifischen Dehnungen dreidimensional auszuführen.

Aktiv

Ersuchen Sie den Patienten einige Extensionsbewegungen in der oberen Halswirbelsäule zu machen.

Damit der Patient versteht, um welche Bewegung es geht, bitten Sie ihn die Nase langsam anzuheben, während Sie gleichzeitig die Dehnungs-Induktionstechnik ausführen.

Denken Sie dreidimensional, um die sagittalen Strukturen miteinzubeziehen.

M. rectus capitis posterior major

Gleiche Vorgangsweise wie oben. Bewegen Sie Ihre Finger entlang der Linea nuchae inferior, während der Daumen auf dem Proc. spinosus des Axis liegt.

Stimulieren Sie die Mechanorezeptoren und ersuchen Sie den Patienten seinen Kopf vorsichtig maximal 30° in die der Behandlungsseite entgegengesetzte Richtung zu drehen.

Dabei sollten Sie eine kontinuierliche Muskelspannung spüren (➤ Abb. 12.41).

M. obliquus capitis superior und inferior

Test in Rückenlage

Gleiche Ausgangsposition wie oben. Legen Sie einen oder zwei Finger auf den Proc. jugularis hinter dem Mastoid (achten Sie darauf, dass Sie die A. occipitalis nicht komprimieren).

Technik in Rückenlage

Legen Sie den Daumen oder einen Finger der anderen Hand auf den posterioren Anteil des Proc. transversus von C2 und dehnen Sie die zwischen Ihren Fingern liegenden Strukturen.

M. obliquus capitis inferior

Legen Sie den Zeigefinger und den Mittelfinger einer Hand auf den Proc. spinosus des Axis und den Daumen auf den Proc. transversus des Atlas. Sollte das schwierig sein, können Sie Ihren Daumen auch auf den Proc. jugularis des Okziputs, medial des Sulcus arteriae occipitalis, legen.

Ersuchen Sie den Patienten eine leichte Kopfrotation zu machen, während Sie die Muskelspannung aufrechterhalten (➤ Abb. 12.42).

M. obliquus capitis superior

Legen Sie den Zeigefinger und den Mittelfinger auf den Proc. jugularis des Okziputs und den Daumen auf den Proc. transversus des Atlas. Sollte der Proc. transversus schwer zu finden sein, legen Sie den Daumen auf den Proc. transversus des Axis (➤ Abb. 12.43).

Bilaterale Technik in Seitenlage

Mit dieser Technik versucht man vor allem mit beiden Daumen die Mm. obliquus capitis superior und inferior transversal zu mobilisieren, wobei man vom Proc. spinosus des Axis in Richtung Okziput arbeitet. Die Technik wird auf beiden Seiten ausgeführt, der Patient muss also die Seite wechseln (➤ Abb. 12.44).

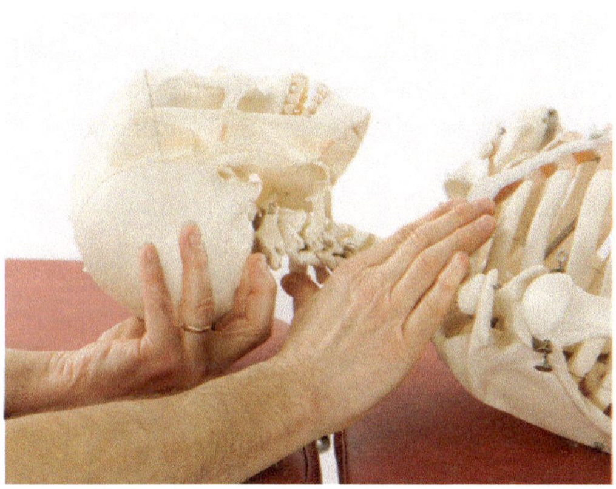

Abb. 12.41 Behandlung des M. rectus capitis posterior major [K358]

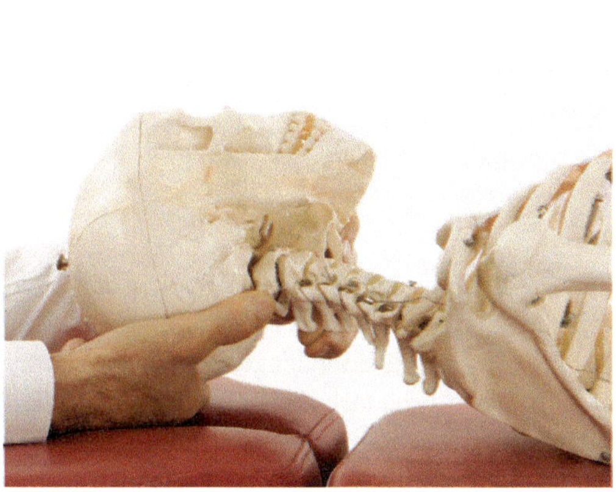

Abb. 12.42 Technik für den M. obliquus capitis inferior in Rückenlage [K358]

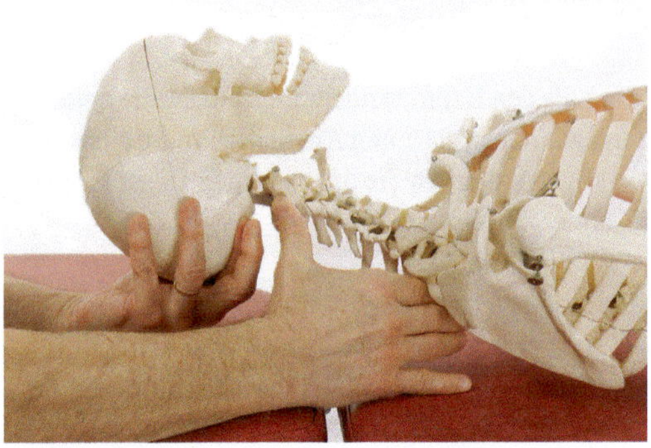

Abb. 12.43 Technik für den M. obliquus capitis superior in Rückenlage [K358]

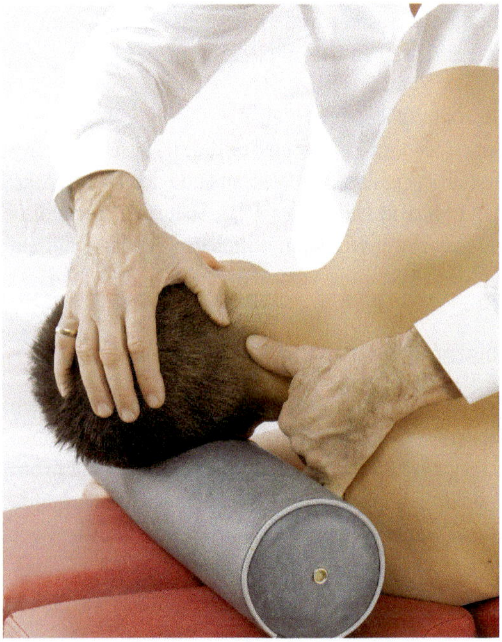

Abb. 12.44 Technik für die Mm. obliquus capitis superior und inferior in Seitenlage [K358]

Variante

Man kann nach dem gleichen Prinzip auch eine Dehnungs-Induktionstechnik zuerst passiv dann aktiv ausführen. Wenn Sie Ihren Finger etwas weiter nach lateral drücken, behandeln Sie die Mm. intertransversarii und ihre Verlängerung zwischen Okziput und C1, den M. rectus capitis lateralis. Diese Technik beeinflusst auch die A. und die V. vertebralis.

WIRKUNG AUF GEFÄSSE UND NERVEN

Das Trigonum arteriae vertebralis wird durch den M. rectus capitis posterior major und die Mm. obliquus capitis superior und inferior gebildet.
Die A. vertebralis entsendet in diesem Bereich Äste in die Muskulatur. Unsere Techniken verbessern den Blutfluss in diesen Ästen und wirken damit auch auf die A. vertebralis. Im Trigonum arteriae vertebralis befindet sich auch der N. suboccipitalis, der die kurzen Nackenmuskeln innerviert.

Technik in Seitenlage

Der Patient liegt auf der zu behandelnden Seite. Legen Sie den Finger einer Hand auf den anterioren Anteil des Proc. jugularis und einen Finger der anderen Hand auf den Proc. transversus von C2. Führen Sie eine Dehnungs-Induktionstechnik an den zwischen Ihren Fingern liegenden Geweben aus.

Kleine Rotationsbewegungen zur ipsilateralen Seite helfen nicht nur die Finger besser zu positionieren, sondern vergrößern auch den Abstand zwischen Ihren Finger.

M. rectus capitis posterior major und M. obliquus capitis inferior

Test

Der Patient befindet sich in Rückenlage. Die Ausgangsposition für Patient und Therapeut ist die gleich wie bei dem oben ausgeführten Test bzw. der Technik. Allerdings wird diese Technik nun zwischen Okziput und C2 ausgeführt:

Legen Sie einen oder zwei Finger einer Hand auf die Linea nuchae inferior oder auf den Proc. jugularis, wenn das Okziput nur eine geringe Wölbung aufweist (➤ Abb. 12.45).

Legen Sie den Daumen der anderen Hand auf den Proc. spinosus von C2.

Dehnen Sie die Strukturen, die schräg zwischen dem Okziput und dem Proc. spinosus von C2 liegen. Betroffen sind vor allem der M. rectus capitis posterior major und der M. obliquus capitis inferior, aber auch die Ligg. alaria und indirekt auch das Lig. transversum atlantis.

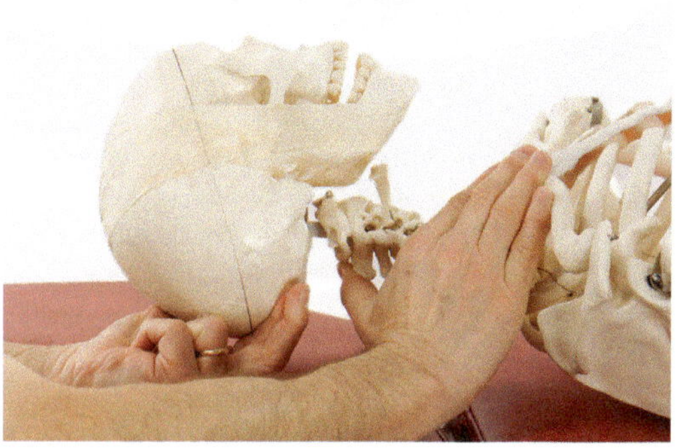

Abb. 12.45 Test für den M. rectus capitis posterior major und den M. obliquus capitis inferior [K358]

Bewegen Sie den Kopf leicht in Rotation und kontralaterale Seitneigung und erhöhen Sie damit den Dehnungseffekt.

Technik

Passiv

Führen Sie eine schrittweise an Intensität zunehmende Dehnungs-Induktionstechnik aus.

Aktiv

Während Sie die Dehnungs-Induktionstechniken ausführen, ersuchen Sie den Patienten langsam kleine Rotations- und Seitneigebewegungen auszuführen.

Ihre auf dem Okziput positionierten Finger (oder ihr Finger) begleiten diese Bewegungen langsam und mit zunehmender Intensität (> Abb. 12.46).

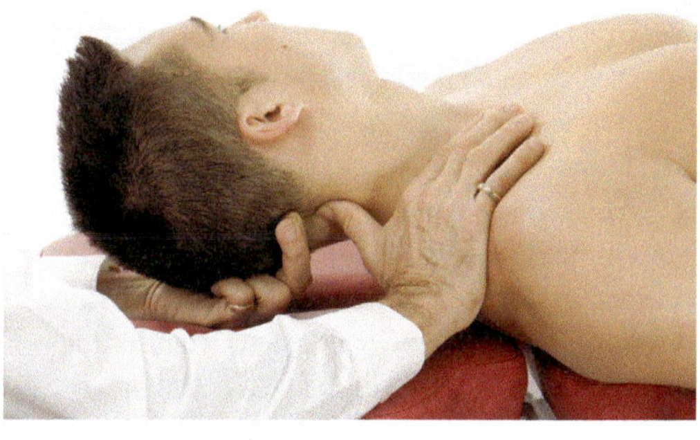

Abb. 12.46 Technik für den M. rectus capitis posterior major und den M. obliquus capitis inferior [K358]

Denken Sie dabei dreidimensional, um die Trennung von Okziput und C2 in sagittaler und horizontaler Ebene zu erfassen.

Variieren Sie die Parameter – Flexion, Extension, Rotation und Seitneigung – um die Gewebespannung besser zu spüren und die Wirkung der Dehnungs-Induktionstechnik zu verstärken.

Vergessen wir nicht, dass sich eine Halswirbelsäule in Neutralstellung vollkommen frei und beweglich anfühlen kann, während sie sich in Extensionsstellung als vollständig fixiert erweist.

12.4 Manipulation der mittleren und unteren Halswirbelsäule

12.4.1 Muskeln von unterschiedlicher Bedeutung

In der Halswirbelsäule gibt es eine Vielzahl sich überlappender Muskeln, die bei der Behandlung nur schwer einzeln kontaktiert werden können. Neben den großen Muskeln, die nicht das Ziel unserer spezifischen Manipulationstechniken sind, sind es die kleinen kurzen Muskeln, die oft sehr lange verspannt bleiben und damit möglicherweise fibrosieren. Es sind diese Muskeln, die – abgesehen vom Torticollis – zu Steifigkeit im Nacken und zu Wirbelblockaden führen.

Aufgrund von fehlender Mobilität und Arthrose, von der die untere Halswirbelsäule besonders betroffen ist, können Gelenk auch wirklich „feststecken".

Dank unserer Techniken können auch Patienten mit einer stark arthrotischen Wirbelsäule eine gewisse Mobilität und Erleichterung erfahren. Zur Erinnerung: Arthrose bedeutet nicht unbedingt Schmerzen, erst wenn muskuläre oder ligamentäre Fixierungen hinzukommen und Nervenstrukturen komprimiert werden, können die Schmerzen schnell unerträglich werden.

Im Folgenden präsentieren wir eine Liste der verschiedenen Faszien und Muskeln, die die kleinen kurzen Muskeln der Halswirbelsäule überdecken, die wir mit unseren Manipulationen zu erreichen suchen:

- Lamina superficialis fasciae cervicalis: Die oberflächliche Halsfaszie umhüllt den M. trapezius

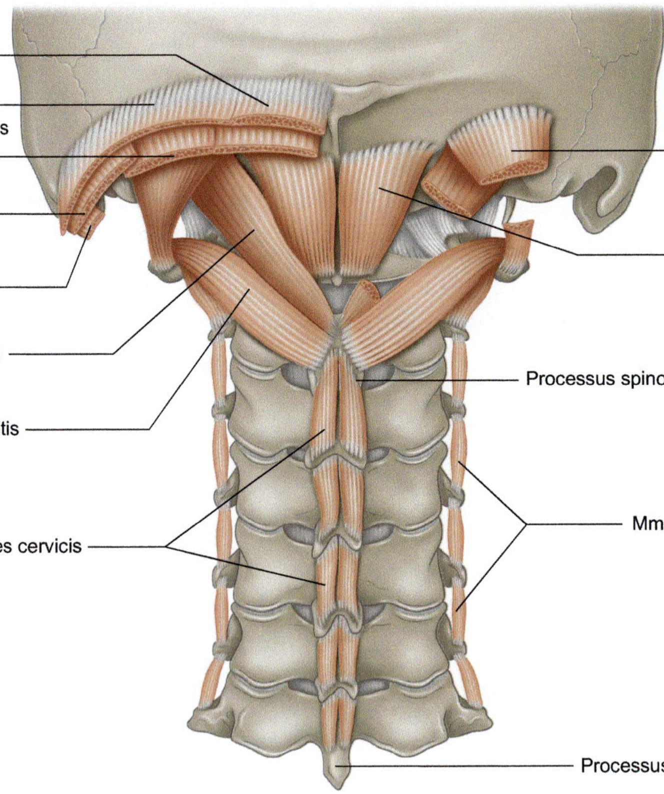

Abb. 12.47 Mm. interspinales cervicis [L268]

und den M. sternocleidomastoideus. Sie stellt die Verbindung zwischen dem anterioren und posterioren Anteil des Halses her.

- Mm. interspinales cervicis (➤ Abb. 12.47): Diese Muskeln reichen bis nach C2. Sie begrenzen Flexionsbewegungen mit großer Amplitude, sind aber für die Behandlung weniger interessant als die anderen Muskeln und scheinen auf unsere Techniken nicht wirklich anzusprechen.
- M. splenius cervicis (➤ Abb. 12.48): Dieser Muskel endet an den Procc. transversi von C1 und C2. Er wird damit zwangsläufig in unsere Techniken einbezogen.
- M. levator scapulae: Dieser Muskel setzt an den Procc. transversi von C1–C4 an. Er ist auf der rechten Körperhälfte aufgrund seiner viszeralen Beziehungen zur Leber-Gallenregion für uns von Interesse.
- M. semispinalis capitis:
  - Dieser Muskel entspringt an den Procc. transversi der oberen Brustwirbel, hat Verbindung zu den Gelenkfortsätzen von C3–C7 und verfügt über Ansätze zwischen der Linea nuchae inferior und der Linea nuchae superior.
  - Er ist der kräftigste Nackenmuskel. Unserer Ansicht nach bildet er den Übergang zwischen den sehr großen Muskeln (M. trapezius und M. sternocleidomastoideus) und den kleinen Muskeln, die wir eben beschrieben haben.
- M. spinalis cervicis: Dieser Muskel setzt an den Procc. spinosi von C2–C4 an. Da der Proc. spinosus von C2 einer der wichtigsten Orientierungspunkte für unsere Techniken ist, nehmen wir bei vielen HWS-Techniken Kontakt mit den Fasern dieses Muskels auf.

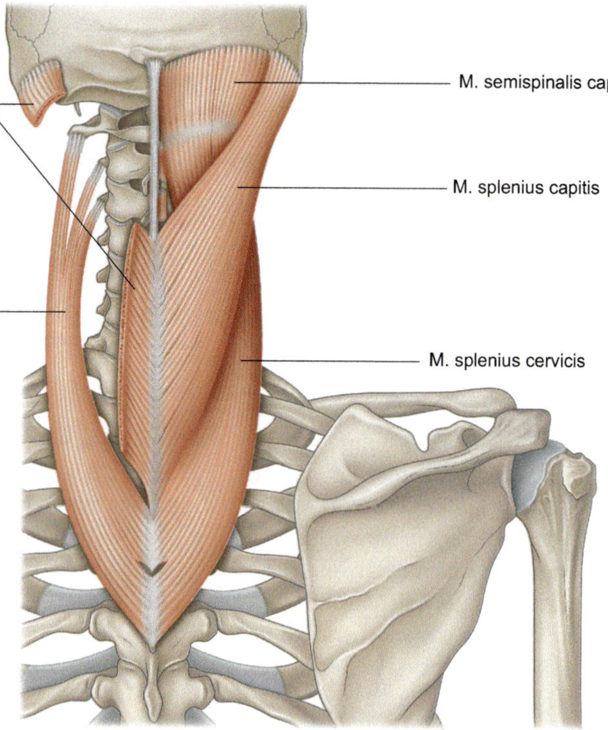

Abb. 12.48 M. splenius capitis und M. splenius cervicis [L268]

- Mm. intertransversarii posteriores cervicis: Diese Muskeln ziehen von den Tubercula anterius und posterius eines Wirbels zu den Tubercula des nächstfolgenden Wirbels. Man findet sie zwischen C2 und C7. Auf Höhe von C0 und C1 werden sie durch den M. rectus capitis lateralis ersetzt. Bei den Techniken für die schräge Achse sind sie ebenfalls mitbetroffen. Wenn sie fixiert sind, wirken sie sich auf die Gelenke aus und können zudem die Durchblutung der A. und V. vertebralis beeinträchtigen.
- M. multifidus cervicis: Dieser Muskel reicht von den Procc. transversi von Th1–Th4 und den Procc. articulares von C4–C7 zu den Procc. spinosi von C2–C7. Er überspannt ebenfalls zwei Wirbelniveaus.
- M. longissimus cervicis: Dieser Muskel entspringt an den Procc. transversi von Th1–Th6 und setzt an den Procc. transversi von C5–C2 an.
- Mm. rotatores cervicis longi und breves:
  - Diese Muskeln ziehen von den Procc. transversi eines Wirbels zu den Procc. spinosi des nächstfolgenden Wirbels (Mm. rotatores breves) oder des übernächsten Wirbels (Mm. rotatores longi).
  - Sie sind dünn und ziemlich flach: auch wenn Anatomen ihnen keine wichtige Rolle zuerkennen, führen Manipulationen dieser Wirbel zu guten Ergebnissen.

Auf osteopathischer Ebene kann man die Beteiligung all dieser Muskeln nicht bestreiten. Gute Ergebnisse erzielt man mit Techniken, die die Ansätze dieser Muskeln bearbeiten oder ihre Muskelbäuche durch Dehnung unter Spannung bringen.

Aus Erfahrung wissen wir, dass die tiefsten Muskelschichten am besten auf Techniken reagieren, die mit großer Präzision ausgeführt werden und den Muskel unter Spannung setzen. Die langen und großen Muskeln reagieren weniger und vor allem nur vorübergehend auf diese Techniken. Diese Muskeln können über ihre Nervenfasern behandelt werden.

12.4.2 Manipulation

In Längsrichtung entlang der Mittellinie

Diese Manipulationen richtet sich an die axialen Strukturen, die Ligg. interspinales und supraspinales und an einen Teil der Ligg. flava.

Test

Der Patient befindet sich in Rückenlage, seine Hände sind gekreuzt und die Ellenbogen liegen auf der Behandlungsliege. Legen Sie den Zeige- oder Mittelfinger der dominanten Hand auf den Proc. spinosus des oberen Wirbels und den Daumen der anderen Hand auf den Proc. spinosus des unteren Wirbels. Achten Sie darauf, dass der Nacken flach liegt.

Ersuchen Sie den Patienten eine HWS-Extension zu machen (die nicht schmerzhaft sein darf) und verringern Sie dadurch den Abstand zwischen den Dornfortsätzen der beiden Wirbeln (➢ Abb. 12.49).

Drücken Sie Ihre Finger fest gegen die Procc. spinosi und ersuchen Sie den Patienten sein Kinn langsam anzuheben und so eine Extension in der HWS zu erzeugen. Testen Sie jeden einzelnen Interspinalraum, dort wo die Dornfortsätze sich nicht voneinander entfernen lassen, befindet sich die Fixierung.

Technik

Gleiche Ausgangsposition und Vorgangsweise wie beim Test. Bilden Sie mit dem unteren Proc. spinosus einen Fixpunkt und bewegen Sie den oberen Proc. spinosus in verschiedene Flexionsbewegungen. Die ersten Bewegungen werden direkt ausgeführt und mit Induktion fortgesetzt (➢ Abb. 12.50).

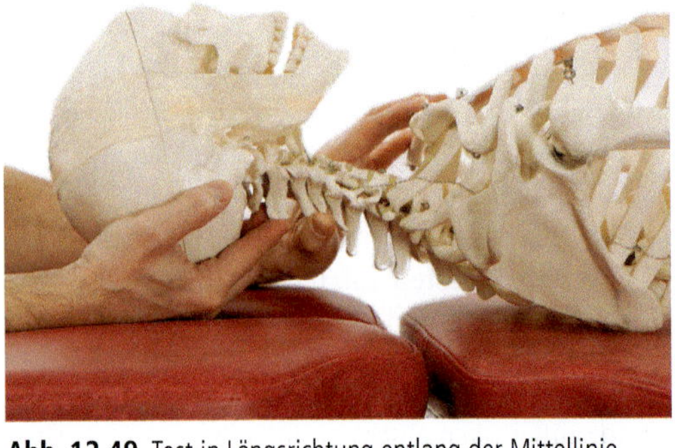

Abb. 12.49 Test in Längsrichtung entlang der Mittellinie [K358]

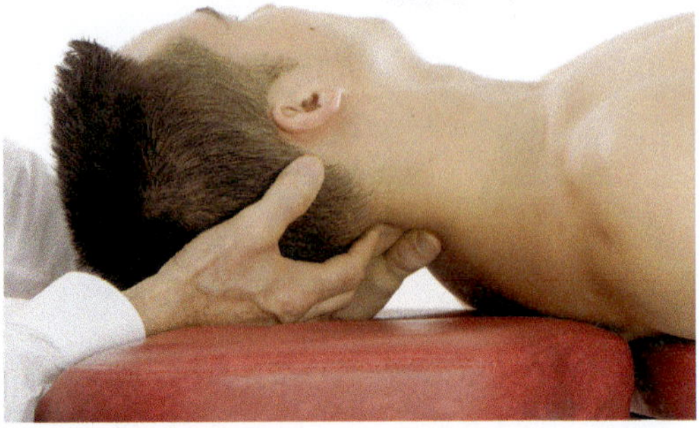

Abb. 12.50 Technik in Längsrichtung entlang der Mittellinie [K358]

In Längsrichtung lateral der Mittellinie

Diese Techniken betreffen die Ligg. intertransversarii und den Kapsel-Band-Apparat der Procc. articulares.

Test

Wieder gleiche Ausgangsposition. Legen Sie den Daumen oder den Finger einer Hand auf den Proc. transversus des unteren Wirbels und den Daumen der anderen Hand auf den Proc. transversus des oberen Wirbels.

Erzeugen Sie einen Zug, um den Abstand zwischen den beiden Kontaktpunkten etwas zu vergrößern und achten Sie dabei auf die Leichtigkeit, mit der die Wirbel auf diesen Zug reagieren (➢ Abb. 12.51).

Dort, wo sich die Intertransversalräume nicht öffnen lassen, liegt die Fixierung.

Technik

Schaffen Sie einen Fixpunkt auf dem unteren Proc. transversus und behandeln Sie den darüberliegenden Proc. transversus mit einer Induktionstechnik. Ersuchen Sie den Patienten kleine Seitneigebewegungen zur Gegenseite zu machen, um die Querfortsätze noch etwas weiter zu öffnen (➢ Abb. 12.52).

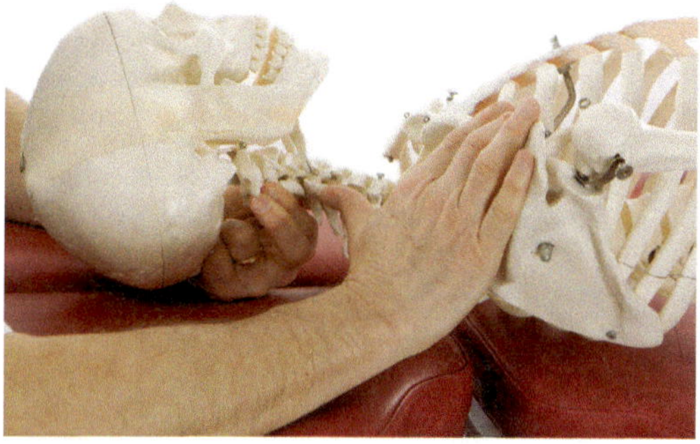

Abb. 12.51 Test in Längsrichtung lateral der Mittellinie [K358]

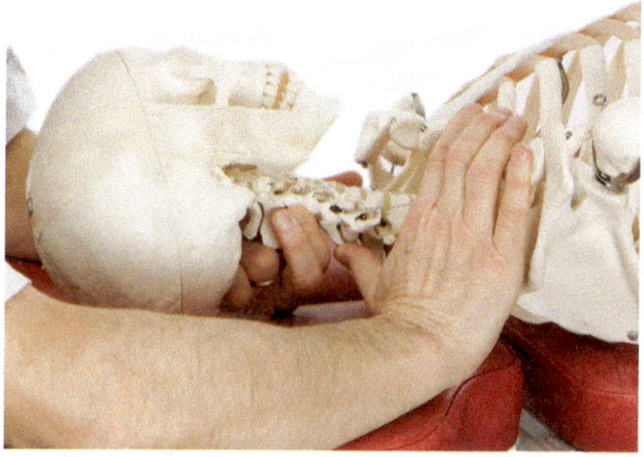

Abb. 12.53 Test in schräger Richtung [K358]

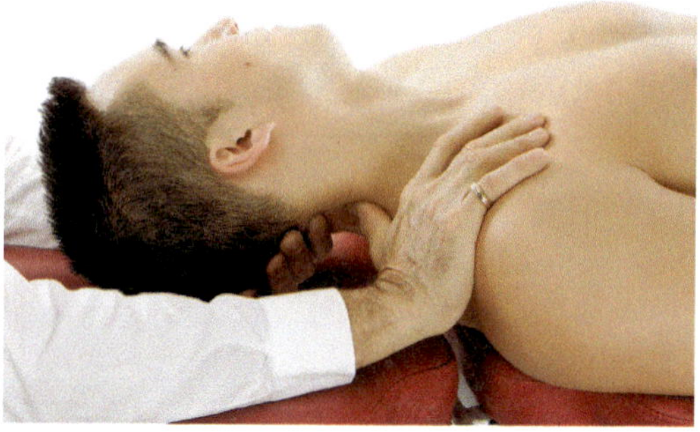

Abb. 12.52 Technik in Längsrichtung lateral der Mittellinie [K358]

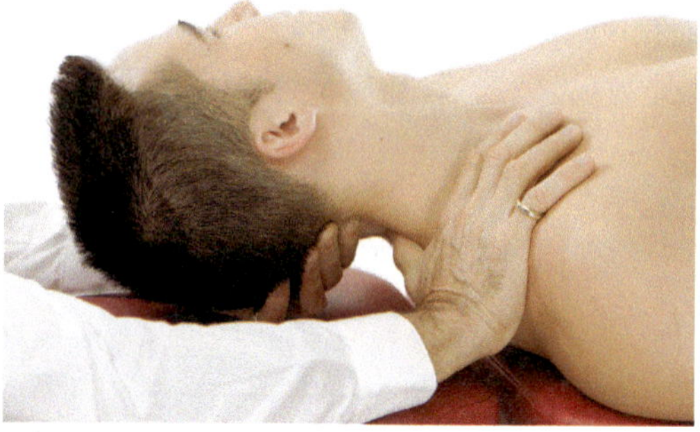

Abb. 12.54 Technik in schräger Richtung [K358]

In schräger Richtung

Diese Technik konzentriert sich auf die Mm. rotatores longi und breves und die Mm. multifidi cervicis.

Test

Wieder gleiche Ausgangsposition. Legen Sie den Daumen oder den Finger einer Hand auf den Proc. spinosus des unteren Wirbels und den Daumen der anderen Hand auf den Proc. transversus des oberen Wirbels.

Üben Sie Zug aus, um den Abstand zwischen den beiden Fortsätzen zu vergrößern und zu überprüfen, wie leicht sie sich öffnen lassen.

Dort wo die Bewegung schwierig ist, befindet sich die Fixierung (➤ Abb. 12.53).

Führen Sie den gleichen Test nochmals aus und kehren Sie Ihre Kontaktpunkte um, ein Finger auf dem oberen Proc. spinosus und der andere auf dem darunterliegenden Proc. transversus.

Technik

Abhängig von der Fixierung, die Sie beim Test gefunden haben, bilden Sie einen Fixpunkt auf dem Fortsatz des unteren Wirbels und machen Sie eine Induktion am darüberliegenden Fortsatz (➤ Abb. 12.54).

Ersuchen Sie den Patienten kleine Rotationsbewegungen zur gleichen Seite oder zur Gegenseite zu machen, um die Spannung in den Fasern der Muskeln und Bänder zu erhöhen.

Raum zwischen den Laminae arcus vertebrae

Mit dieser Technik können wir auf die Ligg. flava und möglicherweise auf die Dura mater Einfluss nehmen. Im Prinzip bieten die Ligg. flava nur geringen Widerstand, außer nach einem Trauma, bei dem sie einen Großteil ihrer Elastizität einbüßen (➤ Abb. 12.55).

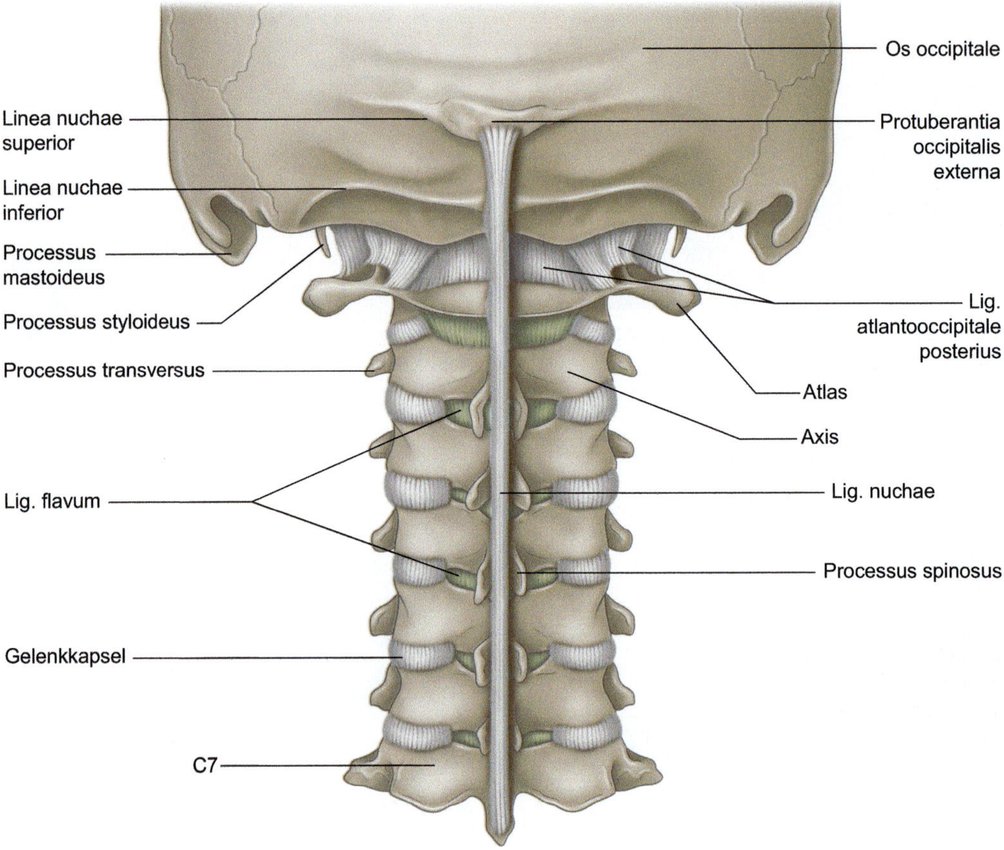

Abb. 12.55 Raum zwischen den Laminae arcus vertebrae [L268]

Test

Legen Sie den Finger einer Hand gegen den Proc. spinosus des oberen Wirbels und den Daumen der anderen Hand gegen den Proc. spinosus des unteren Wirbels (> Abb. 12.56).

Gleiten Sie anschließend mit den Fingern nach anterior und lateral und nehmen Sie Kontakt mit den Bogenplatten (Laminae) auf.

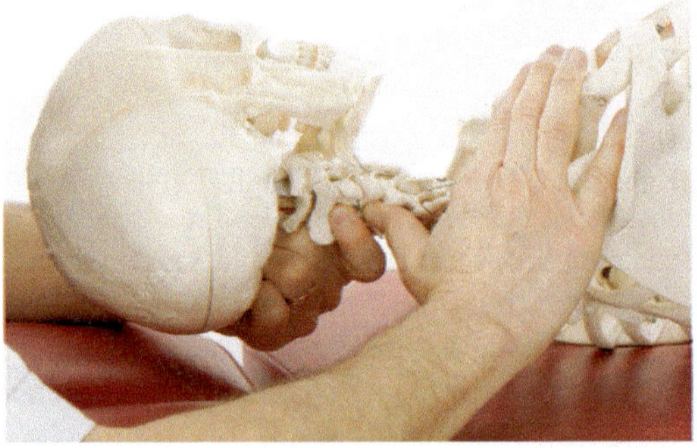

Abb. 12.56 Test für den Raum zwischen den Laminae arcus vertebrae [K358]

Technik

Wie bei der Behandlung der Ligg. interspinalia positionieren Sie Ihre Finger während der Extensionsbewegung der Halswirbelsäule auf den Laminae und vergrößern Sie den Raum während der Flexion (> Abb. 12.57).

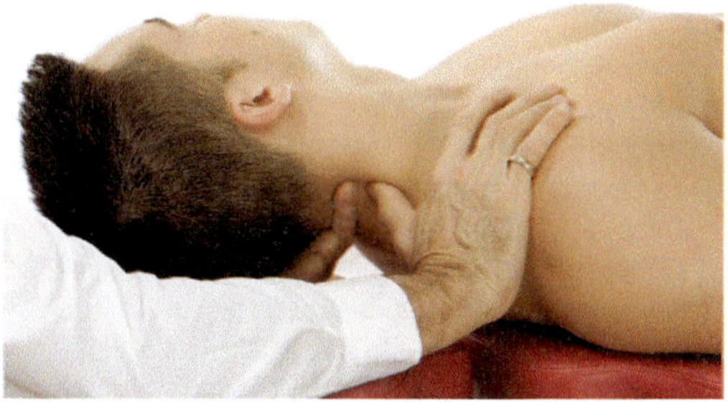

Abb. 12.57 Technik für den Raum zwischen den Laminae arcus vertebrae [K358]

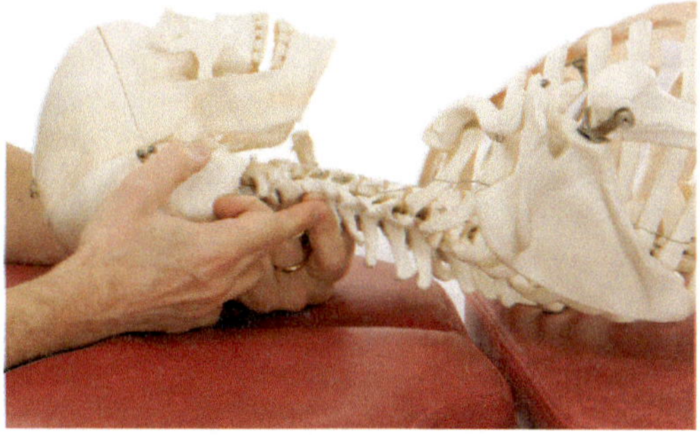

Abb. 12.58 Test für die Procc. articulares [K358]

Wichtig ist, dass bei jeder Bewegung die Finger wieder präzise neu positioniert werden. Beenden Sie die Technik mit einer Induktion.

ACHTUNG

Im unteren Bereich der Halswirbelsäule werden Fixierungen leicht übersehen. Dies gilt insbesondere für Fixierungen im Bereich der Laminae und der Procc. articulares. Daher ist es besonders wichtig, die Fixierungen während der Extensionsbewegung der Halswirbelsäule zu suchen.
Vor allem C6–C7 entgehen gern unserer Aufmerksamkeit. In diesem Zusammenhang sei daran erinnert, dass die A. vertebralis auf Höhe von C6 in den Querfortsatzkanal eintritt, sodass Gewebespannungen an dieser Stelle auch Auswirkungen auf die Blutzirkulation haben können.

Procc. articulares

Diese Technik richtet sich an die Gelenkbänder, die Kapsel, die Synovialis und den lateralen Teil der Ligg. flava.

Test

Er wird in der gleichen Position wie die oben beschriebenen Tests ausgeführt. Legen Sie die beiden Mittelfinger übereinander auf den Proc. articularis und drücken Sie ihn nach anterior.

Häufig spürt man, ohne dass der Patient eine Extensionsbewegung in der Halswirbelsäule ausführt, die Fixierung im Gelenk (➤ Abb. 12.58).

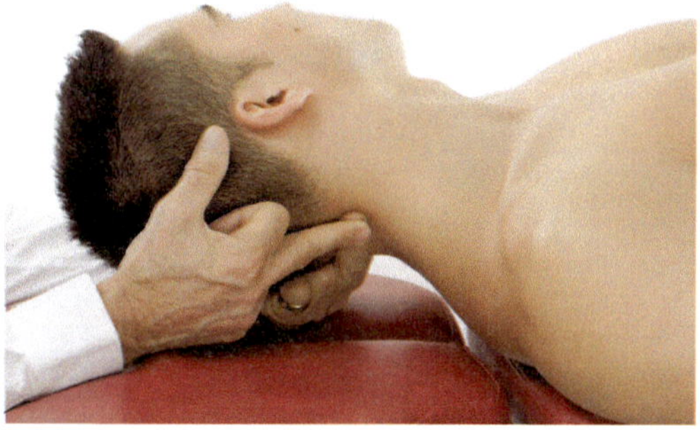

Abb. 12.59 Technik für die Procc. articulares [K358]

Wir erinnern daran, dass jedes Facettengelenk Fasern aus dem kleinen medialen Ast des R. posterior der beiden benachbarten Spinalnerven erhält.

Technik

Man führt mehrere Extensions-Induktionsbewegungen aus bis man spürt, dass sich die Festigkeit des Gelenks unter den Fingern auflöst (➤ Abb. 12.59).

Anfänglich lässt sich das Gelenk nur sehr wenig nach anterior bewegen, mit zunehmender Entspannung wird die Bewegung jedoch weitläufiger.

HALSKRAUSEN

Vielen unserer Patienten fragen uns: „Soll ich eine Halskrause tragen?"

Wir empfehlen die Halskrause bei sehr schmerzhaftem Torticollis, wenn bereits die geringste Bewegung Schmerzen verursacht. Die Halskrause sollte allerdings bestimmte Anforderungen erfüllen:

- Die Halskrause darf nicht zu hoch sein. Wir sehen immer wieder Patienten, deren Halskrause die Wirbelsäule in Extension stabilisieren, wodurch schnell Schmerzen entstehen können.
- Die Horizontalität des Blickes muss erhalten bleiben. Achten Sie auf die Neutralposition der Halswirbelsäule.
- Die Halskrause sollte weich sein. Sie sollte die Belastungen der HWS durch Positionsveränderungen des Kopfes abfedern können.
- Sobald die akute Schmerzphase vorbei ist, sollte sie abgenommen werden.
- Nachts sollte die Halskrause nicht getragen werden, sie ist im Liegen unerträglich und zudem meist unnötig.
- Die preiswertesten Halskrausen wählen, sie sind oft die besten.

Hinweise:

- Bei Torticollis-Patienten sind die Schmerzen beim Husten und Nießen am stärksten.
- Empfehlen Sie dem Patienten sich nicht zurückzuhalten, sondern dabei auszuatmen und die Knie zu beugen. Wenn der Patient sich zurückhält, konzentriert sich der entstehende Druck auf die Halswirbelsäule und erzeugt einen messerstichartigen Schmerz.
- Bei Obstipation (verursacht durch die Einnahme von Schmerzmitteln) sollte der Patient während des Pressens ausatmen.

KAPITEL

13 Manipulation der Bandscheiben

Wir hatten zahlreiche Patienten mit zervikalen Diskushernien, die an unerträglich schmerzhaften Zervikobrachialgien litten. Da eine Bandscheibenoperation in der Halswirbelsäule immer ein beachtliches Risiko darstellt, sollte alles unternommen werden, um diesen Eingriff zu vermeiden. Unsere Techniken können in manchen Fällen eine echte Alternative zur Chirurgie sein.

ANMERKUNG

Da wir bereits an einem weiteren Buch über die Diskusmanipulationen schreiben, präsentieren wir hier nur einige wesentliche Elemente dieser Manipulationen.

13.1 Vorspannung des Diskus

Der Diskus braucht eine ausreichende Vorspannung, um die Mobilität der Halswirbelsäule sicherzustellen und das Rückenmark bzw. die Nervenstrukturen zu schützen.

Die Vorspannung des Diskus (➤ Abb. 13.1) basiert auf dem Zusammenwirken von:

- Druckfestigkeit, die durch den hydrostatischen Druck des Nucleus pulposus sichergestellt wird,
- Zug- und Verdrehungsfestigkeit, die durch die quer verlaufenden und sich überkreuzenden fibrösen Lamellen des Anulus fibrosus ermöglicht wird.

Die Vorspannung variiert mit dem Grad der Hydrierung oder Dehydrierung des Nucleus, sie ist abhängig vom Ausmaß der einwirkenden Belastung, der Spannung oder Entspannung der Fasern des Anulus fibrosus.

Bei erhöhter Vorspannung wölbt sich der Diskus und es entsteht ein mechanischer Konflikt mit dem Rückenmark oder den Nervenwurzeln.

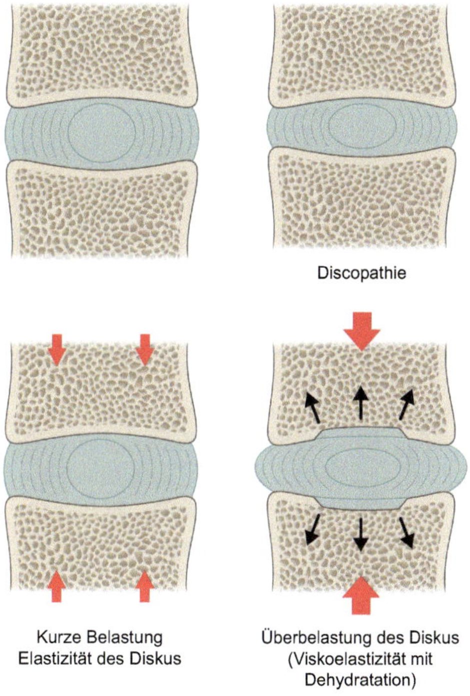

Abb. 13.1 Vorspannung des Diskus [L268]

Die Vorspannung des Diskus kann auch abnehmen. Dadurch vermindert sich seine Stoßdämpferfunktion und er kann seine Funktion als „Abstandhalter" im Bereich der Foramina nicht mehr erfüllen, er verformt sich und komprimiert damit die Nervenwurzeln.

Ziel unserer Techniken ist es, den Spannungszustand des Diskus zu verändern und vor allem die Fasern des Anulus fibrosus zu entlasten. Manchmal reicht eine geringe Entlastung bereits aus, um die Symptome zu mindern. Wir verwenden daher sehr kleine – im Millimeterbereich liegende – vollkommen schmerzfreie Bewegungen.

13

13.2 Kontraindikationen und Vorsichtsmaßnahmen

Fast alle Patienten, bei denen eine Diskushernie vermutet wird, wurden bereits mit den wichtigsten bildgebenden Verfahren (Röntgen, Scanner, MRT) untersucht. Diese Untersuchungen sind manchmal erforderlich, um ein invasives Tumorgeschehen ausschließen zu können. Im Hinblick auf die vermutete Diskushernie bleiben auch die Radiologen vorsichtig und sprechen vom Verdacht auf eine Diskushernie.

13.2.1 Vorsicht bei folgenden Krankheitszeichen

- Atrophie in den Muskeln der Halswirbelsäule und der oberen Extremitäten.
- Aufhebung der Muskeleigenreflexe (Areflexie) in den oberen Extremitäten.
- Lymphknotenschwellungen mit hartnäckigen, wenig verschieblichen und manchmal auch sensiblen Lymphknoten von der Größe einer Bohne in der HWS, hinter der Klavikula oder im Achselbereich, vor allem wenn sie auf der Seite der Zervikobrachialgie auftreten.
- Gewichtsverlust.
- Müdigkeit und unerklärbare Mutlosigkeit.
- Unerträgliche, von Position oder Bewegung unabhängige Schmerzen.
- Patient hat das Gefühl sich in Gefahr zu befinden.

13.2.2 Keine Thrusttechniken

Bei einem akuten Zervikobrachialsyndrom sollten Sie direkte Thrusts vermeiden, die schmerzhaft und vor allem gefährlich sein können. Wir hatten einige Patienten, die uns nach einer derartigen Behandlung aufgrund der Lähmung einer Extremität (Monoplegie) konsultierten. Wir haben auch unzählige Fälle gesehen, bei denen ein bereits bestehendes Zervikobrachialsyndrom durch den Thrust verschlimmert wurde und zu unerträglichen Schmerzen führte.

Bei manchen Patienten traten nach strukturellen Techniken auch Tinnitus, Parästhesien und Muskelatrophien (v. a. am Daumen) auf.

13.3 Vorbereitung der Diskus-Techniken

- Entspannung des M. trapezius und des M. sternocleidomastoideus mit Hilfe der Rr. perforantes des N. accessorius. Diese Nervenäste findet man:
  - beim M. trapezius, am kranialen Rand des Muskels, auf halber Strecke zwischen Halswirbelsäule und Akromioklavikulargelenk,
  - beim M. sternocleidomastoideus, auf Höhe des Gonion und des Os hyoideum.
- Dehnungs-Induktionstechnik an der Dura mater.
- Lösung von intraneuralen Spannungen am N. ulnaris, N. medianus oder N. radialis:
  - N. ulnaris: unmittelbar oberhalb des Sulcus n. ulnaris,
  - N. medianus: auf Höhe des M. pronator teres:
    - am Muskel-Sehnen-Übergang des M. flexor digitorum,
    - zwischen dem M. abductor pollicis brevis und dem M. flexor pollicis brevis,
  - N. radialis:
    - in der Achselhöhle,
    - im Sulcus n. radialis entlang des Humerus,
    - unmittelbar unterhalb des lateralen Anteils der Ellenbeuge.

13.4 Diskus-Test durch Druck auf Proc. spinosus und Lamina

13.4.1 In Rückenlage

Der Patient befindet sich in Rückenlage, seine Ellenbogen ruhen auf der Behandlungsliege, seine Hände liegen gekreuzt auf dem Bauch, der Kopf befindet sich in leichter Extensionsposition. Der Therapeut sitzt am Kopfende der Behandlungsliege.

Legen Sie Zeige- und Mittelfinger übereinander und gemeinsam zunächst auf die Procc. spinosi und anschließend an die Laminae von C2–C7. Üben Sie sanften und schrittweise intensiver werdenden Druck nach anterior aus.

Ein sofortiger und eindeutiger Widerstand verbunden mit dem Gefühl, dass keine Bewegung möglich ist, kennzeichnet eine osteoartikuläre Blockade der Facetten.

Man findet sie bei Arthrose oder nach einem schweren Trauma. Wenn die Blockade beide Gelenkfacetten betrifft, spricht man von einer beidseitigen Fixierung, wenn nur eine Facette betroffen ist, von einer einseitigen Fixierung (Terminologie Dr. Henri Gillet).

Eine einseitige Fixierung ist fast immer eine Kompensation, deren Ursachen anderswo zu finden sind (auf osteoartikulärer, viszeraler usw. Ebene).

Ein begrenzter, zunehmender und präziser Widerstand, der jedoch noch eine kleine Bewegung zulässt, ist ein Hinweis auf eine erhöhte Spannung des Diskus, die von Spannungen im Lig. longitudinale anterius und im Lig. flavum begleitet wird.

Bei einer sehr schweren Diskushernie mit Ruptur des Lig. longitudinale posterius spüren die Finger keine klare Blockade, sondern lösen unmittelbar Schmerzen aus, die jede Bewegung unmöglich macht (➤ Abb. 13.2).

13.4.2 In Seitenlage

Der Patient kann in linker oder rechter Seitenlage liegen, sein Kopf ruht auf einem Kissen. Der Therapeut sitzt am Kopfende der Behandlungsliege.

Beginnen Sie den Test auf der dem Zervikobrachialsyndrom gegenüberliegenden Seite, d. h. der Patient liegt auf seiner Schmerzseite.

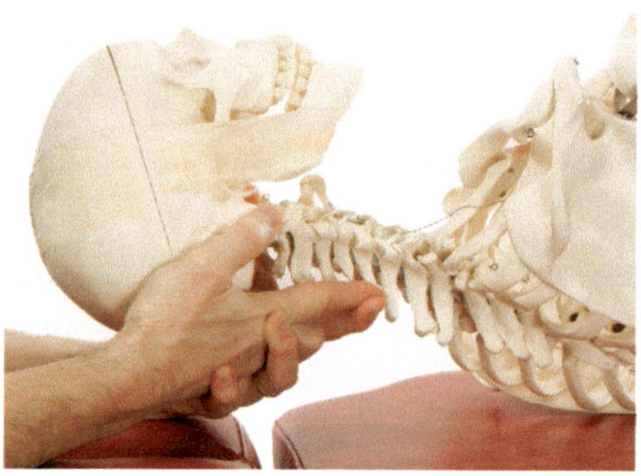

Abb. 13.2 Diskus-Test durch Druck auf den Proc. spinosus und die Lamina in Rückenlage [K358]

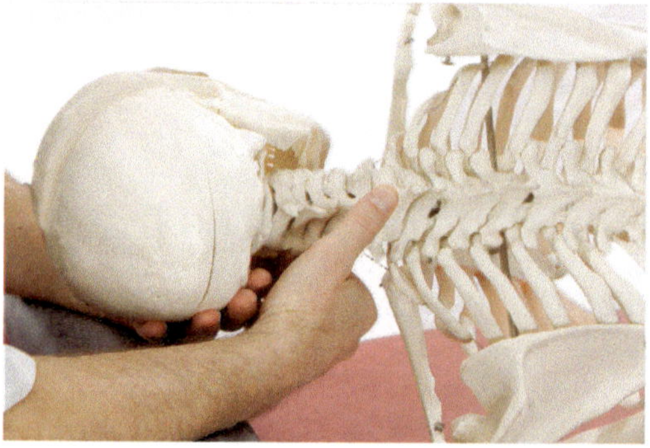

Abb. 13.3 Diskus-Test mit Druck auf den Proc. spinosus und die Lamina in Seitenlage [K358]

Gehen Sie genauso vor wie in Rückenlage und drücken Sie mit Ihrem Daumen zunächst die Procc. spinosi und dann die Laminae von C1–C7 nach anterior.

Die Handfläche der anderen Hand liegt unter dem Proc. jugularis auf dem Okziput sowie unter dem Proc. mastoideus.

Während Sie mit dem Daumen den Widerstand der Procc. spinosi und der Laminae testen, führt die Handfläche der anderen Hand kleine Flexions- und Extensionsbewegungen in der Halswirbelsäule aus.

Seien Sie dabei besonders sanft und vorsichtig, da die Bewegungsamplitude in Seitenlage größer ist als in Rückenlage (➤ Abb. 13.3).

ACHTUNG

Mit diesem Test versucht man nicht, Schmerzen auszulösen, sondern den Widerstand gegen die Bewegungen zu beurteilen. Sobald die Bewegung sehr unangenehm oder schmerzhaft wird, unterbricht man den Test.

13.5 Behandlung

Die Behandlung kann in Rücken- oder in Seitenlage ausgeführt werden, wobei letzte eine etwas größere Bewegung des Okziputs ermöglicht.

13.5.1 In Seitenlage

Drücken Sie die Procc. spinosi oder die Laminae, die Ihnen im Test fixiert vorkamen, sehr vorsichtig und

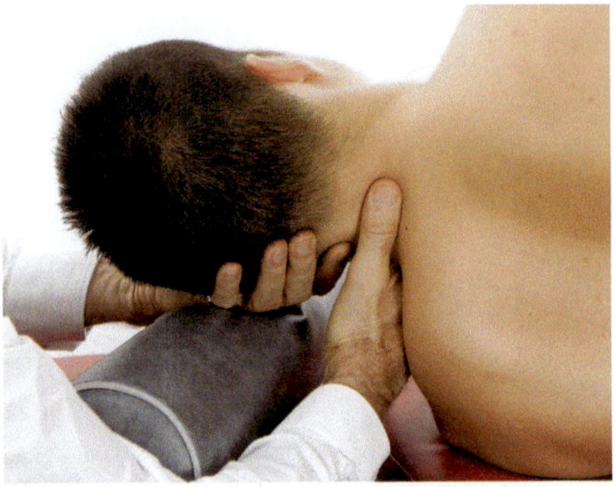

Abb. 13.4 Diskus-Technik in Seitenlage [K358]

mit langsam zunehmenden Druck nach anterior. Genau an dieser Stelle muss die Spannung des Diskus reduziert werden.

Sie sollten bereits am Anfang der Technik das Gefühl haben, zu sanft zu sein, um eine Wirkung erzielen zu können.

Der Daumen und die unter dem Okziput liegende Hand bewegen sich gemeinsam in anteriorer Richtung (➤ Abb. 13.4).

WICHTIG

Diese Technik sollte in linker und rechter Seitenlage ausgeführt werden, da neben der Diskushernie oftmals auch kleine dichte Knötchen am Diskus vorliegen, die es aufzuspüren gilt. Löst man sie auf, beeinflusst man die von der Hernie betroffene Zone.
Anfänglich haben wir die Technik nur auf einer Seite ausgeführt, mussten aber sehr schnell feststellen, dass die Behandlung unvollständig war.
Die Behandlung wird immer mit einer sanften und langsam an Intensität zunehmenden Schub-Induktionstechnik abgeschlossen.

13.5.2 In Rückenlage

Legen Sie Zeige- und Mittelfinger übereinander und gemeinsam unter die Procc. spinosi oder die Laminae und führen Sie eine Schub-Induktionstechnik aus. Dabei werden Sie schnell nach lateral gelenkt, in Richtung der Konfliktzone zwischen Diskus und Nervenwurzel.

Ersuchen Sie den Patienten während der Behandlung sehr sanfte Extensionsbewegungen in der HWS zu machen, um die Vorwärtsbewegungen der Procc. spinosi und der Laminae zu unterstützen bzw. zu kontrollieren (➤ Abb. 13.5).

In Rücken- wie in Seitenlage beendet man die Technik sobald man spürt, dass sich die Bewegung frei anfühlt. Diese Technik bringt merkliche Veränderungen, vorausgesetzt man nimmt sich die nötige Zeit und achtet darauf, Bewegungen mit sehr kleinen Amplituden zu machen, die niemals Schmerz auslösen dürfen.

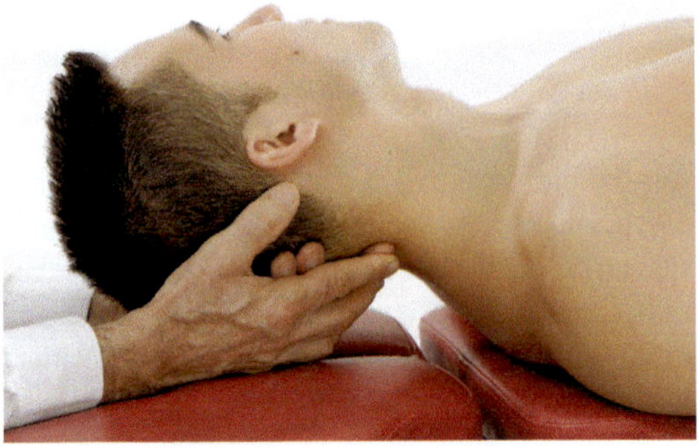

Abb. 13.5 Diskus-Technik in Rückenlage [K358]

KAPITEL

14 Manipulation der Gefäße

14.1 A. und V. vertebralis

A. und V. vertebralis sind in Diagnose und Behandlung kaum voneinander zu trennen. Wenn also im Folgenden von der A. vertebralis die Rede ist, schließt das jeweils die V. vertebralis mit ein.

14.1.1 Anatomie

Ursprung

Die A. vertebralis ist ein Ast der A. subclavia (➤ Abb. 14.1).

Richtung und Verlauf der A. vertebralis

- Die Arterie zieht von der Brusthöhle zunächst nach posterior und anschließend vor den Procc. transversi und zwischen M. longus cervicis und M. scalenus anterior nach kranial.
- Sie dringt zwischen die beiden Mm. intertransversarii ein.
- Sie kreuzt im rechten Winkel die aus den Foramina intervertebralia kommenden Nervenstränge.
- Auf Höhe des 6. Brustwirbels tritt sie durch das Foramen transversarium von C6 und zieht durch die Foramina von C5–C1 zum Kranium.

Die Krümmungen der A. vertebralis

Erste Krümmung

Nach dem Austritt aus dem Axis beschreibt die Arterie eine erste Krümmung mit medialer und anteriorer Konkavität in Richtung Foramen transversarium des Atlas bevor sie weiter zum Foramen magnum zieht.

Zweite Krümmung

Sie umgeht von lateral nach medial verlaufend den posterioren Anteil der Massa lateralis atlantis. Diese zweite Krümmung ist horizontal und nach anterior konkav.

Nachdem die A. vertebralis diese beiden Krümmungen beschrieben hat, durchbohrt sie zwischen dem Arcus posterior des Atlas und dem Foramen magnum die Dura mater und dringt in die Schädelhöhle ein.

Trigonum arteriae vertebralis

Das Vertebralis-Dreieck (auch Trigonum suboccipitale, ➤ Abb. 14.2) liegt anterior der hinteren Gruppe der Nackenmuskeln sowie vor M. trapezius, M. sternocleidomastoideus (SCM) M. splenius cervicis und M. semispinalis cervicis.

Das Trigonum arteriae vertebralis wird begrenzt von:
- Medial: M. rectus capitis posterior major
- Lateral: M. obliquus capitis superior
- Kaudal: M. obliquus capitis inferior

Im Trigonum verlaufen die A. vertebralis, die V. vertebralis, ein Teil des Plexus venosus suboccipitalis sowie der N. suboccipitalis (Ramus posterior von C1), ein rein motorischer Nerv, der die autonome Rückenmuskulatur im Subokzipitalbereich versorgt.

Auf dieser Ebene werden die Doppler-Sonografien der A. vertebralis durchgeführt.

Äste

Pars cervicalis

- A. spinalis und A. meningea
- Rr. musculares für die Mm. intertransversarii, suboccipitalis und semispinalis capitis.

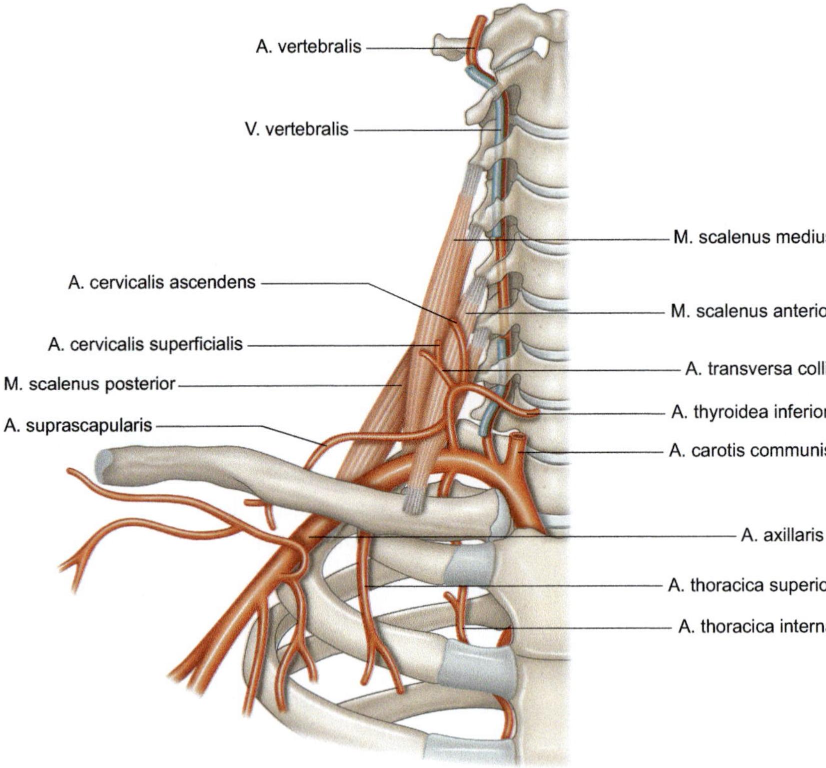

Abb. 14.1 A. und V. vertebralis [L268]

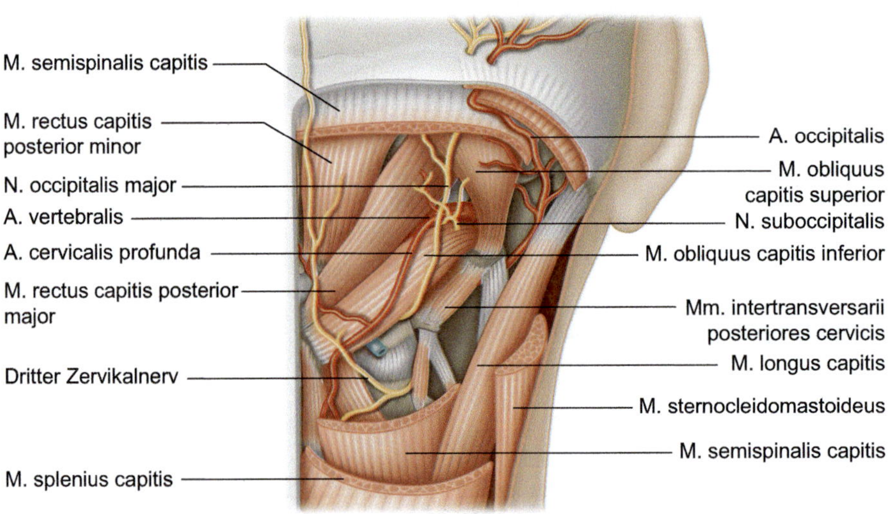

Abb. 14.2 Trigonum arteriae vertebralis [L268]

Pars intracranialis

Die intrakranialen Äste unterstreichen die immense Bedeutung der A. vertebralis.

- Rr. meningei: versorgen die hintere Schädelgrube
- A. spinalis posterior: versorgt den 4. Ventrikel und das zervikale Rückenmark
- A. spinalis anterior: versorgt das Rückenmark
- A. cerebelli posterior inferior: versorgt das Kleinhirn

Gefäße der A. basilaris

Die A. basilaris (> Abb. 14.3) entsteht aus der Vereinigung der beiden Aa. vertebrales. Sie gibt folgende Äste ab:

- Aa. pontis (Rr. ad pontem)
- A. labyrinthi: begleitet den N. vestibulocochlearis
- A. cerebelli anterior inferior, A. cerebelli superior, A. cerebri posterior

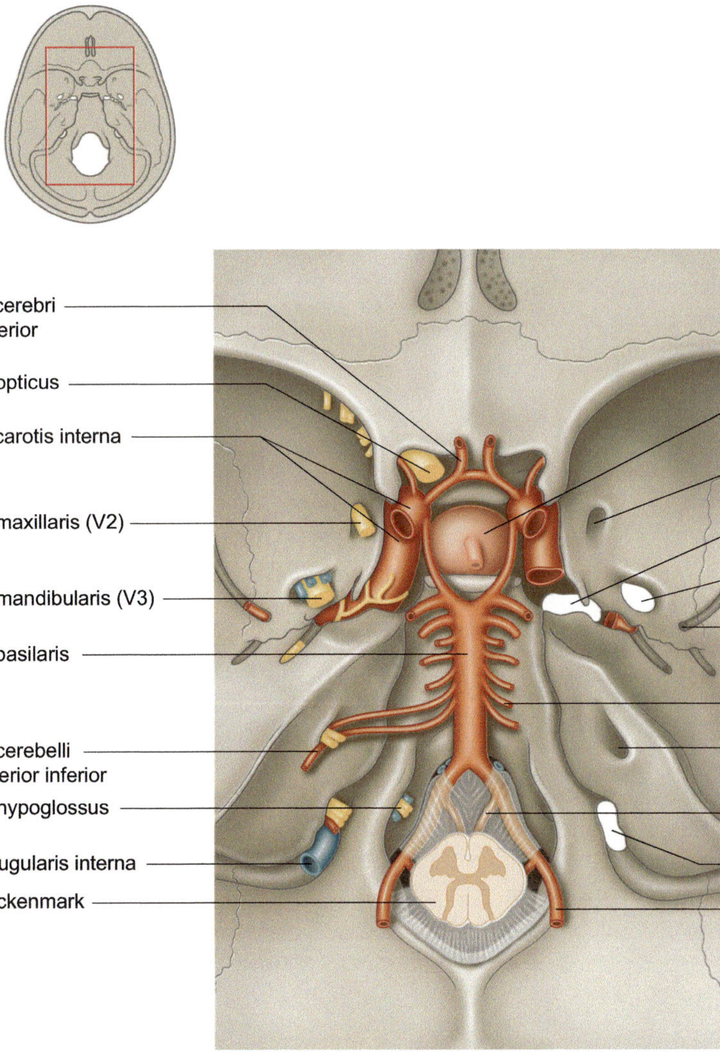

Abb. 14.3 Äste der A. basilaris [L268]

14.1.2 Klinik und Tests

Man kann versuchen, den Puls der A. vertebralis im Trigonum arteriae vertebralis direkt zu ertasten, leichter ist jedoch der Puls der A. occipitalis zu palpieren.

Direkte Pulspalpation der A. vertebralis

Die Palpation erfolgt direkt im Trigonum arteriae vertebralis, sie ist in ihrer Durchführung schwierig und manchmal sogar unmöglich.

Trigonum arteriae vertebralis

Theoretisch lässt sich der Puls der A. vertebralis innerhalb des von M. rectus capitis posterior major, M. obliquus capitis superior und M. obliquus capitis inferior gebildeten Dreiecks spüren.

Die A. vertebralis liegt in der Tiefe und wird von den folgenden Muskeln geschützt: M. trapezius, M. sternocleidomastoideus, M. splenius capitis, M. semispinalis capitis und Mm. suboccipitales. Zusätzlichen Schutz bilden die Querfortsätze der Halswirbel.

Ertasten des Pulses (➤ Abb. 14.4):

- Der Patient sitzt auf der Behandlungsliege, seine Hände liegen auf den Oberschenkeln, der Therapeut steht hinter ihm.
- Legen Sie einen Finger (vorzugsweise den Mittelfinger) in die Mitte zwischen Linea nuchae inferior und Axis.
- Entfernen Sie den lateralen Rand des M. trapezius vom medialen Rand des M. sternocleidomastoideus.
- Erhöhen Sie langsam den Druck Ihres Fingers bis Sie die Knochenstrukturen spüren und nehmen Sie dann den Druck etwas zurück.
- Bewegen Sie mit der anderen Hand den Kopf in Flexion und führen Sie eine leichte Seitneigung und eine Rotation zur Gegenseite aus.
- Spielen Sie mit diesen Komponenten bis Sie den Puls wahrnehmen.

ANMERKUNG

Wenn Sie den Puls nur einen kurzen Moment spüren, liegt Ihr Finger auf einem kleinen R. muscularis.

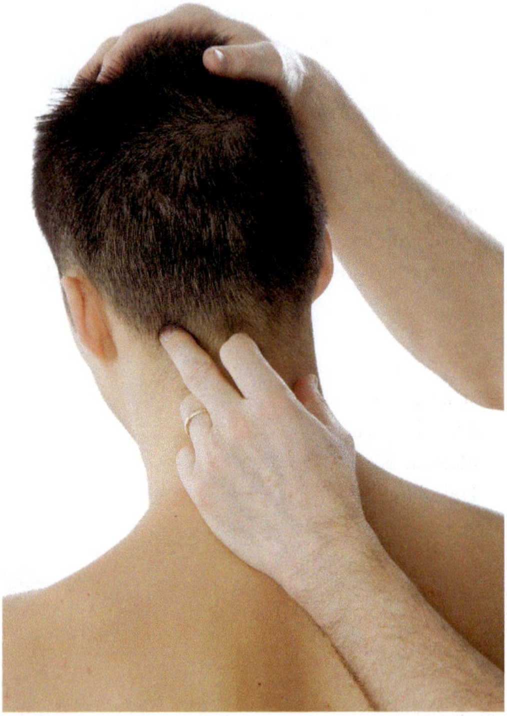

Abb. 14.4 Pulspalpation an der A. vertebralis [L268]

Verwechslungsmöglichkeit mit der A. occipitalis

Der Puls der A. occipitalis lässt sich leicht ertasten. Man fühlt ihn oberhalb des Sehnenbogens zwischen M. trapezius und M. sternocleidomastoideus oder nahe am Processus jugularis, unmittelbar lateral des M. obliquus capitis superior.

An dieser Stelle kommt es häufig zu Verwechslungen, da die A. occipitalis durch einen Sulcus unmittelbar neben der Incisura mastoidea verläuft.

TIPP

Suchen Sie zunächst den Puls der A. occipitalis und erst nachdem Sie diesen Puls gefunden haben, den Puls der A. vertebralis.

Die A. vertebralis gibt Arteriolen zur Versorgung der Subokzipitalmuskeln ab, die hinter der A. vertebralis verlaufen. Oft spürt man den labilen Puls dieser Arteriolen, der unter den Fingern „wegschmilzt".

Anastomosen zwischen A. vertebralis und A. occipitalis

Die A. occipitalis (aus der A. carotis externa) bildet eine direkte Anastomose mit der A. vertebralis. Es ist sehr wichtig, den Puls der beiden Aa. occipitales miteinander zu vergleichen, da sie oft auf Durchblutungsprobleme in der A. vertebralis hinweisen.

Klinik

Nach einem Zervikaltrauma (v. a. nach einem Schleudertrauma), das von Kleinhirnsymptomen begleitet wird, haben wir oft eine Pulsdifferenz zwischen den beiden Aa. occipitales festgestellt.

Dabei stellt sich die Frage, wie diese Differenz zu erklären ist. Ist sie nur auf die Spannungsasymmetrie der Nackenmuskulatur zurückzuführen? In diesem Fall würde der Druck der Muskulatur den Puls schwächen.

Handelt es sich um eine als Reaktion auf das Trauma ausgelöste Vasokonstriktion, um die Folgen einer Verletzung der Intima oder um eine einseitig erhöhte Spannung der Dura mater?

Unbestreitbar scheint in jedem Fall die Differenz in der Durchblutung der beiden Arterien zu sein und die Symptome, die auf ein Zirkulationsdefizit in Gebiet der A. vertebralis hinweisen.

Anatomie

Wir haben zahlreiche Recherchen über diese Anastomose dieser beiden Arterien durchgeführt. Mehrere Autoren betrachten sie als unbeständig, aber real. Poirier und Charpy schrieben dazu bereits 1912 folgendes: „Nicht selten entsendet die A. occipitalis auf Höhe des Proc. transversus atlantis eine Anastomose zur A. vertebralis."

Wir vermuten seit langem, dass zwischen diesen beiden Arterien eine Anastomose besteht, aber erst die Doktorarbeit von A. Drayton Maia Barros (2005) brachte uns die Bestätigung.

A. occipitalis

Die Arterie besteht nach ihrem Abgang von der A. carotis externa aus einem vertikalen Abschnitt und, auf Höhe des Proc. mastoideus, einem horizontalen Abschnitt.

Auf dieser Ebene wird die A. occipitalis durch den M. obliquus capitis superior von der A. vertebralis getrennt.

R. descendens a. occipitalis

Der größte Ast der A. occipitalis stellt die Verbindung zwischen der A. vertebralis und der A. occipitalis her. Hierzu ein Zitat von A. Drayton Maia Barros: „Das umfangreiche Netzwerk zwischen der A. occipitalis, den Ästen der A. subclavia, der A. carotis interna, dem vertebrobasilären System, der A. meningea und dem Gefäßsystem innerhalb der Pars petrosa spielt eine bemerkenswerte und oftmals unbekannte zirkulatorische Rolle. Der R. descendens a. occipitalis bildet wichtige Anastomosen mit der A. vertebralis, der A. cervicalis profunda und der A. cervicalis ascendens. Bei Durchflussstörungen der A. vertebralis kann diese Arterie eine wichtige Rolle spielen."

Pulspalpation der A. occipitalis

Der Patient befindet sich in Bauchlage oder im Sitzen. Legen Sie den Zeigefinger und den Mittelfinger beider Hände auf die Linea nuchae inferior gegen die Kopfhaut. Lassen Sie die Finger von kaudal nach kranial gleiten bis sie den Puls der A. occipitalis spüren.

Sie liegt ungefähr in der Mitte zwischen zwei vertikalen Linien, die durch das Inion und den Proc. mastoideus verlaufen. Vergleichen Sie die beiden Pulse, das Zirkulationsproblem liegt meist auf der Seite des schwächeren Pulses.

DISKUSSION

Man könnte argumentieren, dass diese Differenz durch die Spannung der Nackenmuskeln, die auf einer Seite mehr Tonus aufweisen, verursacht wird. Der Puls der A. occipitalis wird also durch den Druck, der durch die Muskeln und den Sehnenbogen zwischen M. trapezius und M. sternocleidomastoideus erzeugt wird, schwächer. Wesentlich ist, dass eine Differenz in der Durchblutung der beiden Arterien vorliegt und es Anzeichen für eine Durchblutungsstörung im Bereich der A. basilaris gibt.

Subclavian-Steal-Syndrom

Dieses arterielle Kompensationssyndrom zeigt uns, dass der Organismus mit allen Mitteln versucht, mangelnde Durchblutung auszugleichen.

Nehmen wir an, dass vor der Abzweigung der A. vertebralis eine Kompression an der A. subclavia besteht. Durch die Minderperfusion in der homolateralen Extremität kommt es zum Druckabfall in der A. brachialis und schwerkraftbedingt zu einem in den Arm gerichteten Strömungsgradienten.

Aus diesem Grund entsteht eine Strömungsumkehr in der A. vertebralis auf der betroffenen Seite, um die A. subclavia mit Blut zu versorgen.

Es wird also tatsächlich der Blutfluss der A. vertebralis umgeleitet und das hat Auswirkungen auf die A. basilaris und ihre Äste und kann zu Drop-Attacken, Schwindel oder Sehstörungen (optischer Kortex, Hinterhauptlappen) führen.

OSTEOPATHISCHE RELEVANZ

Neben den schweren Kleinhirnsyndromen kann ein Patient aufgrund einer verminderten arteriellen Versorgung auch versteckte und damit schwieriger zu diagnostizierende Symptome aufweisen.

Wir empfehlen daher:

- den Blutdruck immer auf beiden Seiten zu messen,
- den Adson-Wright-Test auf beiden Seiten auszuführen.

In manchen Fällen kann sich die periarterielle Gewebanhaftung auf der den Symptomen gegenüberliegenden Seite befinden.

A. vertebralis und Rotation der Halswirbelsäule

Untersuchungen an Leichen von Heynes (2002) und Dumas et al. (1996) zeigten, dass die HWS-Rotation die A. vertebralis in Spannung versetzt.

Dieses Phänomen tritt vor allem dann auf, wenn die Rotation zwischen Atlas und Axis 35° überschreitet. Wie bereits erwähnt, verfügt die A. vertebralis zwischen der Neutralstellung und der maximalen Rotation über einen Bewegungsspielraum von ungefähr 7 mm. Damit besteht ab einer Rotation von 35° ein Stenoserisiko.

DISKUSSION

Bei Studien an Leichen werden der Druck in den Körperhöhlen, der Flüssigkeitsdruck, aber auch die Spannungen in den Muskeln, Bändern, Faszien und der Dura mater, die in vivo vorhanden sind, nicht berücksichtigt.

Demgegenüber liefern Studien mit Laser-Doppler Anemometrie und Angiografie ein viel realistischeres Bild. Diese Untersuchungsmethoden zeigen ebenfalls, dass eine signifikante HWS-Rotation eine beachtliche Einschränkung des Blutflusses in den Aa. vertebrales zur Folge hat (Arnoteli et al., 1989; Weintraub et al., 1995).

Unserer Ansicht nach können mehrere kleinere HWS-Traumata oder ein schweres Schleudertrauma dazu beitragen, dass die physiologische Gleitfähigkeit der A. vertebralis während der Rotationsbewegung verhindert wird.

Die Folge kann im besten Fall ein Gefäßspasmus sein, es kann aber auch zu einer arteriellen Stenose und im schlimmsten Fall zur Dissektion der Arterie kommen.

Es scheint uns daher höchst ratsam, bei Thrust-Techniken die HWS-Rotation so gering wie möglich zu halten. Wir bevorzugen daher Techniken, die kein Risiko für die Arterie darstellen, die wir im Folgenden präsentieren werden.

14.1.3 Manipulation der A. vertebralis

Gleiten und Dehnen

Um eine Vasokonstriktion zu vermeiden, muss die Gleitfähigkeit der A. vertebralis in den Foramina intertransversaria und beim Durchtritt durch das Foramen magnum, wo sie von Dura mater umgeben ist, gesichert sein.

Die Gleitfähigkeit der Arterie wird insbesondere durch Zervikalarthrosen und durch kraniozervikale Traumata beeinträchtigt. Sie ist vor allem für die Arterien von Bedeutung, da die Venen mehr netzartig organisiert sind.

Ziel dieser Technik ist es, die untere und die mittlere Halswirbelsäule sowie die beiden Zonen zwischen C1 und C2 bzw. C1 und dem Okziput, in denen die A. vertebralis ihre Richtung ändert, zu dehnen.

Wir verbessern das Dehnungspotenzial der A. vertebralis, indem wir eine Konvexität in der Halswirbelsäule erzeugen und am Ende der Bewegung homo- und kontralaterale Rotationen sowie eine Gleitbewegung der oberen Extremität hinzufügen.

Technik in Seitenlage

Der Patient befindet sich in Seitenlage, die Behandlungsseite oben, sein Kopf ruht auf einem weichen Kissen, die Hand liegt auf der unteren Extremität.

Mittlere und untere Halswirbelsäule

Stellen Sie sich hinter den Patienten und legen Sie die Finger einer Hand (Metakarpophalangealgelenke) ab C6, dem Wirbel, ab dem die A. vertebralis durch die Foramina transversaria zieht, auf die Querfortsätze der Halswirbel.

Heben Sie mit Ihren Fingern den Hals des Patienten so an, dass eine Konvexität in der HWS entsteht.

Legen Sie die Handfläche der anderen Hand zwischen Okziput und Proc. mastoideus sowie über das Ohr und achten Sie darauf, das Ohr nicht zu komprimieren. Dehnen Sie die Halswirbelsäule in Längsrichtung nach kranial (➤ Abb. 14.5).

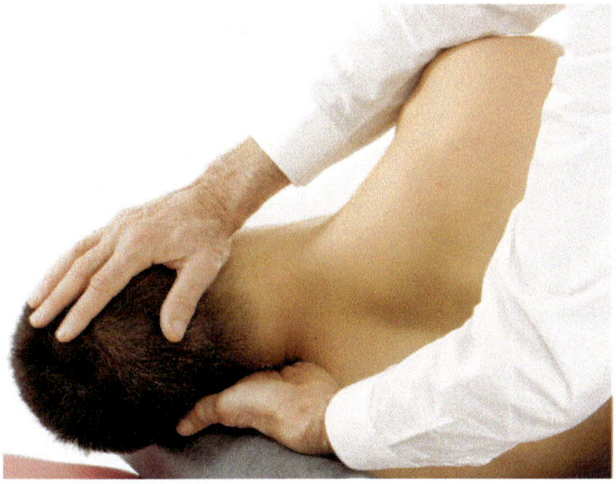

Abb. 14.5 Manipulation der A. vertebralis in Seitenlage (erste Phase) [K358]

Kraniozervikaler Übergang

Führen Sie am Ende der Bewegung und unter Beibehaltung der Konvexität und der Längsdehnung der HWS, kleine Rotationsbewegungen aus, um die Wirkung im Bereich Okziput–C1 und C–C2, dort wo die A. vertebralis ihre beiden Krümmungen macht, zu optimieren. Die kontralaterale Rotation wirkt sich mehr auf die Krümmung C1–C2 aus (➤ Abb. 14.6).

Gleitbewegung der oberen Extremität

Um die Dehnung der A. vertebralis noch weiter zu verstärken, fügt man an ihrem Ursprung im Bereich der A. subclavia eine zusätzliche Dehnung hinzu. Dazu ersucht man den Patienten seine Hand langsam dem Bein entlang nach unten gleiten zu lassen, ohne den Kopf anzuheben. Dadurch wird der distale Anteil der A. brachialis in Spannung versetzt und die A. subclavia gedehnt (➤ Abb. 14.7).

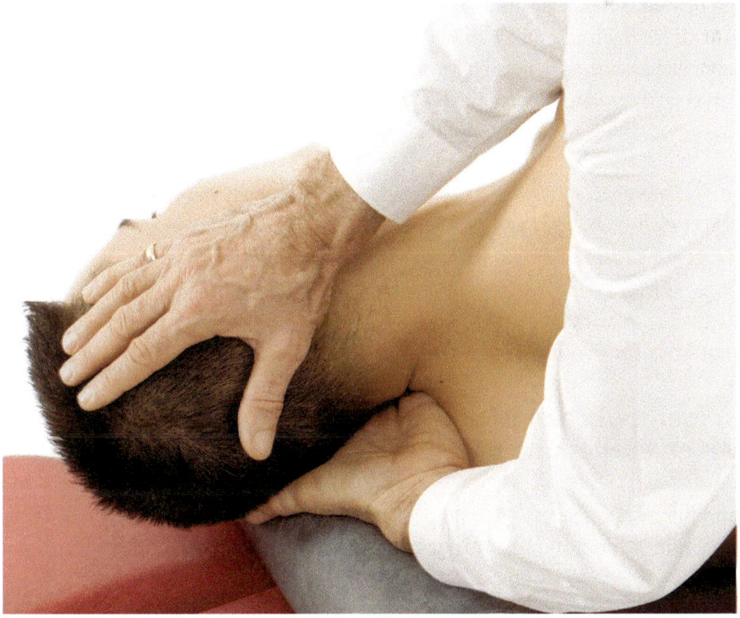

Abb. 14.6 Manipulation der A. vertebralis in Seitenlage (zweite Phase) [K358]

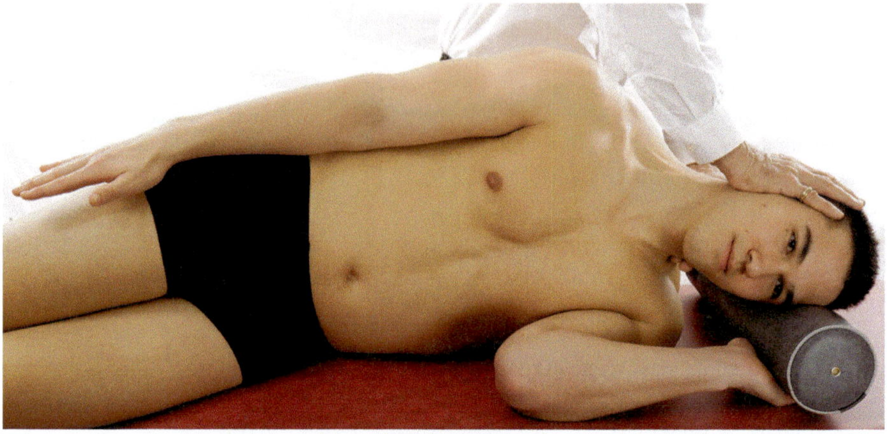

Abb. 14.7 Manipulation der A. vertebralis in Seitenlage (dritte Phase) [K358]

Empfehlung

Diese Technik sollte fünf- bis sechsmal langsam und schrittweise wiederholt werden. Sie darf keinesfalls schmerzhaft sein. Sollten Sie Schwierigkeiten haben, die Halswirbelsäule in Rotation zu bringen, ersuchen Sie den Patienten, den Kopf leicht zu drehen und begleiten Sie diese Bewegung.

Aufgrund der innerhalb des vertebrobasilären Systems vorhandenen Wechselwirkungen sollte diese Technik immer auf beiden Seiten ausgeführt werden.

Indikationen für diese Technik sind Schwindel, Tinnitus und Instabilität. Sie kann auch bei Fixierungen der Mm. intertransversarii verwendet werden.

14.2 Das venöse System der Halswirbelsäule

14.2.1 Allgemeine Organisation

Wechselwirkungen zwischen V. jugularis und den Venen in Hals und Kranium

Halswirbelsäulenprobleme können auch mit venösen Zirkulationsstörungen im Kranium und am Hals zusammenhängen.

In früheren Zeiten verwendete man zur Behandlung von Stauungen, Kopf- und Nackenschmerzen sogenannte Gegenreizmittel, die eine ableitende Wirkung auf den Kopf hatten.

Diese Mittel erwiesen sich als besonders wirksam, wenn sie im Bereich Okziput-Proc. mastoideus bzw. Os parietale-Os temporale angewandt wurden, also dort wo die Vv. emissariae und die Vv. occipitales verlaufen.

Die wichtigsten Verbindungen zwischen V. jugularis und den Venen in Hals und Kranium

(➤ Abb. 14.8)

- Vv. spinales
- Vv. vertebrales
- V. jugularis interna
- V. jugularis externa
- V. jugularis posterior
- Vv. ophthalmicae
- Vv. meningeae

In allen Lehrbüchern liest man, dass die V. jugularis interna die Hauptabflussvene des Kopfes und des Gehirns ist.

Auch wenn diese Tatsache nicht bestritten werden kann, konnten wir in der Praxis immer wieder feststellen, dass man manchmal über die V. jugularis externa bessere Ergebnisse erzielen kann.

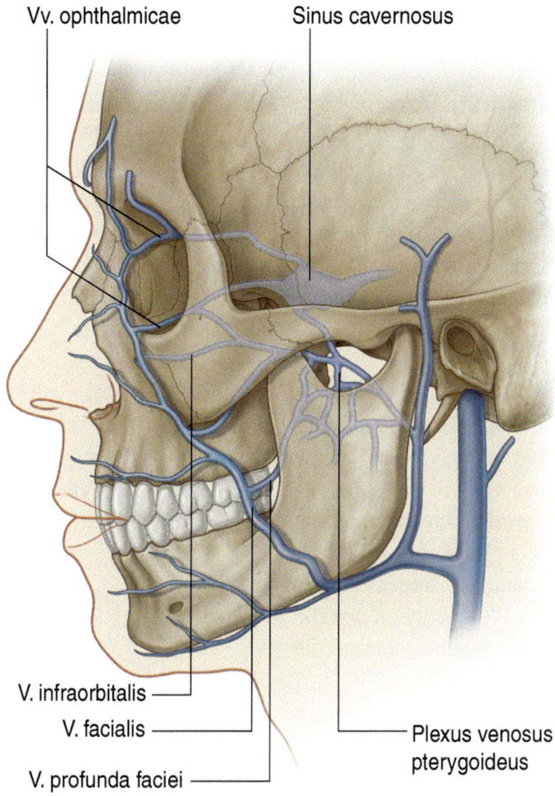

Abb. 14.8 Venöse Verbindung zwischen V. jugularis und den Venen in Hals und Kranium [E402-004]

Venöse Zirkulation zwischen V. jugularis und den Venen in Hals und Kranium

Die venöse Zirkulation der V. jugularis hat mehrere Antriebskräfte:

- Herz
- Schwerkraft
- Negativer Druck im Brustraum
- Muskelkontraktionen

Hinzu kommt, dass bei einem venösen Stau im Gehirn die Schilddrüse sowie die Vv. spinales und die Anastomosen zwischen all diesen Venen zur Entlastung des venösen Systems beitragen und damit einen intrakraniellen Hochdruck verhindern.

Plexus venosus suboccipitalis

Die Vv. vertebrales, die Vv. jugulares posterior und externa bilden die wichtigsten Drainagewege für die intra- und extraspinalen Venengeflechte.

Im Plexus venosus suboccipitalis anastomieren die subkutanen okzipitalen und vertebralen Venen mit dem Plexus venosus vertebralis internus und den venösen Blutleitern (Sinus venosi) des Gehirns.

Vv. spinales

Diese Venen bilden zahlreiche Anastomosen und sind in Venengeflechten organisiert. Das Venengeflecht um das Foramen magnum, das aus Kardinalvenen gebildet wird, ist der Beginn der Venae columnae vertebralis, dem Venengeflecht der Wirbelsäule, das mit dem Sinus occipitalis in Verbindung steht.

Physiologische Öffnung der Venen

Das myofasziale System des Halses sorgt dafür, dass die Venen geöffnet bleiben, d. h. nicht kollabieren, und der bei der Inspiration im Thorax entstehende negative Druck bzw. dessen Sogwirkung an das Kranium weitergeleitet wird.

Sogwirkung der Inspiration

Die Abnahme des intrathorakalen Drucks während der Einatmungsphase erzeugt in den großen thoraxnahen Venenstämmen einen Sog.

Dieses Ansaugphänomen wird durch die Spannung der zwischen Sternum, Klavikula, Achselhöhle, Rippen und Kranium aufgespannten Faszien erzeugt.

Dabei handelt es sich im Wesentlichen um die Lamina pretrachealis, die Fascia subclavia und die Fascia axillaris.

Die Spannung der Faszien wird zudem durch folgende Muskeln aufrechterhalten:

- Das Platysma beeinflusst die Spannung der V. jugularis externa.
- Der M. sternocleidomastoideus wirkt auf die V. jugularis interna.
- Der M. omohyoideus beeinflusst die Vv. jugularis interna und externa.
- Der M. subclavius wirkt auf die V. subclavia.
- Der M. pectoralis minor beeinflusst über die Fascia axillaris die V. subclavia.

Fortleitung des negativen Drucks

Das inspiratorische Vakuum (bei forcierter Einatmung kann der negative Druck im Brustraum bis zu 30 cm H_2O betragen) breitet sich über die großen Venenstämme auf folgende Venen aus:

- V. laryngea
- V. temporalis
- V. subscapularis
- V. thoracica interna
- V. axillaris und V. brachialis
- Vv. vertebrales, spinales und die Venen des Kraniums

Auswirkungen bestimmter Positionen auf die Fortleitung des negativen Drucks

- Positionen, die die Fortleitung begünstigen:
  - Leichte Extensionsposition des Kopfes (Vv. vertebrales und Vv. spinales)
  - Passive Abduktion der Arme (Vv. subclaviae)
  - Rückenlage, Arme hinter dem Kopf (Vv. subclaviae und Vv. axillares)
- Positionen, die die Fortleitung beeinträchtigen:
  - Arme über dem Kopf, Kopf im Nacken (Vv. subclaviae, Vv. vertebrales und Vv. spinales)
  - Tragen einer schweren Last auf der Schulter (V. subclavia)
  - Tragen einer schweren Last mit ausgestreckten Armen (Vv. subclaviae und Vv. axillariae)
  - Langes Verweilen des Kopfes in Seitneigung und Rotation (Vv. vertebrales)

Wirkung des inspiratorischen Vakuums auf das Großhirn

Das über die Halsvenen übertragene inspiratorische Vakuum breitet sich bis ins Gehirn aus und vermindert sein Gewicht.

Das Gehirn hat ein Gewicht von etwa 1,3 kg. Durch die gemeinsame Wirkung des Liquor cerebrospinalis und des inspiratorischen Vakuums wird sein effektives Gewicht auf ungefähr 50 g reduziert! Vergessen wir dabei nicht, dass es im Gehirn ungefähr 2.500 km Venen gibt!

Ursachen für die schlechte Übertragung des inspiratorischen Vakuums

- Adhäsionen und Fixierungen der Pleura
- Adhäsionen und Fixierungen des Perikards
- Postoperative Adhäsionen im Thorax
- Folgen von Klavikulafrakturen
- Folgen von Luxationen und Frakturen der Schulter
- Rippenfrakturen
- Fetale Fehllage

Zusätzlich zu den kranialen Techniken müssen unbedingt auch die Belastungen in der Hals- und Brustwirbelsäule sowie in den Armen gelöst werden. In diesem Zusammenhang unterstreichen wir nochmals die Ganzheitlichkeit des Menschen. Sich als Fachmann für einen bestimmten Abschnitt des Körpers auszugeben, ist Unsinn. Natürlich kann man sich für eine bestimmte Zone mehr interessieren, darf aber darüber die anderen Körperregionen nicht vernachlässigen. Es ist wichtig, dieses Konzept und diese Philosophie, die das Grundprinzip der Osteopathie bilden, zu verteidigen.

OSTEOPATHISCHE RELEVANZ

Die Mobilisation der Haut im Bereich des Okziputs und der Wirbelsäule mit Hilfe einer Traktions-Induktionstechnik hat eine tiefgehende Wirkung auf das Venensystem.

14.2.2 Anatomie

V. vertebralis

Die V. vertebralis entspricht in ihrem Verlauf nur in der Pars cervicalis genau dem Verlauf der A. vertebralis.

Ursprung

Die V. vertebralis entsteht im Trigonum suboccipitale (Trigonum arteriae vertebralis) aus mehreren kleinen Zuflüssen, die aus den Venen des Plexus venosus vertebralis internus und den Sinus durae matris entspringen. Der Sinus occipitalis kommuniziert mit dem Plexus venosus vertebralis internus und endet im Confluens sinuum.

Im Bereich des Foramen magnum besteht ein Venengeflecht, das aus den kranialen Enden der Vv. intervertebrales gebildet wird, die sich zu einem Ring zusammenschließen. Es nimmt auch das Blut aus der Medulla oblongata und dem Plexus venosus basilaris auf.

Die V. vertebralis beginnt anterior des Lig. atlantooccipitale posterius und zieht horizontal zum Foramen transversarium atlantis. Sie verlässt den Wirbelkanal oberhalb des Arcus posterior atlantis und vereinigt sich mit den kleinen Venen der tiefen Nackenmuskeln zu einem Gefäß, das in das Foramen transversarium von C1 eintritt.

Verlauf und Einmündung der V. vertebralis

Die V. vertebralis zieht lateral der A. vertebralis den Querfortsatzkanal hinab, tritt gemeinsam mit der Arterie bei C6 aus dem Kanal aus und mündet in die V. brachiocephalica, die durch eine Klappe geschützt wird.

Zuflüsse

- Kleine Venen der Nackenmuskeln
- Kleine Venen der Plexus venosus vertebrales
- Anastomosen mit der Vena jugularis posterior
- Vv. cervicales ascendens und profunda

Funktionen

Zirkulationsfunktion

Die Vv. vertebrales bilden gemeinsam mit den Vv. jugulares posteriores die wichtigsten Drainagewege der Plexus venosus vertebralis externus und internus.

Im Zervikalbereich ist der Plexus venosus vertebralis externus besonders gut entwickelt. Im Bereich zwischen Okziput und Atlas wird er als Plexus venosus suboccipitalis bezeichnet.

Er anastomiert mit dem Plexus venosus vertebralis internus, dem Sinus durae matris sowie mit dem oberflächlichen subkutanen Venennetzwerk.

Die Vv. vertebrales und die Vv. jugulares posteriores entstehen aus dem Plexus venosus suboccipitalis.

Schutzfunktion

Die V. vertebralis schützt die gleichnamige Arterie, im Canalis transversarius verlaufen die beiden Gefäße meist im anterolateralen Abschnitt des Kanals.

A. und V. vertebralis befinden sich in einer fibrösen Hülle, die den gesamten knöchernen Querfortsatzkanal ausfüllt und in kontinuierlicher Verbindung zum Periost steht.

In ihrem oberen Abschnitt verläuft die V. vertebralis eher sinusförmig, im unteren Abschnitt bildet sie eher Geflechte (Magro, 2012).

In ihrem oberen Abschnitt umschlingen die Venengeflechte die A. vertebralis und schützen die A. vertebralis, indem sie durch Traumata oder Bewegungen entstehende Stöße abfedern.

Regulierung des intrakraniellen und intraspinalen Drucks

Die V. vertebralis bildet die Verbindung zwischen dem Plexus venosus vertebralis internus und externus.

Sie harmonisiert und stabilisiert die intraspinalen Drücke, indem sie den durch die Inspiration entstehenden Sog weiterleitet.

Die Venenplexus der V. vertebralis tragen zum Ausgleich der Druckschwankungen bei, denen das Gehirn nicht ausgesetzt werden sollte.

Thermoregulation

Das venöse System trägt allgemein zur Kühlung der verschiedenen Anteile des Gehirns bei.

Man hat sich lange gefragt, welche Funktion die Vv. emissariae eigentlich erfüllen. Tatsächlich reduzieren sie die Temperatur im Inneren des Kraniums. Vermutlich sind sie auch an der Druckregulierung beteiligt.

OSTEOPATHISCHE RELEVANZ

Zur Verbesserung des arteriovenösen Blutflusses in der Wirbelsäule sollten v. a. Spannungen in folgenden Zonen gelöst werden:

- Thoraxapertur:
  - Ligg. cervicopleurales
  - V. brachiocephalica – tauscht Fasern mit der Pleura aus
  - Mm. scaleni
  - Aa. subclaviae – tauschen Fasern mit der Pleura aus
- Foramina transversaria
- Plexus venosus suboccipitalis
- Mündung der V. jugularis in die V. subclavia
- Vv. occipitales und Vv. jugulares posteriores
- Vv. jugulares interna und externa
- Vv. emissariae – durch die Entspannung der Kopfhaut

OSTEOPATHISCHE RELEVANZ

Die Behandlung der Haut und der tiefen Nackenmuskeln wirkt sich auf die Vv. suboccipitales im Bereich des Foramen magnum sowie auf den zervikalen Spinalkanal aus. Im Weiteren werden wir sehr präzise Dehnungstechniken für die kleinen Nackenmuskeln und die Bänder des kraniozervikalen Übergangs beschreiben, die die venöse Zirkulation der Wirbelsäule beeinflussen.
Zudem werden wir auch Techniken für die Einmündungsstellen der Venen in die großen retroklavikulären Venenstämme und zur Dehnung dieser Venen entlang ihrer vertikalen Achse beschreiben.

Funktionsstörungen und Symptome der V. vertebralis

Im Allgemeinen handelt es sich um die gleichen Symptome wie bei Funktionsstörungen der A. vertebralis. Zusätzlich können noch folgende Symptome erwähnt werden:

- Kopfschmerzen verbunden mit einem Gefühl von Schwere oder Fülle, die durch das Neigen des Kopfes, Husten und Niesen verstärkt werden.
- Gefühl von intrakraniellen Schwankbewegungen, die mit den Bewegungen des Kopfes zusammenhängen.
- Druckgefühl hinter den Augen, so als würden die Augen aus ihren Höhlen treten wollen.

Vv. ophthalmicae

Man unterscheidet eine V. ophthalmica superior und inferior.

Ursprung der V. ophthalmica superior

Die V. ophthalmica superior beginnt im medialen Augenwinkel, wo sie mit der V. facialis anastomiert und die V. angularis bildet.

Gemeinsam mit der parallel verlaufenden A. ophthalmica verläuft sie zwischen dem N. opticus und dem M. rectus superior bulbi.

Sie mündet über die Vorderwand in den Sinus cavernosus.

Ursprung der V. ophthalmica inferior

Im inferomedialen Augenwinkel aus der Verbindung zwischen V. palpebrale und V. lacrymalis.

Die Vene verläuft oberhalb des N. opticus.

Sie verlässt die Orbita durch die Fissura orbitalis superior.

Sie mündet üblicherweise in den Sinus cavernosus, manchmal auch in die V. ophthalmica superior.

OSTEOPATHISCHE RELEVANZ

Die Verbindungen des Sinus cavernosus lassen uns den venösen Kreislauf zwischen Kranium, V. jugularis und Halswirbelsäule erkennen. Wir beschreiben keine Techniken für die Vv. ophthalmicae, da sie den Techniken für den N. opticus sehr ähnlich sind und den Rahmen dieses Buches sprengen würden.
Wir konzentrieren uns in diesem Buch auf die Halswirbelsäulenregion und sehen uns daher gezwungen, uns auf diesen Bereich zu beschränken.

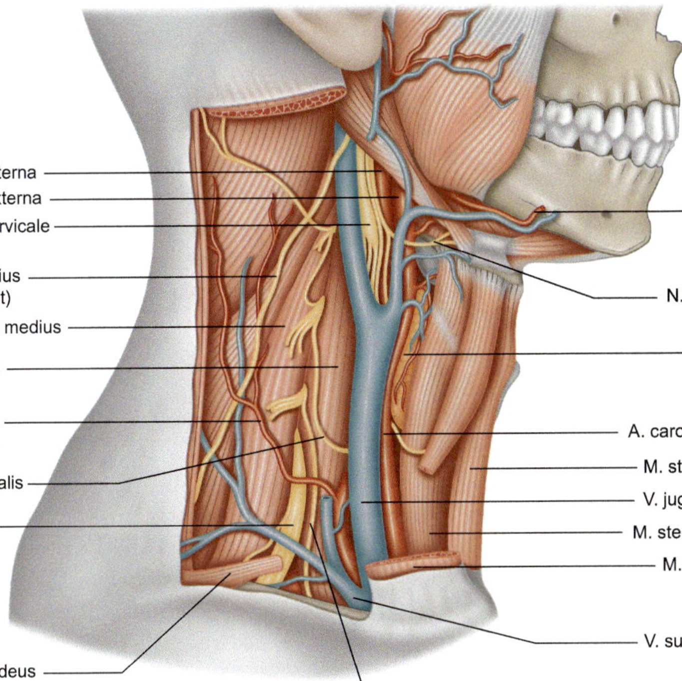

Abb. 14.9 V. jugularis interna [L268]

V. jugularis interna

Die V. jugularis interna ist mit einem Durchmesser von 5–6 mm die größte Halsvene, die vom Ohr bis zur Klavikula reicht. Bei größerer Kraftanstrengung tritt sie auffällig hervor. Ihr Name stammt aus dem Lateinischen: „jugum", das Joch (➤ Abb. 14.9).

Ursprung

Die Drainage der Sinus durae matris erfolgt über den Confluens sinuum in den Sinus transversus, der sich im Sinus sigmoideus bis zum Foramen jugulare und den Bulbus superior venae jugularis fortsetzt. Mit dem Durchtritt durch das Foramen jugulare wird das Gefäß als V. jugularis interna bezeichnet.

Foramen jugulare

Dieses unter Osteopathen gut bekannte Foramen ist die Durchtrittstelle für:
- N. glossopharyngeus (IX)
- N. vagus (X)
- N. accessorius (XI)
- A. meningea posterior
- V. jugularis interna

Die V. jugularis findet man direkt unter dem Ohr, hinter dem Collum mandibulae, am Verbindungspunkt von zwei Venen:
- V. temporalis superficialis
- V. maxillaris interna

Verlauf

In ihrem obersten Abschnitt verläuft die Vene innerhalb der Glandula parotis in vertikaler Richtung und parallel zum Hinterrand der Maxilla.

Sie verläuft hinter der A. carotis communis.

Sie nimmt die V. facialis und die V. thyroidea media auf.

Ende

Die V. jugularis mündet in die V. brachiocephalica. In diesem Bereich besteht eine Venenklappe.

Rechter Venenwinkel

Neben der V. jugularis interna liegt in diesem Bereich auch die Einmündung der V. jugularis externa, die sich mit den Venae transversae cervicis und den Vv. subscapulares verbindet.

Hier liegen auch die Lymphgefäße, die für die Drainage der Lymphe aus der rechten Hälfte des Kopfes und des Halses, der rechten oberen Extremität und der rechten Hälfte des Thorax zuständig sind.

Die V. jugularis interna endet am Bulbus inferior venae jugularis kurz vor der Verbindung mit der V. subclavia.

Linker Venenwinkel

Auf dieser Seite mündet zusätzlich der Ductus thoracicus in den Venenwinkel ein. Der Ductus thoracicus sammelt die Lymphe aus dem gesamten Becken- und Abdominalbereich sowie aus der linken oberen Körperhälfte.

Eine retroklavikuläre Lymphknotenschwellung von fester Konsistenz und der Größe einer Bohne kann daher auf eine Pathologie in weiter unten liegenden Körperregionen hindeuten.

Venöse Drainage

Im Venenwinkel (➤ Abb. 14.10) sammelt sich das Blut aus:

- dem Kranium,
- dem Gesicht,
- von der Vorderseite des Halses (Vv. jugulares externa und interna).

Die Drainage beginnt mit den:

- kleinen Venen im Groß- und Kleinhirn,

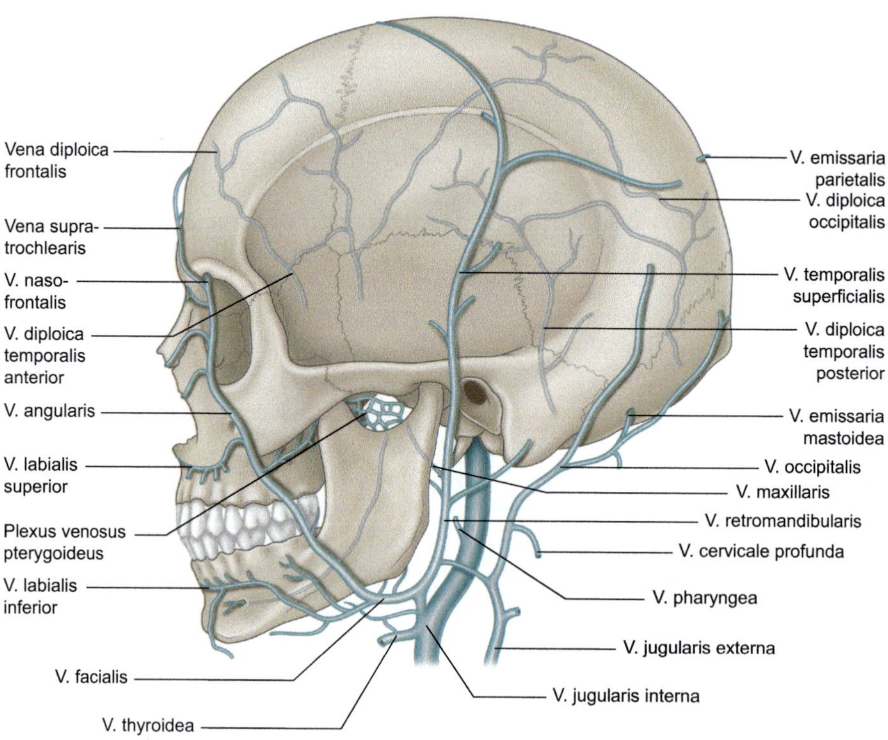

Abb. 14.10 Drainage der V. jugularis interna und ihrer extrakraniellen Gefäße [L268]

- den Venen mit größerem Durchmesser,
- den Sinus durae matris, die sich zwischen den beiden Blättern der Dura mater befinden.

Nützliche Lagebeziehungen der V. jugularis interna

Oberer Abschnitt

- Anterior, Procc. transversi der Halswirbelsäule.
- Medial, Venter posterior des M. digastricus und Pharynx.
- In der Folge entfernt sich die Vene von der A. carotis interna. In dem Raum zwischen Arterie und Vene verlaufen der N. glossopharyngeus, der N. vagus und der N. accessorius.

Mittlerer Abschnitt

- Vom Gonion zum Kreuzungspunkt mit dem M. omohyoideus.
- In diesem Bereich verläuft die V. jugularis interna gemeinsam mit der A. carotis und dem N. vagus in der Bindegewebshülle der Vagina carotica.

Unterer Abschnitt

Vom M. omohyoideus zur V. brachiocephalica verläuft die Vene zwischen dem M. scalenus anterior und dem M. scalenus medius.

Ausgehend von der V. jugularis interna findet man:

- medial: N. vagus,
- lateral: N. phrenicus.

Zu den Zuflüssen von außerhalb des Kraniums gehören:

- Vv. pharyngeae.
- Vv. meningeae.
- V. lingualis.
- V. thyroidea superior, die die V. laryngea superior aufnimmt.
- V. thyroidea media.
- V. sternocleidomastoidea.
- V. facialis: Sie beginnt an der V. angularis, die mit der V. ophthalmica anastomiert und auf Höhe des Os hyoideum in die V. jugularis interna einmündet. Das ist eine wichtige Verbindung, da die V. ophthalmica mit dem anterioren Anteil der Sinus durae matris in Bezug steht.

OSTEOPATHISCHE RELEVANZ

Bei Problemen im Kranium sollte man immer an die Drainage des Kopfes denken und die V. jugularis interna, aber auch ihre Zuflüsse – V. thyroidea superior, V. facialis, V. angularis – behandeln.
Es müssen alle muskulären, faszialen und die Haut betreffenden Fixierungen im Endabschnitt der Vene gelöst werden, um den Blutfluss in der V. jugularis interna, der V. jugularis externa, der V. jugularis posterior zu verbessern damit die lymphatische Drainage des Körpers positiv zu beeinflussen.

Lymphgefäße

Es ist schwierig palpatorisch die Lymphgefäße von den Venen zu unterscheiden, selbst eine sichtbare Vene ist nicht leicht zu spüren!

Bei Patientinnen, die nach einer Brustoperation unter Ödemen am Hals und an der oberen Extremität litten, konnten wir durch die Behandlung des retroklavikulären Venenwinkels sichtbare Erfolge erzielen.

V. jugularis externa

Diese Vene wird oft als komplementäre Vene ohne große Bedeutung, als Umgehungsgefäß, behandelt. Wie wir im Weiteren sehen werden, sind die Verbindungen dieser Vene zum kraniozervikalen Übergang aus praktischer Sicht sehr interessant.

In früheren Zeiten wurden Stauungen im Gehirn mit einem Aderlass der V. jugularis externa behandelt und damit, so scheint es, gute Ergebnisse erzielt.

Diese oberflächliche Vene verläuft senkrecht an der lateralen Seite des Halses vom Gonion zum mittleren Abschnitt der Klavikula.

Ihr Durchmesser beträgt ungefähr 5 mm (➤ Abb. 14.11).

Ursprung

Am Collum mandibulae hinter der V. occipitalis und der V. auricularis posterior und vor der V. maxillaris und der V. temporalis superficialis.

Verlauf

Die Vene zieht nach kaudal und kreuzt dabei die laterale Seite des M. sternocleidomastoideus.

Verlauf

In ihrem absteigenden Abschnitt zieht sie durch einen fibrösen, von einer Umschlagfalte der Lamina superficialis fasciae cervicalis gebildeten Kanal.

Ende

Die beiden Vv. jugulares anteriores bilden knapp oberhalb des Sternums eine gemeinsame Querverbindung, den Arcus venosus jugularis und münden in die V. jugularis externa oder gemeinsam mit dieser direkt in die V. subclavia. Sie durchbohren dabei die Halsfaszie.

OSTEOPATHISCHE RELEVANZ DER VV. JUGULARES UND DER HALSVENEN

Das Studium der Vv. jugulares interna, externa, anterior und posterior zeigt uns, warum Behandlungen der perivaskulären Fasziengewebe für das Venensystem so wichtig sind.
Interessant sind auch die engen Verbindungen zwischen den Faszien und dem neurovaskulären System.
Spannungen und Fibrosen im Fasziengewebe irritieren das Nervensystem und beeinträchtigen die Gefäßphysiologie, indem sie das Lumen der Venen und damit den Durchfluss reduzieren.
Die Vv. jugulares bilden aufgrund ihrer zahlreichen Anastomosen ein interaktives System.
Die Vv. jugulares sammeln das venöse Blut aus dem Kranium und leiten es im retroklavikulären Venenwinkel über die V. subclavia in die V. brachiocephalica.
Damit bildet der Venenwinkel eine Schlüsselzone für die Techniken an den Vv. jugulares.

V. jugularis posterior

Diese Vene liegt in der Tiefe der Nackenregion und gehört zum Plexus venosus vertebralis externus.

Ursprung

Die V. jugularis posterior liegt zwischen Okziput und Atlas.

Sie entsteht aus der Verbindung folgender Venen:

- V. mastoidea,
- Vv. condylares posteriores (V. emissaria condylaris)
- Vv. occipitales profundae
- Venenplexus des Foramen magnum
- Äste aus den Vv. spinales, die den Plexus venosus suboccipitalis bilden

Verlauf

Die Vene zieht durch den Sulcus paravertebralis und zwischen der ersten Rippe und dem Proc. transversus von C7 nach kaudal.

Ende

Sie mündet lateral der V. vertebralis in die V. brachiocephalica (posteriorer Abschnitt) ein.

Physiologie

Die V. jugularis posterior nimmt das venöse Blut aus dem Nacken auf und anastomiert mit den tiefer liegenden Vv. cervicales.

Die beiden Vv. jugulares posteriores anastomieren auf Höhe des Tuberculum posterius atlantis.

Sie bilden mit den Vv. vertebrales den wichtigsten Drainageweg der Plexus venosus vertebralis internus und externus.

OSTEOPATHISCHE RELEVANZ

Auch hier stößt man wieder auf die Bedeutung des retroklavikulären Venenwinkels, des Sehnenbogens zwischen M. trapezius und M. sternocleidomastoideus und der Haut im Bereich des Proc. spinosus von C7. Es ist immer von Interesse den Zustand der Vv. jugulares posteriores zu analysieren: Farbe, Dilatation, Unregelmäßigkeiten, perlenschurartige Beschaffenheit. Diese Venen spiegeln die Dysfunktionen der Vv. vertebrales wider, die palpatorisch nicht erfasst werden können.

V. occipitalis profunda

- Diese Vene ist eine Begleitvene der A. occipitalis.
- Sie nimmt die Vv. emissariae mastoideae auf, die den Sinus sigmoideus mit der V. occipitalis verbindet.
- Sie bildet Anastomosen mit folgenden Venen:
  - Vv. spinales
  - Vv. vertebrales
  - Vv. jugulares posteriores und Plexus venosus suboccipitalis

- Sie wird durch erhöhte Spannungen im Sehnenbogen zwischen M. trapezius und M. sternocleidomastoideus beeinflusst.

14.2.3 Manipulation der Venen

V. jugularis interna

Neben ihrer Wirkung auf die parietalen Mechanorezeptoren scheinen unsere Techniken sich auch auf den Inhalt des Foramen jugulare auszuwirken:
- N. glossopharyngeus (IX)
- N. vagus (X)
- N. accessorius (XI)
- A. meningea posterior

Die V. jugularis interna ist die größte Struktur im Foramen jugulare. Es ist wichtig, dass alle durch das Foramen jugulare ziehenden Strukturen über eine gewisse Gleitfähigkeit verfügen. Man kann davon ausgehen, dass sich die Gleitfähigkeit einer Struktur auf die anderen Strukturen auswirkt und sogar Fixierungen der Dura mater lösen kann.

Technik in Rückenlage

Erster Schritt: Oberer Abschnitt

Legen Sie den Daumen einer Hand auf den oberen Abschnitt der V. jugularis interna, oberhalb des Kreuzungspunkts mit dem M. sternocleidomastoideus.

Die andere Hand liegt unter dem Okziput, die Finger angewinkelt, um eine Traktions-Rotationsbewegung mit dem vor dem Foramen jugulare liegenden Teil der Vene durchführen zu können. Zur Erinnerung, das Foramen jugulare setzt sich aus der Incisura jugularis der Pars petrosa ossis temporalis und der Incisura jugularis des Os occipitale zusammen.

Ziehen Sie die V. jugularis interna nach kaudal und bewegen Sie das Okziput in eine gegenläufige Rotation.

Man kann den Patienten ersuchen, die Rotation zur Gegenseite von maximal 30° selbst auszuführen, während man die Traktion an der V. jugularis interna aufrechterhält (> Abb. 14.13).

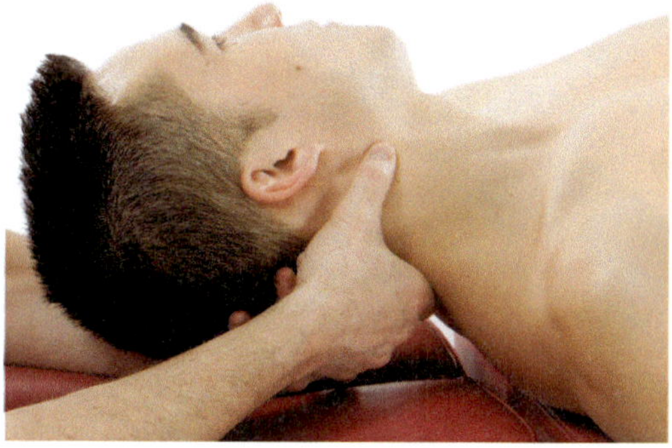

Abb. 14.13 Behandlung der V. jugularis interna in Rückenlage (oberer Abschnitt) [K358]

Zweiter Schritt: Venenwinkel

Die Position am Okziput bleibt gleich, der Daumen der anderen Hand liegt hinter der Klavikula, so nahe wie möglich am Bulbus inferior venae jugularis internae. Am Ende der Bewegung wird die Dehnung mittels Induktion ausgeführt.

Dritter Schritt: thorakaler Abschnitt

Die Handfläche der kaudalen Hand liegt im oberen Bereich des Brustkorbs. Wir erinnern daran, dass man ungefähr zwei Fingerbreiten vom Sternoklavikulargelenk entfernt eine Konzentration von Pleurafasern findet, die, wenn sie zu sehr angespannt sind, Einfluss auf den Venenwinkel nehmen können (> Abb. 14.14).

Fasern der Pleura strahlen in die V. brachiocephalica ein, sodass erhöhte Spannungen in der Pleura sich auf das venöse System auswirken können:
- einerseits auf die Wände der Venen selbst,
- andererseits auf den intrathorakalen Venendruck.

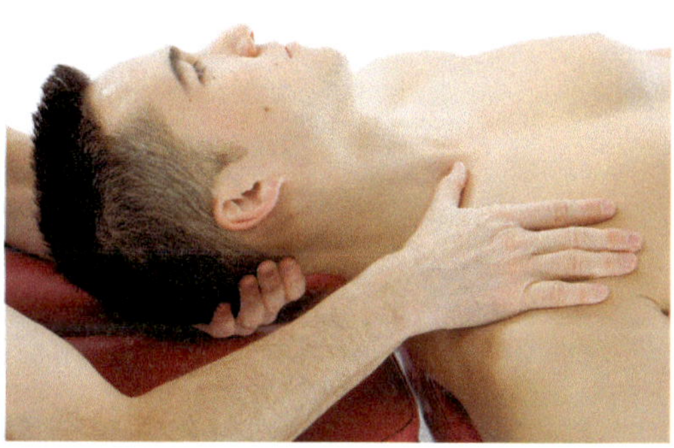

Abb. 14.14 Behandlung der V. jugularis interna in Rückenlage (thorakaler Abschnitt) [K358]

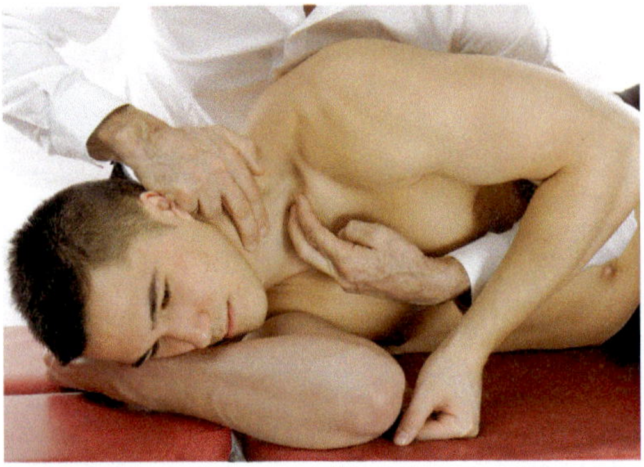

Abb. 14.15 Behandlung der V. jugularis interna in Seitenlage [K358]

Technik in Seitenlage

Platzieren Sie zwei Finger einer Hand oberhalb bzw. wenn möglich hinter der Klavikula lateral des Sternoklavikulargelenks.

Hier befindet sich der Venenwinkel, knapp vor dem Zusammenfluss von V. jugularis interna und V. subclavia. Mit etwas Übung spürt man das den Venenwinkel umgebende Lig. falciforme, eine Duplikatur der Lamina pretrachealis (➤ Abb. 14.15).

In Seitenlage haben Sie die Möglichkeit, durch Druck gegen die Rippen des Patienten, die Finger tief und schmerzfrei in Richtung Thoraxapertur zu lenken. Denken Sie daran, dass die V. jugularis interna sich Ihren Finger annähert muss und es nicht Ihre Finger sind, die sich einen Weg zur Vene bahnen sollten.

Die Handfläche der anderen Hand dehnt gleichzeitig das Okziput nach kranial und erzeugt eine leichte Rotation zur Gegenrichtung.

WIRKUNG AUF DEN N. VAGUS

Mit unseren Techniken ist es praktisch unmöglich sich ausschließlich auf die parasympathischen oder die sympathischen Fasern des Nervensystems zu konzentrieren. Jeder der bereits seziert hat, weiß, dass die Nervenfasern ein unwahrscheinliches Gewirr an Fasern bilden.
Gleichzeitig wissen wir, dass die V. jugularis interna, die V. carotis communis und der N. vagus in der gleichen Bindegewebshülle, der Vagina carotica, wie die Arterie verlaufen. Dehnungen an der V. jugularis interna wirken sich auf die Vagina carotica und auf den Druck in ihrem Inneren aus. Man kann also den Puls und den systolischen Druck des Patienten messen. Haben sich Puls und Blutdruck nach der Behandlung gesenkt, zeigt dies, dass unsere Techniken eine parasympathische Wirkung und einen Einfluss auf den N. vagus haben.

V. jugularis externa

Wie in den vorangegangenen Kapiteln erwähnt, schützt das venöse System im Bereich der Foramina die Aa. vertebrales und die posterioren Nervenfasern des Plexus cervicalis.

Bei Nackenschmerzen besteht eine venös-lymphatische intra- und periforaminale Stauung, die Teil des Schmerzgeschehens ist.

Die Viskoelastizität des Diskus wird weitgehend durch das venöse und lymphatische System gewährleistet. Venöse und lymphatische Stauungen behindern die Re-Hydrierung des Diskus.

Das venöse Blut der Subokzipitalregion wird über die V. jugularis externa und ihre Zuflüsse drainiert, wodurch es zur:

- Entstauung des Plexus venosus suboccipitalis und indirekt des Übergangs zwischen Rückenmark und Gehirn und zur
- Verbesserung der Flüssigkeitsversorgung der Disci intervertebrales kommt.

Technik

Technik in Rückenlage

Der Patient befindet sich in Rückenlage, sein Kopf wird leicht von der zu behandelnden V. jugularis externa weggedreht.

Legen Sie einen Daumen auf den Ursprung der V. jugularis externa im Bereich des Collum mandibulae und den anderen im mittleren Abschnitt hinter die Klavikula, dort wo die Vene in die V. subclavia einmündet (in manchen Fällen mündet sich auch direkt in den retroklavikulären Venenwinkel).

Erster Schritt, Extension

Alle röhrenförmigen Hohlstrukturen reagieren empfindlich auf Dehnung, die Spannung in den Mechanorezeptoren erzeugt (➤ Abb. 14.16).

Zweiter Schritt, Rotation

Halten Sie die Dehnung der V. jugularis externa aufrecht, ohne sie dabei zu komprimieren.

Ersuchen Sie den Patienten den Kopf etwas zu drehen, während Sie die Dehnung beibehalten und damit die Wandspannung in der Vene erhöhen.

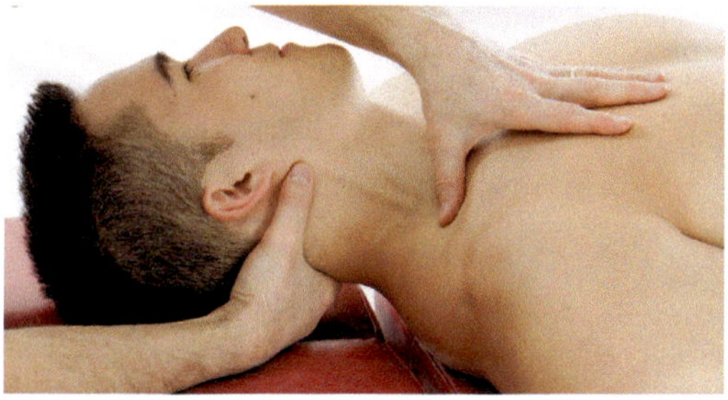

Abb. 14.16 Behandlung der V. jugularis externa in Rückenlage (erster Schritt) [K358]

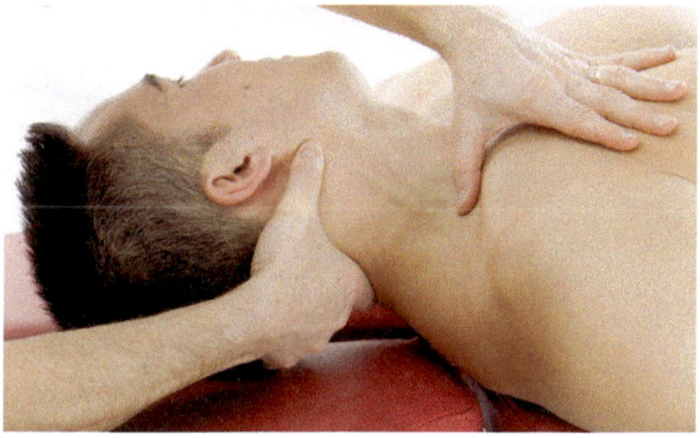

Abb. 14.17 Behandlung der V. jugularis externa in Rückenlage (zweiter Schritt) [K358]

Wiederholen Sie die Bewegung fünf- bis sechsmal mit dem Ziel eine Reaktion des Zentralnervensystems zu erreichen (➤ Abb. 14.17).

Bei dieser Technik werden immer beide Seiten behandelt.

Technik in Seitenlage

Der Patient liegt auf der Seite, die zu behandelnde V. jugularis externa oben.

Legen Sie den Daumen einer Hand auf die V. jugularis externa, ein oder zwei Finger der anderen Hand hinter die Mitte der Klavikula, Ihr Thorax stützt sich an den oberen Rippen des Patienten ab.

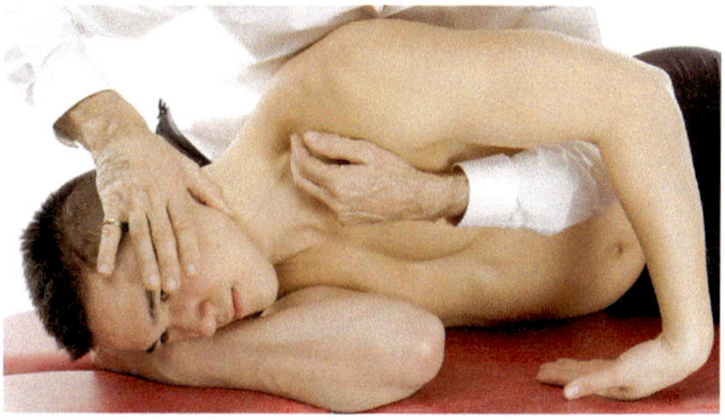

Abb. 14.18 Behandlung der V. jugularis externa in Seitenlage [K358]

Bewegen Sie die Schulter und die oberen Rippen nach anterior und dann nach kranial in Richtung des Kinns des Patienten. Man kann auch den Patienten bitten, selbst die Schulter in Richtung Kinn zu bewegen.

Diese Bewegung hilft Ihnen, ohne zusätzlichen Kraftaufwand, Ihre Finger tiefer in Richtung Thoraxapertur gleiten zu lassen, ohne dadurch Schmerzen hervorzurufen (➤ Abb. 14.18).

Versuchen Sie mit den hinter der Klavikula liegenden Fingern, die durch den Zug an der V. jugularis externa im Bereich der Einmündung in die V. subclavia und an dem umgebenden Fasziengewebe entstehende Spannung zu spüren.

Die Dehnung wird in Kombination mit einer Induktionstechnik erzeugt.

ANMERKUNG

Der mit beiden Daumen auf die V. jugularis bzw. auf die V. subclavia ausgeübte Druck muss präzise koordiniert werden. Man führt eine doppelte Induktionstechnik aus und spürt nach Abschluss der Technik die größere Bewegungsfreiheit der V. jugularis externa.

KAPITEL

15 Manipulation der Nerven

15.1 Überblick

Über die Manipulation des Plexus brachialis haben wir Einfluss auf die Nervenstämme des Plexus und somit auf die sie umgebende Faszien- und Durahülle (Opercula von Forestier) und auf die Ligg. dorsolateralia duralis (Hofmann).

In dieser Zone sollte eine laterale Gleitbewegung der Nervenwurzeln gegeben sein, die jedoch durch Irritationen und Entzündungen des Nervensystems und ausgeprägte Arthrose sehr stark eingeschränkt oder sogar unmöglich sein kann (➤ Abb. 15.1).

15.1.1 Strukturelle Gliederung des Plexus brachialis

Der Plexus brachialis besteht aus den Nervenwurzeln der Rückenmarkssegmente C5–C6–C7–C8 und Th1,

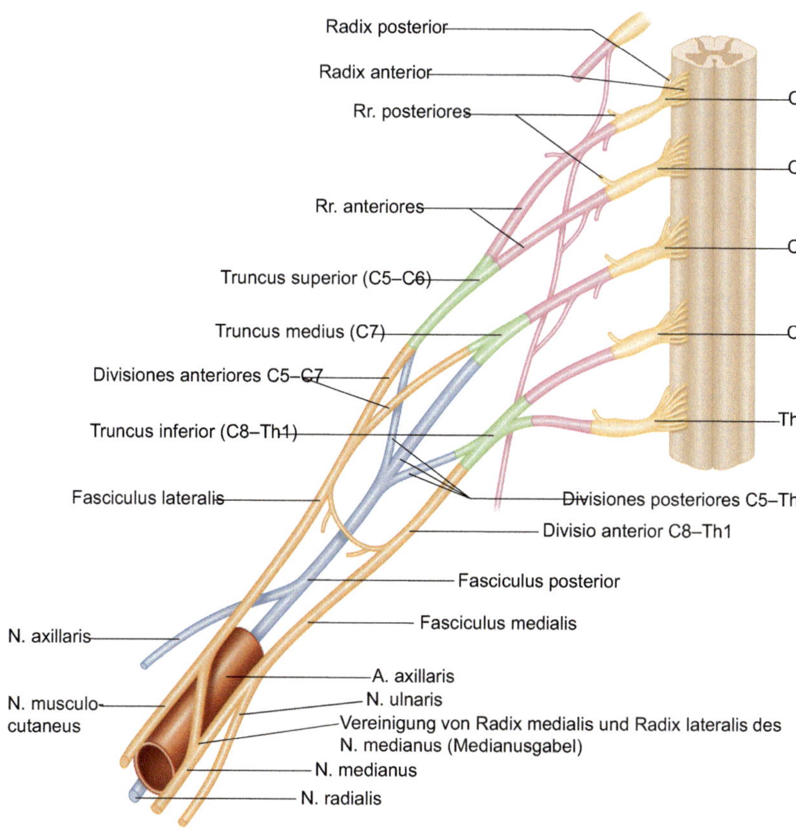

Abb. 15.1 Plexus brachialis [L268]

wobei C5 Nervenfasern mit C4 und Th1 Nervenfasern mit Th2 austauscht.

Der Plexus besteht aus drei Primärstämmen (Trunci), die jeweils in drei Sekundärstämme (Fasciculi) unterteilt werden, aus denen die peripheren Nerven (Endäste) für die obere Extremität hervorgehen.

Primärstämme

(➤ Abb. 15.2)

- Truncus superior: Vereinigung der Nervenwurzeln von C5 und C6
- Truncus medius: enthält ausschließlich Fasern aus C7
- Truncus inferior: Vereinigung der Nervenwurzen von C8 und Th1, liegt der 1. Rippe auf

Sekundärstämme

Aus den Faszikeln gehen die peripheren Nerven für die oberen Extremität hervor:

- Fasciculus lateralis: N. musculocutaneus und N. medianus (lateraler Anteil) aus den Segmenten C5–C6–C7
- Fasciculus posterior: N. axillaris (C5–C6) und N. radialis (C5–C6–C7–C8–Th1)
- Fasciculus medialis: medialer Anteil des N. medianus (C5–C6–C7–C8–Th1) und N. ulnaris (C7–C8–Th1).

15.1.2 Kinetik des Plexus brachialis

Der Plexus brachialis muss sich kontinuierlich an die Bewegungen der Halswirbelsäule, der oberen Brustwirbelsäule und der oberen Extremitäten anpassen.

Dabei handelt es sich nicht um Bewegungen im Millimeterbereich, sondern um zentimetergroße

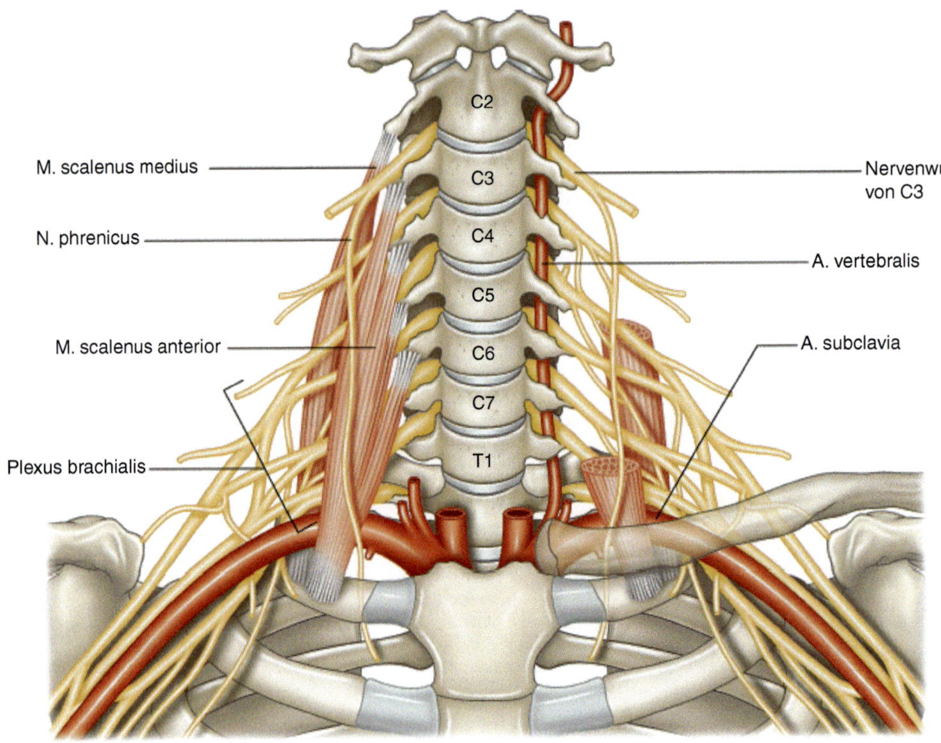

Abb. 15.2 Strukturelle Gliederung des Plexus brachialis [L268]

Bewegungen. Diese kombinierten Dehnungsbewegungen finden auf Höhe der Umhüllungen der Nervenwurzeln, der Trunci, der Fasciculi und der peripheren Nerven statt.

Drehen Sie den Kopf maximal nach links und begleiten Sie diese Bewegung mit einer Retroversion-Adduktion des rechten Arms und einer Supination der Hand. Palpieren Sie nun den rechten Plexus brachialis und Sie spüren die starke nach lateral und anterior gerichtete Spannung der Nervenfasern des Plexus brachialis.

Der Plexus muss während der Bewegungen der Halswirbelsäule und des Arms ungehindert gleiten können. Wenn diese Gleitbewegungen eingeschränkt oder unmöglich sind, d. h. die Nerven den Bewegungen nicht folgen können, entstehen Spannungen und damit automatisch Schmerzen.

Bei sehr schmerzhaften Zervikobrachialgien versuchen Patienten den Ellenbogen auf der betroffenen Seite etwas anzuheben oder ihn sogar durch eine Schlinge zu entlasten, um die Spannungen in den Nervenwurzeln zu verringern. Für diese Patienten ist bereits die Spannung, die durch das Gewicht des Arms (4,5 kg) entsteht, unerträglich.

15.1.3 Indikationen für die Manipulation des Plexus brachialis

- Zervikalgie
- Zervikobrachialgie
- Diskopathie
- Unkovertebralarthrose
- Epikondylitis, Kapsulitis der Schulter
- Karpaltunnelsyndrom
- Monoplegie und Hemiplegie
- Mechanische Beeinträchtigungen von Pleura und Lunge

15.1.4 Orientierungspunkte und Palpation des Plexus brachialis

Oberflächliche Schicht

Der Plexus brachialis liegt hinter der A. subclavia, etwas medial der Verbindung zwischen der V. jugularis externa und der V. transversae cervicis (➤ Abb. 15.3).

Als Zugang verwendet man das Trigonum omotrapezoideum (oberer Teil des laterales Halsdreiecks), das wie folgt begrenzt wird:

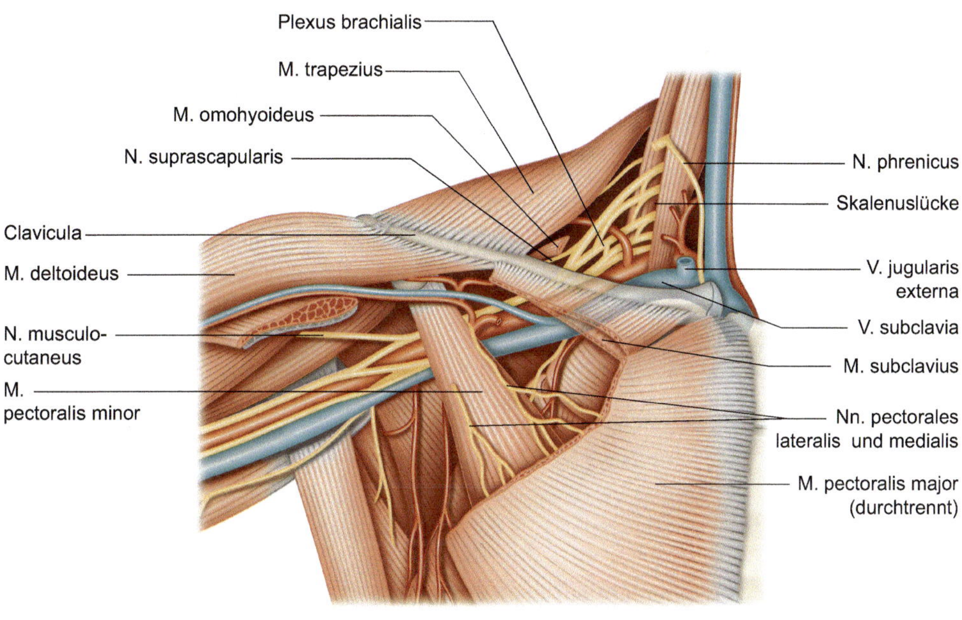

Abb. 15.3 Orientierungspunkte und Palpation des Plexus brachialis [L268]

- Medial: M. trapezius
- Lateral: M. sternocleidomastoideus
- Kaudal: M. omohyoideus

Das gesamte Halsdreieck wird durch die Lamina pretrachealis fasciae cervicalis überdeckt und stabilisiert.

Tiefe Schicht

Nachdem man den M. trapezius, den M. sternocleidomastoideus und die Lamina pretrachealis etwas verschoben hat, gelangt man zur tiefen Muskelschicht, die den Plexus brachialis umgibt und von medial nach lateral folgende Muskeln umfasst:

- M. scalenus anterior
- M. scalenus medius
- M. scalenus posterior
- M. levator scapulae
- M. splenius cervicis

15.1.5 Hintere Skalenuslücke

Wie wir bereits im Zusammenhang mit den anatomischen Räumen von Hals und Nacken in Kapitel 12 (➤ Kap. 12) erwähnt haben, befindet sich der Plexus brachialis zwischen den Mm. scaleni anterior und medius und wird von der Lamina prevertebralis fasciae cervicalis überdeckt. Die genannten Muskeln formen ein Dreieck mit kaudaler und lateraler Basis, die hintere Skalenuslücke, die vom M. omohyoideus überkreuzt wird (➤ Abb. 15.4).

M. scalenus anterior

Dieser Muskel erstreckt sich vom Tuberculum anterius der Querfortsätze von C4–C5–C6 zum Tuberculum musculi scaleni anterioris (Lisfranc-Höcker) auf der 1. Rippe.

M. scalenus medius

Dieser Muskel zieht vom Tuberculum posterius der Querfortsätze von C2–C3–C4–C5–C6–C7 zur 1. Rippe, zum 1. Interkostalraum und auf die Membrana intercostalis externa.

Funktion der Mm. scaleni

Die Mm. scaleni sind die Muskeln der ruhigen und langsamen Atmung. Sie entspringen an den Rippenrudimenten der Halswirbel.

Zusätzlich findet man manchmal einen M. scalenus minimus, der von C7 zur Pleurakuppel verläuft. Er ist variabel und wenn er nicht vorhanden ist, wird er vom Lig. transversopleurale ersetzt.

ANMERKUNG

Wenn die Ansatzsehne und die Ansatzzone des M. scalenus anterior zu breit sind, können sie die A. subclavia und den Plexus brachialis komprimieren.

Der N. phrenicus, der nicht Teil des Plexus brachialis, sondern zum Plexus cervicalis gehört, überkreuzt den M. scalenus anterior.

Dem M. scalenus medius liegen der N. thoracicus longus und der N. supraclavicularis auf. Das ist der Grund warum wir bei unseren Techniken Kompressionen auf die Mm. scaleni vermeiden und die Muskeln lediglich leicht auseinanderspreizen.

Anfänger verwechseln häufig den M. omohyoideus und den Plexus brachialis. Um das zu vermeiden, lässt man den Patienten einatmen, dadurch spannt sich der M. omohyoideus an, während sich der Plexus brachialis nicht verändert.

15.1.6 Ätiologie der Plexus-brachialis-Kompressionen

- Nach einem Trauma an Schulter und Hals
- Fehlbildungen der Klavikula
- Retraktionen und Fibrose des Lig. coracoclaviculare und des Lig. acromioclaviculare
- Retraktionen der Pleura traumatischen oder infektiösen Ursprungs
- Fetale Fehllage
- Geburtsläsionen
- Diskushernie
- Tumore im Bereich der Halswirbelsäule und der Lunge

15.2 Behandlungsprotokoll

Wir verwenden ein Protokoll, mit dem wir gute Ergebnisse erzielen konnten, wohlwissend, dass es schwierig ist, zwischen der natürlichen Erholung

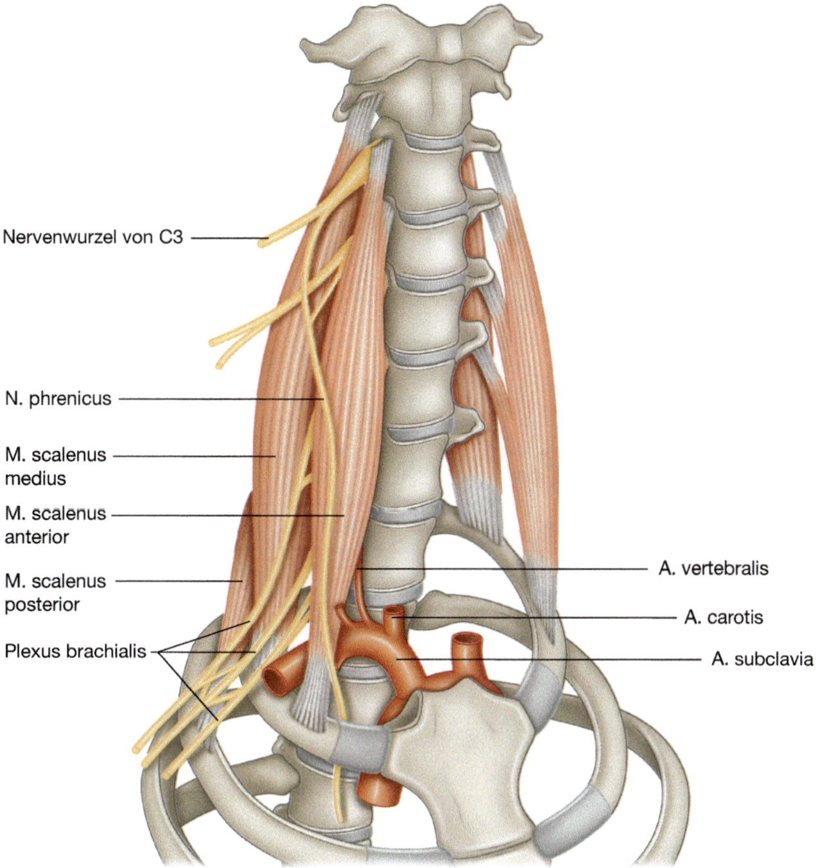

Abb. 15.4 Skalenuslücke [L268]

der Gewebe und der Wirkung unserer Techniken zu unterscheiden.

Manchmal ist das Ergebnis unseres Tuns am Ende der Behandlung tatsächlich sichtbar. In diesem Fall stellt man eine sehr eindeutige und erstaunliche Verbesserung der Kontraktionskraft einer Muskelgruppe fest.

15.2.1 Lösung von Gelenkblockaden

Die Akromioklavikulargelenke sind oft sehr fixiert und erzeugen eine Kompression des Plexus. Die Sternoklavikulargelenke sind weniger pathogen, dagegen ist ihr Zugang etwas heikel (Subluxationsrisiko).

15.2.2 Manipulation der distalen Nerven

Auch bei der oberen Armplexusparese (Duchenne-Erb-Lähmung), bei der die Hand nicht betroffen ist, führen wir Nerventechniken an N. medianus, N. ulnaris und N. radialis im Handbereich, am Unter- und Oberarm aus.

Wie schon mehrfach erwähnt, wollen wir mit unseren Techniken eine lokale Veränderung bewirken, vor allem aber eine zentrale Rückkoppelung erzielen. Die kleinen distalen Nerven tragen hierzu maßgeblich bei, vorausgesetzt man arbeitet von distal nach proximal.

Schlüsselpunkte der Behandlung:

- N. medianus (> Abb. 15.5):

15

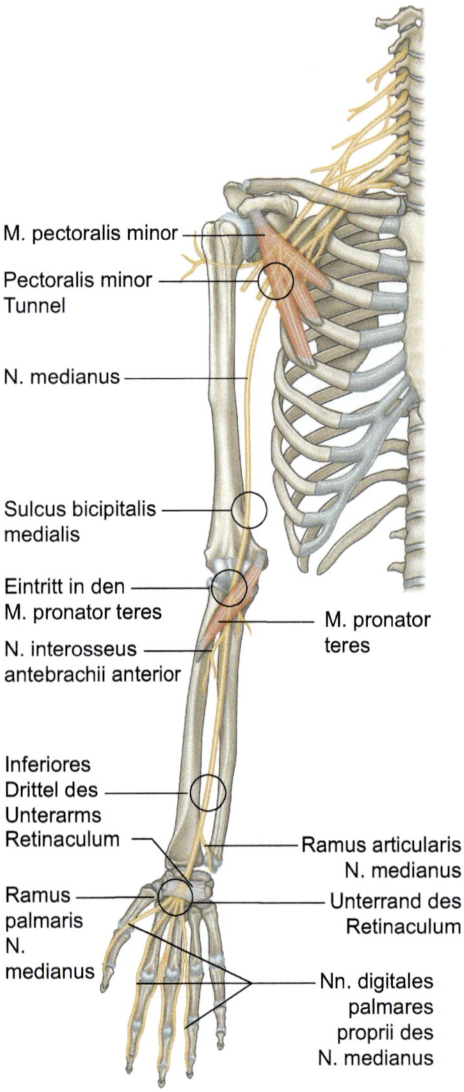

Abb. 15.5 Schlüsselpunkte des N. medianus [L268]

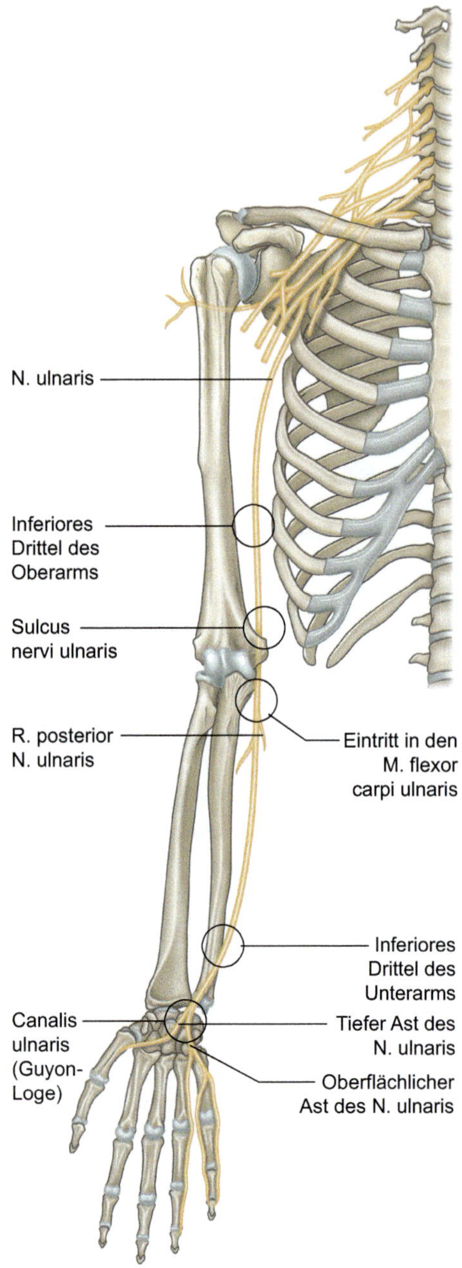

Abb. 15.6 Schlüsselpunkte des N. ulnaris [L268]

  - am Thenar, zwischen dem M. flexor pollicis brevis und dem M. abductor pollicis brevis
  - am Handgelenk, medial des Ansatzes de M. palmaris longus
  - am Unterarm, in der oberflächlichen Flexorenloge
  - am Oberarm, zwischen dem M. biceps und dem M. triceps
  - in der Achselhöhle, unter dem M. pectoralis minor
- N. ulnaris (➤ Abb. 15.6):
  - in der Guyon-Loge (Canalis ulnaris)
  - oberhalb des Sulcus n. ulnaris
- N. radialis (➤ Abb. 15.7):

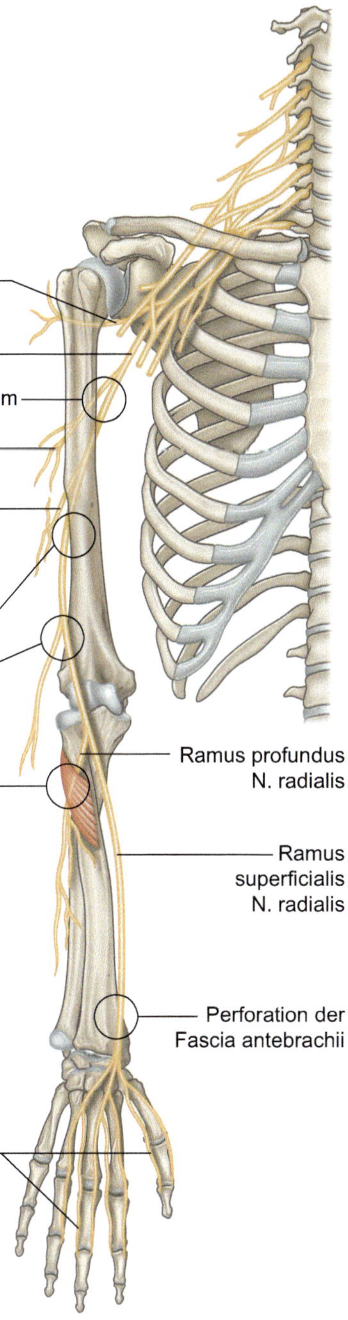

Abb. 15.7 Schlüsselpunkte des N. radialis [L268]

- in der Tabatière
- im lateralen Abschnitt der Ellenbeuge und in der Frohse-Arkade

15.2.3 Plexus brachialis

Die Behandlung muss sehr vorsichtig und sanft ausgeführt werden, man könnte fast von neuralem „Streicheln", im Sinne einer Gleit-Induktionstechnik sprechen, die wir weiter unten erläutert.

Bei Kleinkindern ist die Zugangszone des Plexus brachialis sehr begrenzt. Man verwendet am besten einen Finger und arbeitet in Seitenlage.

15.2.4 Verbindungen zum Gehirn

Nach der Behandlung der peripheren Nerven, hat das Gehirn die verschiedenen neuralen Stimulierungen erhalten und integriert.

Mit Hilfe des Ecoute-Tests am Kranium kann man die Gehirnregion, die durch die Techniken aktiviert wurde, lokalisieren. Wir verwenden Kompressions-Dekompressions-Induktionstechniken in den Regionen, die auf unsere Techniken reagiert haben.

Stellen Sie sich das Gehirn als einen dreidimensionalen Schwamm vor, der in einer halbfesten Schachtel liegt. Wenn man die Schachtel zusammendrückt, erhöht sich der Druck im Inneren und wirkt sich auf den Schwamm aus. Das Gehirn reagiert sehr sensibel auf Druckschwankungen. Seine weiche puddingartige Konsistenz macht es für Druckveränderungen sehr empfänglich. Die mit unseren Techniken stimulierte Gehirnregion fühlt sich dichter an. Es ist diese Dichte, die wir bearbeiten.

Es gibt keine logische, reproduzierbare Abbildung für diese Dichte, wir sind weit von den präzis umschriebenen Zonen des Homunculus entfernt. Diese Zonen sind nur mit dem lokalen Ecoute-Test zu erspüren. Bei unseren Nachforschungen zur „manuellen Thermodiagnose" haben wir mehrfach festgestellt, das dichtere Zonen auch eine erhöhte Wärmestrahlung aufweisen. Wir glauben, dass sich an diesen Stellen das elektromagnetische Feld verändert.

15

15.3 Manipulation der Nerven

15.3.1 Rr. posteriores der Spinalnerven

Wir interessieren uns vor allem für die Rr. posteriores der Spinalnerven, da sie – und das ist bemerkenswert – die Facettengelenke innervieren.

Im Prinzip erhält jedes Facettengelenk Nervenfasern aus den beiden Rr. posteriores benachbarter Spinalnerven.

Interessant ist, dass die Rr. posteriores miteinander Anastomosen bilden. Daher darf man sich bei den Nervenmanipulationen nicht auf ein Segment beschränken.

Lokalisierung

Die Rr. posteriores befinden sich seitlich des Proc. spinosus bzw. über den Laminae und den Gelenkfacetten.

Technik in Seitenlage

Der Patient befindet sich in Seitenlage, sein Kopf ruht auf seiner Hand. Der Therapeut steht vor dem Patienten. Beginnen Sie an den Procc. spinosi und schieben Sie den zervikalen Anteil des M. erector spinae etwas zur Seite, so als wollten Sie die Bogenplatten und die Gelenkfacetten freilegen.

Lassen Sie Ihren Finger in der so entstandenen Rinne entlanggleiten und versuchen Sie, eine kleine feste Nervenfaser oder einen Nervenknoten zu ertasten.

Die Behandlung dieser Nervenknoten haben wir bereits in unserem Buch „Manipulation peripherer Nerven" (Barral, 2011) beschrieben. Legen Sie jeweils einen Finger zu beiden Seiten des Nervenknotens oder der Nervenfaser und führen Sie eine Spannungs-Induktionstechnik aus.

Sie spüren, wie die Verhärtungen buchstäblich unter Ihren Fingern wegschmelzen. Diese Technik ist besonders zu empfehlen, da sie schnell zur Beruhigung von Schmerzpunkten führt (➤ Abb. 15.8).

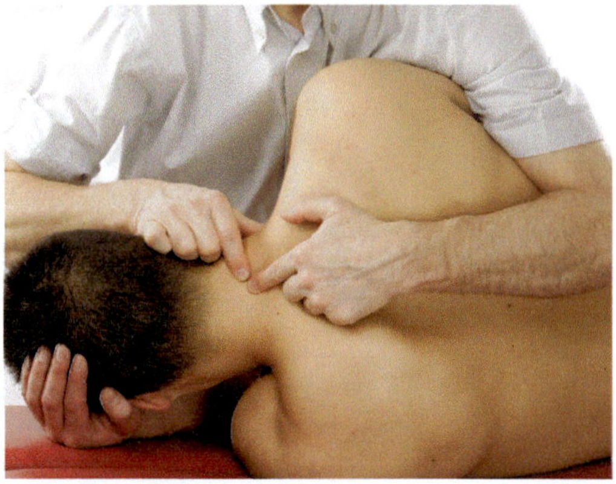

Abb. 15.8 Behandlung der Rr. posteriores der Spinalnerven [K358]

Empfehlung

Achten Sie besonders auf folgende drei Zonen:
- Atlantookzipitale Zone: hier findet man den N. suboccipitalis, posteriorer Ast des ersten Spinalnervs, der die kurze Nackenmuskulatur innerviert.
- C2–C3-Zone: hier erreicht man den N. occipitalis major (Arnold-Nerv), der auf kranialer Ebene mit dem N. trigeminus anastomiert. Wenn dieser Nerv verhärtet ist, begünstigt er Kopfschmerzen und Migräne.
- C6–C7 Zone: sie wird aufgrund ihrer kaudalen Lage oft vernachlässigt. Es erstaunt uns immer wieder, wie oft diese Zone fixiert ist.

15.3.2 Punctum nervosum (Erb-Punkt)

In dieser Zone konzentrieren sich die Hautäste des Plexus cervicalis. Sie befindet sich im anterolateralen Teil des Halses, wobei die Nervenfasern größtenteils zwischen den Halsmuskeln durchziehen. Über diese Nervenfasern lassen sich die Halsmuskeln gut entspannen. Folgende Strukturen begrenzen diese Zone:
- Kranial: Mandibula
- Posterior: M. trapezius
- Kaudal: Klavikula
- Anterior: M. sternocleidomastoideus

Die Zone wird vom Platysma und von der Lamina superficialis fasciae cervicalis überdeckt.

Das Punctum nervosum beschreibt somit die Zone, in der alle Hautäste des Plexus cervicalis über die Lamina superficialis ziehen. Es befindet sich an der Stelle, an der der Hinterrand des Platysma den M. sternocleidomastoideus überkreuzt.

Die Nerven des Punctum nervosum

N. occipitalis minor

Es ist der am weitesten kranial, direkt hinter dem M. sternocleidomastoideus verlaufende Nerv, der nach seinem Austritt am Punctum nervosum auf dem Muskel in Richtung Kopf zieht (> Abb. 15.9).

Nachdem er die Lamina superficialis fasciae cervicalis durchquert hat, teilt er sich meist in einen anterioren und einen posterioren Endast. Er liegt lateral des N. occipitalis tertius.

N. auricularis magnus

Er tritt am Hinterrand des M. sternocleidomastoideus an die Oberfläche und teilt sich in zwei Äste.

Der sensible Hautnerv versorgt die Ohrmuschel.

N. transversus colli

Auch dieser Nerv tritt an der Rückseite des M. sternocleidomastoideus aus, er unterkreuzt die V. jugularis externa und zieht in Richtung Mandibula.

Er bildet gemeinsam mit dem Ramus colli des N. facialis die Ansa cervicalis superficialis, die das Platysma und die Haut innerviert.

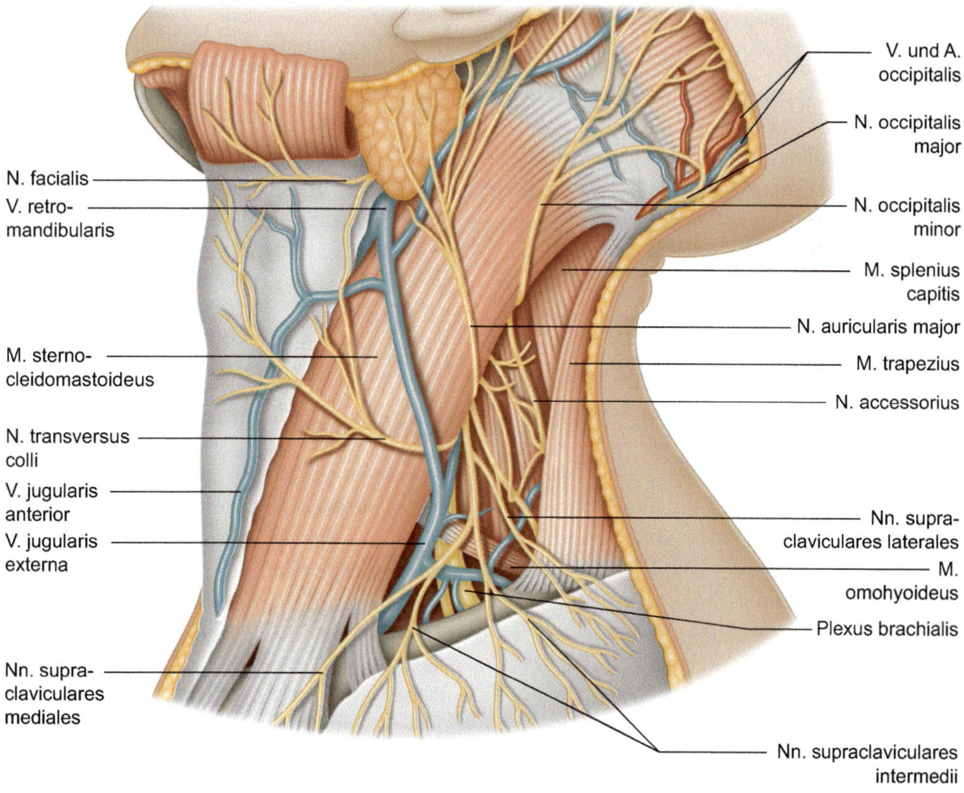

Abb. 15.9 Punctum nervosum [L268] .

Nn. supraclaviculares

Die kaudalsten Nervenäste des Punctum nervosum versorgen die Haut im Bereich der Klavikula und der Skapula.

Diese Nerven reagieren sehr empfindlich auf Belastungen des Sternoklavikulargelenks, des Akromioklavikulargelenks und des Glenohumeralgelenks, manchmal auch auf Leber- und Gallenblasenerkrankungen, die Sensibilitätsstörungen oder Schmerzen in der rechten Klavikula verursachen.

Diese Nerven können sich auch bei Zervikalgien als sehr sensibel erweisen, sodass der Patient fest glaubt, sein Problem sei das Sternoklavikulargelenk oder die Klavikula.

Technik in Rückenlage

Der Patient liegt auf dem Rücken, seine Hände auf dem Bauch (➤ Abb. 15.10).

Erste Phase

Lösen Sie die Spannungen im Platysma und der Lamina superficialis fasciae cervicalis.

Versuchen Sie die beiden Strukturen gegeneinander zu verschieben und behandeln Sie die Zonen, die sich rau anfühlen und das Gefühl von Reibung erzeugen, mit einer Gleit-Induktionstechnik.

Zweite Phase

Suchen Sie nach dem oder den sensiblen Punkt(en), indem sie die retroklavikuläre Region von der Oberfläche in die Tiefe komprimieren. Legen Sie jeweils einen Finger zu beiden Seiten der sensiblen oder schmerzhaften Zone und machen Sie eine Trennungs-Induktionstechnik.

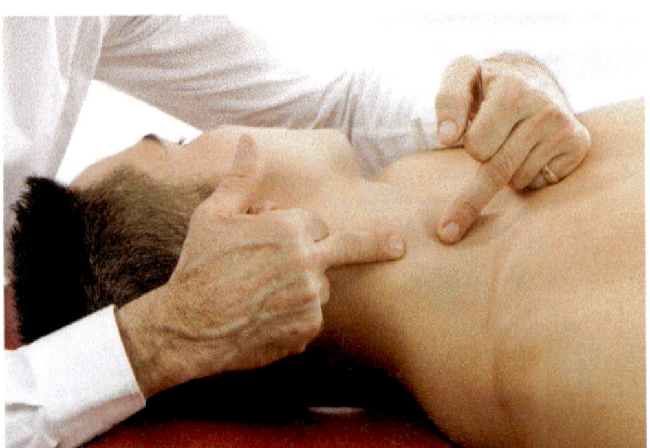

Abb. 15.10 Behandlung des Punctum nervosum in Rückenlage [K358]

Technik in Seitenlage

Der Patient befindet sich in Seitenlage, die Seite mit dem zu behandelnden Punctum nervosum oben.

Gleiten Sie mit einem Finger am posterioren Abschnitt des M. sternocleidomastoideus – vom Processus mastoideus zur Klavikula – entlang. Bewegen Sie den M. sternocleidomastoideus nach anterior, es sind jene kleinen Stellen, an denen der Finger nicht richtig gleitet, an denen sich das Problem befindet.

Erster Teil

Führen Sie in der Zone mit verringerter Gleitfähigkeit mit zwei Fingern oder zwei Daumen eine Trennungs-Induktionstechnik an der Lamina superficialis und der Lamina pretrachealis fasciae cervicalis aus. Sie werden plötzlich spüren, dass Ihre Finger problemlos weitergleiten.

Zweiter Teil

Suchen Sie nach kleinen verhärteten Punkten auf den verschiedenen oben genannten Nerven. Legen Sie jeweils einen Finger zu beiden Seiten der Verhärtung und führen Sie eine Gleit-Induktionstechnik aus (➤ Abb. 15.11).

Besonderheiten

Diese Region sollte im Zusammenhang mit einer Fazialisparese behandelt werden, da zwischen dem N. transversus colli und dem N. facialis eine Anastomose besteht.

Die Behandlung der das Punctum nervosum bildenden Nerven ermöglicht es, die Lamina superficialis und die Lamina pretrachealis fasciae cervicalis zu entspannen.

ANMERKUNG

Man sollte den N. occipitalis major nicht vergessen, der oberhalb des Sehnenbogens zwischen M. trapezius und M. sternocleidomastoideus austritt.

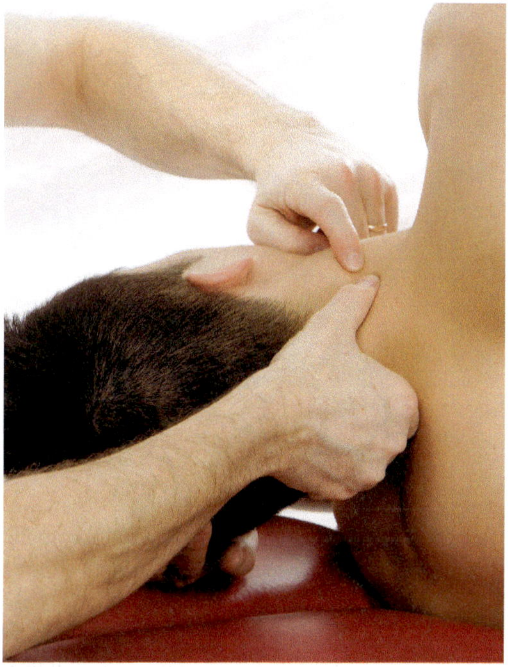

Abb. 15.11 Behandlung des Punctum nervosum in Seitenlage [K358]

gewebes so eng mit der muskulären Hypertonie verbunden, dass sie nicht voneinander zu trennen sind. Normalerweise beginnt man damit, die angespannten Muskelfasern zu entspannen, wodurch der zu entspannende Nerv besser wahrgenommen werden kann.

Anatomie

Der Begriff „splenius" wird vom lateinischen *splenion* abgeleitet, was so viel bedeutet wie Verband, Bandage. Der M. splenius ist ein dicker und flacher Muskel, der die vertikal verlaufenden Muskeln wie eine Bandage überdeckt, er besteht aus zwei Anteilen:

- M. splenius cervicis:
  - Ursprung: Proc. spinosus von Th4–Th6
  - Ansatz: Proc. transversus von C1 und C2
  - Rr. posteriores der Spinalnerven von C1–C5
- M. splenius capitis:
  - Ursprung: Proc. spinosus von C4–Th3
  - Ansatz: Proc. mastoideus
  - Innervation: Rr. posteriores der Spinalnerven von C1–C5

15.3.3 N. accessorius

Nervenaustrittsstellen im M. trapezius

Die Behandlung der Nervenaustrittsstellen des N. accessorius im M. trapezius wird in Kapitel 12 (➤ Kap. 12.1.2) beschrieben.

Nervenaustrittsstellen des M. sternocleidomastoideus

Die Behandlung der Nervenaustrittsstellen des N. accessorius im M. sternocleidomastoideus wird in Kapitel 12 (➤ Kap. 12.1.2) beschrieben.

Manipulation des N. accessorius im Bereich des M. splenius

Vorgangsweise

Der Ramus externus des N. accessorius folgt dem Verlauf des M. splenius. Oft ist die Fixierung des Nerven-

Technik in Seitenlage

Der Patient befindet sich in Seitenlage, die Seite mit dem zu behandelnden N. accessorius oben. Man schiebt mit dem Daumen zunächst den M. trapezius nach posterior und dann den M. sternocleidomastoideus nach anterior.

Nun lässt man den anderen Daumen – oder einen Finger – auf der Suche nach einer sensiblen Nervenfaser über den Muskel gleiten. Sie befindet sich posterior und meist kranial des Punctum nervosum (➤ Abb. 15.12).

15.3.4 Nerv des M. levator scapulae

Allgemeines

Der M. levator scapulae ist aus mehrfacher Hinsicht interessant.

Aufgrund seiner Ansätze an den Querfortsätzen von C1–C4 und am superioren Skapulawinkel stellt er eine wichtige Verbindung zwischen der Halswirbelsäule und der Skapula her.

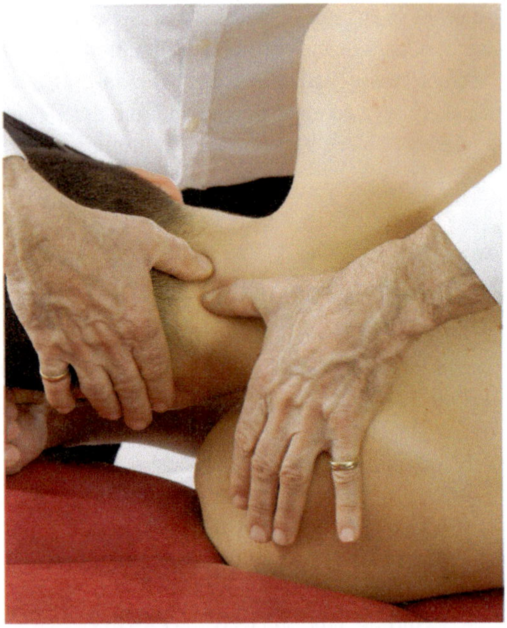

Abb. 15.12 Behandlung des N. accessorius im Bereich des M. splenius [K358]

Der Muskel besitzt im Bereich der Skapula einen perforierenden Nerv, eine sensible Nervenfaser des N. dorsalis scapulae (Ursprung C4–C5).

Dieser Bereich bildet auch eine reflexogene Zone zwischen der Leber-Gallenblasenregion und der rechten Schulter bzw. zwischen dem Magen und dem Pankreas und der linken Schulter.

Entlang des Muskels finden man auch Hautäste der Rr. posteriores der Nn. cervicales, die bei Schmerzen zu behandeln sind.

Myoneurale Technik

Der Patient befindet sich in Bauchlage, seine Arme liegen seitlich neben dem Körper. Nehmen Sie mit dem Daumen einer Hand Kontakt mit dem superioren Skapulawinkel auf. Suchen Sie die am stärksten verspannten Muskelfasern und lösen Sie diese mit einer Induktionstechnik. Gehen Sie ebenso mit dem kleinen R. perforans des N. dorsalis scapulae vor, der nun eindeutiger unter Ihren Fingern zu spüren ist.

Legen Sie die andere Hand unter das Okziput und bewegen Sie die Halswirbelsäule langsam und vorsichtig in eine Seitneigung zur Gegenseite. Führen Sie

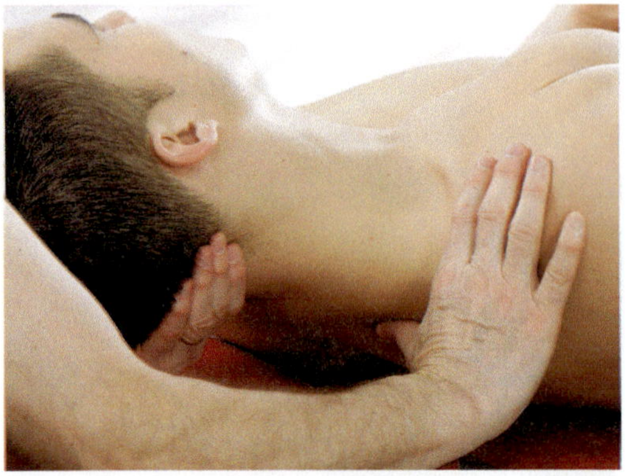

Abb. 15.13 Myoneurale Behandlung des M. levator scapulae [K358]

mit viel Vorsicht eine Dehnungs-Induktionstechnik an den Nerven- und Muskelfasern aus und entspannen Sie diese Strukturen (➤ Abb. 15.13).

15.3.5 Technik für den Plexus brachialis

Diese effiziente Technik erfordert ein gewisses Fingerspitzengefühl. Je nach Schmerzsituation beginnt man distal mit den aus dem Plexus hervorgehenden Nerven und behandelt anschließend den Plexus. Die Behandlung darf unter keinen Umständen schmerzhaft für den Patienten sein.

In Seitenlage

Der Patient liegt mit der Seite des zu behandelnden Plexus brachialis oben auf der Behandlungsliege. Der obere Arm befindet sich in Innenrotation, der Handrücken liegt auf der Liege auf, so als wollte der Patient seine Handinnenfläche sehen.

Der Therapeut steht hinter dem Patienten und legt zwei oder drei Finger hinter die Klavikula. Gehen Sie nun schrittweise vor und nähern Sie sich dem Plexus brachialis vorsichtig, und ohne Schmerzen oder Unbehagen für den Patienten zu erzeugen, an.

Zugang zum Plexus brachialis

Ersuchen Sie den Patienten zunächst seine Schulter nach anterior zu bewegen, ohne sie dabei dem Hals anzunähern. Dadurch vergrößert sich der Raum

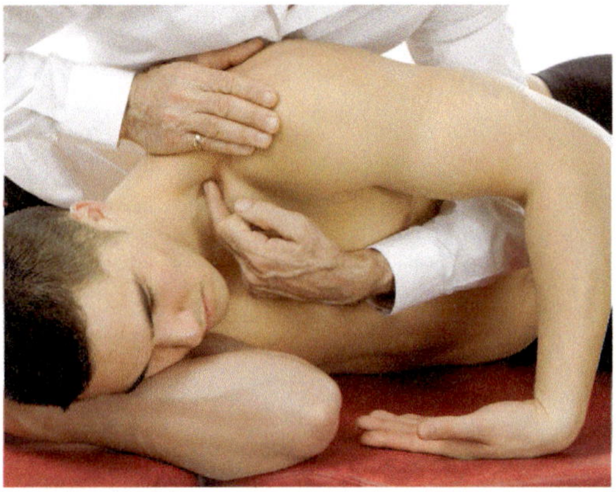

Abb. 15.14 Behandlung des Plexus brachialis in Seitenlage [K358]

hinter der Klavikula und Sie können Ihre Finger leichter positionieren.

Legen Sie die andere Hand auf die Schulter des Patienten. Die Finger, die sich dem Plexus brachialis annähern (meist Zeige- und Mittelfinger), befinden sich vor der V. jugularis externa und zeigen in Richtung der Mm. scaleni. Sie sollten immer flach aufliegen.

Abschließend bewegt der Patient seine Schulter in Richtung seiner Wange, sodass Sie Ihre Finger noch tiefer in den Retroklavikularraum einführen können (➤ Abb. 15.14).

Vorsicht

Achten Sie bei dieser Technik darauf, dass sie weder den N. phrenicus noch die Nn. cardiaci cervicales noch die Schilddrüse komprimieren.

N. phrenicus

Der N. phrenicus überkreuzt den M. scalenus anterior. Wenn der Patient während des Zugangs zum M. scalenus anterior zu hüsteln beginnt oder den Druck Ihrer Hände nicht gut erträgt, komprimieren Sie möglicherweise den N. phrenicus. Der Nerv ist sehr dünn (ungefähr 2 mm) und kaum wahrnehmbar. Im kaudalen Anteil des M. scalenus anterior lässt er sich etwas besser ertasten (➤ Abb. 15.15).

Nn. cardiaci cervicales

Im anterioren und medialen Anteil des M. scalenus anterior zweigen vom Truncus sympathicus die Nn. cardiaci cervicales ab.

Wenn Ihre Behandlung eine Tachykardie und Unwohlsein auslöst, sollten Sie sofort Ihren Handkontakt lösen und einen kurzen Augenblick warten, sodass sich das System beruhigen kann.

Schilddrüse

Bei manchen Menschen bedeckt die Schilddrüse großzügig den anterioren und lateralen Teil des Halses. Dies stellt keine Kontraindikation für die Plexus-Techniken dar, man muss die Schilddrüse nur etwas nach medial verschieben. Wir haben festgestellt, dass sich vor allem der rechte Schilddrüsenlappen stärker entwickelt und ausweitet.

Faszientechnik

Man verschiebt die Lamina prevertebralis (mittlere Halsfaszie) etwas zur Seite. Diese Faszie ist bei Zervikobrachialgien, bei Retraktion des Lig. cervicopleurale und bei Fixierungen des Lig. conoideum und des Lig. trapezoideum oft sehr verspannt.

Verschieben Sie die Lamina prevertebralis schrittweise nach kaudal und etwas nach lateral und bewegen Sie gleichzeitig die Schulter in Richtung Gonion oder Wange des Patienten.

Sie werden überrascht sein, wie oft diese Faszienstruktur fixiert ist. Im Augenblick der Entspannung hört man das für Fibrosen typische leichte Knirschen oder Kracken.

Trennen der Mm. scaleni

Bewegen Sie Ihre Finger langsam und vorsichtig in Richtung der Querfortsätze der Halswirbelsäule.

Ersuchen Sie den Patienten, langsam und oberflächlich ein- und auszuatmen, um die Spannung des M. scalenus anterior unmittelbar hinter dem M. sternocleidomastoideus wahrzunehmen.

Verschieben Sie den M. scalenus anterior nach anterior und den M. scalenus medius (der unmittelbar dahinter liegt) nach posterior. Der M. scalenus medius ist nicht sehr beweglich. Spreizen Sie zunächst die Fasern dieser beiden Muskeln auseinander und führen Sie dann eine Trennungs-Induktionstechnik aus.

Diese Technik beeinflusst vor allem den M. scalenus anterior ein (➤ Abb. 15.16).

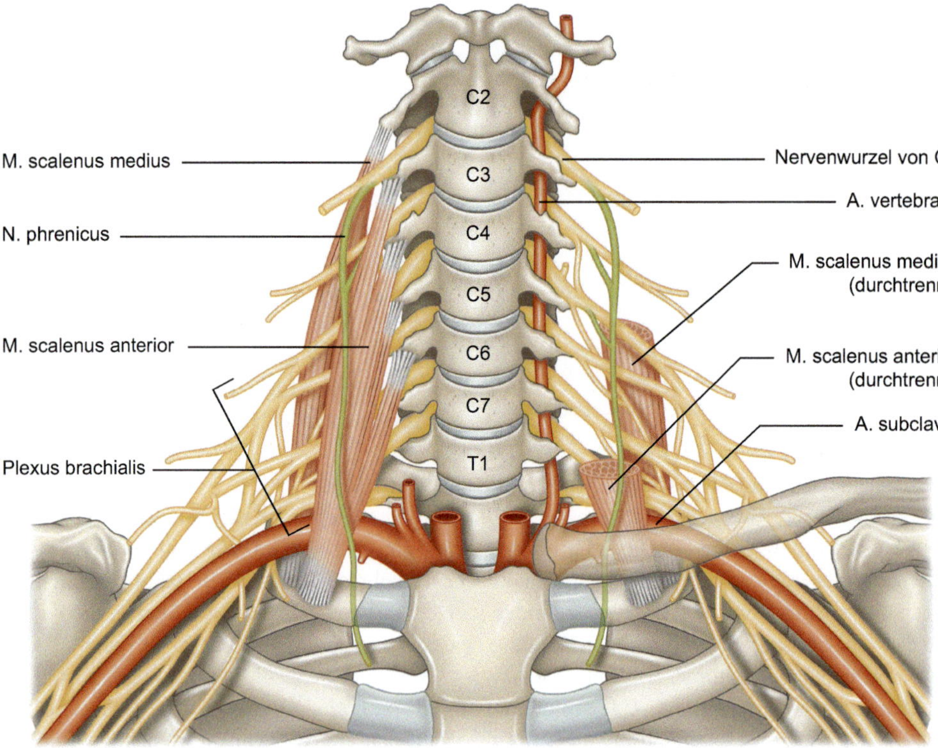

Abb. 15.15 N. phrenicus [L268]

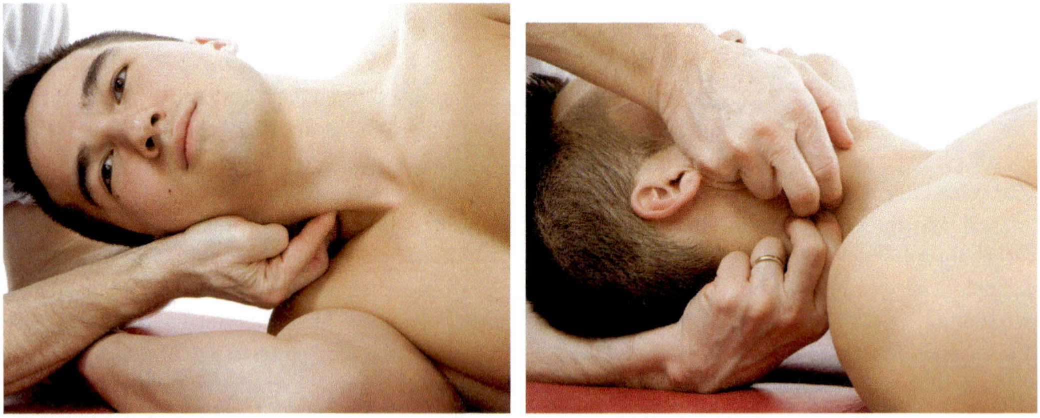

Abb. 15.16 Trennen der Mm. scaleni [K358]

CAVE

Bei Zervikobrachialgie, Zervikalgie, Zervikalarthrose, Thoracic-Outlet-Syndrom, Karpaltunnelsyndrom, Golf-Elbow, Tennis-Elbow oder bei Beschwerden der thorakalen Organe verengt sich der Raum zwischen dem M. scalenus anterior und dem M. scalenus medius. Ursache hierfür sind Verspannungen und Fibrosen in diesen Muskeln, die die Nervenfasern komprimieren.

Scannen des Plexus brachialis

Man evaluiert die Spannungen des Plexus brachialis direkt am Ausgang der hinteren Skalenuslücke. Meist findet man dort angespannte Nervenfasern, die kaum komprimierbar, aber niemals schmerzhaft sind. Man komprimiert sie leicht in medialer und etwas kaudaler Richtung und dehnt sie dabei sehr sanft nach lateral.

Dabei versucht man zu spüren, ob das laterale Gleiten eingeschränkt ist bzw. ob eine gewisse Rauheit wahrzunehmen ist. Normalerweise sollte die Oberfläche des Plexus brachialis vollkommen glatt sein.

Denken Sie daran, dass der Plexus brachialis den Bewegungen des Halses und der oberen Extremität folgen muss. Seine Beweglichkeit misst sich in Zentimetern, nicht in Millimetern.

Führen Sie an den Nerven eine Gleit-Induktionstechnik aus. Es bedarf nicht viel, um einen Nerv zu reizen. Die Fixierungen von Nerven sind meist sehr klein und lassen sich nicht mit den Fixierungen von Faszien, Muskeln, Ligamenten oder Organen vergleichen (➤ Abb. 15.17).

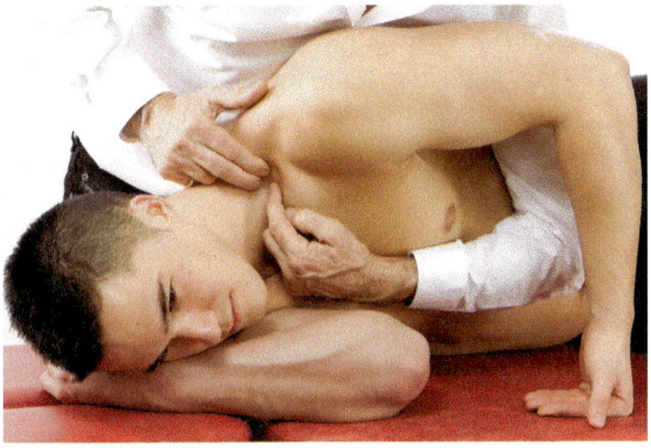

Abb. 15.17 Scannen des Plexus brachialis [K358]

Dehnung des Plexus brachialis

Man verstärkt den Kontakt am Plexus etwas und komprimiert ihn nach medial, immer noch sehr vorsichtig und ohne Schmerzen auszulösen. Unser Ziel ist es, den Plexus leicht zu verankern und ihn etwas nach lateral zu bewegen.

Ihre Hand liegt auf der Schulter des Patienten und bewegt diese sanft nach lateral und posterior und zieht dabei den Plexus in die gleiche Richtung.

Man kann auch den Patienten ersuchen, den Arm in Außenrotation (Hand in Supinationsstellung) nach distal zu dehnen (➤ Abb. 15.18).

Plexus venosus im Bereich des Foramen intervertebrale

Der Plexus venosus hat neben seiner zirkulatorischen Rolle auch eine Schutzfunktion für den Plexus brachialis. Er verhindert Konflikte zwischen Knochen und Nerv, die für den Nervenplexus unerträglich wären.

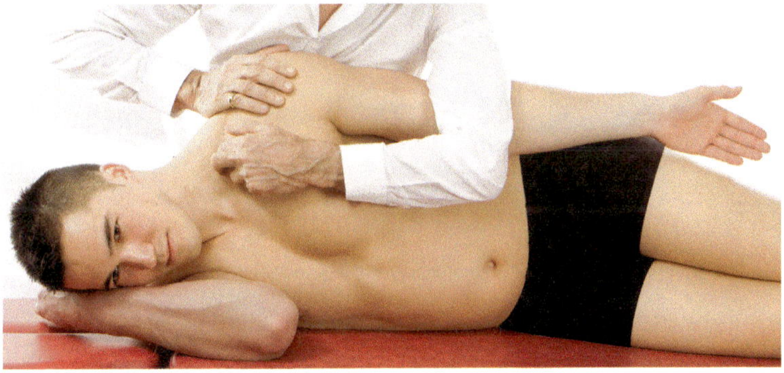

Abb. 15.18 Dehnung des Plexus brachialis [K358]

Bei Zervikobrachialgie und Zervikalarthrose ist der Plexus venosus gestaut und ödematös. Dies führt zu Kompressionen der Nervenwurzeln, die wie alle Nervenstrukturen sehr sensibel auf Druck reagieren.

Ein gestauter Venenplexus hat die Festigkeit eines leicht aufgeblasenen Ballons und die Konsistenz eines feuchten Taschentuchs.

Um den Plexus venosus zu spüren, lassen Sie Ihre Finger bis zu den Querfortsätzen der unteren Halswirbel gleiten und bewegen Sie sie anschließend ein kleinwenig nach lateral.

Führen Sie eine Mikrodehnung am Plexus venosus aus, der Kontakt Ihre Finger ist dabei so oberflächlich, dass Sie die Nervenfasern kaum spüren.

15.3.6 Techniken für das Foramen intervertebrale

Auf Höhe der Procc. transversi, zwischen dem Tuberculum anterius und dem Tuberculum posterius, befindet sich der Sulcus n. spinalis. In diesem verläuft der N. spinalis nach seinem Austritt aus dem Foramen intervertebrale.

Mit den Foramen-Techniken möchte man perineurale, durch die Dura mater verursachte Gewebespannungen am Nerv, am Plexus venosus und an den Muskeln, die durch Kontakt zur Wirbelsäule den Nerv schützen, lösen.

Bevor wir uns mit diesen Techniken befassen, befassen wir uns kurz mit dem Foramen intervertebrale und den das Foramen umgebenden Strukturen.

Anatomie

Spinalkanal

Der Spinalkanal hat die Form eines Dreiecks, dessen Spitze nach posterior gerichtet ist und dessen Durchmesser von C1–C3 abnimmt. Er misst auf Höhe des Atlas 13 mm und bei C7 mit 14 mm.

Foramina intervertebralia

Bei den Zwischenwirbellöchern handelt es sich um seitlich an der Wirbelsäule liegende Öffnungen (➤ Abb. 15.19).

Sie werden von folgenden Strukturen begrenzt:

- Posterior: durch das Facettengelenk, das teilweise vom Lig. flavum überdeckt wird
- Anterior: durch den Diskus, den Wirbelkörper und die Procc. uncinati
- Kranial und kaudal: durch das Pediculus arcus vertebrae (Wirbelbogenfüßchen)

Inhalt

Das Foramina enthält (➤ Abb. 15.20):

- kaudal, die Spinalnervenwurzeln und das Ganglion spinale,
- kranial, die Venen und die Plexus venosi, die die Nervenwurzeln umgeben und schützen.

Bei Zervikobrachialgien tragen Stauungen zur Belastung, Entzündung und Irritation der Nervenwurzeln bei.

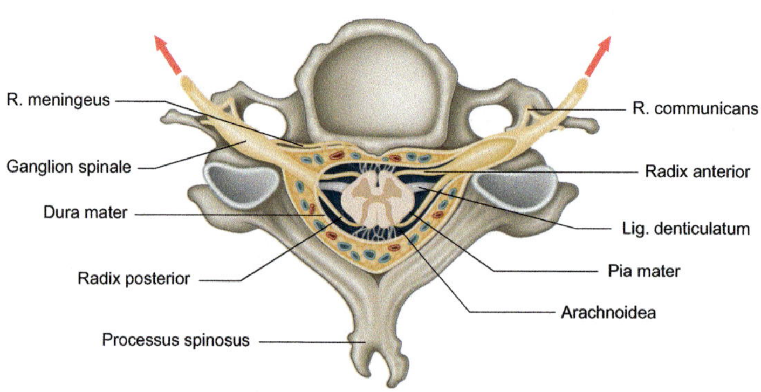

Abb. 15.19 Foramen intervertebrale [K358]

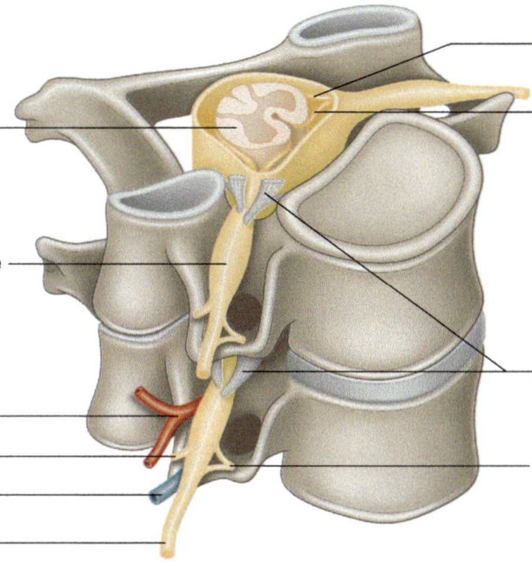

Abb. 15.20 Inhalt des Foramen intervertebrale [K358]

Im HWS-Bereich haben die Foramina einen Winkel von 45° gegenüber der Sagittalebene der Wirbelsäule und einen kaudalen Neigungswinkel von 15° gegenüber der Horizontalebene.

Procc. uncinati

Auf den kranialen Flächen der Wirbelkörper von C3–C7 liegen zwei seitliche Höcker, die als Procc. uncinati bezeichnet werden.

Sie bilden die Unkovertebralgelenke, die sich erst im Alter zwischen 5 und 10 Jahren herausbilden.

Sie verhindern die laterale Ausdehnung des Diskus und schützen damit die A. vertebralis und die Nervenwurzeln.

Die Unkovertebralgelenke schützen zwar das Gefäß- und Nervensystem der Halswirbelsäule, sie können aber auch den Diskus zerstören und eine Diskushernie verursachen. Diese Pathologie findet man vor allem auf Höhe von C5 und C6, wo die mechanischen Belastungen auf den Diskus am stärksten sind.

Techniken zur Befreiung der Foramina

In Seitenlage

Der Patient liegt auf der zu behandelnden Seite. Lassen Sie Ihre Finger sehr sanft und vorsichtig in die Tiefe zu den Foramina intervertebralia gleiten bis Sie die Querfortsätze spüren. Man erkennt sie an ihrer Festigkeit.

Bei manchen Patienten kann man die Procc. transversi des oberen und unteren Wirbels gut unterscheiden. Bei anderen ist es schwieriger, in diesem Fall versucht man, mit den Fingern so nahe wie möglich an den Foramina zu sein.

Legen Sie einen oder zwei Finger einer Hand auf den kranial des Foramen liegenden Proc. transversus und die anderen auf den kaudal liegenden Proc. transversus.

Passive Phase

Schieben Sie zunächst die Mm. scalenus anterior und medius etwas zur Seite und die Procc. transversi in die Gegenrichtung. Dadurch werden die Foramina intervertebralia ganz leicht geschlossen. Durch das Loslassen des Fingerdrucks wird das Foramen über einen Kompressions-Dekompressionseffekt etwas weiter geöffnet, sofern man die Technik mehrmals wiederholt.

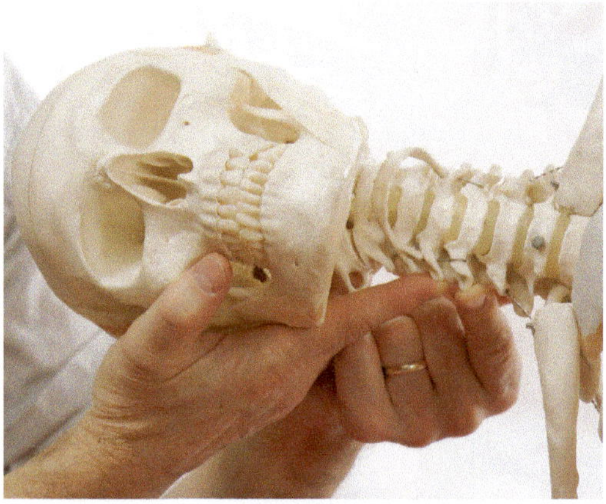

Abb. 15.21 Befreiung des Foramen intervertebrale (passive Phase) [K358]

Im Augenblick der Entspannung versucht man mit den Fingern den Abstand zwischen den beiden Procc. transversi etwas zu vergrößern (➤ Abb. 15.21).

Aktive Phase

Die Finger bleiben in knöchernem Kontakt, an der Stelle, an der sie den stärksten Widerstand spüren.

Man muss sich immer wieder daran erinnern, dass der Patient leidet, daher dürfen wir mit unseren Fingern niemals Schmerzen verursachen. Aus diesem Grund ersuchen wir den Patienten kleine Bewegungen mit der Halswirbelsäule zu machen, die er selbst und je nach Schmerzsituation ändern und kontrollieren kann.

Man ersucht den Patienten seinen Kopf gegen die Behandlungsliege zu drücken, dadurch entsteht auf der auf der Liege aufliegenden Seite eine Konkavität in der Halswirbelsäule. Auf der anderen Seite entsteht eine Konvexität.

Begleiten Sie diese kleinen Bewegungen und ersuchen Sie den Patienten den Kopf so gegen die Auflage zu drücken, dass sich der Nacken seitlich krümmt.

Erhöhen Sie mit Ihren Fingern vorsichtig die Konkavität der Halswirbelsäule, konzentrieren Sie Ihren Druck dabei auf die am schwierigsten zu bewegenden Querfortsätze.

In dem Augenblick, in dem sich der Patient entspannt und der Nacken zu seiner Ausgangsposition zurückkehrt, heben Sie die Procc. transversi an und spreizen Sie sie auseinander. Ziel ist es, das Foramen zu öffnen, um die Nervenwurzeln und die Weichgewebe zu lösen und den Plexus venosus zu entstauen (➤ Abb. 15.22).

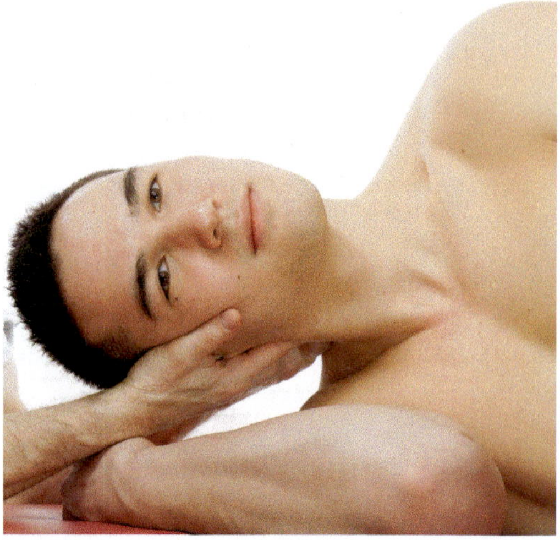

Abb. 15.22 Befreiung des Foramen intervertebrale (aktive Phase) [K358]

Diskussion

Diese Technik beeinflusst folgende Strukturen:

- Mm. scaleni
- Mm. intertransversarii und Ligg. intertransversarii
- Durascheide der Nervenwurzel
- Nervenfasern
- Disci intervertebrales
- Gelenkfacetten
- Gefäßsystem

Diese Technik am Foramen ist sehr wirksam, sie ist sicherlich die effizienteste Methode zur Behandlung von Zervikobrachialgien und Parästhesien. Es ist allerdings eine Technik, die man sich erarbeiten muss, da sie viel „Fingerspitzengefühl" erfordert.

Mm. intertransversarii posteriores laterales cervicis

Überblick

Diese Muskeln verlaufen zwischen den Querfortsätzen der Wirbel C2–C7.

Sie sind in der Behandlung insofern wichtig, als sie den Canalis transversarium beeinflussen, in dem die A. und die V. vertebralis verlaufen. Die nachfolgend beschriebene Technik beeinflusst diese Muskeln und wirkt sich auf die A. vertebralis aus.

Mit dieser Technik können auch die Nervenfasern im Foramen von Spannungen befreit werden.

Technik

Der Patient befindet sich in Seitenlage, die Seite mit den zu behandelnden Mm. intertransversarii oben. Man sollte vielleicht vom Intertransversalraum sprechen, da diese Region neben den Muskeln auch die Ligg. intertransversaria beinhaltet.

Versuchen Sie mit zwei Daumen oder zwei Fingern den Intertransversalraum zu vergrößern, indem Sie die vorhandenen Einschränkungen aufspüren.

Behandeln Sie den Raum mit Hilfe einer Induktionstechnik. Verwenden Sie diesen Ansatz zur Behandlung von Zervikobrachialgien, Schwindel und Tortikollis.

KAPITEL

16 Beziehung zwischen Haltung und Emotionen in der Halswirbelsäule

Die Beobachtung zahlreicher Patienten, die an akuten oder chronischen Zervikalgien litten oder Patienten mit einer spezifischen Kopfposition, waren für uns der Anlass, dieses Kapitel zu schreiben.

Wir wissen, dass man sich vor Verallgemeinerungen hüten muss und zitieren daher den belgischen Chiropraktiker Henri Gillet mit dem Satz: „Alle Verallgemeinerungen sind falsch, einschließlich dieser!"

Die Halswirbelsäule steht im Dienst des Kopfes, sie ist seine Stütze. Alles was im Kopf passiert, wirkt sich auf die Halswirbelsäule aus und umgekehrt beeinflusst sie auch den Kopf.

Die nachfolgenden Beobachtungen sind das Ergebnis tausender Patientenkontakte und können natürlich nur einen Ausschnitt der Realität abbilden.

16.1 Verantwortung

Wie der Titan Atlas, der die Welt auf seinen Schultern trägt, erträgt die Person, die sich für alles verantwortlich fühlt, sämtliche Spannungen, die ihr die Umwelt auferlegt. Familie, Freunde, Arbeit, Gesellschaft, all das ist harte Arbeit für Hals und Nacken!

16.2 Misstrauen

Der Misstrauische zeichnet sich durch die Flexion der Halswirbelsäule aus, die durch eine leichte Extension der oberen Halswirbel kompensiert wird, sodass die Horizontalebene des Blicks aufrechterhalten bleibt.

Der Misstrauische interessiert sich gezwungenermaßen für die anderen, da sie oftmals der Gegenstand seines Misstrauens sind. Er muss sie sich ansehen und sich gleichzeitig vor ihnen schützen.

16.3 Ständige Konfrontation

Eine Person, die sich ständig in Konfrontation mit anderen befindet, schiebt ihre Stirn nach vorne, ihre Wirbelsäule ist steif und wird in leichter Flexion gehalten. Ihr Kopf steht jedoch in Extension, so als wollte sie die anderen mit ihrem Blick wegschieben, um deren Raum einzunehmen.

Diese Menschen kennen keine Pausen, sie können sich nie entspannen, da der andere immer Konkurrent ist, eine Person, die es zu überzeugen gilt oder die eine Gefahr darstellt.

Die ständige Konfrontation ist Ausdruck von tiefer Unsicherheit, die manchmal zu Aggression und Verbohrtheit führt.

16.4 Unterwerfung

Eine Person, die sich unterwirft, beugt Kopf und Nacken, wendet den Blick ab und ist ständig bemüht, Konfrontationen zu vermeiden. Um existieren zu können, braucht sie oft die Begleitung eines sehr charakterfesten Menschen.

16.5 Zuneigung

Menschen, die ständig nach Zuneigung suchen, neigen ihren Kopf zur Seite, so als wollten sie ihren Kopf ständig an die Schulter eines anderen anlehnen.

Diese Menschen hören anderen zu und sind bereit alles zu geben, um dem Anderen Freude zu bereiten.

16.6 Starrsinnigkeit

Starrsinnige Menschen haben einen steifen Nacken, denn Beton lässt sich nicht verbiegen! Ihre Überzeugungen sind wie einbetoniert und sie sind nicht wirklich bereit, die Meinung anderer zu berücksichtigen.

Diese Personen sind umso starrsinniger, je größer ihre Angst von anderen aus der Bahn geworfen zu werden, ist. Sie sind fest von sich überzeugt und beharren auf ihrer Meinung.

16.7 Rückzug

Menschen, die sich in sich zurückziehen, stecken den Kopf in den Nacken und diesen in den Thorax, sie lassen die Rollläden runter!

Sie ziehen ihre Schultern hoch, weil sie ihren Kopf zwischen den Schultern verstecken möchten.

Diese Körperhaltung ist ein Zeichen für Realitätsverweigerung angesichts eines zu komplizierten oder feindlichen Umfelds, einer zu strengen Erziehung und eines übersteigerten Selbstschutzes.

16.8 Selbstgefälligkeit

Der selbstgefällige Mensch blickt über die anderen hinweg, er steht über ihnen. Manchmal nimmt er nicht mal den Raum der andern ein, weil sie für ihn kaum existieren.

Er ist der perfekte Egozentriker, der die Schwierigkeiten der anderen nicht wahrnehmen kann.

16.9 Angst vor dem Scheitern

Wir hatten immer wieder Patienten, die am Tag vor einer Prüfung oder einer schwierigen Situation plötzlich einen Torticollis entwickelten.

Durch die Angst vor dem Scheitern (oft kombiniert mit ungenügender Vorbereitung) und dem plötzlichen Torticollis möchte die Person zeigen, dass sie weder körperlich noch moralisch in der Lage ist, die Bewährungsprobe zu bestehen.

Wenn diese Person sich der Prüfung stellt und dabei scheitert, ist es nicht ihre Schuld, war sie doch durch die Schmerzen beeinträchtigt. Wenn sie besteht, dann mit fliegenden Fahnen!

16.10 Naivität

Der naive Mensch schiebt den Kopf oft nach vorne, reißt die Augen auf und hebt die Nase an. Er drückt damit eine unerschütterliche Leichtgläubigkeit aus, auf der Suche nach einer Bestätigung oder einer Meinung, die er nur zu leicht akzeptiert.

16.11 Anhäufung von Spannungen

All diese Einstellungen erzeugen Spannungen im Nacken und führen langfristig zu Schmerzen. Versuchen Sie eine Körperhaltung einzunehmen, die nicht der ihren entspricht. Innerhalb weniger Minuten beginnen sich die Muskeln zu verspannen.

Haltungen, die man über Jahre beibehält, beeinflussen den Körper und führen zu akuten oder chronischen Schmerzen.

Ab einem bestimmten Alter kann unser Körper nicht mehr mogeln, er zeigt uns wer wir wirklich sind.

16.12 Akuter Tortikollis

In den vorangegangenen Kapiteln haben wir gesehen, dass ein Torticollis viele Ursachen haben kann: körperliche Dekompensation, Trauma, Zahnprobleme, Infektionen … Interessant ist, dass Patienten einen Lumbago als einen narzisstischen Angriff wahrnehmen. Sie ertragen die Position ihres Körpers, die sie wie ein Affe herumlaufen lässt, nicht. Sie werden dadurch oft auch Zielscheibe von Spott. Leidet eine Person jedoch unter einem Torticollis, wird sie von ihren Mitmenschen umsorgt und bemitleidet.

16.13 Angeborener Torticollis

Dabei geht es um die Botschaft, die ein Baby, das im Bauch seiner Mutter zu wenig Platz hatte, erhalten haben könnte: „Du nimmst nicht den Platz ein, der dir gebührt, du bist nicht frei, du bist in einer Art Gefängnis." Das ist auch die Nachricht, die ein Zwilling empfängt, dessen Zwillingsschwester oder -bruder ihm den Platz wegnimmt.

Bei emotionellen Faktoren spielen viele Parameter eine Rolle, die gemeinsam zur Entwicklung einer Persönlichkeit beitragen.

Eine ungewöhnliche körperliche Spannung im Mutterleib kann einer der Gründe sein, warum ein Mensch eine der vorgenannten emotionsbedingten Haltungen einnimmt, die wir in diesem Kapitel beschrieben haben.

KAPITEL

17 Beziehungen zwischen Organen, Gefäßen und Meningen

17.1 Zahlreiche Verbindungen

Die Halswirbelsäule ist, wie bereits erwähnt, jene Wirbelsäulenregion, die über die größte mechanische Adaptations- und Kompensationsfähigkeit verfügt. Sie dient auch als „Überlaufventil" für das viszerale System und die Emotionen.

Es ist kaum möglich eine vollständige Liste all der Organe aufzustellen, die mehr oder weniger direkt mit der Halswirbelsäule verbunden sind.

Hier nur ein Beispiel, das die Komplexität dieser Verbindungen aufzeigt: wir hatten mehrere Patientinnen, die nach dem Einsetzen einer Spirale einen Torticollis entwickelten! Es gibt eine Verbindung zwischen diesen beiden Ereignissen, die allerdings objektiv nicht leicht zu erkennen ist.

Viszerale Verbindungen entstehen über unterschiedliche Wege. Hier einige Beispiele von Verbindungen, auf die wir in unserer Praxis viele Male gestoßen sind.

17.2 Neurale Verbindungen

17.2.1 N. phrenicus

Der N. phrenicus ist für seine motorischen Funktionen im Bereich Diaphragma und für die Atemprobleme, die durch seine Lähmung entstehen, bekannt. Aber der N. phrenicus ist auch ein großartiger sensibler Nerv für die Strukturen und Organe des Rumpfs.

Er leitet die Sensibilität vieler viszeraler Bindegewebe weiter und gibt sensible Fasern an folgende Strukturen und Organe ab:

- Perikard
- Pleura
- Diaphragma
- Peritoneum
- Bandsystem der Leber und Glisson-Kapsel
- Nebennierenkapsel

Alle nozizeptiven Informationen aus diesen Regionen werden über den N. phrenicus auf das Wirbelsäulensegment C4 und teilweise auch auf C3 und C5 projiziert. Diese Informationen können auch der Auslöser für die Fazilitation in diesen Segmenten sein (> Abb. 17.1).

17.2.2 Zervikaler Abschnitt des Sympathikus

In der Halswirbelsäule gibt es drei sympathische Ganglien:

- Das Ganglion cervicale superius: spindelförmig und 4 cm lang. Es liegt vor den ersten drei Halswirbeln. Es entlässt vaskuläre Äste zum Kopf, die über den Plexus caroticus internus zu Pharynx, Ösophagus und Larynx ziehen. Diese Äste anastomieren mit Ästen der Nn. laryngeales zum Plexus laryngeus, der medial der A. carotis communis liegt. Nervenfasern aus diesem Plexus ziehen zu Larynx, Ösophagus und Schilddrüse.
- Ganglion cervicale medium: variabel und sehr klein. Es liegt vor dem Proc. transversus von C6, hinter der A. carotis communis. Seine peripheren Äste begleiten die A. thyroidea inferior. Das Ganglion gibt auch einige Fasern an den Plexus laryngeus ab.
- Ganglion cervicale inferius (Ganglion stellatum): sternförmig. Es liegt in der Fossa retropleurale (Sébileau) und entsendet Äste zu Mediastinum und Thorax.

Diese Ganglien sind viszeromotorische Zentren für die Organe des Gesichts, des Halses und des Thorax.

Hier liegen die Zellkörper des zweiten sympathischen Neurons – die ersten Neurone befinden

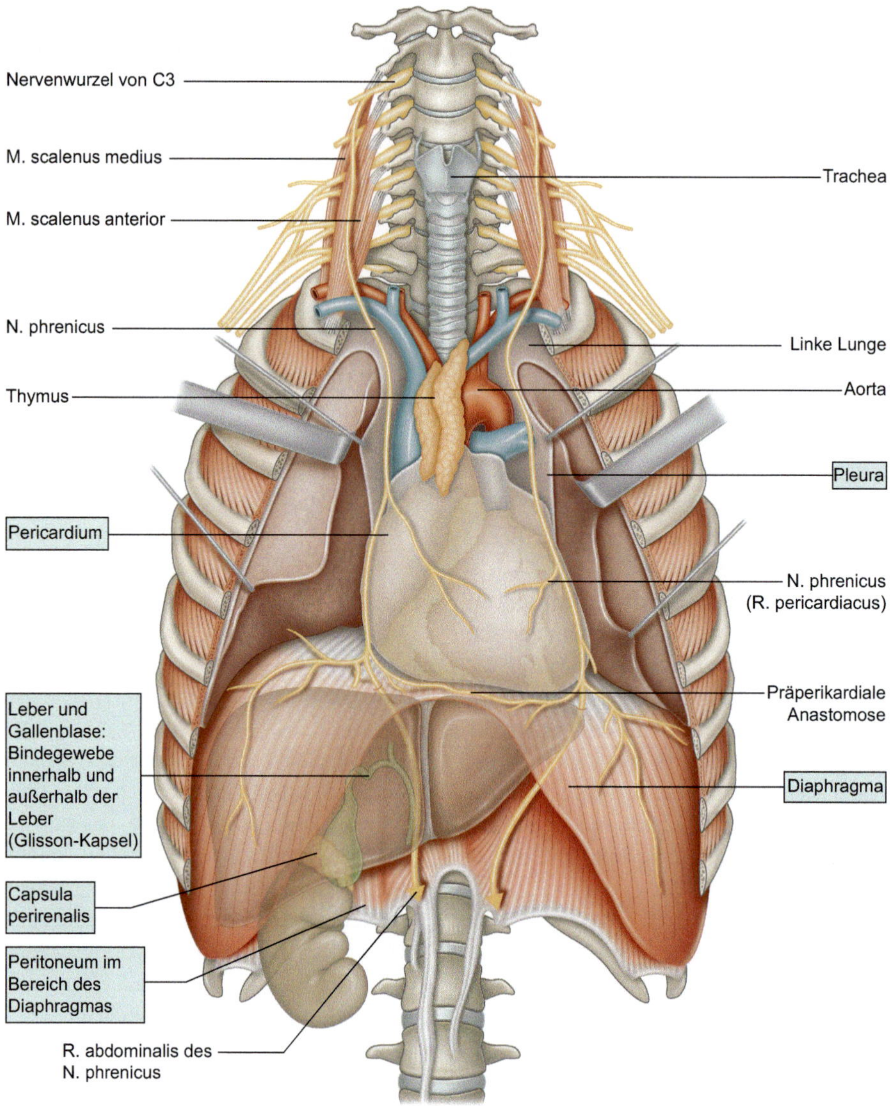

Abb. 17.1 Versorgungsgebiet des N. phrenicus [K358]

sich im Nucleus intermediolateralis des Rückenmarks der vier obersten Brustwirbelsäulensegmente.

Die meisten Organe, die auf viszeromotorischer Ebene von diesen Ganglien versorgt werden, verfügen auch über viszerosensible Fasern, die über die sympathischen Nerven verlaufen, aber afferente Nervenimpulse führen.

Die Ganglien sind für die viszerosensiblen Fasern aus diesen Organen nur eine Durchgangsstation. Ihre Zellkörper befinden sich im zervikalen Spinalganglion des entsprechenden Segments.

Dies gilt insbesondere für:

- Pharynx
- Larynx
- Schilddrüse
- Herz
- Aorta thoracica
- A. carotis communis

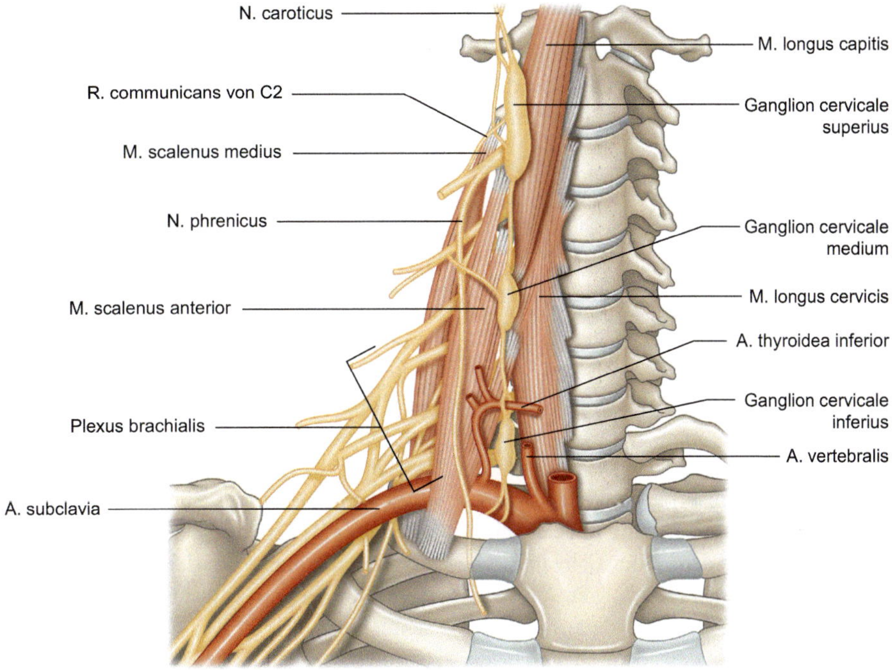

Abb. 17.2 Grenzstrangganglien der Halswirbelsäule [K358]

Folglich projizieren all diese Strukturen einen gewissen Teil ihrer Sensibilität auf die Halswirbelsäule (➤ Abb. 17.2).

17.2.3 Anastomosen des N. vagus

Auch über das Nervensystem können viele Verbindungen erklärt werden. Die Anastomosen zwischen dem N. vagus und dem N. accessorius helfen uns zudem gewisse schmerzhafte Reaktionen zu verstehen.

Der N. accessorius innerviert den M. trapezius und den M. sternocleidomastoideus (SCM). Der N. vagus versorgt so viele Organe, dass es leichter ist jene Organe aufzuzählen, die nicht von diesem Nerv innerviert werden.

Die Reizung eines Organs kann sich über Anastomosen zwischen dem N. vagus und dem N. accessorius auf die großen Hals- und Nackenmuskeln auswirken.

Dabei handelt es sich um Schmerzen, die vermehrt morgens beim Aufwachen auftreten. Wir sehen darin einen Zusammenhang zur erhöhten Vagus-Aktivität am frühen Morgen.

17.3 Fasziale Verbindungen

Das Fasziensystem bildet ein untrennbares Ganzes und es wäre ein Leichtes theoretisch eine mechanische Kontinuität zwischen der großen Zehe und dem Diaphragma sellae herzustellen! Beispiele, die derartige Verbindungen beschreiben, gibt es viele.

Wie wir in Zusammenhang mit dem Untersystem Kohäsion (➤ Kap. 6) gesehen haben, gibt es im Rumpf eine präzise Faszienorganisation, die als **Zentralsehne** bezeichnet wird.

C6 und C7 nehmen dabei eine besondere Stellung ein, da in ihrem Bereich die Ansätze mehrerer Strukturen der Zentralsehne zusammenlaufen:

- Ligg. vertebropleurales
- Ligg. transversopleurales

- Ligg. vertebropericardiaca superiores
- Vagina carotica.

In unserer Praxis konnten wir vor allem viszerofasziale Verbindungen mit dem Atem- und dem Leber-Gallenblasensystem beobachten, die über erhöhte Gewebespannungen herstellt werden.

17.4 Die wichtigsten viszeralen Verbindungen

17.4.1 Leber und Gallenblase

Die Ligg. triangularia, das Lig. coronarium und die Leberkapsel (Glisson-Kapsel) enthalten Äste des N. phrenicus. Diese neurale Verbindung liefert eine erste Erklärung für die mit dem Leber-Gallenblasensystem zusammenhängenden Zervikalgien.

Zudem ist die Leber am Diaphragma aufgehängt, sodass ihr Gewicht eine mehr oder weniger große Belastung für die Zentralsehne darstellt. Der zervikothorakale Übergang ist eine wichtige Schaltstelle dieser Faszienkette. Chronische Leberbeschwerden können somit für fortdauernde fasziale Spannungen am zervikothorakalen Übergang verantwortlich sein.

Vorübergehende oder dauerhafte Leberbeschwerden, wie etwa Stauungen, Entzündungen, Erweiterung der Gallengänge oder Fibrose können sich auf das Aufhängungssystem der Leber auswirken, den N. phrenicus stimulieren und eine akute Zervikalgie verursachen. Schmerzen dieser Art treten häufiger auf der rechten Körperseite auf und strahlen gerne auch in die rechte Schulter ein.

17.4.2 Ösophagus und gastroösophagealer Übergang

Der Ösophagus und die Hiatuszone können Zervikalgien auslösen. Ein gastroösophagealer Reflux kann die Ursache von Zervikalgien sein, die vermehrt am Morgen beim Aufwachen oder am Ende der Nacht auftreten. Schmerzen treten vor allem in der unteren Halswirbelsäule und im Bereich zwischen den Schulterblättern auf und nehmen im Tagesverlauf deutlich ab.

17.4.3 Schilddrüse

Schilddrüsenbeschwerden können zu trügerischen Zervikalgien führen. Bei Zervikalgien sollte man daher fast systematisch die Schilddrüse und ihr Umfeld untersuchen und palpieren.

Die Schilddrüse wird sympathisch hauptsächlich über die Ganglia cervicales superius und medium innerviert. Wenn das Ganglion cervicale medium nicht vorhanden ist, ist es meist mit dem Ganglion cervicale inferius verschmolzen.

Die sensiblen Fasern aus der Schilddrüse ziehen gemeinsam mit den sympathischen Nerven durch die Zervikalganglien und erreichen das Spinalganglion auf Höhe von C2–C3 bzw. C5–C6. In diese Segmente werden Schmerzen, die ihren Ursprung in der Schilddrüse haben, übertragen.

Chronische Schilddrüsendysfunktionen, wie etwa ein Struma, können zu leichten Einschränkungen in der HWS führen, verursachen aber nur selten echte Schmerzen.

Anders verhält es sich bei akuten entzündlichen Geschehen wie der Thyreoiditis, die oftmals akute Zervikalgien auslöst.

Die akute Thyreoiditis wird im Allgemeinen von Fieber und lokalen Entzündungszeichen begleitet. Die HWS-Schmerzen treten spontan auf oder werden durch Bewegung verstärkt, sie strahlen in die Vorderseite des Halses aus. Die Palpation der Schilddrüse ist empfindlich oder schmerzhaft.

17.4.4 HNO-Bereich

Eine der wichtigsten Vorsichtsmaßnahmen bei Zervikalgien ist die Palpation des Halses und die Suche nach geschwollenen Lymphknoten. Wenn diese Schwellungen mit Entzündungen oder Infektionen des HNO-Bereichs verbunden sind, leidet der Patient phasenweise an HWS-Schmerzen.

Nehmen wir das Beispiel des Grisel-Syndroms, auch Torticollis atlantoepistrophealis genannt. Die entzündlichen Prozesse können langfristig zu Retraktionen der Muskel-, Faszien- und Bandstrukturen führen, sodass die Gefahr einer Kompression im Bereich des Rückenmarks und der Medulla oblongata besteht.

Es zeigt sich auch, dass durch HNO-Erkrankungen verursachte Zervikalgien eher morgens beim Aufwachen in Erscheinung treten, vielleicht aufgrund der vermehrten Aktivität des N. vagus am Ende der Nacht.

17.4.5 Herz, Perikard und große Gefäße

In weniger häufigen Fällen kann auch das Herz zu Zervikalgien führen. Dabei darf nicht vergessen werden, dass sich Angina pectoris-Schmerzen im Halsbereich, im Kiefer und in der oberen Extremität ausbreiten. Geringere Beschwerden des Herzmuskels reichen manchmal aus, um diese nozizeptiven Bahnen zu aktivieren, ohne das aus kardiologischer Sicht eine ernsthafte Gefahr besteht. Leichte durch Anstrengung oder Sport ausgelöste Nackenschmerzen, die nach Ende der Aktivität schnell wieder vergehen, könnten ein Hinweis auf ein minimales Myokardproblem sein.

Entzündungen des Perikards wie die Perikarditis übertragen Schmerzen in den Bereich zwischen den Schulterblättern und breiten sich mehr oder weniger in die untere Halswirbelsäule aus. Im Allgemeinen wird dieser parietale Schmerz durch die Einatmung und das Stehen verstärkt, während er im Liegen eher abzunehmen scheint.

Die großen Gefäße wie die A. carotis communis und der Aortenbogen übertragen Schmerzen und führen zu adaptativen Dysfunktionen am zervikothorakalen Übergang. Wir hatten einige Patienten, die unter einer Zervikalgie mit Ausstrahlungen in den vorderen und oberen Abschnitt des Halses litten, die, wie sich später herausstellte, den Beginn einer Dissektion der A. carotis communis anzeigte. Der klinische Kontext, Anzeichen neurologischer Dysfunktionen und kardiovaskuläre Risikofaktoren waren in diesen Fällen entscheidende Elemente für die Diagnose.

17.4.6 Lunge und Pleura

Die Pleura und insbesondere die Pleurakuppel sind oftmals die Ursache von Zervikalgien. Das ligamentäre Aufhängungssystem der Pleura setzt bei C6 und C7 an der Wirbelsäule an. Diese Ligamente sind eng mit den von C8 und Th1 stammenden Nervenwurzeln des Plexus brachialis verbunden. Erhöhte Spannungen in diesem Bandapparat führen oft zu einem Zervikobrachialsyndrom mit Auswirkungen auf die Ulnarkante der Hand oder des Unterarms und Schmerzen in der Achselhöhle, die tief unter die Skapula einstrahlen.

Funktionelle Beschwerden der Lungen können unterschiedlichste Formen annehmen. Die von uns eingeatmete Luft kann manchmal sehr aggressiv auf die Lungen- oder Bronchiengewebe wirken: Ozon, Feinstaub oder Schwefeloxide sind Substanzen, die unsere Atemwege angreifen. Allergien im Lungenbereich sind sehr häufig und gehen nicht automatisch mit Allergien der oberen Atemwege einher. Der Patient niest häufig, ohne jedoch im Nasen- und Rachenbereich Sekret abzusondern. Diese Art von Lungenallergien erzeugen oft bandförmige Schmerzen am zervikothorakalen Übergang mit starken Reaktionen im unteren Bereich des M. trapezius.

Reizungen der Pleura sind bei Rauchern sehr verbreitet. Viele Raucher leiden unter chronischer Zervikalgie begleitet von beachtlichen Spannungen im Mediastinum und Fibrosen in den Aufhängungsbändern der Pleurakuppel. Es ist nicht immer leicht, Rauchern verständlich zu machen, dass ihre Sucht zu Allergien führen kann und dass es an ihnen liegt, ihren mechanischen Zustand zu verbessern, indem sie das Rauchen aufgeben.

Manchmal entstehen auch bei der Raucherentwöhnung Probleme. So entwickeln Patienten 6–8 Monate nachdem sie mit dem Rauchen aufgehört haben, eine akute Zervikalgie, die mit einer massiven einseitigen Entzündung der Pleura verbunden ist, so als fände auf dieser Ebene eine Ausscheidungsreaktion statt. Häufig findet eine ähnliche Krise einige Zeit später auch auf der anderen Pleuraseite statt.

Unter unseren Patienten befanden sich auch Sportler, die unter Zervikalgien litten, die mit Spannungen in den Pleurabändern in Zusammenhang gebracht werden konnten und durch Belastungen in den oberen Extremitäten in Verbindung mit der Extension des Kopfs verursacht wurden. Klettern, Windsurfen, Kitesurfen oder Schwimmen sind jene Sportarten, die derartige Spannungen in den Fasziengeweben der Pleura auslösen können.

Diese Art von Läsion wird manchmal auch mit einem subkutanen Emphysem in der Halsregion in Verbindung gebracht. Dabei nimmt man bei der retroklavikulären Palpation leichte Krepitationen unter den Fingern wahr, die jedoch weit vom Krankheitsbild des Pneumothorax entfernt sind. Das subkutane Emphysem entsteht durch eine lokal begrenzte und durch Mikrotraumata ausgelöste Porosität der Pleura. Damit die Schäden an der Pleura ausheilen können, bedarf es einer dreiwöchigen Ruhephase. Dieses keineswegs seltene Phänomen ist unter Therapeuten wenig bekannt.

17.4.7 Mund und Zunge

Das ist eine Region, an die Therapeuten nicht sofort denken, wenn sie nach den möglichen Ursachen einer Zervikalgie suchen. Dennoch kann ein Geschwür oder ein Tumor auf der Zunge oder im Mund Schmerzen in der Halswirbelsäule verursachen. Meist sucht der Patient bei wiederkehrenden Schmerzen in dieser sensiblen Region des Körpers einen Facharzt auf.

Auch wir empfehlen dem Patienten bei geringstem Zweifel dringend einen Spezialisten zu Rate zu ziehen. Ein hartnäckiges Geschwür im Mund oder auf der Zunge ist nur selten ein gutes Zeichen.

17.4.8 Zähne und Kiefergelenk

Wir haben in diesem Buch schon mehrfach auf die Zähne als Ursache von Zervikalgien hingewiesen. Meist werden Zahnprobleme von Lymphknotenschwellungen begleitet, die auf der betroffenen Seite besonders ausgeprägt sind. Apikale Zysten, Zahnfleischentzündungen und Arthritis im Bereich des Zahnhalteapparats sind sehr häufige Ursachen von Zervikalgien.

Es sind die Anastomosen zwischen dem N. trigeminus und dem Plexus cervicalis, die Myalgien und Arthralgien in der Halswirbelsäulenregion hervorrufen.

Es gibt zahllose Dysfunktionen des Temporomandibulargelenks, die für sich allein ein Buch füllen würden. Sie treten oft als Folge eines Okklusionsproblems auf und sollten von einem auf dieses Gebiet spezialisierten Zahnarzt behandelt werden.

Nach einem direkten Kiefergelenkstrauma, kraniosakralen Problemen oder einer allgemeinen Deregulierung der Propriozeption können sich die entsprechenden osteopathischen Techniken als sehr effizient erweisen.

17.4.9 Organe des kleinen Beckens

Neben den oben genannten Fällen von Tortikollis nach dem Einsetzen einer Spirale, haben wir auch Zervikalgien gesehen, die zyklusabhängig waren. Die betroffenen Frauen haben immer im gleichen Zyklusabschnitt, entweder vor dem Eisprung oder während der Menstruation, akute HWS-Schmerzen.

Nach umfangreichen Nachforschungen und zahlreichen Versuchen den Krankheitsmechanismus zu verstehen, haben wir schließlich bei Delmas und Laux (1952) eine erste Erklärung gefunden. Die genannten Autoren vermuten, gestützt auf die Arbeiten von Foerster, dass der N. phrenicus über seinen abdominalen Ast Schmerzen aus den Beckenorganen an die Halswirbelsäule übertragen kann. Sie behaupten, dass Schmerzen in den Organen des kleinen Beckens, vor allem in den Ovarien, dem Uterus und den Adnexen, über die Fasern des N. phrenicus Schmerzen bei C3, C4 und C5 verursachen können.

17.5 Meningen

Die Rückenmarkshäute und insbesondere die Dura mater verhalten sich gegenüber dem Rückenmark wie Dehnungsstreifen. Wir haben bereits darauf hingewiesen, dass die Meningen stark innerviert sind und dass die von dort ausgehenden Nervenimpulse ein sehr leistungsstarkes Informationssystem bilden. Sie informieren das Zentralnervensystem kontinuierlich über die auf das Rückenmark und die Spinalwurzeln einwirkenden Belastungen.

Bei Gefahr, bei Reizung oder Entzündung wird dieses Informationssystem zu einem effizienten Alarmsystem, das starke Kontraktionen zum Schutz der Wirbelsäulensegmente, in denen die Störung liegt, auslösen kann.

Die Halswirbelsäule ist nicht nur vom Zustand der Rückenmarkshäute abhängig, sondern reagiert auch sehr empfindlich auf den Zustand der Hirnhäute.

Zahlreiche Nerven sorgen für die Sensibilität der Dura mater in der hinteren Schädelgrube: N. vagus, N. hypoglossus sowie die Rr. posteriores der Spinalnerven aus den Segmenten C1, C2 und sogar C3.

Erhöhte Spannungen der Dura im rückwärtigen Teil des Schädels oder am Übergang Okziput-Atlas können Schmerzen in die obere Nackenregion weiterleiten. So können zum Beispiel Pathologien der A. vertebralis sehr intensive Schmerzen am kraniozervikalen Übergang verursachen. Dies gilt auch für bestimmte Reizungen der Hirnhäute, die in die Zervikalregion einstrahlen, sodass die Patienten die mechanische Ursache ihrer Kopfschmerzen in der Halswirbelsäule vermuten.

Unsere Freunde und Kollegen aus Quebec, Dino Muzzi und Nathalie Camirand (1993), haben über den Zusammenhang zwischen der Muskelaktivität der Wirbelsäule und den Meningen geforscht. Anhand von elektromyografischen Studien konnten sie feststellen, dass Behandlungen der Dura mater und ihrer kranialen Anhaftungspunkte den Muskeltonus in der Paravertebralmuskulatur verringern.

Dabei nimmt der Muskeltonus vornehmlich an jenen Stellen ab, an denen die Muskelaktivität vor der Behandlung besonders hoch war und das unabhängig davon, ob diese Spitzenwerte genau lokalisiert werden konnten.

In der Behandlungsgruppe konnte eine ungefähr 40-prozentige Reduzierung des Muskeltonus festgestellt werden. In der Kontrollgruppe, die 20 Minuten ruhig auf dem Rücken lag, stieg der Tonus um 12 % an.

Bibliografie

Abehsera AA. Traité de médecine ostéopatique. Paris: Éditions médicales internationales; 1996.

Arnetoli GG, Amadori AA, Stefani PP, Nuzzaci GG. Sonography of vertebral arteries in De Kleyn's position in subjects and in patients with vertebrobasilar transient ischemic attacks. Angiology 1989; 40 (8): 716–720. 1989.

Barra JJ, Pérennou DD. Le sens de verticalité est-il vestibulaire ? Neurophysiologie Clinique 2013; 43: 197–204.

Barral JPJP, Croibier AA. Manipulations des nerfs crâniens. Paris: Elsevier; 2006. (Deutsche Übersetzung: Manipulation kranialer Nerven, Elsevier, Urban & Fischer Verlag, 2018).

Barral JPJP, Croibier AA. Manipulations des nerfs périphériques. Paris: Elsevier; 2004. (Deutsche Übersetzung: Manipulation peripherer Nerven, Elsevier, Urban & Fischer Verlag, 2011).

Barral JPJP, Croibier AA. Manipulations vasculaires viscérales. Paris: Elsevier; 2009.

Barral JPJP, Croibier AA. Nouvelle approche manipulative. Membre supérieur. Issy-les-Moulineaux: Elsevier Masson; 2011. (Gelenke – ein neuer osteopathischer Behandlungsansatz Obere Extremitäten, Elsevier GmbH, Urban & Fischer Verlag, 2013).

Barral JPJP, Croibier AA. Nouvelle approche manipulative. Membre inférieur. Issy-les-Moulineaux: Elsevier Masson; 2013. (Deutsche Übersetzung: Gelenke - ein neuer osteopathischer Behandlungsansatz: Untere Extremitäten, Elsevier 2015).

Barral JPJP, Mathieu JPJP, Mercier PP. Diagnostic articulaire vertébral. 2e éd Aix-en-Provence: Éditions Cido & De Verlaque; 1992.

Bonneau DD. Les muscles du rachis : de l'anatomie à la modélisation [thèse]. Montpellier: université Montpellier I. 2001.

Bove GMGM. Epi-perineurial anatomy, innervation and axonal nociceptive mechanisms. Journal of Bodywork and Movement Therapies 2008; 12 (3): 185–190.

Buser PP, Imbert MM. Commandes et régulations neurovégétatives. Neurobiologie V. Paris: Hermann; 1994.

Buxton DFDF, Peck DD. Neuromuscular spindles relative to joint movement complexities. Clinical Anatomy 1989; 2 (4): 211–224.

Camirand NN, Muzzi DD. Influence de la libération du core-link sur le tonus musculaire paravertébral et sur la mobilité des sites d'attaches de la dure-mère [thèse]. Montréal: Collège d'études ostéopathiques de Montréal; 1993.

Cretu SMSM. Innovative design in tensegrity field. Procedia Engineering 2011; 9: 261–269.

Croibier AA. Diagnostic ostéopathique général. Paris: Elsevier; 2005.

Delmas JJ, Laux GG. Système nerveux sympathique. Étude systématique et macroscopique. Paris: Masson; 1952.

De Mauroy JCJC, Sciascia GG, De Frenza MDMD. Nouvelle biomécanique non linéaire du rachis : « Tensegrity ». Résonances Européennes du Rachis 2005; 13 (41): 1665–1666.

De Rosnay JJ. Le macroscope, vers une vision globale. Coll. Points Essais. Paris: Seuil; 1975.

Drake RL. Dir. Gray's. Anatomie pour les étudiants. 2e éd. 2012.

Dolto BB. Le corps entre les mains. Paris: Hermann; 1976.

Drayton Maia Barros A. L'artère occipitale. Thèse, Passage de Paris ; 2005, p. 251-70. En ligne : http://www.apebfr.org/passagesdeparis/edition1/articles/p251-MAIABARROS.pdf.

Dufour MM, Pillu MM. Biomécanique fonctionnelle. Rappels anatomiques, stabilités, mobilités, contraintes. Membres, tête, tronc. Issy-les-Moulineaux: Elsevier Masson; 2006.

Dumas JLJL, Salama JJ, Dreyfus PP, et al. Magnetic resonance angiographic analysis of atlanto-axial rotation: anatomic bases of compression of the vertebral arteries. Surgical and Radiologic Anatomy 1996; 18 (4): 303–313.

Fryette HHHH. Principes des techniques ostéopathiques. Bruxelles: SBO&RTM; 1983.

Gilroy M, MacPherson Brian R, Ross Lawrence M, Thieme Atlas of Anatomy. Head, Neck, and Neuroanatomy, 2(1); 2016.

Groen GJGJ, Baljet BB, Drukker JJ. The innervation of the spinal dura mater: anatomy and clinical implications. Acta Neurochir (Wien) 1988; 92: 39–46.

Guimberteau JJ. La mécanique du glissement des structures sous-cutanées chez l'homme. Mise en évidence d'une unité fonctionnelle : la microvacuole. E-Mémoires de l'Académie nationale de chirurgie 2005; 4 (4): 35–4242. En ligne : http://www.academie-chirurgie.fr/ememoires/005_2005_4_4_35x42.pdf.

Haynes MJMJ. Vertebral arteries and cervical movement: Doppler ultrasound velocimetry for screening before manipulation. Journal of Manipulative and Physiological Therapeutics 2002; 25 (9): 556–567.

Hilton JJ. Rest and Pain. 2nd ed London: George Bell & Sons; 1877.

Hochman JRJR, French MRMR, Bermingham SLSL, Hawker GAGA. The nerve of osteoarthritis pain. Arthritis Care and Research 2010.

Hua SZSZ, Gottlieb PAPA, Heo JJ, Sachs FF. A mechanosensitive ion channel regulating cell volume. American Journal of Physiology Cell Physiology 2010; 298 (6): C1424–C1430.

Ingber DEDE. The architecture of life. Scientific American 1998; 278 (1): 48–57.

Ingber DEDE. Tensegrity-based mechanosensing from macro to micro. Progress in Biophysics and Molecular Biology 2008; 97 (2–3): 163–179.
Kapandji IAIA. Anatomie fonctionnelle. Volume III : tête et rachis. 6e éd Paris: Maloine; 2010.
Kapandji IAIA. Qu'est-ce que la biomécanique ? Montpellier: Sauramps Médical; 2011.
Kranich EM. L'Homme et son corps. Anthropologie anatomique, physiologique et psychologique. Triades ; 2006.
Langevin HMHM. Connective tissue: a body-wide signaling network ? Medical Hypotheses 2006; 66 (6): 1074–1077.
Levin SMSM. The tensegrity-truss as a model for spine mechanics: biotensegrity. J Mech Med Biol 2002; 2 (3): 375–388.
Liebschner MAMA, Keller TSTS. Hydraulic strengthening affects the stiffness and strength of cortical bone. Annals of Biomedical Engineering 2005; 33 (1): 26–38.
Lippert LSLS. Clinical kinesiology and anatomy. 4th ed Philadelphia: F.A. Davis Company; 2006.
Louis RR. Chirurgie du rachis. Anatomie chirurgicale et voies d'abord. Berlin: Springer Verlag; 1982.
Lüllmann-Rauch RR. Histologie. Bruxelles: De Boeck; 2008.
Magro E. Étude anatomique des veines vertébrales dans le canal des foramens transverse en dissection, histologie et IRM haute résolution : apport dans le diagnostic différentiel des dissections de l'artère vertébrale [thèse de médecine]. Brest : université de Brest Bretagne Occidentale ; 2012.
Manelfe CC, Demondion XX, Cognard CC, et al. Formation médicale continue. L'espace épidural à l'étage lombaire. Étude radio-anatomique. J Radiol 2000; 80: 748–758.
Martinac BB, Kloda AA. Evolutionary origins of mechanosensitive ion channels. Progress in Biophysics and Molecular Biology 2003; 82: 1997–1998.
Méi NN. La sensibilité viscérale. Tec & Doc. Paris: Éditions médicales internationales; 1998.
Méi NN. Médecines douces. Fondements neurophysiologiques. Cerbeau, Psychisme et Maladies. Paris: Éditions Ellébore; 2009.
Mittelstaedt HH. A new solution to the problem of the subjective vertical. Naturwissenschatften 1983; 70: 272–28181.
Mittelstaedt HH. Origin and processing of postural information. Neurosciences and Biobehavioral Reviews 1998; 22 (4): 473–478.
Mittelstaedt HH. Somatic graviception. Biol Psychol 1996; 42 (1–2): 53–74.
Moore KLKL, Dalley AFAF. Anatomie médicale. Aspects fondamentaux et applications cliniques. Paris: De Boeck; 2001.
Morin EE. Introduction à la pensée complexe. Coll. Points Essais. Paris: Seuil; 2005.
Muller A. Thérapeutiques antalgiques en pathologie vasculaire. Encycl Méd Chir (Elsevier, Paris). Angéiologie, 19-3600. 1998.
Nakamura SISI, Myers RRRR. Injury to dorsal root ganglia alters innervation of spinal cord dorsal horn lamina involved in nociception. Spine 2000; 25: 537–542.
Netter FF. Atlas of human anatomy. 3rd ed Teterboro, USA: Icon Learning System; 2003.
Panjabi MMMM. The stabilizing system of the spine. Part I. Function, dysfunction, adaptation, and enhancement. J Spinal Disord 1992; 5 (4): 383–389.
Panjabi MMMM. The stabilizing system of the spine. Part II. Neutral zone and instability hypothesis. J Spinal Disord 1992; 5: 390–396.
Paturet GG. Traité d'anatomie humaine. Paris: Masson; 1951.
Peng BB, Wu WW, Hou SS, et al. The pathogenesis of discogenic low back pain. J Bone Joint Surg Br 2005; 87 (1): 62–67.
Poirier PP, Charpy AA. Angiologie. Tome II. 2e éd Paris: Masson; 1912.
Rabischong PP. Anatomie compréhensive du pied dans la locomotion. In: Morvan GG, editor. Le pied. Montpellier: Sauramps; 2011. p. 45–57.
Rabischong PP, Avril JJ. Rôle biomécanique des poutres composites os-muscles. Rev Chir Orthop 1965; 51 (5): 437–458.
Raisz LGLG. Local and Systemic Factors in the Pathogenesis of Osteoporosis. 2nd ed In: Marcus RR, Feldman DD, Kelsey JJ, editors. Osteoporosis, Vol. II. Academic Press; 2001.
Rannou F, Mayoux-Benhamou MA, Poiraudeau S, Revel M. Disque inetervertébral et structures voisines de la colonne lombaire : anatomie, biologie, physiologie et biomécanique. Encycl Méd Chir (Elsevier, Paris). 15-840-A-10. 2004.
Rohen JWJW, Yokochi CC. Anatomie humaine. Atlas photographique de l'anatomie systématique et topographique. Tome 1. Paris: Vigot; 1985.
Rohen JWJW, Yokochi CC. Anatomie humaine. Atlas photographique de l'anatomie systématique et topographique. Tome 2. Paris: Vigot; 1985.
Roth MM. Idiopathic scoliosis from the point of view of the neuroradiologist. Neuroradiology 1981; 21 (3): 133–138.
Royo-Salvador MDMD. Siringomielia, escoliosis y malformacion de Arnold-Chiari idiopaticas. Etiologia comun. Revista de Neurologia 1996; 24 (132): 937–959.
Royo-Salvador MDMD, et al. Results of the section of the filum terminale in 20 patients with syringomyelia, scoliosis and Chiari malformation. Acta Neurochirurgica 2005; 147 (5): 515–523.
Ruiz de Azua Mercadal AA. La force de traction médullaire. ApoStill 2002; 11-12: 7–14.
Sakka LL, Coll GG, Chazal JJ. Anatomy and physiology of cerebrospinal fluid. European Annals of Otorhinolaryngology. Head and Neck Diseases 2011; 128 (6): 309–316. 2001.
Schleip RR. Fascial plasticity – a new neurobiological explanation. Part 1. Journal of Bodywork and Movement Therapies 2003; 7 (1): 11–19.
Schuenke MM, Schulte EE, Schumacher UU. Thieme atlas of anatomy. General anatomy and musculoskeletal system. Stuttgart, New York: Thieme; 2010.
Seyrès PP, Huchon RR. La loi d'Euler rapportée aux courbures rachidiennes : un exemple d'appropriation et d'emploi abusif vieux de plus d'un siècle. Ann Kinésither 2000; 27 (3): 119–124.

Shacklock M, Neurodynamics Physiotherapy, 81(1); Jan 1995.
Stiell IGIG, Lesiuk HH, Wells GAGA, et al. Canadian C-Spine Rule study for alert and stable trauma patients: I. Background and rationale. CJEM 2002; 4 (2): 84–90.
Stiell IGIG, Wells GAGA, McKnight RDRD, et al. Canadian C-Spine Rule study for alert and stable trauma patients: II. Study objectives and methodology. Canadian Journal of Emergency Medicine 2002; 4 (3): 185–193. 2002.
Still ATAT. Osteopathy, research and practise. Seattle: Eastland Press; 1992.
Sulaiman HH, Gabella GG, Davis Msc CC, et al. Presence and distribution of sensory nerve fibers in human peritoneal adhesions. Ann Surg 2001; 234 (2): 256–261. 2001.
Swanson RLRL. Biotensegrity: a unifying theory of biological architecture with applications to osteopathic practice, education, and research--a review and analysis. The Journal of the American Osteopathic Association 2013; 113 (1): 34–52.
Taylor JLJL, McCloskey DIDI. Proprioception in the neck. Exp Brain Res 1988; 70: 351–360.
Testut LL. Traité d'anatomie humaine. Paris: Doin; 1896.
Testut LL, Jacob OO. Anatomie topographique. Paris: Doin; 1935.
Testut LL, Latarjet AA. Traité d'anatomie humaine. 9e éd Paris: Doin; 1948.
Thiriet P. Introduction à l'étude de la colonne vertébrale : colonne vertébrale simplifiée et vertèbre type. Vidéo, 2014. En ligne : http://anatomie3d.univ-lyon1.fr ou https://www.youtube.com/watch?v=TvOSAWc1I5o&feature=youtu.be.
Toupet MM, Branchereau BB. Dossier : Les vertiges. Impact Médecin Hebdo 1999; (446): I–I10.
Van Buskirk RLRL. Nociceptive reflexes and the somatic dysfunction: a model. J Am Osteopath Assoc 1990; 90 (9): 792–794. 797–809.
Von Bertalanffy LL. Théorie générale des systèmes. Paris: Dunod; 1973.
Weintraub MM, Khoury AA. Critical neck position as an independent risk factor for posterior circulation stroke. A magnetic resonance angiographic analysis. Journal of Neuroimaging 1995; 5 (1): 16–22.
White AAAA, Panjabi MMMM, Posner II, et al. Spinal stability: evaluation and treatment. Instr Course Lect 1981; 30: 457–483.
Yang KHKH, King AIAI. Mechanism of facet load transmission as a hypothesis for low-back pain. Spine 1984; 9: 557–565.
Yang HH, Nawathe SS, Fields AJAJ, Keaveny TMTM. Micromechanics of the human vertebral body for forward flexion. Journal of Biomechanics 2012; 45 (12): 2142–2148. 2012.

Register